第一次当妈妈

妊娠·分娩·育儿全程指导

[韩]金建吾/著　王双双 王冬雪/译

海峡出版发行集团 | 福建科学技术出版社
THE STRAITS PUBLISHING & DISTRIBUTING GROUP | FUJIAN SCIENCE & TECHNOLOGY PUBLISHING HOUSE

著作权合同登记号：图字 13-2017-012 号
Original Title : 똑똑하고 건강한 첫 임신 출산 육아
"Pregnancy: For The First Time Moms" by Kim Geon O

Original Korean edition published by LEESCOM Publishing Group

The Simplified Chinese translation rights arranged with LEESCOM Publishing Group through EntersKorea Co., Ltd., Seoul, Korea. And CA-LINK International LLC.
本书简体中文版由 Beijing Land of Wisdom Books 公司授权福建科学技术出版社出版。

图书在版编目 (CIP) 数据

第一次当妈妈：妊娠·分娩·育儿全程指导 / （韩）金建吾著；王冬雪，王双双译. —福州：福建科学技术出版社，2018.9
ISBN 978-7-5335-5271-8

Ⅰ. ①第… Ⅱ. ①金… ②王… ③王… Ⅲ. ①妊娠期 - 妇幼保健 - 基本知识②分娩 - 基本知识③婴幼儿 - 哺育 - 基本知识 Ⅳ. ① R715.3 ② R714.3 ③ R174

中国版本图书馆 CIP 数据核字（2018）第 103945 号

书　　名　第一次当妈妈：妊娠·分娩·育儿全程指导
著　　者　［韩］金建吾
译　　者　王冬雪　王双双
出版发行　福建科学技术出版社
社　　址　福州市东水路 76 号（邮编 350001）
网　　址　www.fjstp.com
经　　销　福建新华发行（集团）有限责任公司
印　　刷　三河市春园印刷有限公司
开　　本　787 毫米 ×1092 毫米　1/16
印　　张　22
图　　文　352 码
版　　次　2018 年 9 月第 1 版
印　　次　2018 年 9 月第 1 次印刷
书　　号　ISBN 978-7-5335-5271-8
定　　价　78.00 元

● preface ●

前言

幸福妊娠
源自妈妈的努力

每个孕妈妈都希望度过一段幸福的妊娠时光，并孕育出健康的宝宝。虽然现在的孕妈妈通过网络，能够学习关于妊娠和生育的各种知识，但不得不说，很多时候，这些知识并非出自专业人士之手，依照这些方法容易学到很多错误的知识或造成理解上的失误。就像我们看到的，很多准妈妈正在采取偏激的胎教方法。

那么，十月怀胎到底应该怎么做呢？真正了解之后，你便会发现这其实是件非常简单的事情。

首先，应该努力确保自己的身体健康。只要吃好、休息好，并多运动，腹中的宝宝自然也会健康成长。如果加上良好的生活习惯，并在分娩后继续保持，你以后的生活也会变得更加从容。

其次，应该掌握与生育相关的正确知识。一无所知只会让人心生恐惧。现在的无痛分娩技术可以实现安全的分娩而感觉不到明显的疼痛，并可以在家庭式分娩产房内得到爱人的鼓励。了解了这些，你就会消除恐惧与顾虑，孕期就会变得快乐起来。

再次，要进行正确的产后护理。很多胖妈妈总说：“生完宝宝后，身上的肉减不下去了。”如果抑郁于产后走样的体形，育儿也会变得索然无味。选择母乳喂养，不仅可以让宝宝更健康，妈妈的身材也会更快地恢复苗条。

同样的，照顾宝宝也需要掌握正确的知识和技巧。对于新手妈妈而言，从母乳喂养到抱宝宝、陪宝宝玩，再到给宝宝洗澡等日常的育儿活动，都会感到困难。但是，如果你在孕期熟知了这些基本的知识和技巧，就会更加享受和宝宝在一起的幸福时光。

十月怀胎，对于孕妈妈和宝宝都是非常重要的一个时期。妈妈身体和精神状态直接影响着宝宝的健康。所以，对于网络上泛滥的未经专家把关的孕育知识，妈妈们一定不能完全相信，只有科学而正确的孕育知识才能帮你顺利度过孕期，并迎来健康聪明的宝宝。

希望妈妈们通过阅读本书，不仅能愉快地享受整个孕期，而且能消除对生产的恐惧，让“神秘的十个月”成为幸福的记忆。同时，祝愿每一位妈妈都能和宝宝一起度过幸福的时光。

韩国妇产科专家　金建吾

• contents •

目 录

第1篇

准备怀孕了，该做些什么

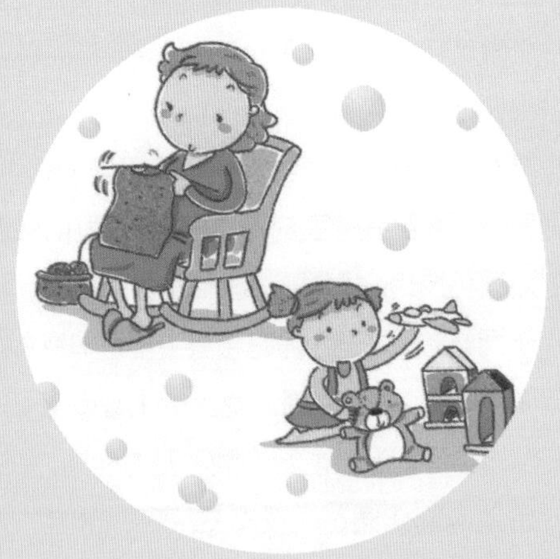

第2篇

妈妈和胎儿10个月的变化

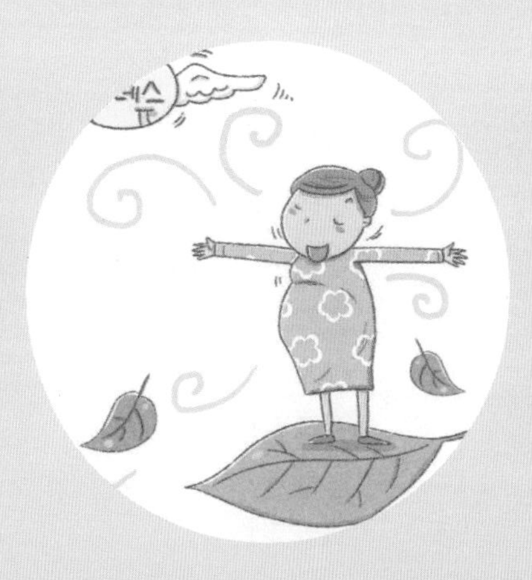

第3篇

妈妈的努力和爸爸的关爱

第4篇

孕期饮食和营养管理

第5篇

孕期的必备补药——运动

第6篇

孕期可能出现的症状及对策

第7篇

高危妊娠的预防方法

第8篇

安全分娩

第9篇

不可忽视的产后调理

第10篇

照顾0～12个月的宝宝

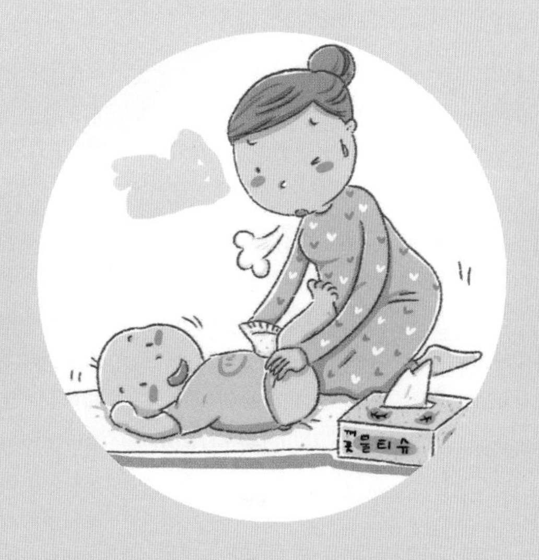

预备待产包和产后用品

如果是第一次怀宝宝，需要为即将到来的小生命准备些什么，你可能会一头雾水。如果能收到亲戚或其他妈妈的馈赠，有些东西其实也没必要非置办不可。那么，就让我们来对照一下待产清单，确认都需要准备哪些物品吧！

★必需品 ☆多多接受礼物 ●可用其他物品代替 ○可购二手产品

种类	数量	购买与否	标记	参考
新生儿用品				
婴儿上衣	2~3件	★☆		在生产医院或产后月子中心的待产包中可能会有2件，亲友也可能会赠送
婴儿内衣	3~4套	★☆		因为新生儿生长迅速，所以最好选择出生后1个月左右的60~70码
婴儿帽子	1顶	☆●		其作用是外出时保护新生儿的体温平衡
连体衣（哈衣）	1件	☆●		为了方便接种疫苗，经常在外出时使用，但换尿布会不太方便
护手套	1副	☆●		为防止宝宝抓脸，套在宝宝的手上使用。也可以用护脚套或袜子代替
护脚套	1副	☆●		非必需品，可以用袜子代替
婴儿围嘴	1件	☆●		也可以用纱布毛巾代替
纱布毛巾	30件	★		每天的用量都很大，所以尽可能地多准备一些
学步鞋	1双	☆		会收到的礼物之一，如须购买请选择有防滑设计的产品
尿布	20~30张	★●		需要经常更换，请多备一些。尿布和纸尿裤可选其一，或交替使用
尿布扣	1~2个	★●		只在用尿布时使用
纸尿裤	200~300张	★●		新生儿有时每月会使用200~300张
床上用品				
襁褓	1个	★		出生后1个月内，襁褓就像妈妈的怀抱一样包裹着宝宝。襁褓在用完之后，可以用作护膝毯或夏被
抱被	1床	★		外出时包裹宝宝，平时可以代替盖被使用
被褥套件	1套	☆●		为了让宝宝在长大后仍能使用，请准备儿童所用的被褥
隔尿垫	1件	★		从垫尿布时开始使用，一直用到宝宝大、小便分离
小毯子	1条	★		冬季可盖在里面，外出时也可放在婴儿车上代替盖被使用
枕头	1个	★		目的是让宝宝有一个漂亮的头型。定型枕和小米枕头可任意准备一个
哺乳用品				
奶瓶（小、大）	3~4个	★		即便是母乳喂养，在喂水时也会用到奶瓶
吸奶器	1个	★○		用吸奶器吸奶，可以预防乳腺炎，也更容易出奶。与手动式相比，电动式更方便一些，也可以购买二手产品
消毒器套装	1套	☆●		有单独的消毒功能，也有带干燥功能的。请充分考虑优缺点之后自行选用
奶瓶刷	1个	★		海绵材质的刷子比较柔软，效果较好
奶瓶夹	1个	★		用来夹取消毒后滚烫的奶瓶
奶粉盒	1个	★●		外出时装奶粉使用。不过，近来市场上出现了一种类似速溶咖啡样条状独立包装的奶粉，因此奶粉盒变得不常使用
保温瓶	1个	★		奶粉喂养时的必备用品。购买1升以上的产品会比较方便
哺乳枕	1个	★●		与圆形产品相比，平面产品能更好地托住宝宝
安抚奶嘴	1~2个	★		在宝宝闹情绪时非常管用

沐浴、卫生用品

浴盆	1个	★●		最好选择在宝宝4岁之前都可以使用的宽敞浴盆。如果购买带婴儿支撑架的产品，在给宝宝洗澡时会更容易
沐浴网	1个	●		在使用没有支撑架的浴盆时安装沐浴网，可以让妈妈们不用他人的帮助就能独自给宝宝洗澡
浴巾	1条	●		请选择柔软、吸水效果好的材质，也可以用纱布毛巾代替或不使用
洗发水、沐浴露	1套	★●		请购买温和且不刺激的产品，也可以用婴儿香皂代替
婴儿香皂	3块	★		要购买不刺激、保湿效果好的产品
爽肤水、乳霜	1套	★		购买婴幼儿专用产品，并经常涂抹，以防止皮肤干燥
湿巾	6~8包	★		除了可以在换尿布时使用，还有多种其他用途。可以多备一些。外出时也随身携带几包。选购时，要仔细确认是否含有荧光剂，以及是否为婴幼儿专用产品
棉棒	1桶	★		比起成年人用的棉棒，请选择细长、柔软的新生儿用品
体温计	1个	★		有耳温计，也有额温计
鼻吸器	1个	★●		宝宝鼻孔堵塞时，用鼻吸器吸出鼻涕。也可用棉棒或纱布毛巾等吸水产品代替
指甲剪、指甲钳	1套	★●		不可与成年人混合使用。对新生儿来讲，有时候指甲钳剪指甲更加方便
婴儿洗衣皂	1块	★		在给新生儿换洗衣物时，请使用刺激性小的婴儿洗衣皂，而不是普通肥皂
柔顺洗剂	1桶	★		购买婴幼儿专用的液体制剂，而非粉剂

产妇用品

哺乳垫	多个	★		为防止母乳溢出弄湿衣物，垫在胸罩内侧使用。在家中可选用布质品以便循环使用，外出时使用一次性用品更加方便
哺乳服	2~3件	★●		这种衣服在喂奶时不用脱下或撩起上衣就可以露出乳房部位，便于母乳喂养
坐浴盆	1个	★		自然分娩后进行坐浴，能更好地排出恶露，促进伤口愈合。可以选择塑料或不锈钢制品。那种安在马桶上的坐浴盆使用起来更加方便
产妇卫生巾	多个	★		在恶露完全排净前使用。量少时可以使用卫生巾
补铁剂	1瓶	★		为防止产后贫血，可临时服用
束腹带	1条	★●		束腹带能帮助恶露排出，同时也可以防止内脏下垂
护腕	1对	★●		母乳喂养怀抱宝宝时，手腕吃力会加重，最好佩戴护腕，起到预防作用

发育及其他用品

婴儿抱带、背带	1件	★●		婴儿抱带或背带任意准备一件即可。不管哪种产品，总有适合自己的，挑选时不妨直接上身试试
婴儿床	1张	○		让宝宝躺在床上进行照看的话，可以很好地缓解妈妈的关节压力。也可以购买二手产品
摇篮床	1张	○		在宝宝哭闹时很管用。因是短期用品，购买二手产品会比较经济
床铃、摇铃	1个	★☆		会有很多人赠送，有的妈妈在怀孕进行胎教时会亲自制作
尿布包	1个	●		外出时，携带尿布、纱布毛巾、哺乳用品等物品时使用。选择大而轻便的产品固然不错，但也没必要非得购买。用其他书包代替也未尝不可
安全座椅	1把	★○		在宝宝年龄较小时使用较好。如果购买新的座椅有经济负担，不妨购买二手产品，记得选择5岁以下孩子使用的产品
婴儿车	1辆	★☆		从出生到5岁之前使用。因种类繁多，也可以在掌握育儿技巧后，慢慢选购。还可能收到别人赠送的
学步车	1辆	●○		在宝宝自己可以直起腰时才会用到，所以可以慢慢选购。使用时间较短，也有的宝宝不喜欢，故可以购买二手产品或不用
断奶辅食餐具	1套	★●		在断奶开始后的5~6个月内购买
吸管杯	2~3个	★●		可以在断奶时购买，撤掉奶瓶后也可以在需要时使用

第1篇

准备怀孕了，该做些什么

备孕是指怀孕前做好生理和心理的双重准备，在最佳时机迎接小生命的到来。多数女性在怀孕后才开始注意饮食、关注胎教。其实，在怀孕之前为胎儿的到来创造一个健康的环境更加重要。就像“小差异塑造大品牌”一样，在备孕期间，准妈妈和准爸爸只需要付出小小的努力，就能为宝宝创造更好的先天条件。

为什么要备孕？怀孕前要做好哪些准备？确认怀孕后需要怎么做？接下来就让我们来一一了解吧！

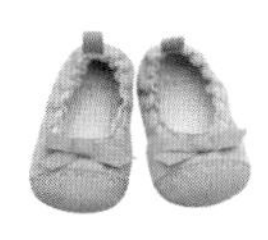

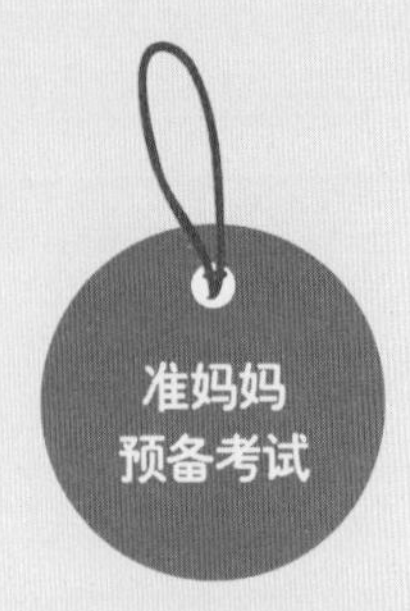

你了解多少呢？

如果想要一个健康聪明的宝宝，是否必须做好备孕呢

1. 下列哪项不是备孕中的女性必须改掉的生活习惯
   ①饮酒
   ②吸烟
   ③每天喝2杯咖啡
   ④随意用药
2. 为了避免造成胎儿严重畸形或流产等，在怀孕前必须接种的疫苗是
   ①风疹
   ②A型肝炎（甲型肝炎）
   ③B型肝炎（乙型肝炎）
   ④宫颈癌
3. 最好在孕前掌握的运动是
   ①游泳
   ②高尔夫
   ③网球
   ④骑马
4. 最好从孕前开始保持的饮食习惯是
   ①尽情享用牛肉和猪肉等肉食
   ②尽情享用快餐
   ③每周吃2次青背鱼
   ④不吃早餐
5. 肥胖状态下怀孕不会导致的是
   ①难产
   ②剖宫产手术
   ③妊娠糖尿病
   ④贫血
6. 为预防胎儿神经管缺陷，怀孕前应该吃什么
   ①ω-3（又写作Ω-3）脂肪酸
   ②叶酸片
   ③补铁剂
   ④钙片
7. 确认怀孕最准确的方法是
   ①尿液妊娠试验
   ②超声检查
   ③血液检测
   ④生理期推后
8. 一般夫妻想要孩子，应该从什么时间开始备孕
   ①立即怀孕也可以
   ②最少提前1个月

③最少提前3个月

④最少提前1年

9. 关于疫苗接种表述不正确的是

①风疹疫苗接种4周之后方可怀孕

②乙肝疫苗应在孕前接种

③流感疫苗不可以在怀孕时接种

④流感疫苗需要每年接种

10. 在怀孕前进行妇产科咨询时，下列表述不正确的是

①确认目前是否因某些疾病在服药

②确认家族或亲戚中有无遗传性疾病

③确认目前采用哪种方法避孕

④生活习惯或饮食习惯与怀孕无关，不需要确认

11. 不属于怀孕症状的是

①生理期推迟

②头晕

③乳头和乳房触痛

④肌肉疼痛

12. 确定妇产医院时，需要考虑的因素中不恰当的是

①确认是否靠近家或公司

②是否可以实施分娩手术

③男医生会让人不舒服，必须选择女医生

④如果想进行无痛分娩，确认麻醉师是否可以全程陪伴

13. 下面有关风疹的说明正确的是

①孕早期感染风疹病毒不会引起胎儿畸形

②一旦感染风疹病毒，会有自觉症状，可以即刻察觉

③多数育龄女性存在风疹病毒抗体

④风疹疫苗接种1个月之后方可怀孕

14. 关于预产期测算方法表述不正确的是

①从末次月经结束之日起计算妊娠周期

②对于月经规律的人来讲，按月经日期计算较为准确

③用超声测定孕早期胎儿的身长后再计算预产期

④28天为1个月，预产期在第10个月

15. 怀孕后，早期检查项目中不恰当的是

①风疹筛查

②甲状腺功能检查

③骨质疏松症筛查

④血型检测

答案：1.③ 2.① 3.① 4.③ 5.④ 6.② 7.② 8.③ 9.③ 10.④ 11.④ 12.③ 13.④ 14.① 15.③

第1章 为什么需要备孕

每个准妈妈都希望宝宝在肚中健康地成长，并能顺利出生。但是，对于关系着宝宝和妈妈终生健康的孕前计划或准备，多数人都没当回事儿。为了在整个孕期和生产时免受妊娠合并症的困扰，备孕是一件必需的工作。下面就让我们来了解一下备孕的重要性、备孕时间以及备孕方法吧。

错误知识
身体如果没有特别的疾病，不需要备孕。

在身体状态最佳时怀孕

如果想生出健康的宝宝，夫妻双方在经济上、生理上、精神上都需要做好十足的准备。在怀孕之前确认妈妈的健康状况，并做好宝宝到来前的所有准备，我们称之为“计划怀孕”（又称“备孕”）。

孕前妈妈的身体状况将影响到宝宝一生的健康状况，所以身体上的准备非常重要。准妈妈应当摒弃不良嗜好，养成良好的生活习惯，在怀孕之前为孕育一个健康的生命做好准备。

在怀孕前，准妈妈最好事先确认身体有无异常，以及受到药物、酒类、咖啡等因素的影响程度，在身体的最佳状态下安排受孕。有计划的怀孕会帮助减轻胎儿和准妈妈的精神压力，让10个月的怀孕过程成为一种幸福和享受。

计划怀孕的重要性

如果说医院的产检（确认怀孕后所进行的全部医疗行为）是为了及早发现妊娠期高血压疾病、贫血、胎儿畸形等疾病，那么备孕则是以预防疾病为目的的。

与产检相比，备孕的效果更加地显著。其原因就在于育龄妇女自身存在很多与怀孕相关的危险因素。大多数女性都参与社会活动，不可避免地会存在服药、饮酒、吸烟等可诱发畸形的危险行为。统计数据表明，中国有5%~8%的成年女性有吸烟的习惯，不仅如此，还有相当多的女性处于被动吸烟的状态。

虽然怀孕后的胎教及为实现顺产所做的努力也很重要，但是，在孕前就做好充分的准备可以收到更好的效果。尤其值得一提的是，备孕能让人从孕前到产后都保持良好的习惯，这种习惯可以守护宝宝和妈妈一生的健康。在特定时期内，妈妈的一些小习惯可以改变宝宝的一生。

非计划怀孕有风险

多数孕妇会在生理期推迟1～2周后，通过孕前检查得知怀孕的消息。此时已经是孕5～6周（受精3～4周）了。

然而，胎儿的心脏在受精后22天左右就已经开始形成，神经管也在受精后28天左右发育完成。换句话说，受精3～4周时，胎儿的心脏已经开始跳动，重要的神经器官也已经形成。

如果不做备孕，你会错过的众多事项中最具代表性的一件就是服用叶酸。叶酸的作用是预防胎儿神经管缺陷和心脏畸形等。即使在确认怀孕后再服用叶酸，那时已经是胎儿的心脏和脊椎成形之后，效果会大打折扣。

另外，在不知怀孕的情况下服用的药物可能会给胎儿带来危险。此时，烟、酒等畸形诱发因子的危害性要比计划怀孕时高出2倍以上。

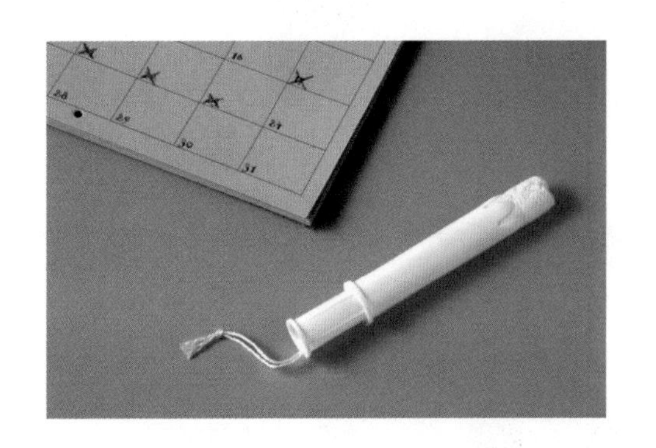

备孕至少从孕前3个月就开始

备孕时间的长短因人而异，有的人可能会很快受孕，有的人则要等待1年。当准妈妈和准爸爸都准备好之后，就可以考虑怀孕了。

备孕的过程当然也需要丈夫的参与。如果准爸爸有吸烟、喝酒的不良嗜好，就需要好好地进行“当爸爸”的准备。虽然

计划怀孕与非计划怀孕

计划怀孕		非计划怀孕
孕前开始服用	叶酸片	确认怀孕后服用，效果降低
选择适合孕期服用的安全药物	药物	随意用药，确认怀孕后开始担心
怀孕前开始戒酒	酒	在不知道怀孕而喝酒的情况下最终确认怀孕
怀孕前开始戒烟	烟	虽然怀孕了，却无法戒掉烟瘾
提前学习对孕妇有帮助的游泳项目	运动	完全没有要运动的意识
体重正常后再安排受孕	体重	怀孕时的体重过高或过低，妊娠合并症的发病率增大
在怀孕前养成正确的饮食习惯	饮食习惯	继续保持对健康不利的饮食习惯

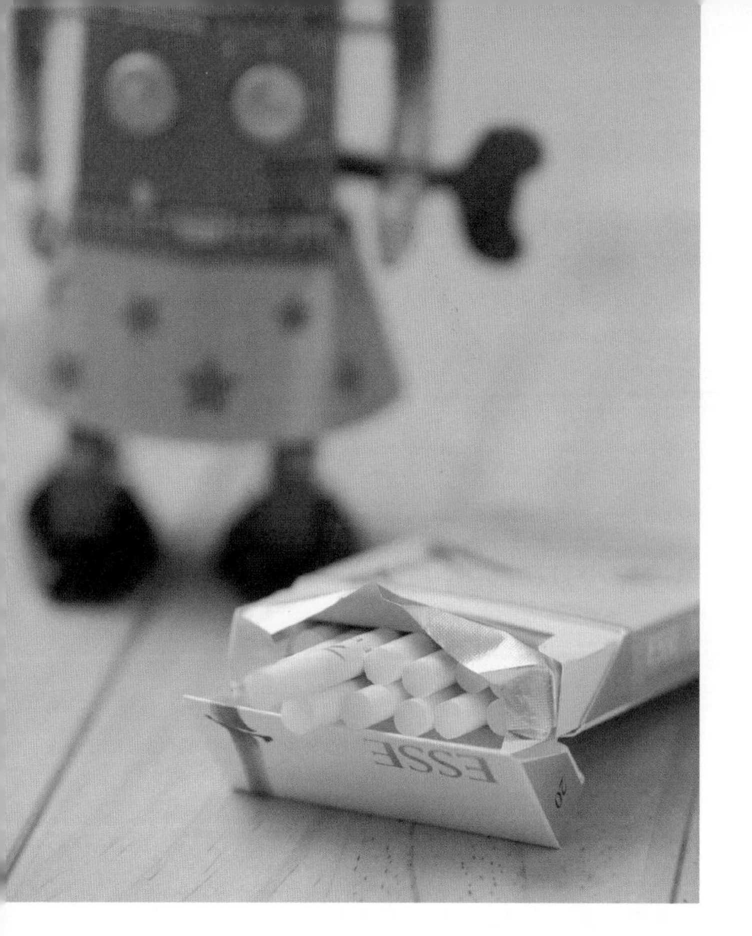

女性的卵子从出生时就会在卵巢中产生，但男性的精子是会时常更新的。精子的产生周期在90天左右，所以最好从备孕前的3个月开始戒烟、戒酒。

体重过高的肥胖女性应该通过饮食和运动的方式，让体重恢复正常。体重回归正常后，为防止反弹，最好继续保持3～6个月之后再考虑受孕。

如果准妈妈体内没有风疹病毒抗体，需要进行一次风疹疫苗的接种，并在4周后再考虑怀孕；乙肝疫苗则需要接种3次，历时6个月；宫颈癌预防疫苗也需要接种3次，需要6个月的时间。因此，没有做好准备的准妈妈们至少需要等待6个月到1年的时间才能考虑受孕。

孕前须确认的潜在危险因素

酒 如果准妈妈平时经常喝酒，在得知怀孕时，此前已经喝过的酒精也会对胎儿造成伤害。所以，最好在孕前戒酒，怀孕后则要做到滴酒不沾。

吸烟 引发早产、低出生体重儿、胎儿畸形等问题，对胎儿和孕产妇都会带来不良影响。虽然在怀孕时可以禁烟，但据说只有20%的吸烟女性可以在怀孕时成功戒掉烟瘾。

癫痫 癫痫药物会导致胎儿畸形，故应向主治医师咨询后再继续服用。

糖尿病 不控制好糖尿病的情况下受孕，胎儿的畸形率大约会增加3倍。如患有糖尿

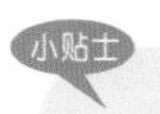

备孕要准备多长时间

如没有乙肝抗体→3次接种后怀孕（接种需要6个月）

如没有风疹病毒抗体→1次接种，1个月后怀孕

若想接种宫颈癌预防疫苗→3次接种后怀孕（接种需要6个月）

想学游泳→提前6个月接受培训，才可能在怀孕后做到灵活自如

预防胎儿畸形→提前3个月开始服用叶酸

病，应在血糖恢复正常以后再计划怀孕。

性病 衣原体感染和淋病是宫外孕和不孕症的诱因之一。怀孕时，梅毒会导致胎儿畸形，细菌性阴道炎则会诱发早产。

甲状腺异常 甲状腺功能低下、甲状腺功能亢进都会引发早产和妊娠期高血压疾病。怀孕时如果出现甲状腺功能低下或亢进也可以继续用药，但是，一定要咨询医生意见。

乙型肝炎 不管是男性还是女性，最好都能接种乙肝疫苗。孕妇如果是乙肝病毒携带者，那么出生的婴儿也会携带乙肝病毒，并最终发展为肝硬化、肝炎。

风疹 没有风疹病毒抗体的女性必须接种风疹疫苗。

肥胖 肥胖与神经管缺陷等胎儿畸形、早产、妊娠糖尿病、剖宫产、妊娠期高血压疾病等之间有着非常密切的关系。过胖的女性在怀孕后更容易出现这些问题，而对宝宝来说则会遗传到肥胖，出现小儿糖尿病等病症。所以，建议准妈妈在孕前就通过饮食、运动等方法，待恢复正常体重后再考虑怀孕。

罗可坦(抗痤疮药) 怀孕时使用罗可坦可能会导致自然流产或胎儿畸形。如果你曾经服用过痤疮治疗药物，建议在用药停止后再开始备孕。

医生指导

想生二胎，最好间隔3~4年

头胎生产后，二胎必须进行有计划的备孕。最理想的怀孕间隔时间在2年(24个月)以上。在怀孕过程中，母体中的营养成分会输送给胎儿。而在生产后身体中的叶酸需要1年的时间才能恢复到正常水平。有研究表明，ω-3脂肪酸大量输送给胎儿之后，产妇容易因为ω-3脂肪酸不足产生抑郁症等。所以，二胎计划过早，妈妈体内将没有时间为胎儿补充足够的营养成分，从而会有早产或出生低体重儿的危险。

头胎与二胎之间进行间隔的另一个原因是为了照顾妈妈的休息时间。在头胎宝宝能听懂妈妈的话之后再怀二胎，多少都会方便一些。妈妈们要是在挺着大肚子的状态下，还必须时刻抱着另一个宝宝或事事亲为的话，就会很辛苦。如果想等到宝宝自己可以走路、坐在沙发上的年纪再考虑二胎的话，3~4年的间隔时间较为妥当。

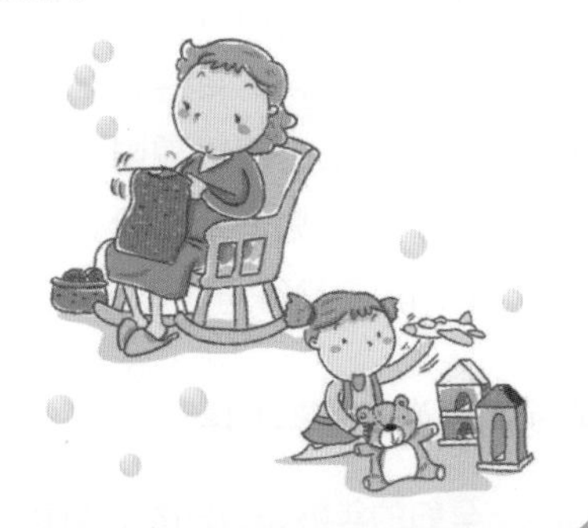

第2章 怀孕前要做哪些准备

决定备孕的话，应该做些什么呢？需要做很多检查，也需要接受疫苗接种……虽然有些繁琐，也让你充满了担心，但是，为了准备好一个健康的身体和心理，这份辛苦还是值得的。因为，这是降低胎儿畸形和早产，守护自己和宝宝一生健康的最简便的方法。

必要的孕前咨询和检查

错误知识
接种一次流感疫苗，就可实现终生免疫。

从备孕开始，至少需要提前3个月去妇产科就诊。通过与专家的交流和相关检查来确认自己的健康状况和家族史，并接种重要的病毒疫苗，从而形成为自己量身定做的怀孕方案。

妇科专家通过了解你的既往怀孕史和家族史，可以得知是否有遗传性的危险因素，周边有多少致畸因素，是否有内科疾病，目前的营养状态是否合理，等等问题。怀孕所必需的基本血型检测、宫颈癌筛查、阴道超声检测、子宫和卵巢检查等常规检查项目也需要在此时进行。

你还可以接种病毒疫苗。在备孕的前几个月去妇产科的目的也是为了确保疫苗接种后的安全间隔期限。所以，备孕时间不要只计划一两个月，为了更加妥当，时间应安排得再充足一些。

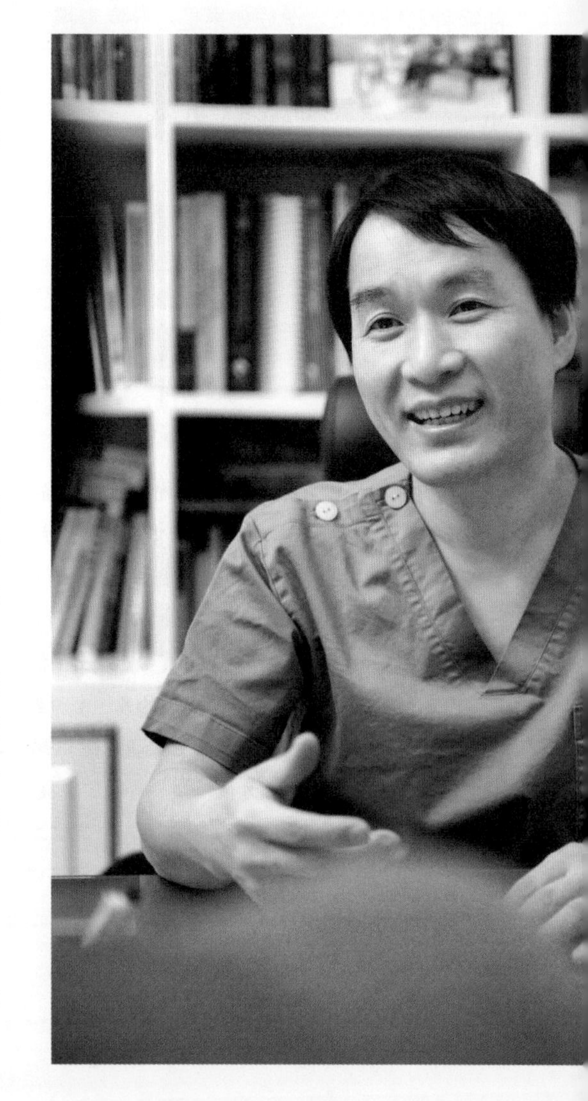

孕前需要咨询哪些内容

年龄 孕妇的年龄超过35岁，可能会在怀孕和生产时发生多种问题。

这是因为，此时肥胖、高血压、糖尿病等多种孕期疾病的发生概率会增加，胎儿染色体异常（唐氏综合征）的可能性也增大。受孕时间相对比年轻女性更长，自然流产的概率也会出现一定程度的上升。

身高、体重、肥胖程度　通过身高和体重计算肥胖程度。体重过低或过高会成为影响受孕的潜在危险因素，也会在怀孕后对妈妈和胎儿的健康产生重大的影响。只有在体重回归正常后再怀孕，才可能生出健康的宝宝，并保护好妈妈的健康。

血压　要在平时确认是否患有高血压并不容易，所以要通过妇产科诊断，发现自己不容易察觉的高血压病症。

生理周期　通过生理周期可以掌握排卵日。而利用好排卵日，会大大增加成功怀孕的概率。

既往史　确认之前是否患有某种疾病，并与有关专家一起查找适当的对策。

家族史　确认亲人中是否有血友病、先天性畸形、精神发育迟滞、肌肉营养障碍等，以提前应对家族疾病可能对宝宝造成的影响。

血液病　虽然多数人应该对自身的血液疾病有所了解，但为防止疏忽或认知错误，建议再次进行确认。

疫苗接种　检查是否有乙肝、风疹病毒抗体，确立疫苗接种计划。

在用药物　如果目前正在服用药物，即使是保健药品也应当向医生说明。这样才能帮助判断这些药物对宝宝的利弊。如果需要用到药物，这时也能得到医生很好的推荐。

饮食习惯　判断目前的饮食习惯是否有助于怀孕，帮助形成孕期良好的饮食习惯。

运动量　确认在怀孕之前是否有规律性的运动，了解哪些运动项目适合在孕期继续

孕前的体重管理比怀孕时的胎教更加重要

医生指导

孕前体重正常的女性，孕育出体重正常的健康宝宝的可能性也更大。孕前体重过高的女性，则生出巨大儿的概率也增大。另外，体重过高还会造成产道狭窄，从而增加了难产或剖宫产的可能，妊娠期高血压疾病或妊娠糖尿病的发生概率也随之增大。这种孕妇腹中成长的宝宝，长大后出现小儿肥胖症的可能性会更高。

反之，体重过低的女性更有可能生出低出生体重儿。低出生体重儿即使不会立刻出现与疾病相关的症状，成年人后发生动脉硬化和心脏病的可能性也会增加。

因此，如果准妈妈的体重超出了正常范围，最好暂时放弃怀孕，待体重慢慢恢复正常后再安排受孕。这样一来，自然流产、早产、妊娠期高血压疾病、妊娠糖尿病等妊娠并发症的发病危险就会大大降低，宝宝也更有可能茁壮地成长。在怀孕前为塑造一个正常的体重所付出的努力远要比怀孕中进行百次胎教更加有效。

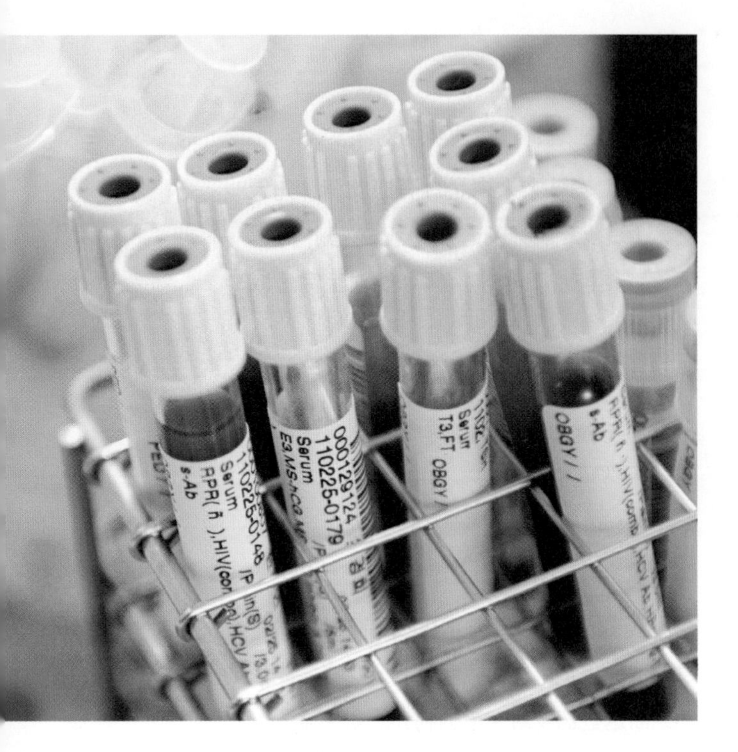

坚持。在怀孕过程中，通过运动保持身体健康，将有利于度过产前阵痛和分娩。

避孕　确认目前是否采取了避孕措施、采用何种方法避孕、对避孕方法是否有正确认识等内容。因为在病毒疫苗接种期间，避孕是非常重要的。

不良嗜好　了解是否有抽烟、喝酒、喝咖啡的习惯。烟和酒都能诱发胎儿畸形，所以应当尽量戒掉。每天300毫克以上的咖啡因（约等于5杯以上的咖啡）,在孕早期会导致自然流产，最好减少至每天1～2杯左右。

孕前须接受哪些检查

乳腺癌筛查　如果女性的年龄超过了35岁且近期没有做过乳腺癌检查，最好在孕前检查一下。怀孕后再做会比较困难。

阴道超声检查　检查是否患有子宫肌瘤、卵巢肿瘤、卵巢囊肿等。

子宫癌筛查　怀孕后无法做子宫癌筛查，所以最好在孕前进行。

阴道炎检查　如有阴道炎症，应先行治疗后再受孕。尤其是淋病、衣原体感染会导致不孕、输卵管妊娠、盆腔炎等病，必须先行治疗。细菌性阴道炎若放任不管，则会引发孕期早产，增加羊膜早期破裂的可能性。因此需要提前进行检查。

血液检测　确认是否有贫血、性病，了解甲状腺功能状况。

弓形虫抗体检测　如果家中养猫，需要通过血液进行弓形虫抗体检查。

遗传基因检测　通过遗传性疾病的相关检查，在孕前确认自己是否存在遗传基因异常。可以通过发丝或抽血进行检查。

牙龈病检查　研究结果表明，孕妇如果患有牙龈疾病，早产的发生率将增加7倍以上。虽然具体原因尚无从查证，但据说牙龈内病毒能分泌一种促进子宫收缩的物质。因此，最好在怀孕前接受牙科治疗。

疫苗接种不是选择，而是必需

孕妇如果感染风疹、梅毒、水痘等疾病，将会增加自然流产、早产和胎儿畸形的发生率。对备孕中的准妈妈而言，疫苗接种不是可选项，而是必选项。

水痘

大部分的成年人都曾在孩童时期注射过水痘疫苗，或因感染水痘而在体内产生抗体。如果准妈妈体内没有水痘病毒抗体，就存在孕后感染的可能性，所以建议提前进行水痘疫苗接种。对幼儿园或小学教师而言，水痘病毒抗体的检查将更加重要。水痘疫苗和风疹疫苗一样，均为活疫苗，不可在怀孕过程中进行注射。并且接种后1个月，才能考虑受孕。如果在孕期感染水痘病毒，将会增加胎儿畸形和妊娠合并症的风险。

风疹

即便在儿童时期接种过风疹疫苗，仍有部分女性在青少年之后丧失免疫力。有怀孕计划的女性，应再次确认是否存在相应抗体。如果没有，则应该在疫苗接种1个月之后再受孕。风疹疫苗为活性疫苗，所以须在注射后间隔1个月再考虑怀孕。

乙型肝炎

如果妈妈为乙肝病毒携带者，可能会将乙型肝炎病毒传染给宝宝。乙肝虽然不会致畸，但如果新生儿成为乙肝病毒携带者，快速发展为肝硬化或肝炎的可能性将

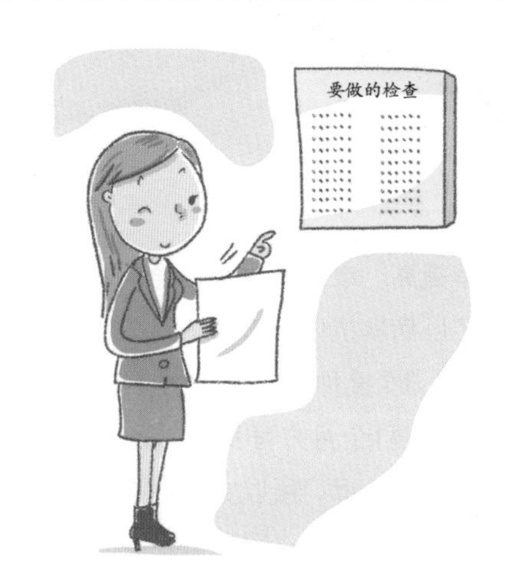

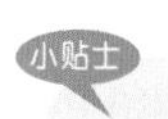

怀孕后的职场生活技巧

怀孕后如何安排职场生活？这是大部分已婚女性都会苦恼的问题。虽然怀孕后妈妈将很难像孕前一样地工作，但如果掌握好几个技巧，即便在公司也可以愉快地度过怀孕时光。

孕4个月左右告知怀孕消息

准妈妈一般会在流产风险降低的孕4个月，告知同事自己怀孕的消息，但如果孕吐严重或者因出现了流产征兆而需要静养时，可以提前告知这一消息。与同事相比，最好首先告知上司。尤其是工作需要国外出差或外勤工作比较频繁时，只有先禀明自己的身体状态，领导才会考虑重新分配工作。另外，公司对孕妇的福利待遇或产假规定等政策可通过人事或管理部门加以了解。

调整日程表

妊娠期间建议灵活地调整作息时间。如果上午的状态较好，不妨考虑稍早一点上班，下午也能早点下班；或者，晚点上班，晚点下班……虽然因为职业特点可能面临不同规定，但只要不妨碍工作业务，公司方面应该也会理解。

时刻注意休息

时刻注意休息，摄取足够的水分。如果需要久坐或必须保持站立的话，每小时应抽出10分钟的时间来活动一下身体。公司的工作固然重要，但自己和胎儿的健康也很重要的。

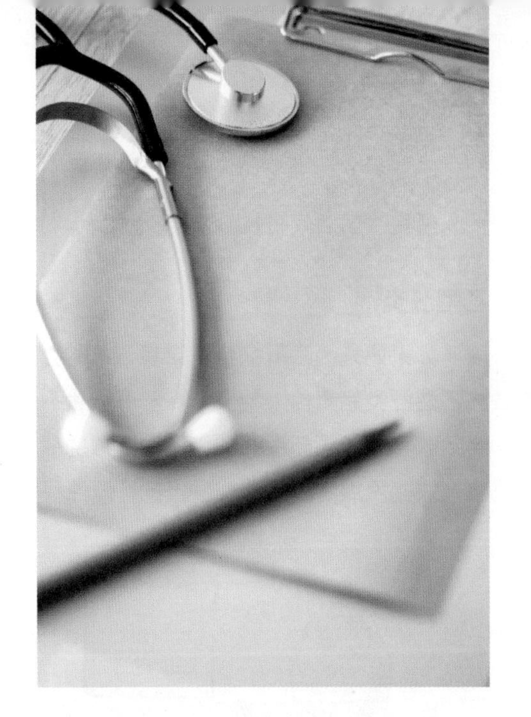

大幅提高。准妈妈要检查确认体内是否含有乙肝病毒抗体，若没有则必须接受注射疫苗。3次接种需要花费6个月的时间，接种后间隔1个月方可受孕。乙肝可通过性生活进行传播，所以丈夫也需要接受抗体检测，如果没有，同样需要接种疫苗。

甲型肝炎

食用被甲肝病毒污染过的食物，或与甲肝病毒感染者接触，容易感染甲肝病毒。甲肝病毒感染者在怀孕、分娩过程中可能会将病毒传染给胎儿。

在孕早期没有抗体的情况下，准妈妈与甲肝病毒患者接触会增加自然流产的概率。一般情况下，初次疫苗接种后6个月再次进行接种，可以帮助95%的人群实现终生免疫。

流行性感冒（简称流感）

根据最近的一次研究发现，孕5个月内感染流感病毒，胎儿出生后得精神分裂症的概率将增加3倍以上。通常每年10月至次年4月为流感高发期。流感病毒可变异，孕妇和65岁以上的老人最好每年都注射流感疫苗。

疫苗注射应在流感高发期或怀孕前1个月进行。虽然也可以在孕早期注射，但通常在孕12周以后考虑。流感疫苗接种后1年内有效，所以必须在每年的秋季和流感高发季节之前重复注射。

破伤风

虽然我们在儿时都曾接种过破伤风疫苗，但建议每隔10年重复接种1次。接种时间最好选在孕前1个月左右。孕期感染破伤风，胎儿致死率将高达50%以上，故应多加注意。

宫颈癌

宫颈癌是目前唯一可以通过注射疫苗得以预防的癌症。目前人乳头瘤病毒(HPV)被认为是宫颈癌的主要病因。与肝炎一样，通过3次接种可预防70%的病发可能。所有有性生活的女性都处于宫颈癌发病病毒的危险中，因此最好接受疫苗注射。孕前注射效果最佳，当然在怀孕后再注射也是安全的。万一在接种期间发现怀孕，可以在产后补种。

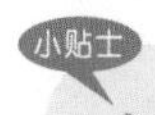

备孕时建议接种的疫苗

必须接种：乙型肝炎、风疹（抗体检测后接种）疫苗

建议接种：流感、宫颈癌疫苗

正确进行营养管理

为什么在怀孕前就如此地强调营养管理呢？首先，因为妈妈的营养即是胎儿的营养；其次，调整孕前妈妈的饮食习惯，可以为胎儿在孕期的健康成长做好准备；再者，妈妈只有提前了解需要摄取哪些营养成分，才能更好地为胎儿准备食物。

备孕中的女性，在营养摄取方面需要重“质”而非重“量”。高品质的饮食是指高蛋白、低血糖，人体有益脂肪（ω-3脂肪酸）含量高而有害脂肪（饱和脂肪）含量低，同时抗氧化效果显著的食物。

此外，从另一方面来讲，应该做到不偏食、不挑食，均衡摄取多种营养素。换句话说，应当均衡进食含有蛋白质（20%）、脂肪（30%）、碳水化合物（50%），以及适当热量的食物。早餐不可忽略，最好以低热量而品种丰富的食谱为主进行营养补充。

准妈妈只有在孕前充分摄取均衡的营养，才能确保孕期自身和胎儿的健康。同时，还能以此为契机养成对产后同样有益的健康饮食习惯。宝宝如果能从妈妈那儿汲取到合理营养，不仅能头脑灵活，在出生时有一个正常的体重，成年人后也可以继续保持健康。

正确进行营养管理的必要条件

- 避免高热、高盐、高脂肪饮食。
- 控制垃圾食品和快餐食品的摄入。
- 摄取低脂或无脂乳制品和优质蛋白。
- 避开白米、白面等精制碳水化合物，并尽量减少含糖食品的摄入。
- 从孕前3个月开始，每天服用0.4毫克叶酸或孕妇复合维生素。
- 水果和蔬菜中抗氧化物质和膳食纤维含量丰富，对人体有益。

通过运动积蓄体力

多数人认为，怀孕后要行动小心，运动项目也仅限于慢走。然而，平时运动量不足的女性在毫无准备的情况下怀孕之后，若想在十月怀胎期间支撑起日渐沉重的身体，必然需要大量的体力。

备孕的女性应当通过运动来积蓄体力，帮助顺产。运动不仅可以帮助预防身体和精神方面的疾病，还能更进一步地促进身体平衡。

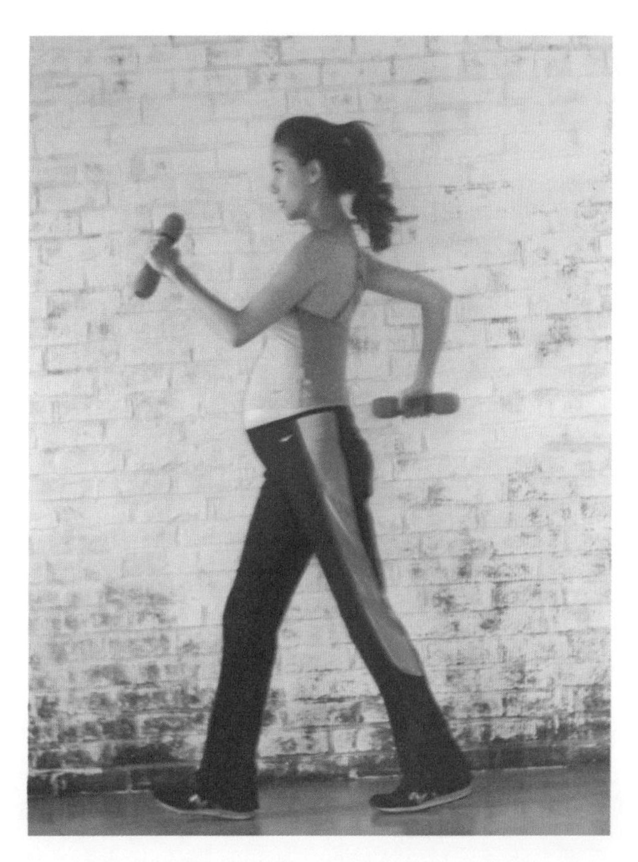

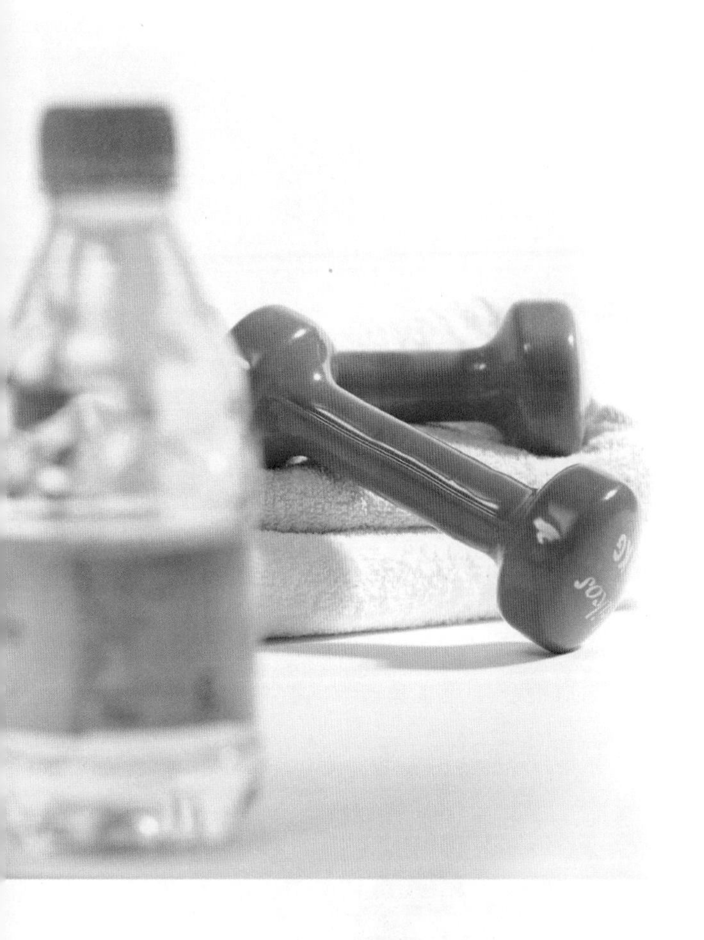

通过运动取得的积极效果

- 帮助女性恢复标准体重，有利于受孕。
- 预防孕期发生的妊娠期高血压疾病和妊娠糖尿病等多种合并症。
- 通过肌肉锻炼坚实腰部，并通过腹肌运动预防孕期腰痛和耻骨痛。
- 进行呼吸调节和肌肉强化训练，可以帮助顺产。
- 孕前坚持运动，产后身材恢复得会更快。
- 减轻压力。运动可以刺激大脑分泌内啡肽，愉悦心情，缓解疼痛。
- 为了怀孕而开始的运动，也会帮助你在产后建立起良好的生活习惯，确保一生健康。

提前尝试对怀孕有帮助的运动项目

对怀孕中的人来说，瑜伽、散步、游泳等都是不错的运动项目。瑜伽和散步即使在怀孕中也可以随时开始。但游泳不同，最好在怀孕前提前学会。

随着怀孕时间的增长，孕妇的肚子日益变大，到孕晚期几乎相当于24小时持续负重10千克以上。如果孕妇能了解到持续增长的体重是由身体的哪一部分来支撑的，并事先储备相应部位的肌肉力量，就会让整个孕期变得轻松许多。

腹部、腿部、腰部和骨盆底的肌肉是可以稳定支撑孕妇肚子的肌肉。其中，盆底肌肉可以支撑逐渐增大的子宫底部，防止倾斜。练习凯格尔运动可以坚实盆底肌肉，腰部和腹部运动可以保持腰部挺拔，锻炼大腿肌肉则有助于支撑日渐增长的体重。

我们之所以强调在孕前进行肌肉锻炼，是因为适当的肌肉锻炼可以有效预防怀孕所引起的腰痛和耻骨疼痛。

此外，孕20周以后孕妇的腰线消失，此时再开始腹肌锻炼会非常困难。没有哪个孕妇可以在肚子突出的状态下还能进行仰卧起坐运动。怀孕时仍可继续的腹肌运动项目充其量也只有腹式呼吸而已。只有在怀孕前努力做好腹肌和腰部锻炼，才可能在怀孕期间和产后确保身体的健康。

第3章

怀孕后要做哪些事

通过备孕成功怀孕后，我们该怎样才能了解到这一事实呢？敏感的人在下次生理期到来前就会提前察觉出身体的异常，或者在生理期未"如约而至"时通过早孕试纸得知这一消息。下面就让我们来了解一下早孕的信号和确认方法、初次到医院需要做的检查，以及孕妇们应该做的事情。

怀孕的信号及确认办法

准确的早孕结果可以通过早孕试纸或妇产科检查确认。不过，通过记录自己的生理日期以及基础体温变化也可以快速地察觉到早孕症状。此外，准妈妈也有必要简单了解下怀孕早期的身体变化，如孕吐等。

自身可以察觉的症状

停经 对于生理期正常的女性而言，月经推迟1周之后仍未来临，就可以看作是怀孕的最早症状。虽然停经是自己就可以把握的重要症状，但在没有生理期变化状态下的早孕或孕初期的子宫出血都可能让人误认为是生理期来临。所以，必须去妇产科或专家门诊确认是否怀孕。怀孕初期的子宫出血比较常见，与月经相比出血量少且时间短。

孕吐 怀孕后，消化器官障碍会造成恶心、想吐的症状。孕吐反应大约在停经后1～2周开始出现，并在清晨或空腹时加重。在孕12周以后会自行消失，也有少数人会持续到怀孕晚期。

其他症状 因膀胱压迫的影响，容易出现小便频繁、便秘的症状；小腹有时出现拉扯般的轻微疼痛；激素分泌变动引起神经过敏或焦躁不安；容易犯困、疲劳，或者出现类似感冒般的浑身难受并伴有微热。

错误知识
在预计的生理日期内未来月经，就可以确认怀孕。

自行检查

很多早孕症状在受精4周前后就开始出现。不用去医院也可以确认是否怀孕，这其中最快速、最简单的方法就是

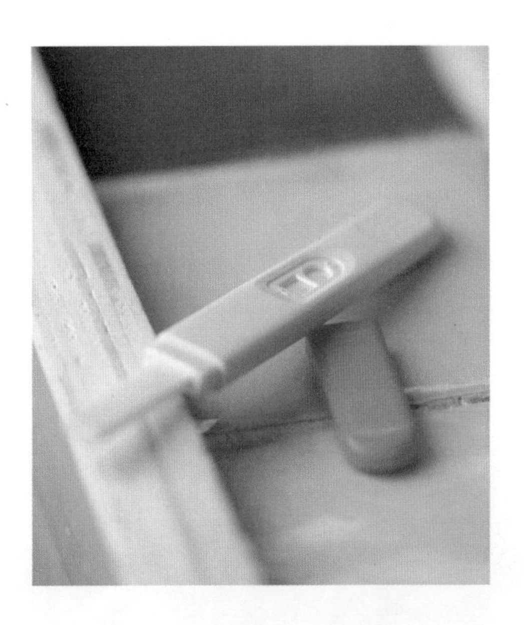

早孕试纸。在受精10天后，即可用早孕试纸测出是否怀孕。这和医院的尿液检查原理相同，都是通过检查尿液中含有的人绒毛膜促性腺激素（HCG）来测试是否怀孕。

由于人绒毛膜促性腺激素多在夜间分泌，所以最好选取晨尿。相对而言，在生理期推迟后再检查会更加准确。同房2周后的检查，可能会出现阴性（未怀孕）结果，此时，最好能间隔1～2周后再次检查。需要注意的是，检查前饮酒和过多喝水会降低人绒毛膜促性腺素的浓度，从而影响检查结果。

医院确诊

察觉怀孕后应去妇产科或专家门诊加以确认。这是因为单凭停经或孕吐反应难以准确判断是否怀孕。

确认怀孕的方法有超声检查、血液检查和尿液检查。血液检查要比尿液检查精准，只需几滴血液就可以在受精1周后近乎100%地检出是否怀孕。也就是说，血液检查在生理期之前也可以查出是否怀孕。

但只有通过超声检查发现子宫内有妊娠囊时才可以确认正常怀孕。腹部彩超可以在孕5周后确认妊娠囊，孕6周后确认胎儿的心脏搏动。阴式彩超则能比腹部彩超更快、更准确地确认怀孕状态。在确认是否正常受孕的同时，超声检查还可以通过测量孕早期的胎儿大小来推算预产期，并及时发现卵巢的异常及是否长有子宫肌瘤，同时还可以在早期诊断出宫外孕和葡萄胎。所以，孕初期的超声检查是很有必要的。

以排卵日为基准确认是否怀孕的方法

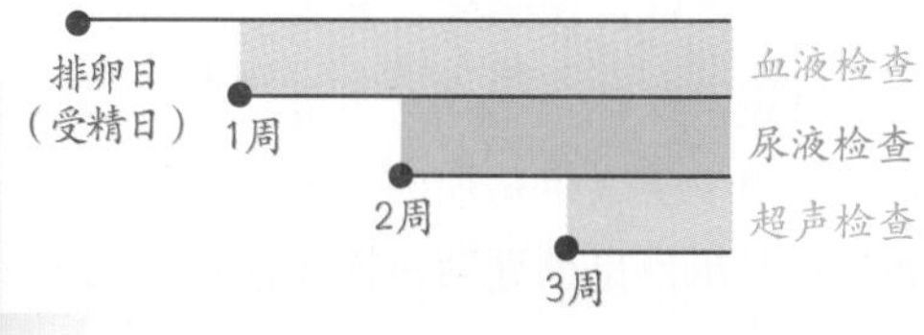

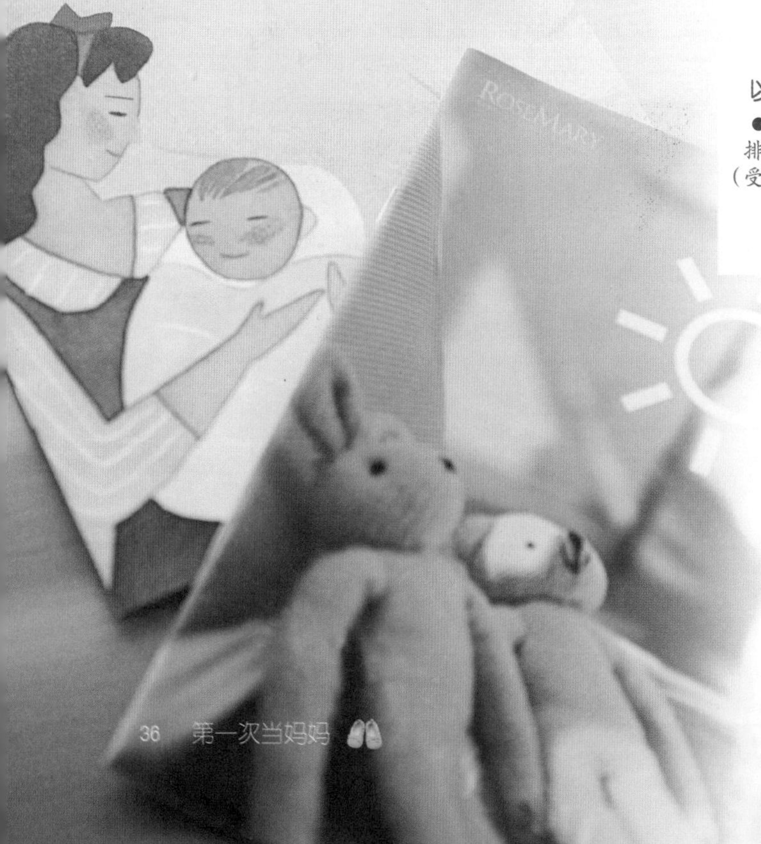

挑选医院应考虑的5个因素

若要咨询产前检查和分娩的相关问题，对医院和主治医师的甄选是非常必要的。若为初次怀孕，在医院的选择上会比较倾向于听取周边人的建议。十月怀胎期间不仅需要不停地在家与医院之间往返，危急时刻还可能存在剖宫产等危险，因此在选择医院时一定要进行慎重地考虑。

就近选择医院

因为孕妇每个月都会往返医院1~2次，在胎儿出生之前至少需要往返10次以上，所以选择一家离家较近的医院较为合适，这样可以保证孕妇在胎儿足月时独自一人也可以顺利往返医院。另外，就近选择医院也可应对半夜出现阵痛的情况。

职场中的孕妇也可选择公司附近的医院，这样可以利用午餐或工作比较清闲的时间暂时外出就诊，而无须额外抽取时间去医院。

孕妇的健康状况

如果是35岁以上的高龄产妇，或双胎妊娠、妊娠期高血压疾病、妊娠糖尿病等高危产妇，比起普通的医院，最好选择专门的妇产医院或综合医院。

这样的医院可以充分地应对孕期或分娩时产妇和胎儿可能出现的危险。

考虑是否可以分娩

有些私人医院虽然可以进行检查和诊断，却不能进行分娩。为避免在孕期中途变更医院，最好提前确认。

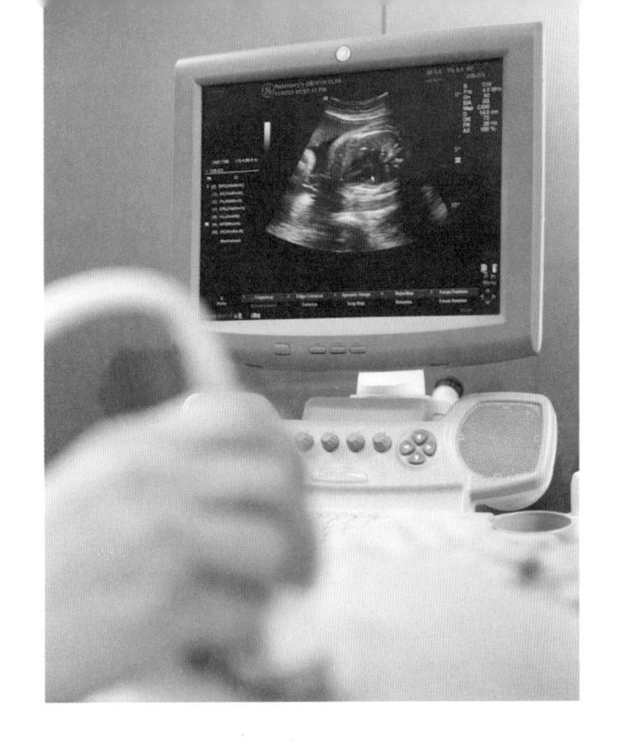

医院的设施和氛围

多数孕产妇在选择医院时，考虑最多的是医院的设施和氛围。虽然对于健康的孕妇而言，可以选择妇产医院，但也应该考虑紧急状况下医院的处置能力。若选择无痛分娩，还须确认该医院是否有麻醉师陪同等。

此外，最好同时仔细核实医院是否拥有卫生、舒适的医疗设施，是否有小儿和青少年诊室，是否可以母子同室，是否主张母乳喂养，分娩时丈夫是否可以陪同，等等。如果想要进行勒博耶分娩（无蛮力分娩）或温柔分娩，则建议选择配有家庭式分娩产房的医院。

费用

各家医院的检查费、手术费等费用不尽相同。应该将几家医院妇产科的检查费、手术费、住院费等进行比较后，再根据自身的经济情况进行选择。

预产期的推算方法

以预产期为基准，可以准确地核实胎儿的发育状态。预产期的推算方法有很多。

通过超声检查测算

如果忘记了末次月经的时间，可以利用超声检查了解怀孕周数和预产期。孕初期胎儿的身长几乎不会有太大的差异，所以建议在怀孕2~3个月时测量胎儿的身长，并以此来确认孕周和预产期。对于经期不规律的孕妇而言，通过超声检查来确定预产期的结果比较准确。

通过生理周期推算

这是最常用的一种方法。从末次月经开始那天算，每28天为1个妊娠月，经过1次妊娠月为怀孕2个月，经过2次妊娠月为怀孕3个月……以此类推，从末次月经第一天起往后推算至第280天（即40周，4周为1个月，共10个月）即为预产期。这种方法对经期规律的人来说比较准确，但可能不适合经期不规律的女性。

简易测算法

计算预产期所属月份时：末次月经在1~3月时，用末次月经第一天所属月份加9；末次月经在4~12月时，用末次月经第一天所属月份减3。计算预产期日期时只须用末次月经第一天的日期加7即可。这种方法的缺点是会存在几天的误差。

例如：末次月经第一天的日期是2月5日，2+9=11月，5+7=12日，即预产期为11月12日。

末次月经第一天的日期是10月25日，10-3=7月，25+7=32日，即预产期为第二年的8月1日。

怎样选择优秀的主治医师

与选择分娩医院同等重要的另一件事，就是对可以将自己和胎儿的生命放心托付的主治医师的选择。什么样的医生才能算是一名优秀的主治医生呢？

- 在做超声检查时，真诚且详细地说明胎儿的状态。
- 强调为进行自然分娩而保持体重正常增加的重要性。不推荐那些在孕初期不说明体重管理的重要性，在事后才告知孕妇的体重超标的医生。
- 说明营养管理和运动的重要性。
- 诊疗结束后不立即打发走人，而是询问是否有疑问要咨询。
- 在诊疗手册上备注“强烈希望自然分娩”，并为之提供帮助。
- 规避剖宫产手术，在诊疗中不断为实现顺产而努力。
- 给人信任感，让人愿意接受他（她）的产前诊断。

归根结底，提前说明患者疑问之外的必要事项的医生才是好医生。只回答孕妇所问的或者只知道做完超声检查后就立马打发走人的医生，很难成为值得孕妇托付自己和宝宝的主治医师。

怀孕早期该做哪些检查

贫血检查

妊娠期间贫血的预防相当重要，因此要在怀孕的早期、中期、晚期进行3次贫血检查。

贫血的孕妇在产后即便出现了少量出血，也可危及生命。分娩后，胎盘从子宫脱落时会发生出血现象。自然分娩时的平均出血量为500毫升，剖宫产手术时则可达到1000毫升。为应对这一现象，孕妇的身体会在怀孕期间增加体内的血液含量。如果在孕期没有补足可以生成血液的“铁”原料，就会导致贫血的发生。

有研究发现，孕妇如果在孕期持续补充铁剂，到了孕晚期将会比未补充铁剂的孕妇平均多生成500毫升的血液。贫血的孕妇更容易疲劳，产后恢复慢，伤口不易愈合，照顾小孩也会比较吃力。

血型检查

分娩后的子宫就像突然开闸放水一样，会大量出血。此时如需输血，一定要准确地知道孕妇的血型。为防止错记自己的血型或之前的血型检查失误，孕后必须重新检查血型。

血型检查包括对A、B、O型或Rh型的基本检查。A、B、O血型检查与孕妇的健康状况有关，而Rh型检查则直接关系到胎儿的健康。如果孕产妇的血型为Rh阴性，只有在妊娠过程中和分娩后注射Rh免疫球蛋白，才能防止胎儿在孕期发生致命性的溶血性疾病。韩国Rh阴性血型非常稀少，只占0.2%左右（编者注：中国RH阴性比例约为0.3%），如果需要输血时不容易找到

小贴士

享受社区医院的福利

现在开始尝试加强与自己所在的社区医院的联系吧。办理孕妇保健手册，不仅可以在怀孕过程中进行多项检查，还可以免费领到叶酸。并且，参加孕妇课堂或母乳喂养课堂，还能让你接收到很多必要的信息。

产前管理

- 早孕检查：末次月经推迟10天之后可以进行
- 常规检查：体重、血压、尿液检查
- 血液检查：孕12周以内的检查（血红蛋白，血小板，乙型肝炎、艾滋病、梅毒、风疹病毒等抗体）
- 超声检查：胎儿胎心检查和畸形儿筛查
- 补充铁剂：孕16周以后～分娩前

产后护理

- 新生儿护理：先天性代谢异常检查
- 产妇护理：母乳喂养指导、育儿指导、产后健康指导

※每个社区间存在差异，详细情况请电话咨询

合适

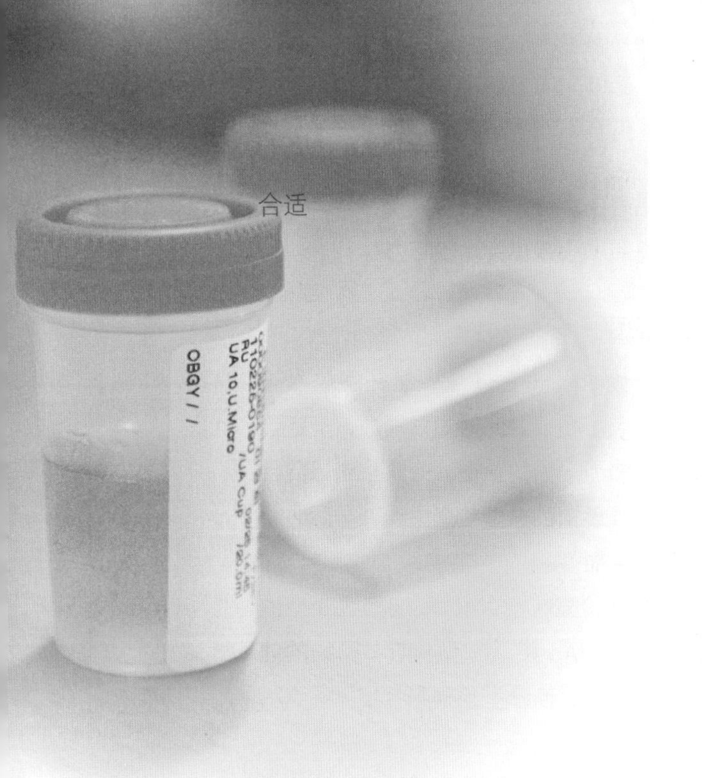

的血液。正因如此，Rh阴性血型的孕妇必须更积极地补充铁剂，以防贫血。

艾滋病筛查

艾滋病是一种弱化人体免疫功能的病毒所引起的致命性传染病。万一孕妇感染艾滋病，对胎儿将是致命的。特别是在分娩时间较长的情况下，胎儿在阵痛过程中吸吮母亲血液的可能性较大，此病遗传给胎儿的可能性也较高。因此，感染艾滋病的产妇需要实施剖宫产手术。

因艾滋病病毒能通过母乳传播，故产后不可进行母乳喂养。胎儿在出生后也需要跟妈妈一起接受抗病毒治疗。

梅毒检查

梅毒是一种只有与患病部位接触才会感染的性病。梅毒病毒在孕期的任一阶段都可以通过胎盘传染给胎儿。只有早发现、早治疗，母体和胎儿才有治愈的可能。然而，如果没能在孕初期接受治疗，40%的孕妇会发生自然流产、死胎、胎儿畸形等情况。梅毒可以在孕期通过抗生素加以治疗。

风疹检查

孕妇感染风疹病毒，会给胎儿造成严重畸形（先天性心脏畸形、白内障、水痘、听觉障碍、失明、智障、体重低下等）和自然流产、早产、死胎等严重后果。越是在孕初期感染，畸形的概率就越大。孕12周以内感染风疹病毒，85%的胎儿会出现畸形；孕13～16周内感染，致畸率为50%；孕20周以后感染，胎儿畸形的可能性则非常低。

风疹病毒感染后没有特定症状出现，很难知道自己是否感染。风疹疫苗为活性疫苗，容易诱发胎儿畸形，所以怀孕后不能接种，因此，孕妇应在孕初期就检查确认体内是否存在抗体。体内没有抗体的孕妇应谨防感染，并务必在分娩后及时注射疫苗。

肝炎检查

孕妇感染甲型肝炎不会对胎儿造成损害，所以一般不做此类检查。同样，在孕期注射甲肝疫苗也对胎儿无害。

然而，乙型肝炎的检查是必须的。携带乙肝病毒的孕妇在怀孕或分娩时会将病毒传染给胎儿。如果在产后未对宝宝采取预防措施，90%的婴儿会成为乙肝病毒的终生携带者。因此，乙型肝炎的检查对所有孕妇来说都相当重要。

丙肝则与甲肝、乙肝不同，一旦感染会呈慢性化发展。慢性肝炎患者中，20%会出现肝硬化，1%～5%会发展为肝癌。虽然丙肝在孕妇和胎儿间的感染率仅占5%，但因为没有相应的预防措施，因此有的医院检查，有的医院则不查。即使选择剖宫产手术，也无法降低此病对胎儿的传染概率。话虽如此，孕妇与其不知道自己的病情，反而是了解病情并在分娩后进行持续地观察比较好。

尿液检查

通过尿液检查可以确认肾脏或膀胱是否感染炎症。一旦感染，孕妇会出现小便疼痛或尿频等容易让人察觉到的症状，但也有人没有任何症状，在检查后才得知。若孕妇放任不管，可能暂时没有什么不适，但有造成早产的危险，所以一般需要进行为期3天的抗生素治疗。

甲状腺功能检查

甲状腺功能亢进或低下会对胎儿和孕妇产生不良影响，所以一定要进行治疗。甲状腺疾病多发于年轻女性，使用甲状腺激素和甲状腺药物会直接影响到胎儿。

甲状腺功能亢进可导致妊娠期高血压疾病，此时胎儿发育不良和死胎的可能性比较高；甲状腺功能低下同样会引发妊娠期高血压疾病，也会影响胎儿的脑部发育。有资料显示，患有甲状腺功能低下的孕妇若不进行治疗，出生后的宝宝会在长大后出现脑部发育或行动发育障碍。

宫颈癌筛查

宫颈癌的发病原因是人乳头瘤病毒。怀孕后，孕妇为保护胎儿，一般免疫力会下降，病毒更易蔓延。由于医生很难对正在孕育胎儿的子宫进行治疗，所以孕期可能会导致癌症的进一步扩散。因此，孕前和孕初期检查中都要求进行宫颈癌的筛查。

注射宫颈癌疫苗后可以立即受孕，但在怀孕后不能注射该疫苗。如果在3次注射过程中发现怀孕，应中止接种，并在分娩后立即补种。母乳喂养过程中也可以注射宫颈癌疫苗。

白带检查

孕妇在整个孕期都应关注自己的白带情况，即便是在性生活时和分娩后也同样需要留意。细菌性阴道炎是由于阴道内细菌失衡而引起的，伴随着恶臭、瘙痒、灼热等症状。孕妇一旦感染，将有早产的风险，所以必须加以治疗。

血压和体重监测

去医院检查时，医院会实时测量孕妇的体重和血压。这两项检查可以及时发现高血压，对于孕妇而言非常重要。

怀孕期间，如果血压时而正常，时而骤升，则提醒妊娠期高血压疾病的可能性。在妊娠期高血压疾病早期，孕妇察觉不到任何的症状，因此血压的测量就显得尤为重要。

体重监测是为了确认孕期的体重增长是否正常。如果孕晚期每周体重增加1千克以上，则怀疑患有妊娠期高血压疾病。

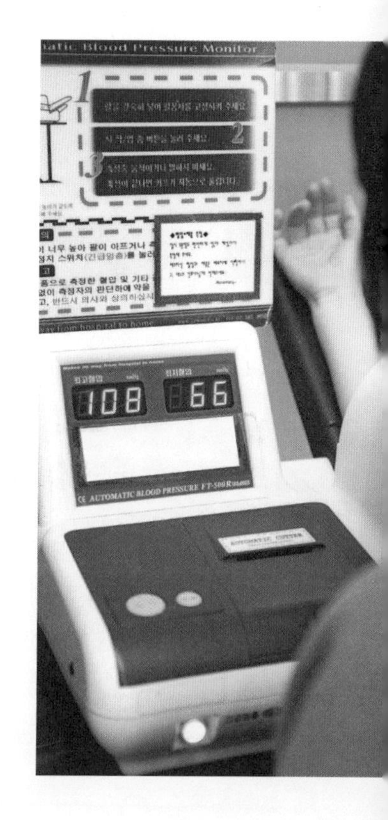

请一定要记住

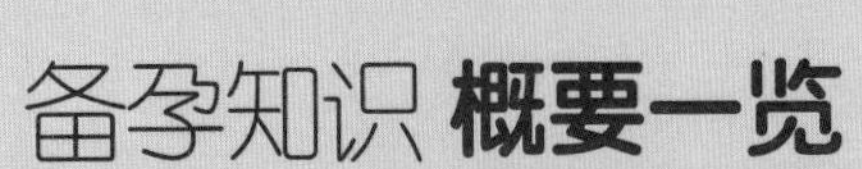

为了宝宝的健康，需要备孕

备孕是指怀宝宝之前，提前确认爸爸妈妈的健康状况之后再受孕。有计划的怀孕可以减轻妈妈的精神压力，帮助妈妈幸福、愉快地度过整个孕期。由于在身体上创造了可以让宝宝在10个月期间健康成长的最佳环境，从而提高了健康聪明宝宝的出生概率。

计划怀孕需要向妇产科咨询

最好在怀孕前，通过向妇产科咨询的方式接受怀孕所需的各种检查。一般需要通过血液检查、尿液检查和宫颈癌筛查等手段来确认目前的身体状态。另外也需要进行风疹、乙肝、流感、水痘等孕前所需的疫苗接种。除了妇产科的诊疗外，还需要提前做好包括洁齿在内的牙科治疗。

努力养成正确的饮食习惯，做好体重管理

不要只在怀孕后才挑选对身体有益的食物，最好要从孕前就开始。减少垃圾食品和快餐的摄入，并将每天的咖啡饮用量减少至1~2杯。备孕前3个月开始服用叶酸或孕妇复合型维生素。

体重过高或过低时，请先恢复正常体重后再怀孕。体重过高时，不要试图尝试饿肚子或药物减肥的方法，而要通过适合的运动和饮食疗法来回归正常体重。体重过低时也要制定营养均衡的食谱，吃好一日三餐。

提前尝试孕期所需的运动项目

为了支撑怀孕后日渐沉重的身体，必然需要一个健壮的体魄。从孕前开始坚持运动，可以增强体力，保证健康地度过整个孕期，分娩后也可以快速恢复到孕前体重。

通过腰部运动、腹肌运动和凯格尔运动等来储备怀孕时所需的肌肉力量吧！

 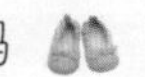

在本章，我们详细了解了备孕的重要性以及备孕时间和备孕方法。让我们再次确认一下那些必须牢记的要点吧！

游泳在怀孕时学习起来会比较吃力，所以最好在孕前就能掌握。

充分比较后选择分娩医院和主治医师

就像每个人的性格不同一样，医院和主治医师也各不相同。孕妇在分娩前需要不停地前往医院检查，所以从一开始就要慎重考虑后再做选择。

在选择医院时，需要充分考虑医院的分娩环境是否良好，是否可以进行无痛分娩，是否配备家庭式分娩室等因素。与医院之间的距离最好不超过1个小时的路程。如果医院能同时具备新生儿科就再好不过了。

主治医生要选择待人温和的医生。与过于沉默的医生相比，不管患者是否咨询，都会详尽说明的医生更为合适。

确认怀孕

怀孕后，自己最先可以察觉的症状便是停经。另外，如果出现恶心，伴随乳房疼痛和眩晕，就要怀疑是否怀孕。如果正在期待怀孕，可以在预定的生理日期前后用早孕试纸加以确认。生理期推迟1周以后可以到医院进行超声检查确认结果。

确认怀孕后，到医院进行初期检查

确认怀孕后，需要进行孕初期检查，主要包含贫血检查、肝炎筛查、血型检查、艾滋病筛查、梅毒检查、风疹检查、甲状腺功能检查和尿液检查等。

第2篇

妈妈和胎儿10个月的变化

在怀孕的10个月里，妈妈和胎儿都会发生很多变化。胎儿从一个小小的受精卵开始，逐渐成长得有模有样，并在妈妈的肚子里吸吮手指，大幅度地活动手脚，甚至还会突然惊扰一下妈妈。妈妈同样在10个月期间经受着巨大的变化，体重增长自不必说，孕吐甚至会严重到喝水都费劲，同时还会遭受折腰般的疼痛折磨……

下面就让我们来了解一下，在宝宝来到这个世界之前的10个月里，妈妈和胎儿都发生了哪些变化吧！

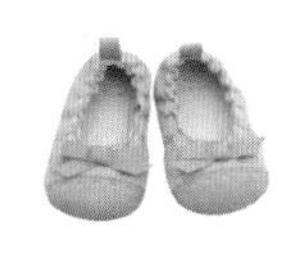

妊娠第1个月　第1~4周

妊娠第2个月　第5~8周

妊娠第3个月　第9~12周

妊娠第4个月　第13~16周

妊娠第5个月　第17~20周

妊娠第6个月　第21~24周

妊娠第7个月　第25~28周

妊娠第8个月　第29~32周

妊娠第9个月　第33~36周

妊娠第10个月　第37~40周

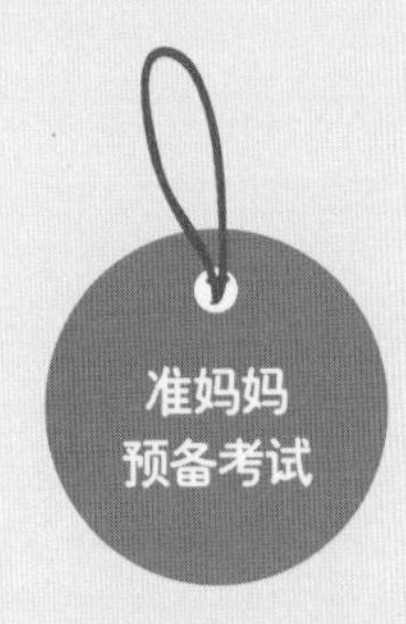

你了解多少呢？

十月怀胎会给妈妈和胎儿带来怎样的变化

1. 下列有关排卵的表述正确的是
   ①生理周期不规律时，排卵日也是一定的
   ②排卵日后宫颈黏液的分泌量会增加
   ③月经结束后的第14天为预计排卵日
   ④排卵日时体温会上升

2. 对受孕过程的说明，错误的一项是
   ①排卵日安排性生活，就绝对可以怀孕
   ②精子的生存时间约为4天
   ③受精在输卵管内完成
   ④如果没有形成受精卵，子宫内膜会脱落

3. 对宫颈黏液的相关说明，正确的一项是
   ①非排卵期也会有宫颈黏液产生
   ②随着排卵日临近，宫颈黏液不断减少
   ③利用黏液观察法可以准确地找到排卵日
   ④黏液会帮助精子轻松进入子宫

4. 怀孕2个月时会出现的症状，错误的一项是
   ①子宫增大，小腹疼痛
   ②乳头触痛
   ③可能出现少量阴道出血，即着床出血
   ④开始出现妊娠线

5. 怀孕3个月时不属于胎儿变化的一项是
   ①胎儿的主要脏器都已经形成
   ②手指和脚趾完全分开
   ③眼睑分离，眼睛睁开
   ④面部开始形成眼、口、鼻

6. 怀孕4个月时，妈妈应该做的事是什么
   ①开始补充铁剂
   ②出现腹泻时坚持不用药
   ③因为处于稳定期，所以可以开始稍加运动
   ④在分娩前不可烫发或染发

7. 怀孕4个月时，胎儿会出现怎样的变化
   ①耳朵发育，可以听到声音
   ②甲状腺功能开始发育，体内开始分泌激素
   ③开始产生胎脂
   ④胎儿的肠道开始形成胎便

8. 怀孕5个月时，妈妈会发生什么变化
   ①感觉到胎儿的活动

②比平时的血压要高

③不再出现鼻塞、鼻血、牙龈出血等症状

④双脚水肿

9. 怀孕5个月时，妈妈应该做的事情中不包含哪一项

①为预防贫血，补充铁剂

②为促进胎儿生长，饭量翻倍

③进行唐氏综合征排查检查

④穿着舒适的孕妇内衣和孕妇装

10. 怀孕6个月时，胎儿不会发生哪种变化

①每天吸取1升左右的羊水，排出小便

②通过胎盘汲取养分

③如果是男婴，开始形成睾丸和精子

④此时早产，会出现严重的后遗症

11. 怀孕7个月时，妈妈会发生的变化不正确的是哪项

①出现假性阵痛

②因体位性高血压出现眩晕

③腰痛频发

④出现妊娠纹

12. 怀孕8个月时，妈妈应该做的事是什么

①为准备分娩，参加多种分娩讲座

②在宝宝出生后准备母乳喂养

③如果身体没有异常，每月进行一次检查

④每小时出现4次以上的腹部变硬、发紧是假性阵痛，孕妈妈应选择忍耐

13. 怀孕8个月，胎儿会出现的变化错误的是哪一项

①颌部长出牙齿

②可以对光线做出反应

③利用膈肌练习呼吸，出现打嗝

④仍保持眼睛睁开，无法闭合

14. 关于怀孕9个月时的相关表述正确的是哪一项

①如果胎儿头部没有转到下方，就要决定进行剖宫产手术

②为预防反流性食管炎，只吃少量食物

③如果没有产生妊娠纹，可以停止涂抹妊娠纹霜

④距分娩还有1个月的时间，还不需要做分娩准备

15. 怀孕10个月时，哪项事情的描述不恰当

①提前了解应去医院就医的紧急情形

②了解并决定是否实施无痛分娩手术

③不久便会临产，所以不用担心会发生妊娠期高血压疾病

④每周进行检查

答案：1.④ 2.① 3.④ 4.④ 5.③ 6.③ 7.② 8.① 9.② 10.③ 11.② 12.① 13.④ 14.② 15.③

妊娠第1个月（第1～4周）

怀孕第1周是从月经期间开始的。此时虽然尚未受孕，但预产期是按末次月经第一天起往后推算40周来计算的。这一时期，若想提高成功受孕的概率，就需要在排卵日安排性生活。

受孕过程

成功受孕需要经历排卵、受精、着床3个阶段。卵巢排卵时同房，精子进入子宫，完成受精。但并不是所有的受精都能最终受孕。虽然看似在排卵时即使只同房一次也能受孕，但事实却并非如此。因为卵子与精子可能并未相遇，又或者即便相遇后成功受精了却未等着床就脱离了子宫。尽管如此，同房时最好还是选在排卵期，以增加怀孕概率。

女性从一出生就拥有了平生所有的卵子。相反的，精子则是每天产生新的。卵子分别存储于与两侧输卵管末端相连的两个卵巢内。

出生时，女性的卵子大约有200万个，之后随着时间开始逐年递减，到青春期时只剩下40万个左右。进入青春期之后，卵子每月排出1个，女性一生大约可排出400个卵子。

排卵时，卵巢中的成熟卵子会离开卵巢，并沿着输卵管游走。这枚卵子最终与通过性交进入输卵管的最强壮、跑得最快的精子相遇，并完成受精。

精子与卵子结合

精子由头部和尾部构成，头部含有遗传物质。男性每次的射精量为2～6毫升，每1毫升的精液中平均含有1亿个精子。其中，只有充满活力的数百万个精子才会进入输卵管参与竞争，并在此与卵子结合，完成受精。

受精过程是在输卵管末端进行的。卵子的存活时间为24小时，精子为4天左右。一个精子进入卵子后，便会阻止其他精子进入。

受精卵在输卵管内完成受精后，会继

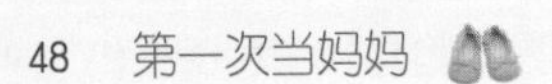

续前往子宫准备着床。此时，为了迎接受精卵，子宫内膜会增厚并分泌大量液体，就好像是在为新婚夫妇准备新房一样。离开卵巢的受精卵需要经过1周左右才能到达子宫，当它在子宫内膜内“扎根”时，可能出现少量出血，我们称之为“着床出血”。

但是，并不是所有的受精卵都能成功着床，大部分会因无法着床而死亡，或在下个生理周期时排出体外。未着床而死亡的受精卵和子宫内膜一起脱落，即为“月经”。

找准排卵日

生理周期推算法

利用生理周期确定排卵日。

这是最为简单的预测方法。但当压力过大或运动过度，亦或是在感冒或月经不规则的情况下，排卵会发生很多变数，所以这种方法也存在弊端。

■月经期 ■排卵期 ■排卵日

1 月经第一天	2	3	4	5	6	7
8	9	10	11	12	13	14
15	16	17 排卵日	18	19	20	21
22	23	24	25	26	27	28
29	30	1 预计月经期	2	3	4	5

※以月经周期30天为例

本月1日开始月经第一天，次月1日即为预计的下个月经周期的开始日期。排卵后第14天开始月经周期，所以排卵日为17日。危险期（易孕期）从排卵前4天开始到排卵后1天，也就是说危险期是13~18日。月经周期不规律时，也可以从预估的下次月经日向前推算14天，预估排卵日。

黏液观察法

通过观察宫颈黏液的浓度预测排卵日的方法。普通人群不太容易把握。

进入排卵期后，女性宫颈部位会出现很多黏稠的分泌物。这部分黏液可以帮助精子穿过女性的阴道进入子宫。精子在离开男性身体后，需要依托在与精液相似的物质中才能存活。而排卵期的宫颈黏液，正是女性身体为精子创造的与精液相似的环境。如果在非排卵期同房，宫颈黏液会变得黏稠而厚重，精子会滞留在此而难以进入子宫。

另一方面，排卵期分泌的黏液还具有为精子提供养分的作用。女性的阴道环境为弱酸性，宫颈黏液则呈碱性，可以保护精子并为之提供营养成分。

宫颈黏液观察法

- 双手洗净并擦干。
- 一只脚踩在马桶上，然后将中指伸入阴道内。
- 抽出手指，观察手指上沾取的黏液。

月经后：量少，厚重、黏稠。

排卵前：稀薄如蛋清状，量多，精子穿透力强。

排卵后：浑浊，极度黏稠，阻挡精子进入子宫。

基础体温测量法

基础体温需要在睡眠6~8小时之后再进行测量。清晨起床前，将体温计压于舌头下方，嘴部闭合，保持鼻孔呼吸约5分钟。此时，体温的变化非常地微妙，所以应选用孕妇专用体温计或电子体温计。最好在每天的相同时段进行测量。

此种方法的不足在于，当身体因感冒等出现微热症状时，基础体温的高、低值之间只有不超过0.5～0.6℃的极其细微的差别。

易受孕时间 体温上升前3～4天至体温上升后。成功受孕时，体温会保持大约1个月的上升趋势。

排卵试纸

这种方法与早孕试纸的检查相似。其工作原理是，通过检测尿液中黄体生成素的变化，即排卵前体内黄体生成素（LH）水平会升高，排卵后则会降低来确定排卵时间。排卵前，试纸会呈现阳性反应，可在测到强阳后48小时内尝试受孕。

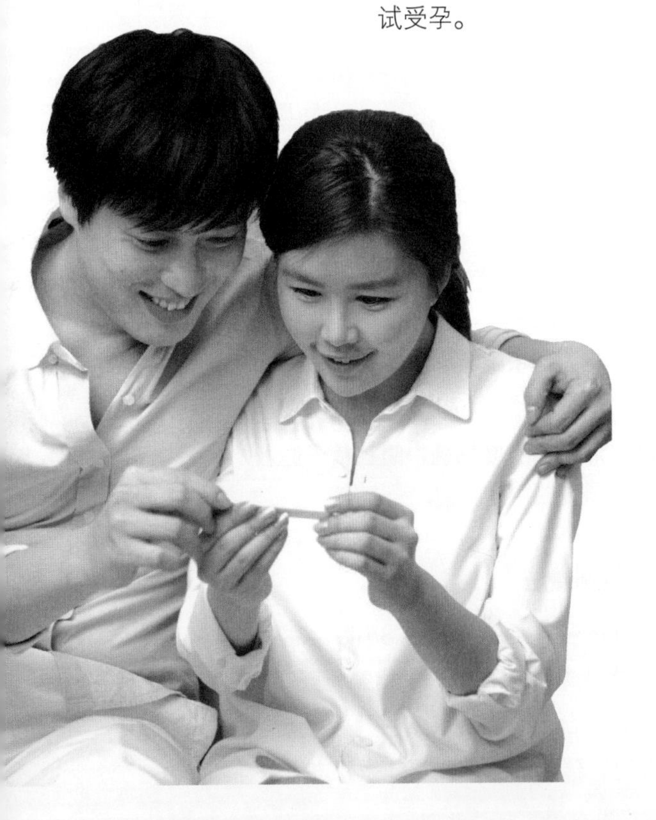

确认怀孕的方法

妊娠第一周是从月经期开始的。虽然此时实际并未受孕，但医学上通常从末次月经开始的第一天开始向后推算40周估算预产期。准确的预产期则是通过超声检查确认胎儿的身长后再计算出来的。

尿液检查

在家用早孕试纸进行检查。出现阳性反应时，最好再到医院通过超声波检查来确认是否为宫内着床。如果试纸结果呈阴性，也不一定就没怀孕，建议在1～2周后再次测试。

检查时间 下次月经前后2～3天利用晨尿进行检查。

血液检查

下次月经前7天，受精卵的细胞数量可多达500个，受精卵在子宫着床并形成胎盘。此时，通过血液检查可以确认是否怀孕。这种方法虽然可以最早地确认怀孕结果，但却相对麻烦，一般只在非常急切地渴望怀孕的情况下使用。

超声检查

月经推迟超过5天，就可以在子宫内看到孕囊。孕6周之后还可看到妊娠囊，也可听到胎心。这种方法虽然比尿液和血液检查时间晚，却是诊断是否怀孕的最准确的手段。

预产期时间表

预产期时间表只适用于月经周期规律的情况。先在下表中的灰色标注部分中找到末次月经第一天的所属月份，然后找到日期。下方用粉红色字体标注的日期即为对应的预产期时间。不过当月经周期不规律时，预产期会出现误差，可以采用其他方法计算。

● 末次月经第1天 ● 预产期

1月	1	2	3	4	5	6	7	8	9	10	11	12	13	14	15	16	17	18	19	20	21	22	23	24	25	26	27	28	29	30	31	1月
10月	8	9	10	11	12	13	14	15	16	17	18	19	20	21	22	23	24	25	26	27	28	29	30	31	1	2	3	4	5	6	7	11月
2月	1	2	3	4	5	6	7	8	9	10	11	12	13	14	15	16	17	18	19	20	21	22	23	24	25	26	27	28				2月
11月	8	9	10	11	12	13	14	15	16	17	18	19	20	21	22	23	24	25	26	27	28	29	30	1	2	3	4	5				12月
3月	1	2	3	4	5	6	7	8	9	10	11	12	13	14	15	16	17	18	19	20	21	22	23	24	25	26	27	28	29	30	31	3月
12月	6	7	8	9	10	11	12	13	14	15	16	17	18	19	20	21	22	23	24	25	26	27	28	29	30	31	1	2	3	4	5	1月
4月	1	2	3	4	5	6	7	8	9	10	11	12	13	14	15	16	17	18	19	20	21	22	23	24	25	26	27	28	29	30		4月
1月	6	7	8	9	10	11	12	13	14	15	16	17	18	19	20	21	22	23	24	25	26	27	28	29	30	31	1	2	3	4		2月
5月	1	2	3	4	5	6	7	8	9	10	11	12	13	14	15	16	17	18	19	20	21	22	23	24	25	26	27	28	29	30	31	5月
2月	5	6	7	8	9	10	11	12	13	14	15	16	17	18	19	20	21	22	23	24	25	26	27	28	1	2	3	4	5	6	7	3月
6月	1	2	3	4	5	6	7	8	9	10	11	12	13	14	15	16	17	18	19	20	21	22	23	24	25	26	27	28	29	30		6月
3月	8	9	10	11	12	13	14	15	16	17	18	19	20	21	22	23	24	25	26	27	28	29	30	31	1	2	3	4	5	6		4月
7月	1	2	3	4	5	6	7	8	9	10	11	12	13	14	15	16	17	18	19	20	21	22	23	24	25	26	27	28	29	30	31	7月
4月	7	8	9	10	11	12	13	14	15	16	17	18	19	20	21	22	23	24	25	26	27	28	29	30	31	1	2	3	4	5	6	5月
8月	1	2	3	4	5	6	7	8	9	10	11	12	13	14	15	16	17	18	19	20	21	22	23	24	25	26	27	28	29	30	31	8月
5月	8	9	10	11	12	13	14	15	16	17	18	19	20	21	22	23	24	25	26	27	28	29	30	31	1	2	3	4	5	6	7	6月
9月	1	2	3	4	5	6	7	8	9	10	11	12	13	14	15	16	17	18	19	20	21	22	23	24	25	26	27	28	29	30		9月
6月	8	9	10	11	12	13	14	15	16	17	18	19	20	21	22	23	24	25	26	27	28	29	30	1	2	3	4	5	6	7		7月
10月	1	2	3	4	5	6	7	8	9	10	11	12	13	14	15	16	17	18	19	20	21	22	23	24	25	26	27	28	29	30	31	10月
7月	8	9	10	11	12	13	14	15	16	17	18	19	20	21	22	23	24	25	26	27	28	29	30	31	1	2	3	4	5	6	7	8月
11月	1	2	3	4	5	6	7	8	9	10	11	12	13	14	15	16	17	18	19	20	21	22	23	24	25	26	27	28	29	30		11月
8月	8	9	10	11	12	13	14	15	16	17	18	19	20	21	22	23	24	25	26	27	28	29	30	31	1	2	3	4	5	6		9月
12月	1	2	3	4	5	6	7	8	9	10	11	12	13	14	15	16	17	18	19	20	21	22	23	24	25	26	27	28	29	30	31	12月
9月	7	8	9	10	11	12	13	14	15	16	17	18	19	20	21	22	23	24	25	26	27	28	29	30	1	2	3	4	5	6	7	10月

妊娠第2个月（第5～8周）

如果月经过期未至，就可以怀疑是怀孕。此时若确定怀孕，其实已经进入妊娠第2个月了。在这一时期，进行孕初期检查是非常重要的，此外这时可能出现自然流产，妈妈要多加注意。

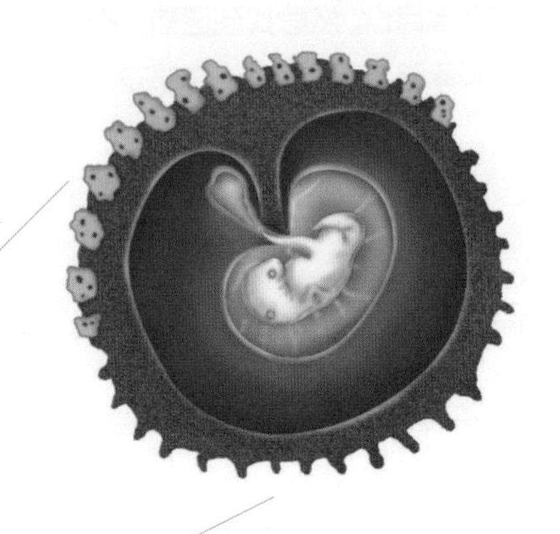

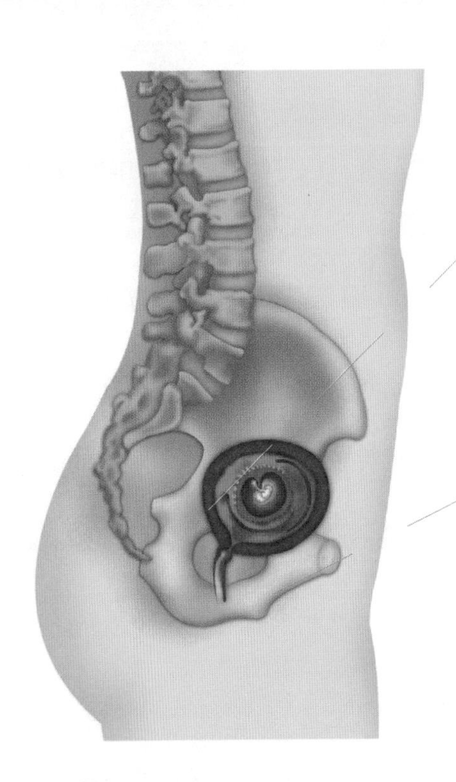

- 偶尔会出现眩晕的症状。
- 恶心、呕吐、消化不良、便秘。
- 口味改变。对平时爱吃的食物产生厌倦，转而想吃平时根本不吃的食物。
- 可能伴有头痛。

妈妈的变化

- 月经过期未至。
- 乳房发生一系列的变化——乳房肿胀、触痛，乳头变暗。有些女性会因为乳房疼痛而得知怀孕。由此可见，乳房的变化是最早出现的怀孕症状。90%的女性会在孕5～6周前后出现乳头触痛反应。
- 着床出血。
- 小腹刺痛。这是由于怀孕后子宫增大的缘故。

胎儿的变化

胎儿的情况可以通过超声波进行确认。近来有很多医院都会将胎儿的超声波影像录成光盘或通过网络发送给家属。如有需要，在做超声检查之前，可以事先对护士说明。

5周 超声诊断确认怀孕，可见妊娠囊。

6周 可见胎儿，并可听到胎心。此时，胎儿的心脏跳动次数已经超过100次。

7周 胎儿身长约1厘米，已经长出了胳膊和腿。此时胎儿的头部比例可占到整个身体的一半。

8周　从妊娠8周开始，胎儿在子宫内将开始轻微地活动。身长约2厘米，面部眼、鼻、口开始形成。

本月需要做的事情

进行孕初期检查

进行血红蛋白、肝炎、尿液、血型、梅毒、性病等一系列的检查。孕4周时，妊娠检查结果为阳性。孕5周之后超声影像可以看到妊娠囊。在孕初期，腹部彩超有时无法看清子宫内部情况，因此需要进行阴式彩超。阴式彩超可以直接探查到子宫，比腹部彩超更加清晰。整个过程简单，结果准确，孕妇无须担心。

计算预产期

如月经未“如约而至”，则说明孕妇已经怀孕4周了，或者说开始进入妊娠第2个月了。虽然很多孕妇疑心：这才刚怀孕，怎么已经2个月了呢？但医学上在计算妊娠周期时是从末次月经第一天开始的。这种计算方法适用于生理期规律的人群。对于月经周期不规律的人来说，这种计算方法与实际的预产期会存在较大的误差。遇到这种情况，应利用超声波测定胎儿的大小之后再确定预产期。

选择可口的食物

怀孕初期，有些孕妇会因为孕吐反应而持续1个月只喝些汤汤水水。其实，在孕初期，孕妇可以尽情地享用自己想吃的食物而无须担心胎儿的营养状况。因为此时的胎儿还只有豆粒大小，仅需要极其微量的营养成分，他的成长并不会受到妈妈日常饮食的影响。如果符合自己的口味，即便是平时不常吃的对身体健康不利的快餐食品，此时也可食用，毕竟不管什么食物，能吃总比挨饿要好很多。孕4个月之前，孕妇也不必补充过多的营养，对胎儿健康的影响较小。

- 孕12周之前每天补充叶酸（0.4毫克）或孕妇复合维生素片。
- 便秘多发，需多喝水，多食用膳食纤维含量丰富的食物。
- 即便出现突然眩晕，也无须补充铁剂。因为这并非贫血，而是正常的妊娠反应。

适当运动

妊娠初期，妈妈没有必要为求稳定而只安静地呆在家中。健康的孕妇完全可以保持孕前活动量的70%～80%。例如，怀孕前购物时间为1个小时，那么此时可以将时间缩短到40分钟；怀孕前散步时间为30分钟，那么现在可以减为20分钟。但是，如果遭受孕吐或眩晕症的困扰，就不必勉强活动了。

本月注意事项

怀孕初期，为防止自然流产，大多数人会将静养视为第一要务。但并不是只要活动量多就会导致自然流产，即使在孕初期，适当地活动下身体也比久坐要好。妊娠第二个月，需要接受更加频繁的检查。有时孕妈妈可能也无法察觉到自然流产，所以必须定期接受检查。如有“见红”，务必到医院进行诊断。

妊娠第3个月（第9～12周）

很多孕妇会在这一时期因“害喜”反应而倍受折磨。虽然因孕肚尚不明显，让人很难从表面感知到怀孕状态，但胎儿的眼、鼻、口都已成形，主要的脏器器官也在不断地发育。

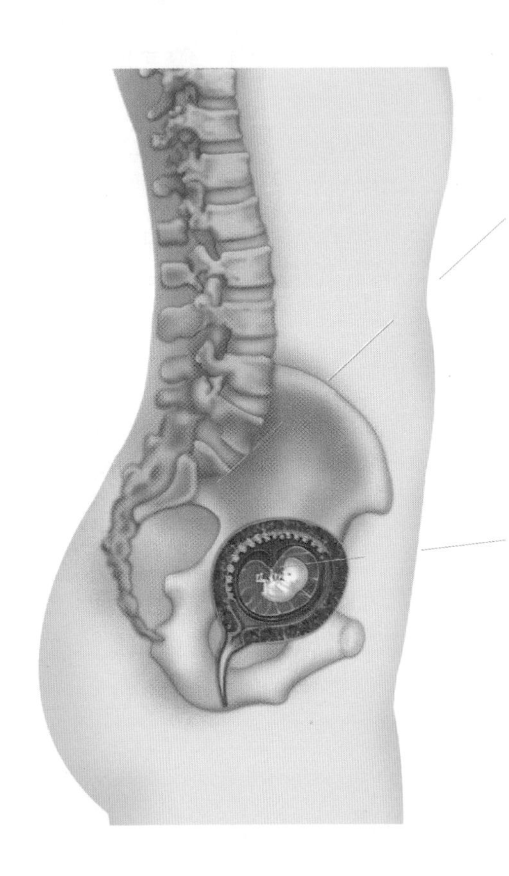

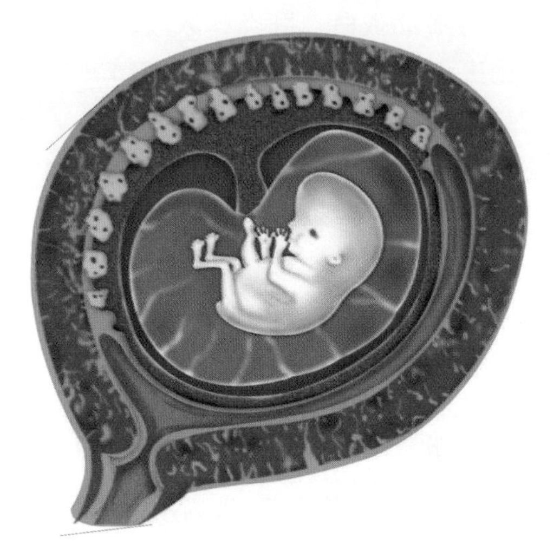

妈妈的变化

- 晨吐更加明显，小便增加。
- 由于血液量和HCG激素分泌的增加，皮肤微红，看上去似乎精神饱满。另外，在HCG激素对性腺的刺激下，皮脂分泌量增加。若孕妇之前在经期容易长痘痘，此时可能会变得更加严重。

胎儿的变化

9周　手指开始发育，尽管长度还很短。手指间隙呈现蹼状。为满足胎儿快速生长的需要，胎儿的心脏跳动次数在每分钟160次左右，比成年人快2~3倍。

10周　主要的脏器器官都已经形成。

11周　胎儿身长约3.5厘米，体重5克左右。蹼状的手指和脚趾已经完全分开。眼睑尚处于闭合状态，将在7个月左右开始分离。

12周　12周过后，胎儿逐步稳定，自然流产的风险已降到很低。眼睛、手指和脚趾开始形成，并具备了和成年人类似的形态。胎儿的生殖器官也在这一时期逐渐分离。如果位置良好，通过超声波影像，可以了解到胎儿的性别。

本月需要做的事情

接受胎儿颈后透明带检查（NT检查）

妊娠11~14周需要借用超声波对胎儿颈部皮肤的厚度进行扫描。这项检查的目的是为了发现早期唐氏综合征和类似染色体异常。

将怀孕的消息告知周边人群

如果将怀孕的消息过早地告知他人，且不幸遭遇自然流产，也将会面临再次将坏消息传达的问题。而且，别人还可能怀疑是否是孕妈妈自身的原因造成了流产，令人产生一种负罪感。所以在自然流产风险降低的孕8周或10周以后再分享这个好消息比较妥当。

本月注意事项

- 因尚未进入稳定期，凡事都须多加小心谨慎。
- 这一时期为胎儿主要器官的形成时期，故须严格禁烟、禁酒、禁药。
- 若是不可避免地需要服用某些药物，必须事先咨询主治医生的意见。
- 不要进入温度过高的澡堂或桑拿房，倘若只停留2~3分钟则无大碍。
- 若在平时有运动的习惯，此时也可以稍稍活动。散步、游泳、瑜伽都可以在孕早期进行。
- 如有疑问，可随时记录在孕妇手册上，然后去医院后再进行咨询。
- 为预防胎儿畸形，在孕12周之前持续服用叶酸片。

何时需要就医

如有出血发生应及时去医院诊断。偶尔夜里也会有少量出血症状，但大多问题不大，也可在次日到医院接受检查。

妊娠初期的性关系

在妊娠过程中，从初期到后期都可以保持性生活状态。但在孕初期一定要谨慎行事，且必须照顾到女性的情绪。

妊娠初期，孕妇不仅有孕吐的困扰，还需要时刻担心稍有不慎就会出现的出血情况，因此此时行房可能会有所顾忌。另外，乳房疼痛也是造成女性房事不适的重要因素。鉴于类似的诸多原因，怀孕初期规避性生活的情况比较多见。

但反之，因为没有避孕的必要，也有女性在此时会更加地享受性生活。若站在丈夫的角度来看，怀孕初期妻子的乳房涨大，也是最富有性魅力的时候。

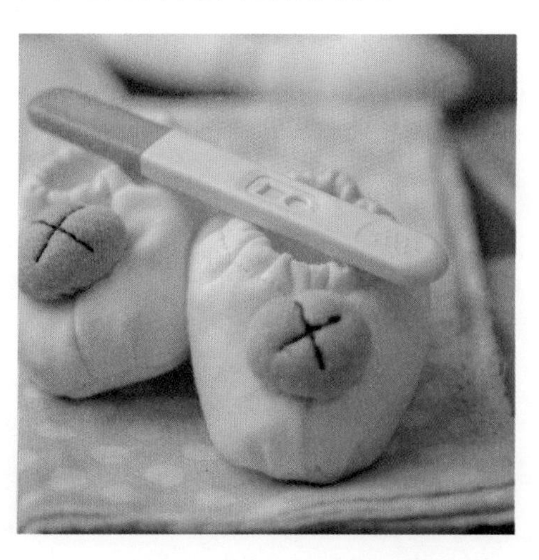

妊娠第4个月（第13～16周）

孕4个月开始进入稳定期，孕吐或孕初期的疲劳、头痛等症状逐渐消失。胎儿几乎也不再有自然流产的风险，因此不妨开始小幅度地进行平常的运动项目。

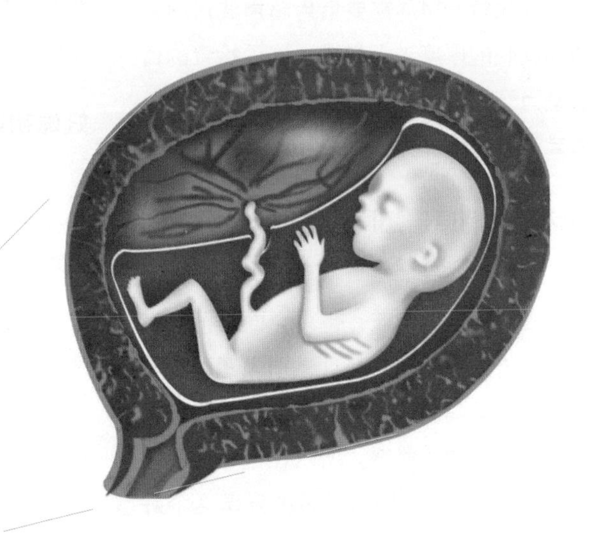

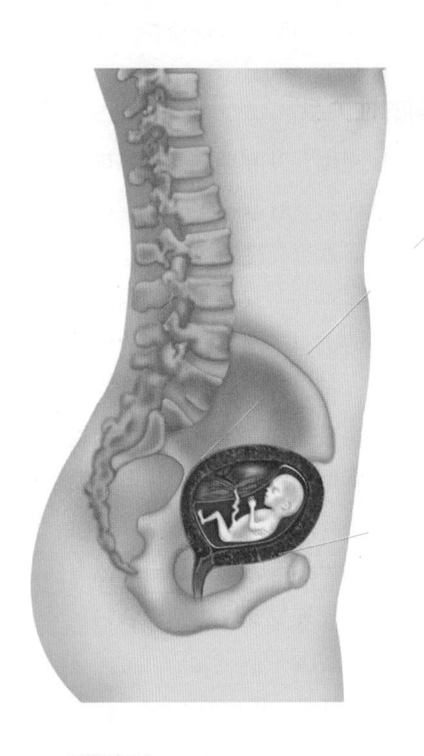

妈妈的变化

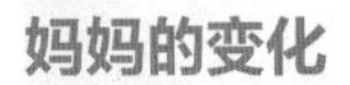

- 进入稳定期，孕吐几乎消失，疲劳感也减轻了。
- 孕2~3个月，随着增大的子宫压迫膀胱，排尿次数会增多。这一现象随着进入妊娠第4个月而逐渐消失，因为子宫在增大的同时也在向上方移动。
- 乳晕开始变黑，并出现很多颗粒状突起，这是在为分泌乳汁做准备。
- 小腹开始轻微隆起。这是因为子宫在12周左右已经长到成年人的拳头大小，但在外观上尚不明显。
- 受激素的影响，皮肤发生变化。乳头周边、腋窝、大腿内侧等部位的皮肤颜色逐渐发暗，脸上也开始长出妊娠黄褐斑。这些症状大多会在产后恢复正常，不必过多担心。
- 进入妊娠第4个月，妈妈可以切身感受到腹中胎宝宝的成长。
- 孕前穿过的短裤或胸罩开始发紧，曾经合身的裤子或裙子穿起来感到不适。根据每个人的情形不同，孕吐逐渐消失，食欲也开始旺盛。

胎儿的变化

13周　胎儿的骨骼开始发育，并开始轻微地活动手臂和腿，还会将手指含在口中。胎儿吸入的羊水在肾脏中形成尿液，并在排出后再次成为羊水。

14周　大部分的生殖器官开始履行自己的职能。甲状腺功能开始运转，并在胎儿的体内分泌多种激素。这一时期，胎儿有10厘米大小，体重约30克。

15周　头发和眉毛发育，皮肤形成。肌肉也开始发育，可以握拳。

16周　胎儿头部到臀部长约12厘米，身体完全展开可以达到20厘米左右，重约100克。

本月需要做的事情

- 孕中期相对稳定，孕妈妈可以小幅度地进行平时的运动项目。
- 现在开始可以进入浴池。在桑拿房或浴池中停留5分钟不会对胎儿造成损害。
- 感冒或身体不适时，可以在医生的指导下使用药物。
- 每月接受一次产检。
- 每天喝1~2杯咖啡也无妨。

本月注意事项

这一时期体重开始增加。即便如此，也应注意防止体重增长过快。保持正常的体重增长，对妈妈和胎宝宝都有相当重要的意义。可以准备一个体重计，在每天的相同时段进行测量。

孕16～40周期间正常的体重增加量

体重偏高时　每周增加0.3千克。

正常体重时　每周增加0.4千克。

体重偏低时　每周增加0.5千克。

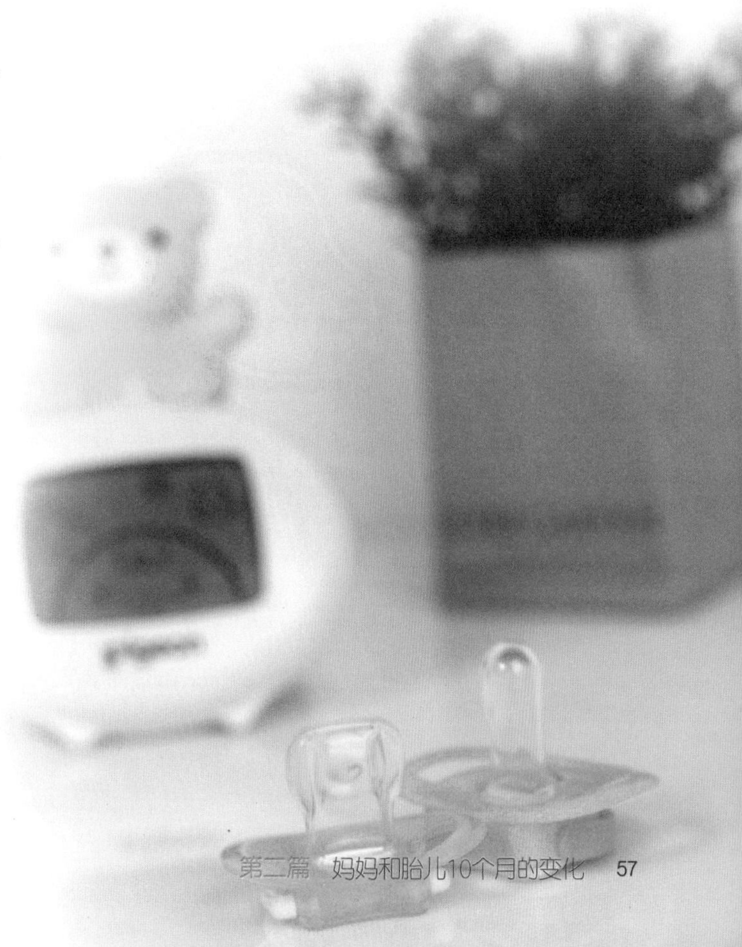

妊娠第5个月
（第17～20周）

小腹变得特别凸出，已经无法掩盖怀孕的事实。在此之后，孕妈妈可以初次感觉到胎儿的活动，但有的孕妈妈可能无法区分是胎儿的活动还是肠道的蠕动。

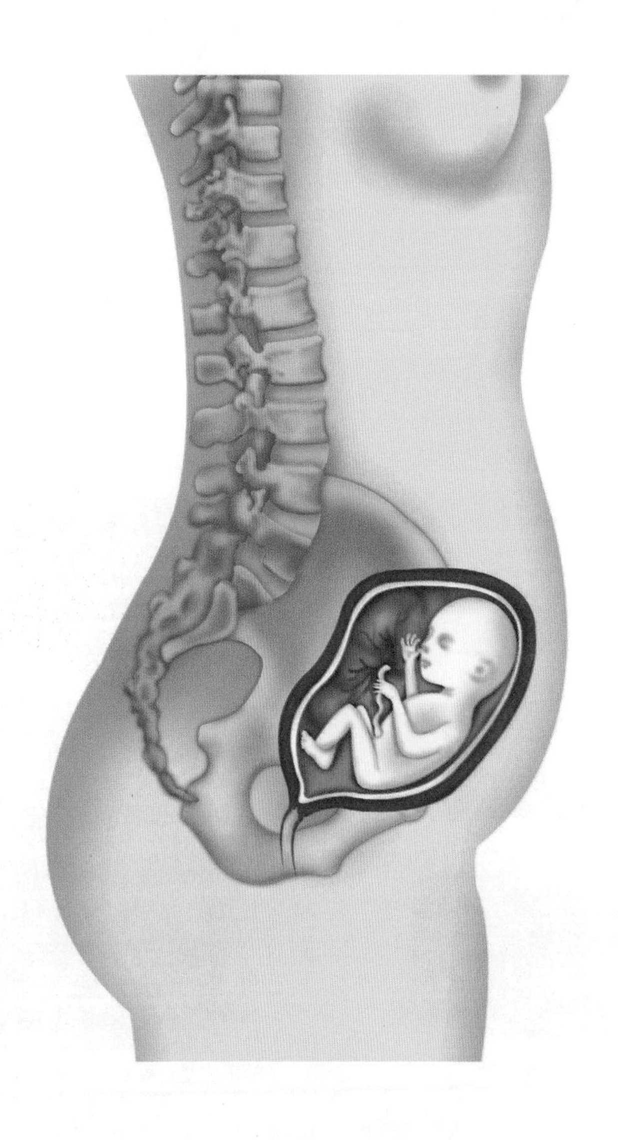

妈妈的变化

- 肚子比较凸出，大多数人能看出孕妈妈处于怀孕状态。
- 20周时子宫高度可以到达肚脐位置。
- 出现胎动。每个人的胎动开始时间不同，虽然有些孕妇最早可以在16周时感觉到初次胎动，但大部分的头胎孕妇直到20周时才可以察觉。
- 孕妇的血压比平时降低约10毫米汞柱（1.33千帕）。这是因血量的增加造成血管软化所引起的变化，不必担心。孕晚期之后可以恢复到孕前水平。
- 血液量持续增加，可能会出现鼻塞、鼻血、牙龈出血等症状。

胎儿的变化

17周 可以看到胎儿的头发和眉毛；皮下脂肪开始堆积，可以起到温暖地保护胎儿的作用；胎儿的肠道开始产生胎便。

18周 通过超声检查可以准确地区分胎儿的性别，若为女宝宝，则开始长出子宫、阴道和输卵管；这一时期，胎儿开始听到声音，当然，听到最多的还是妈妈的心跳声、胃肠蠕动声以及脐带中血液流动的声音等，也可以听到妈妈的说话声。此时的胎宝宝可能会被突然的声音所惊吓，故应多加注意。

19周　皮肤外围出现白色奶酪般的脂肪层，即胎脂。胎脂的作用是保护胎儿数月间浸泡在羊水中的皮肤，我们如果在浴缸中呆待的时间过长，皮肤就会产生褶皱，而胎脂的作用就是防止出现皮肤褶皱。

20周　重约300克，长约25厘米。开始长出手指甲和脚趾甲。肝、脾内的血液细胞此前已经形成，骨髓中的血液细胞则在此时才开始发育。胎儿在子宫内时而睡觉，时而清醒。胎儿每天可摄入1升左右的羊水，并以尿液的形式再次排出。羊水中漂浮着胎儿身上脱落的皮肤细胞等，可供胎儿食用并在肠道中形成胎便，正常的胎儿会在出生后排出胎便。

本月需要做的事情

排畸检查

- 进行唐氏综合征的筛查，主要包括血液检查和羊膜腔穿刺检查。
- 如果妊娠年龄未满35岁，通过血液检查可以筛选出畸形儿。如果超过了35岁，则需要进行羊膜腔穿刺检查。

注重营养

- 与食用量相比，更应注重饮食质量。
- 这一时期，胎儿的头脑发育异常迅速，建议服用ω-3脂肪酸（鱼油）或每周食用2次新鲜鱼类。
- 为预防贫血，每天补充铁剂。
- 每天喝杯牛奶来吸收钙质，尽量选用低脂或无脂牛奶。
- 饮食量比孕前增加300千卡热量。

现在开始进行规律性的运动

- 进行游泳或水中有氧操。
- 每天进行30～40分钟的快走。
- 瑜伽、体操、固定式脚踏车骑行等都比较适合。

准备孕妇内衣

选购穿着舒适的孕妇专用内衣。胸罩最好选择产后也可穿着的哺乳文胸，穿戴后，确认是否可以很好地托起并聚拢胸部；内裤则选择可以完全罩住肚皮或者高度在肚皮以下的产品，卡在肚皮中间的内裤较不适宜。

本月注意事项

进入16周以后，体重会比孕前增加约2千克。如果超过这个范围，就需要特别注意。

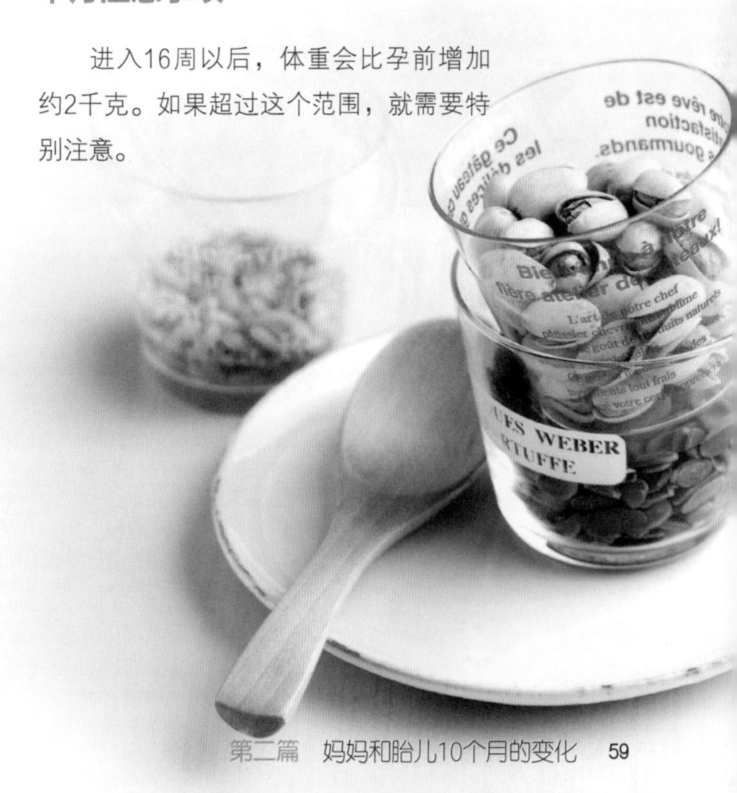

妊娠第6个月（第21～24周）

随着胎儿的发育，孕妇此时可以感受到有规律的胎动。这一时期，孕妇体内必须持续生成新鲜的血液，如果不能及时补铁将会增加贫血的风险，建议每天服用30毫克的铁剂。

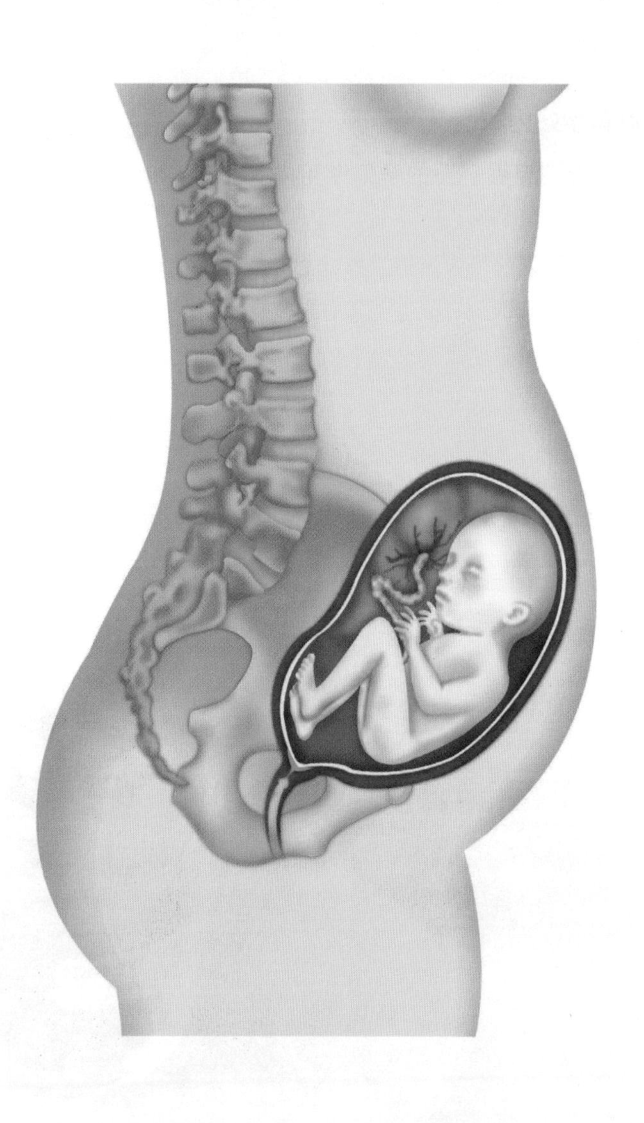

妈妈的变化

- 20周过后孕妇就可以感受到胎动。不过，因为胎儿小而羊水多，最初的几天可能无法察觉胎动。另外，胎儿如果只是简单地伸伸胳膊、踢踢腿，准妈妈可能感觉不到，但当胎儿用整个身体全力冲击子宫壁时，胎动就会比较明显。
- 过了这一时期，随着胎儿的不断长大，即使胎儿只是轻微地活动上、下肢，准妈妈们也都可以感受到。
- 体重的正常增长范围为3～4千克。绝对不是说到了妊娠第六个月，体重就会增加6千克。
- 虽然还没做好进行母乳喂养的准备，但乳头周围已经开始出现黄色的液体或水滴状初乳。
- 肺活量增加。直至分娩前，孕妇的胸廓可以增宽5厘米以上，但可在产后恢复到孕前水平；呼吸也变得短促、吃力。到了怀孕后期，胎儿下行到骨盆位置，呼吸会相对轻松许多。

- 出现尿路感染的危险。如果小便刺痛、腹部和肋下疼痛，排尿次数比平时增加，则应确认是否出现尿路感染。
- 孕妇的性欲一般会有所增强。只要选择不会压迫到胎儿的体位，完全可以尽情地享受夫妻生活。

胎儿的变化

21周　胎儿仍然通过羊水吸收营养成分。胎儿开始从自己摄取的羊水中吸收少量的糖，并通过消化器官进行输送。

22周　体重450克，体长28厘米左右。如果是女婴，此时子宫内部已经储存了一生中需要在排卵期排出的卵子，这时卵巢中约有600万个卵子；如果是男婴，则开始在腹部长出睾丸，并出现阴囊，但在青春期之前并不会产生精子。

23周　胎儿逐渐显现出婴儿的模样，但皮肤尚不平滑，仍然会有很多褶皱。

24周　控制身体平衡的内耳已经发育完整，所以胎儿在羊水中可以察觉到自己的状态。

本月需要做的事情

精密的超声波检查

这一时期，通过精密的超声检查，可以判断胎儿是否存在包含心脏在内的畸形。各个医院的检查有所不同，有的会对所有的孕妇进行统一的检查，有的则只在察觉到异常时才建议做这项检查。

外出旅行

孕初期，孕妇因受孕吐的折磨无法外出，孕晚期又会因肚子变得沉重而无法出行，等到宝宝出生后，旅行也会暂时成为一种奢望。所以，此时是外出旅行的最佳时期。

本月注意事项

白带虽然增多，但正常情况下应该无异味或略有异味，若出现严重异味，呈现草绿色或黄色，并伴有外阴瘙痒，应及时就医。

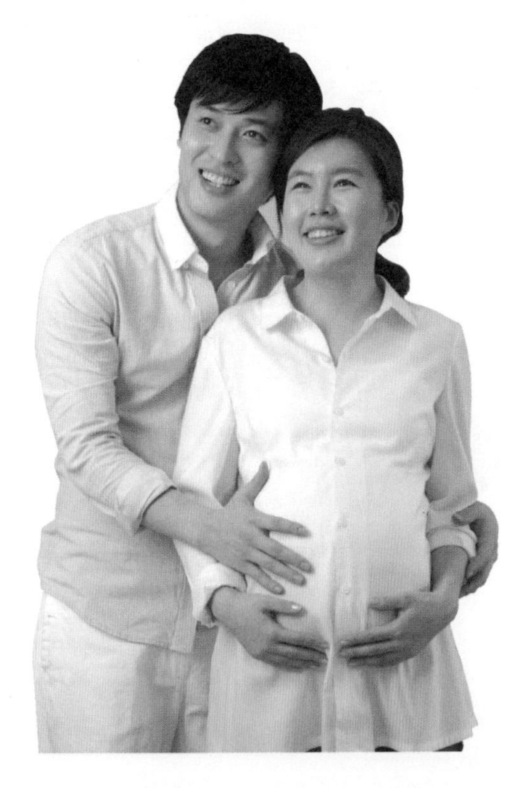

妊娠第7个月
（第25～28周）

这一时期，受胎儿体重的影响，孕妇的身体重心开始下移，可能出现之前未曾有过的腰痛。胎儿虽然全身仍然呈现红色并伴有很多褶皱，但皮下脂肪已经开始慢慢堆积，皮肤也开始具有弹性。

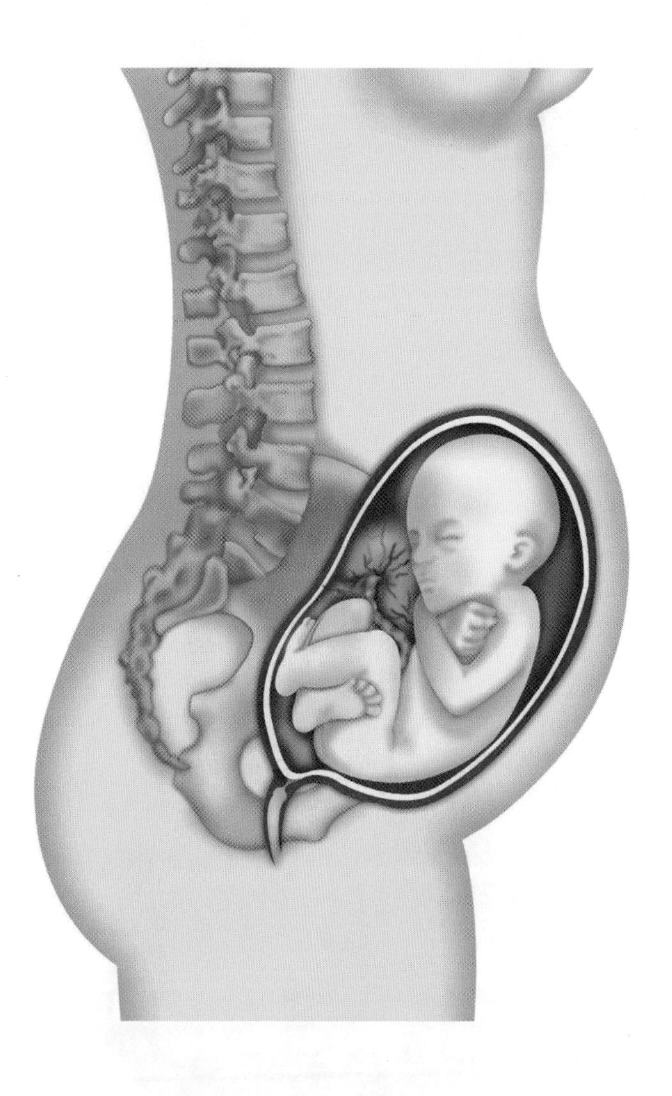

妈妈的变化

- 此时，腹部开始明显隆起，并开始压迫骨盆和腰部，容易出现腰疼症状。
- 出现假性阵痛。孕6个月之后，子宫肌肉开始收缩以便为分娩做准备。与产前阵痛不同，这时的收缩时间不规律，呈现多样化，并在静坐时消失，肚子不痛，但能感觉到发紧。
- 可能出现鼻塞、鼻出血以及牙龈肿痛和牙龈出血等症状。
- 白带增加，无味或略有气味。
- 容易胃酸过多，严重时胸部有灼热感。
- 出现妊娠纹。
- 可能会在半夜睡眠中出现小腿抽筋现象。
- 出现便秘或痔疮问题。
- 频繁腰痛。
- 容易眩晕。
- 夜晚时，双脚和脚腕经常水肿。

胎儿的变化

25周　双手完全发育，可以用手指握拳或触摸自己身体的其他部位。

26周　脑部开始迅速发育。眉毛已经成形，双眼可以在羊水中睁开。头发也长了出来。此时胎儿可以听到妈妈和爸爸的声音，所以不妨尝试跟腹中的宝宝进行交谈。

27周　这时如果早产，胎儿的成活率在85%左右。虽然胎宝宝可以听到爸爸妈妈的声音，但因为耳部有胎脂附着，所以听得不是很清楚。

28周　每次进行20～30分钟的规律性睡眠。可以睁眼、闭眼，皮下脂肪堆积。

本月需要做的事情

开始产前准备

再有3个月就要与宝宝见面了。余下的时间里，孕妈妈可以准备些新生儿用品，装扮下婴儿房……慢慢地开始进行分娩前的准备吧。

过早地开始产前准备，会感觉等待宝宝的怀孕时间过于漫长；准备得太晚，又容易心情焦躁，从而导致购买了很多不必要的物品却遗漏了一些必需品。所以，从妊娠7个月左右开始慢慢地做准备比较合适。

妊娠糖尿病筛查

服用一杯葡萄糖，1小时之后抽取静脉血样来测量血糖值。数值在140毫克/分升（7.8毫摩/升）以下为正常，超过140毫克/分升（7.8毫摩/升）则需要再次进行详细的检查。如果确诊患有妊娠糖尿病，剩下的孕期生活则需要格外注意，应该在家中定期进行血糖监测，调节好血糖水平，以免胎儿发育过度。

贫血检查

通过血液检查可以确认是否贫血。血红蛋白数值超过105克/升为正常范围。

超声波检查

利用超声波，可以判断胎位、体重及胎儿是否存在畸形。这时，如果超声波影像显示胎儿头部未朝下，而是腿部或臀部朝下，也不用太过担心。因为在预产期之前还有充足的时间让胎儿恢复正常胎位，不要急于考虑剖宫产手术。

本月注意事项

- 即使进入孕中期、孕晚期，也要比平时增加300千卡左右的热量。
- 每月进行一次产前检查。

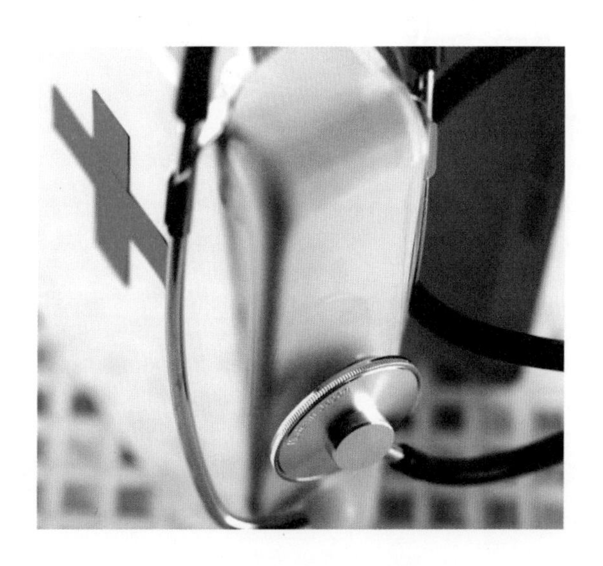

妊娠第8个月（第29～32周）

进入妊娠晚期，孕妇子宫增大至肋骨下方位置。正因如此，孕妇可能同时出现呼吸困难、泛酸、便秘等症状。同时，血液量增加，每天清晨可能出现脸部水肿现象。

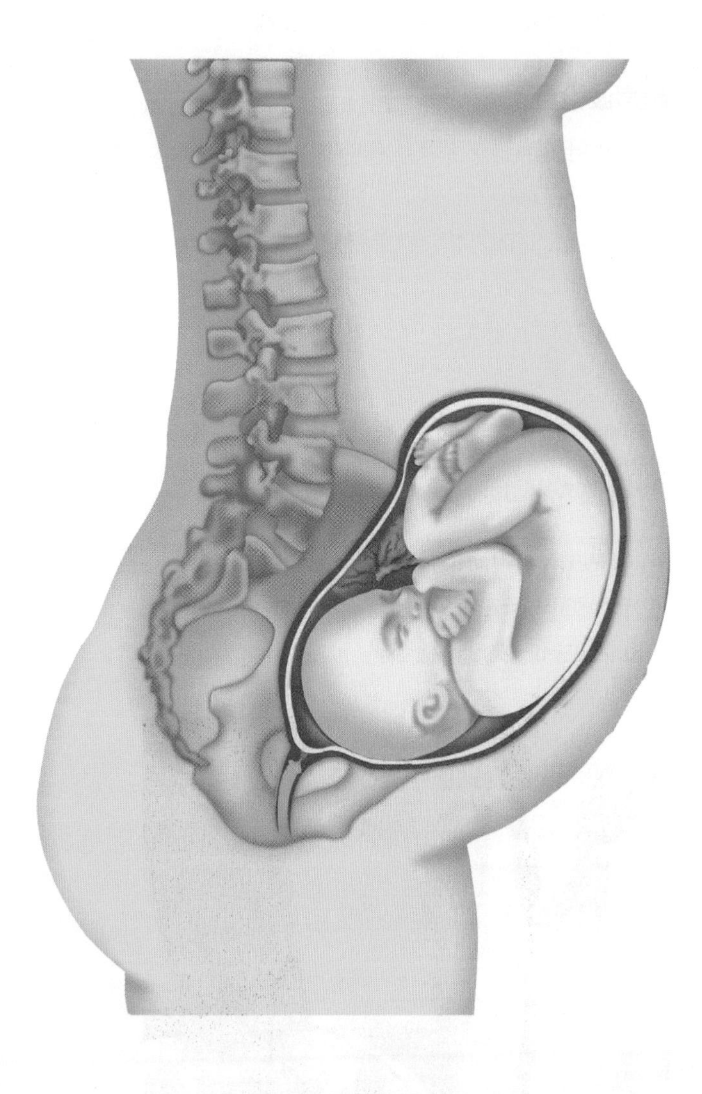

妈妈的变化

- 多数孕妇表示这段时间腹部经常出现拉拽感。这种现象是由假性阵痛引起的。假性阵痛不同于真性阵痛引发的收缩，它的强度通常不超过子宫的收缩力度，且不会感觉到疼痛，次数也不会增加。
- 子宫增大到肋骨以下位置。扩张后的子宫会将膈肌挤出，呼吸会变短，这会让孕妇产生氧气不足的感觉。
- 子宫增大会引起肋骨疼痛。
- 为了向逐渐长大的胎儿供给更多的血，孕妇的血液量会增加，再加上血管壁的扩张，使得小腿血管凸起，从而出现静脉曲张的症状。

胎儿的变化

胎儿身长40厘米，体重为1.2～1.9千克。颌部长出牙齿，在妈妈肚中做吃奶状。会打呵欠，也会对光亮有所反应，并可以闻到气味。体内脂肪开始堆积。

29周 活动幅度加大。妈妈可以轻易地感觉到宝宝的活动。

30周 通过膈肌练习呼吸，出现打嗝现象。

31周 生殖器官继续发育。通过超声波影像，女宝宝可以看到阴蒂，男宝宝则可以看到睾丸在靠近阴囊生长。

32周 胎儿增大到充满整个子宫，胎动次数减少。但如果每两个小时内的胎动次数不超过10次，就需要去医院就诊。

本月需要做的事情

- 参加各种分娩讲座，了解无痛分娩、产房、家庭式分娩等内容。
- 决定是否选择母乳喂养。大部分孕妇虽然坚信应该进行母乳喂养，却多以失败而告终。产后的母乳喂养不能随心所欲，应当提前参加讲座进行学习。
- 关注体重增长。最后一个月之前，体重增长量保持每周0.4千克，1个月累计1.5千克左右才算恰当。

本月注意事项

- 28~36周期间，每2周进行一次产检。
- 妊娠8个月以后，需要考虑到早产的可能性。了解早产的相关症状，如有异常，尽快就医。

早产的症状

- 腹部发紧、发硬的频率每小时超过4次，或者每10分钟超过1次，就需要到医院进行诊断。如果每天出现的频率在7~8次，则是正常现象。
- 就像马上要临盆一样，骨盆内有明显的充实感。
- 白带突然增多。
- 出现羊水流动感。
- 肚子剧痛。
- 见红。

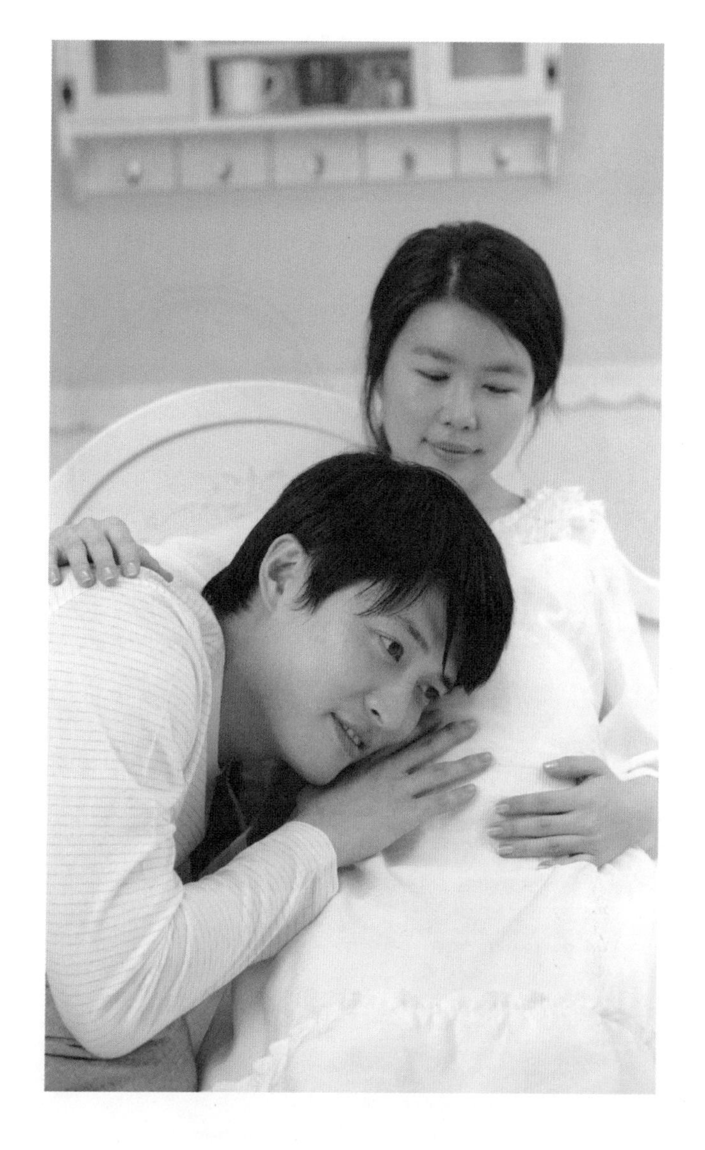

妊娠第9个月（第33～36周）

胎儿持续增大，这虽然会令孕妈妈们难以舒适地入睡，但胃部的灼烧感会逐渐消失。因为胎儿对膀胱的刺激，尿频加重，并可能出现尿失禁症状。分娩后，这些症状会立即消失。

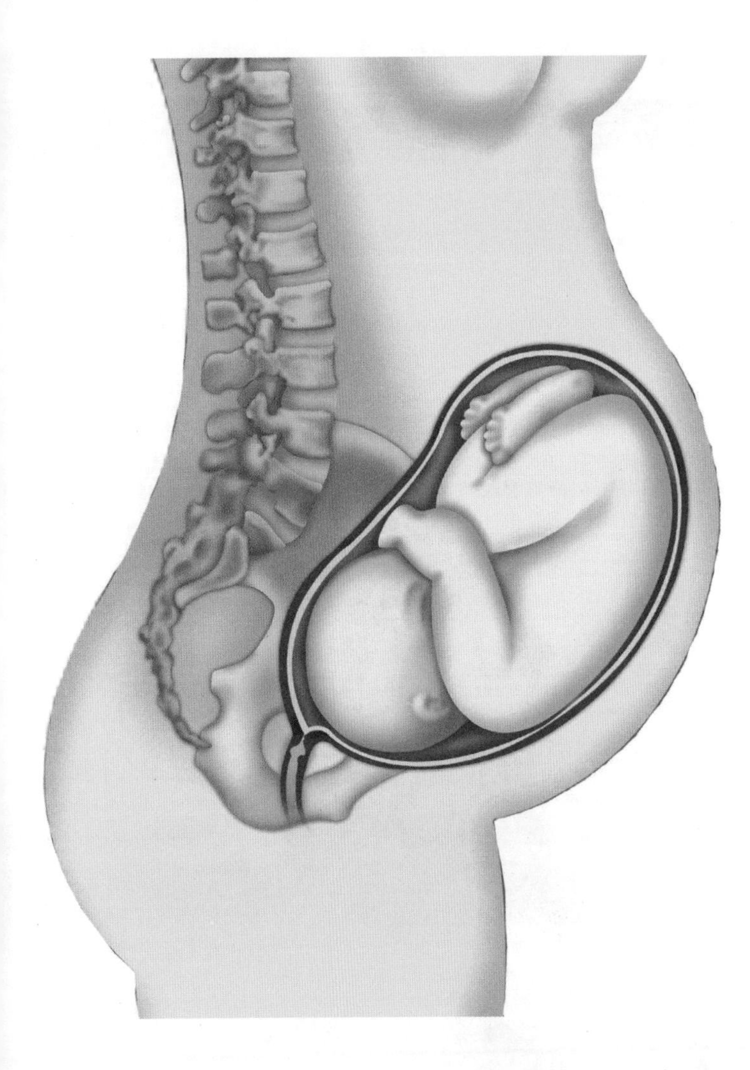

妈妈的变化

- 可能出现鼻塞、气喘等呼吸道症状。
- 白带增多。
- 胸痛。
- 皮肤干燥起皮，胸部和腹部瘙痒。
- 便秘。
- 腿部易抽筋，导致凌晨惊醒。
- 睡眠不好，易半夜清醒，引发疲劳。
- 出现腰痛、骨盆痛、耻骨痛等症状。
- 腿部水肿。
- 出现腕管综合征。大约每4名孕妈妈中就有1人在早上起床时，手指出现肿胀和疼痛症状。
- 怕热、爱出汗，这是体内血液量增加造成的。
- 乳头可能出现溢乳现象。
- 出现假性宫缩。

胎儿的变化

胎儿的各项生理功能开始运转，以保证即使在子宫外部也能存活下来。不过，胎儿的肺部发育尚不成熟，出生后可能无法适应。胎儿发育得更加健康，并增大到充满整个子宫，因此活动空间不足。另外，此时的羊水量也达到峰值。

33周　瞳孔完全发育，可以感知光源。

34周　保护胎儿皮肤的脂肪层进一步增厚。

35周　胎儿的体重快速增长，大约每周增长0.2千克。

36周　胎儿几近发育完成，面部圆润。

本月需要做的事情

- 通过超声波监测胎动。
- 准备分娩。尝试练习分娩过程，对自己所要选择的分娩方式进行充分地了解；清点分娩所需用品，提前备好去医院时所用的包裹；通过去医院参观，消除对分娩的恐惧。
- 孕36周前，可以乘飞机旅行。

本月注意事项

- 为预防反流性食管炎，饮食上注意少食多餐，并在就餐后2小时内避免躺卧。
- 多喝水，多摄入膳食纤维，防止便秘和痔疮。
- 虽然烫发和染发不会给胎儿造成伤害，但因为孕肚凸起，久坐会造成腰部不适。
- 可能出现皮肤干燥起皮、皮肤纤维断裂（即妊娠纹）等现象。不要因为一直未出现妊娠纹而放松警惕，因为妊娠纹可能会在不经意间出现，所以应该每天坚持涂抹妊娠纹霜。
- 如果胎位为头朝下，可以进行自然分娩。否则就需要等待胎儿位置转正。可以提前了解剖宫产手术，以防最终出现胎位不正的现象。

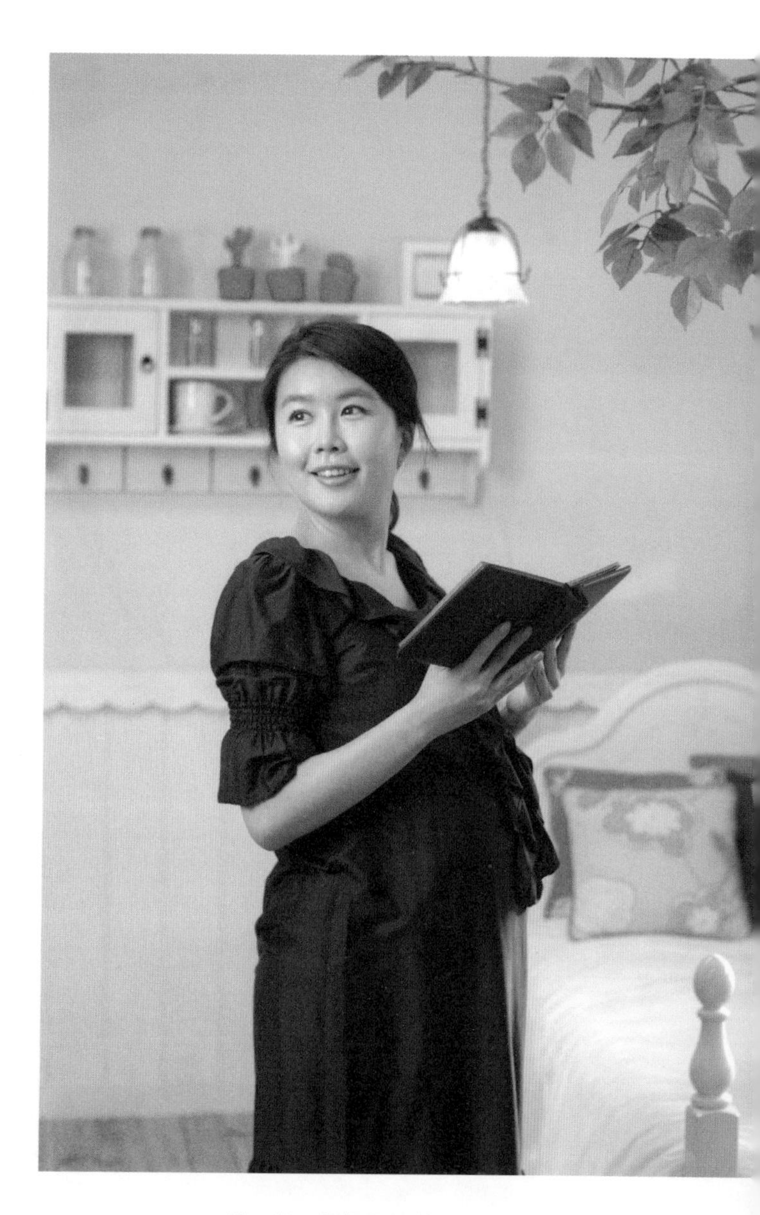

妊娠第10个月
（孕37～40周）

虽然通常预产期的估算时间为40周，但我们并不能确切地知道胎儿会在何时出生，所以必须耐心地等待胎儿临产的信号。不管最终的分娩日期是比预定日期提前了一两周，还是延后了，都不必过于担心。

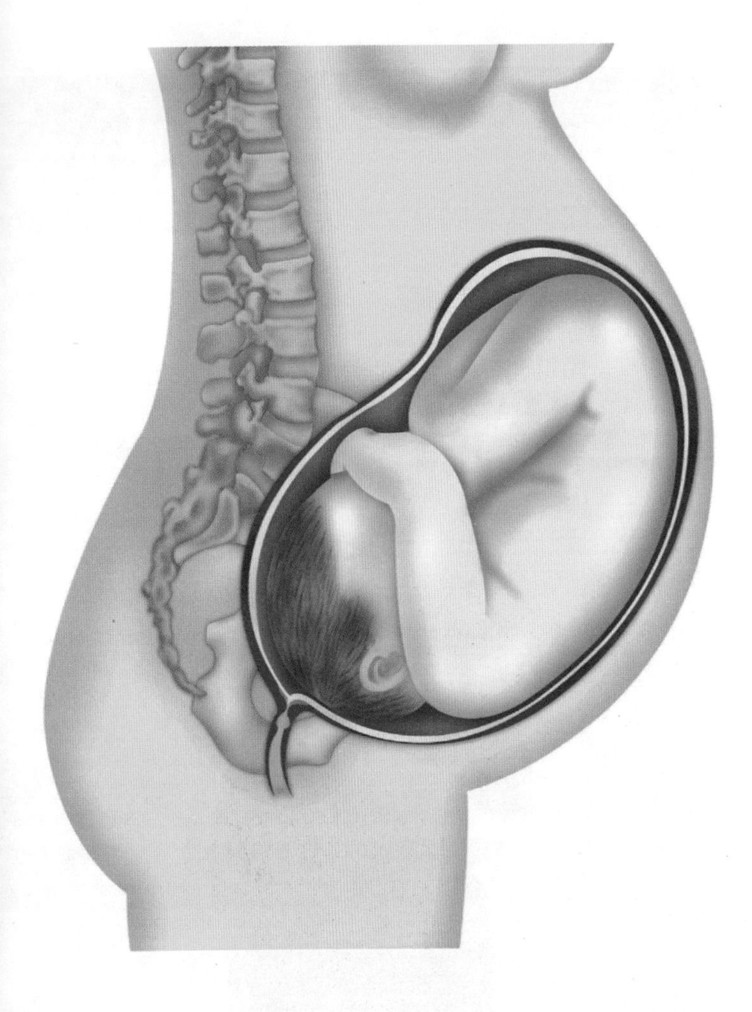

妈妈的变化

- 现在开始需要每周进行产检。孕晚期可能会突发羊水过少或妊娠期高血压疾病，所以应关注产检结果。
- 进入妊娠最后一个月，宫颈变薄、宫口打开， 进入待产状态。
- 孕38周后进行内检。内检可以确认骨盆的大小以及子宫是否已做好分娩的准备。除了骨盆大小之外，自然分娩过程中还会出现很多变数，所以内检无法确认是否可以实施自然分娩。同样的，分娩过程也存在未知数。
- 假性阵痛愈加频繁。

胎儿的变化

胎儿40周时，平均身长、体重分在50厘米和3.3千克上下。肺部完全发育成熟，即使在预产期的前几周出生，也可以在不需要保温箱的条件下健康成长。曾经覆盖胎儿的胎脂几乎消失殆尽。胎儿的肠道内产生墨绿色的胎便，胎便由胎儿吸入的羊水中所含的胎儿皮肤细胞和包裹胎儿身体的胎脂等成分构成。

37周　体重增长放缓。男宝宝比相同时间孕育的女宝宝更重一些。

38周　脑部和神经系统持续发育。

39周　胎脂几乎消失不见。胎儿头部依然占据身体的大部分。

40周　做好出生前的最后准备。

本月需要做的事情

- 了解入院时间。若出现下列情况，应准备入院。

——羊水像尿液一样流出时。如果怀疑是破水，应立即到医院就诊。

——阵痛时间间隔缩短到10分钟以下，且具有一定的规律性。

- 进行孕晚期检查。虽然多数人希望自然分娩，但也可能会在意料之外的紧急情况下实施剖宫产。因此，需要提前进行检查。
- 准确区分假性阵痛和产前阵痛。
- 了解并决定是否进行无痛分娩。
- 了解家庭式分娩。
- 对于职场妈妈来讲，此时需要确定产假的时间。如果可以坚持，也可正常上班。上班过程中出现产前阵痛时，再确定休假也不晚。不建议在尚未出现产前阵痛的情况下就早早申请休假，以免白白地呆在家中而导致心情焦躁，完全可以在阵痛来临之前保持正常通勤。
- 可以自由选择比较舒适的睡眠姿势，但建议尽量选择左侧卧。这种体位有利于血液充分流向子宫，对胎儿有利。
- 准爸爸同时做好分娩准备。

——保持手机畅通。

——准备出院时所需的婴儿安全座椅。

——准备相机、备用枕头、绿茶饮料等。

——手机设置紧急呼叫。

——决定是否直接剪断脐带。

本月注意事项

- 孕37周过后，进行1小时车程以上的远足时需要事先征求主治医生的意见。
- 在妊娠的最后一个月之前都可以进行性生活，性行为或性高潮不会引起早产。尽管也有医生提醒孕妇注意节制，但这时的性行为也是身体自然的生理反应，而且产后需要严格禁欲6周，所以此时享受一下也无妨。
- 可以继续洗澡，但因为凸起的孕肚阻挡了视线，所以应注意浴室的地面，防止滑倒。

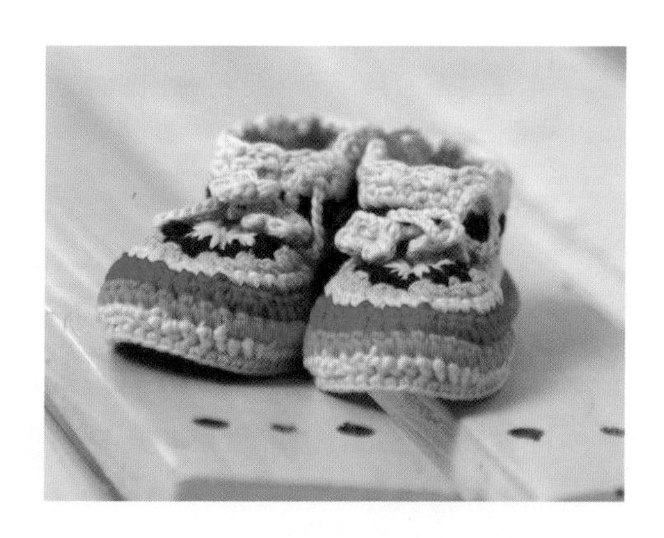

请一定要记住

妈妈和胎儿10个月的变化 **概要一览**

把握易孕期（排卵期）

要想把握易孕日期，首先必须找准排卵日。排卵日为下次月经开始前14天。如果下次月经第一天为30日，则排卵日为30-14=16，即16日。易孕期则从排卵日前4天开始直到排卵后1天。因此，此时的易孕日期为从12日（16-4）开始，到17日（16+1）结束。

孕2月的记忆要点

为预防胎儿畸形，从孕前至孕12周期间每天服用0.4毫克的叶酸。孕12周之前，在浴池的停留时间不得超过5分钟。12周之后可以自由出入大众浴池。孕12周之前须预防自然流产。

孕3月的记忆要点

怀孕初期，胎儿不需要过多的营养成分。即使由于孕吐反应无法摄入太多食物，胎儿也会保持良好的发育状态。所以，此时应该关注饮食质量而非数量。

孕4月的记忆要点

此时胎儿将进入稳定期。孕吐症状减轻，几乎没有了自然流产的危险。为了健康地度过这10个月，孕妈妈可以开始有规律地进行散步、瑜伽、游泳等运动。每天测量体重，确保每月的平均增长量不会超过1.5千克。饮食量比孕前增加300千卡，选择坚果类、三文鱼、豆类、无脂牛奶等对胎儿有益的食物。孕11~13周，记得进行胎儿颈后透明带检查（NT检查）。

孕5月的记忆要点

开始补充铁剂。此时的饮食无法摄入足够的铁，必须通过药物加以补充，服用时宜空腹服用，特别是在睡前服用，效果更佳。建议孕妈妈同时服用促进胎儿脑部发育的ω-3脂肪酸。ω-3脂肪酸对孕妇的心血管健康也很有帮助，最好从孕5个月开始每天服用直至分娩。每周食用2次ω-3脂肪酸含量丰富的新鲜鱼类也是比较好的方法。孕5个月时，需要进行胎儿排畸检查。如果想在分娩后使用医院的月子中心，需要提前预约。

在本章，我们详细了解了十月怀胎期间准妈妈和胎宝宝都会发生怎样的变化。让我们再次来确认一下有哪些是必须牢记的要点吧！

孕6月的记忆要点

孕期可以随意地烫发或染发。此时是外出旅行的最好时机，分娩前不妨多出去转转。这一时期要想细微地了解胎儿脏器的发育情况，需要进行精密的超声波检查。

孕7月的记忆要点

开始产前准备。这期间容易出现腹部发紧、变硬的症状，因此需要多了解一下早产的症状。如果1小时内腹部发紧、变硬的出现频率超过4次，就要怀疑是否为早产引起的早期阵痛。另外，在这一时期，还需要进行妊娠糖尿病筛查。（编者注：国内通常在孕6月时检查。）

孕8月的记忆要点

妊娠8~9个月期间，需要每2周进行一次产检。

如果提前没有准备，产后马上进行母乳喂养会比较困难，所以最好在孕期就做好准备工作。不妨去听听母乳喂养讲座或购买一些有关的书籍来学习一下。怀孕时可以不用硬性地进行乳房按摩。这一时期，通过三维超声影象可以查看胎儿的面部发育情况。

孕9月的记忆要点

通过孕妇课堂了解产前阵痛和分娩的过程，同时了解各种分娩方法，如无痛分娩、家庭式分娩、勒博耶分娩等。

孕10月的记忆要点

进入孕期第10个月，每周都需要进行产检。如果腿部突然出现水肿，需要确认是否患有妊娠期高血压疾病。如果检查出来贫血，则应当在分娩前寻找对策。孕妈妈还要提前了解并区分假性阵痛和产前阵痛，掌握在出现哪种症状时才需要进入分娩室。

第3篇

妈妈的努力和爸爸的关爱

妈妈有多努力，宝宝就有多健康。怀孕期间，妈妈的生活状态决定了不同的妊娠结果。

妈妈如果生病会对胎儿产生怎样的影响？胎儿畸形是怎么回事？怎样才能提前了解宝宝的健康状况？爸爸在妻子怀孕期间应该付出怎样的努力和关爱？在生产过程中可以为妻子做哪些事？让我们来详细地了解一下吧！

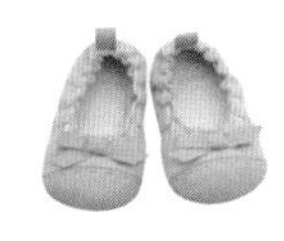

妈妈的努力

爸爸的关爱

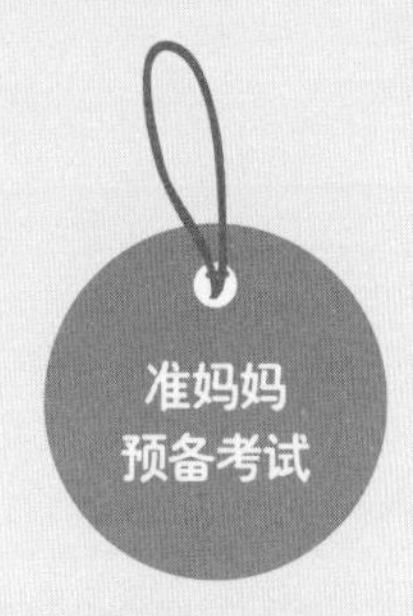

你了解多少呢？

为了腹中的宝宝，妈妈和爸爸应当付出怎样的努力？

1. 正常孕妇生出畸形儿的概率是多少
   ①0.1%
   ②1%
   ③3%
   ④10%
2. 出生1周内的新生儿要接受哪种排畸检查
   ①新生儿听力筛查
   ②先天性代谢异常筛检
   ③新生儿甲状腺功能检查
   ④以上全部检查
3. 随着年龄的增加，染色体异常会导致多种疾病。一生当中，染色体异常所引发疾病的概率是多少
   ①5%
   ②10%
   ③30%
   ④90%
4. 下列关于畸形儿的相关描述中，表述正确的一项是
   ①常见的胎儿畸形是先天性心脏病
   ②唇腭裂（即我们俗称的“兔唇”）的病因是在妊娠期间拆毁、修补厨房门
   ③孕期吃鸡肉，会导致胎儿皮肤呈现鸡皮状
   ④孕期不可烫发或染发
5. 孕中不可服用或涂抹哪种药物
   ①缓解浑身酸痛、流鼻涕、鼻塞症状的感冒药
   ②用于治疗呕吐、腹泻症状的肠胃药
   ③涂抹身体伤口的药膏
   ④治疗痤疮的罗可坦
6. 造成胎儿畸形的孕妇疾病是什么
   ①高血压
   ②糖尿病
   ③皮炎
   ④哮喘
7. 关于孕期沐浴的说明，正确的一项是
   ①怀孕初期在高温（38.3℃）水中浸泡10分钟以上，可能引起胎儿畸形
   ②孕妇不可出入桑拿或汗蒸房

③孕妇不可进行温泉浴或海水浴

④孕妇只可洗淋浴

8. 关于孕期注射流感疫苗的表述不正确的一项是

①孕中需要注射流感疫苗

②妈妈的免疫成分会遗传给胎儿，保护胎儿免受流感的威胁

③孕妇感染流感，容易引起并发症

④一生只需接种一次

9. 有关孕期牙科治疗的表述，错误的一项是

①可以接受牙齿X线检查

②孕期也可进行牙齿局部麻醉或拔牙

③孕中可以洁齿

④孕中尽量避免龋齿的治疗

10. 关于孕期饮酒的表述，不正确的一项是

①可能造成胎儿畸形

②可能造成胎儿大脑发育迟缓

③怀孕初期绝对禁酒

④孕中期以后可以少量饮酒

11. 关于孕期吸烟的表述，不正确的一项是

①孕初期吸烟会增加自然流产和胎儿畸形的可能性

②孕晚期持续吸烟会导致低出生体重儿或早产

③能戒烟是最好的，但如果感觉吃力，也可以用戒烟辅助产品代替

④烟中的尼古丁作为一种致癌物，会引发胎儿癌症

12. 下列关于咖啡因的说明，正确的一项是

①咖啡因会导致胎儿畸形

②妊娠期间一杯咖啡也不能饮用

③可乐、巧克力、止痛剂、电解质饮料等均含有咖啡因

④每天饮用一两杯咖啡会造成自然流产

13. 关于羊水检查，表述正确的一项是

①孕妇年龄超过35岁，最好进行羊水检查

②羊水检查几乎可以检出所有的胎儿畸形

③需要进行皮肤局部麻醉

④进行羊水检查会给胎儿造成压力

14. 下列哪种胎儿畸形，无法通过超声波检出来

①唇腭裂

②先天性心脏病

③自闭儿

④侏儒症

15. 孕妇压力过大会对胎儿造成怎样的影响

①导致早产

②引发先天性心脏病

③成为“兔唇儿”

④造成唐氏综合征

答案： 1.③ 2.④ 3.④ 4.① 5.④ 6.② 7.① 8.④ 9.④ 10.④ 11.④ 12.③ 13.① 14.③ 15.①

妈妈的努力

十月怀胎将会改变妈妈的日常生活，再细微的行动也会担心稍有不慎就会对胎儿造成损害，因此变得小心翼翼。妈妈的种种努力都会给胎儿的健康带来影响。下面就让我们一起来了解一下怀孕期间妈妈们应该做些什么吧！

第1章 容易导致胎儿畸形的因素

比发现胎儿畸形更重要的是努力预防。为了成为一名健康的妈妈，首先应该从创造一个健康的身体开始，当出现生病或是体重增加过多等问题时，尤其要注意，因为这会给胎儿带来不良影响。妈妈的努力程度将会改变宝宝未来的健康状况。

糖尿病

我们每天饮食中摄入的碳水化合物以葡萄糖的形式融入血液，并在血液中转换为能量。血液中的葡萄糖进入细胞并转换为能量的过程需要胰岛素的参与。当胰岛素无法发挥效力时，准备进入细胞的葡萄糖就会原样储存在血液中。如此积聚的葡萄糖最终通过肾脏以尿液的形式排出体外，这就是糖尿病。

糖尿病可导致胎儿畸形，因此，在计划怀孕之前首先要对糖尿病加以治疗，这一点是非常重要的。

调好血糖之后再受孕

若患有糖尿病，必须事先咨询医生后再计划怀孕。糖尿病患者中，有90%以上是因肥胖导致的，故应当采用食疗和运动并行的方法来减轻体重。不管怎样，都应在确认血糖和糖化血红蛋白恢复正常后再怀孕。糖化血红蛋白反映了最近2～3个月的血糖控制程度。

糖尿病可诱发胎儿畸形

只有孕前和孕中的血糖值保持正常，才不会造成胎儿畸形。高血糖容易诱发胎儿畸形。

孕初期的血糖值尤为重要。虽然胎儿的平均畸形率仅为3%，但如果在孕初期不好好调节血糖，畸形率将提高至20%。妊娠糖尿病能诱发胎儿心脏、脑、脊椎、手脚、肾脏、胃肠等处的多种先天性疾病，以及小耳畸形和唇腭裂等。即使患有糖尿病，只要调节好血糖水平，畸形儿的出生率就相当于普通孕妇水平。

妊娠期间，如果孕妇的血糖调节不到位，容易发生羊水过多、早产等妊娠并发症。同时，因为胎儿过大，所以导致剖宫产的可能性也大大提高。

妈妈和爸爸的糖尿病是可遗传的

如果妈妈患有糖尿病，那么子女身上可发生的多种先天性疾病当中最常见的就是肥胖症。肥胖症是一种需要认真对待的疾病，子女的肥胖可能会带来更多的疾病。随着宝宝的成长，肥胖症和糖尿病的发病概率也会增大。也就是说，宝宝可以遗传到妈妈的疾病。

爸爸如果患有糖尿病，子女长大后发生糖尿病的概率也比较高。

糖尿病妈妈必须遵守的原则

糖尿病妈妈必须坚持进行血糖的监测。与孕前相比，应当更加频繁地测量血糖，每天6～8次。产检的频率也应当比一般孕妇更高。

为了确保血糖维持在正常水平上，需要同时进行药物治疗和饮食调理，并坚持规律的运动。妈妈请放心，在孕期注射胰岛素不会影响到胎儿的安全。妈妈的这种努力不仅仅是为了自己，还会影响到肚中胎儿和宝宝成年人之后的健康状况，所以，血糖监测是件极其重要的事情。

水痘

水痘是一种可以通过空气和皮肤接触传播的传染性疾病。在打喷嚏或咳嗽时通过空气传播，如果出现了皮疹则会通过接触进行传播。家庭中若有1人感染水痘，那么传染给其他家庭成员的概率高达90%。

水痘从出现皮疹开始就具有传染性。从出疹前两天开始至水泡结痂，均有传染性。一旦与水痘感染者接触，就暴露在了水痘病毒的危险之中。所以，为了阻止传染，应立即隔离水痘感染者。

水痘病毒的潜伏期为2～3周，之后皮肤上会出现皮疹。如果过了潜伏期，身体并无任何异常，则说明并没有感染水痘病毒。

错误知识
妈妈的糖尿病不会引起胎儿畸形。

染病时间越长，致畸率越高

妊娠期间感染水痘，容易引起肺炎等合并症，严重时可危及生命。

妊娠20周之前感染水痘，胎儿畸形的发生概率为1%～2%；20周之后感染，诱发畸形的风险会非常低；分娩前5天至产后2天感染，胎儿感染的可能性为50%，

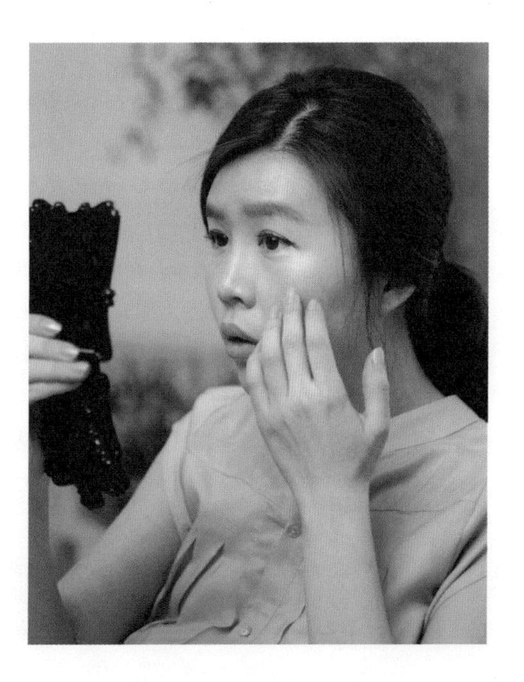

致死率也较高。

若没有免疫能力，须接种疫苗

成年人一般曾在孩童时期接种过水痘疫苗，所以多数人体内具有病毒抗体。因此，即使孕妇曾和水痘患者有过接触，多数情况下胎儿和自身也是安全的。如果担心在妊娠期间发生感染，可以到医院进行水痘病毒抗体检测，没有抗体检出时可注射免疫球蛋白。

癫痫

癫痫是一种常见病。患有癫痫的孕妇生出畸形儿的概率会增加2～3倍。妊娠期间的癫痫发作不仅会出现四肢抽搐，还可能伤到胎儿，所以在孕期也应当积极地服用药物。

那么，如果妈妈患有癫痫，出生的宝宝是否也会患上此病呢？一般来讲，癫痫的遗传性为2%～4%，也就是说，宝宝发生癫痫的概率只是略高于一般小儿。

为防止畸形，换用安全的药物

患有癫痫的孕妇，胎儿发生先天性畸形的概率较高，但原因并不是癫痫本身，而是正在服用的抗癫痫药物。当然，即使服用抗癫痫药物，也有90%以上的胎儿出生时是正常的。但，这并不是说孕妇可以在没有咨询医生的情况下就随意中断癫痫治疗药物。

妊娠期间停用抗癫痫药，虽然可以预防畸形，却可能导致更大的危险。因为抽搐可能会对孕妇或胎儿产生更恶劣的影

医生指导

孕期的环境因素可导致宝宝自闭症

非常遗憾的是，目前还没有办法可以在妊娠过程中检查出自闭儿。一般在孩子一两岁时，通过观察其行为来判断是否患有自闭症。

从身体发育情况和外观上来看，自闭症儿童和正常的儿童没有什么区别。但他们通常对同龄的孩子漠不关心，也不与之一起玩耍，说话迟缓，即便开口也无法进行正常的沟通。喜欢重复相同的游戏或相同的行动，依恋某些特定的物件，如果没有就会感到不安。例如，自闭症儿童可能只是一个玩具汽车轮胎就能一玩就是几个小时，或者不读书却长时间地重复翻页等动作。在中国，每100个人中就有1个患有自闭症，目前可能超过1000万。

自闭症是遗传因素和环境因素共同作用的结果。通常情况下，头胎若为自闭症，那么二胎患有自闭症的概率约为8%。患者中，男性比女性高出4倍左右，这与遗传性因素的比例相当。环境因素则包括孕期感染风疹、水银接触过多、吸烟等。这些因素可能会影响胎儿的脑部发育，从而对婴儿的行动和智力产生不良影响。此外，承受巨大压力的孕妇也更容易生出患有自闭症的孩子。

所以，为了肚中的胎儿着想，孕妇在妊娠期间要时刻努力营造一个良好的周边环境。

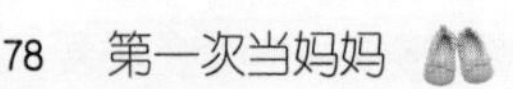

响。如果已经2～3年没再出现抽搐症状，可以向医生咨询后减少药物用量，或考虑孕前停药。

即使是相同的药物，也有对胎儿相对更加安全的使用方法。服用抗癫痫药的种类越多，致畸的可能性就越大，因此尽可能只选用一种药。同时，为预防胎儿畸形，从孕前到孕12周期间务必服用叶酸。抗癫痫药物会妨碍叶酸的吸收，所以患有癫痫的妈妈服用叶酸时用量应为普通孕妇的10倍，即每天4毫克。

压力过大

人生在世，没有人不在承受压力。可以说，现代人无一不是在压力中生存的。过多的压力虽然不利，但适当的压力反而是一种激励，也有利于健康。

不过，若是长时间承受过大的压力，不管是对孕妇还是对胎儿都是不利的。如果孕妇在怀孕期间压抑不安，也会对胎儿造成不好的结果。要知道，每天保持心态平和才是最重要的胎教方法。

压力过大，对胎儿不利

大部分孕妇遭受压力后，都会担心这些压力会不会原封不动地传递给胎儿。虽然尚没有决定性的证据表明压力会对孕妇造成多大的危害，但可以确信，过多的压力对谁都不会是件好事。繁重的压力会造成以下几种结果。

- 压力过大是早产阵痛、早产和低出生体重儿的原因之一。
- 妊娠期间，在经济问题或人际关系方面遭受巨大的压力，会增加胎儿过敏或哮喘的发生率。
- 压力会影响胎儿的脑部发育，增加自闭症和精神分裂症的发生率。
- 胎儿的智力要比平均水平低10%。

压力，请如此解决

- 对话。请空出时间与家人敞开心扉地进行交流。另外，与周围有过怀孕经历的人交谈也会有帮助。尤其是当听到比自己更艰难的孕妇的故事时，会因庆幸而信心十足。
- 腾出休息时间。试着将身体浸泡在温暖的水中，听听安静的音乐，并深呼吸。想象着即将出生的宝宝的漂亮模样，舒缓一下身体和心灵吧。
- 专注于其他事情。脱离日常的繁琐，计划一场轻松的旅行，这不失为一种好的放松方法。
- 适当地运动。轻松地散步，或做瑜伽、游泳等运动，会让人在挥洒汗水的同时，心情也变得格外舒畅。
- 多多微笑也是一种好方法。

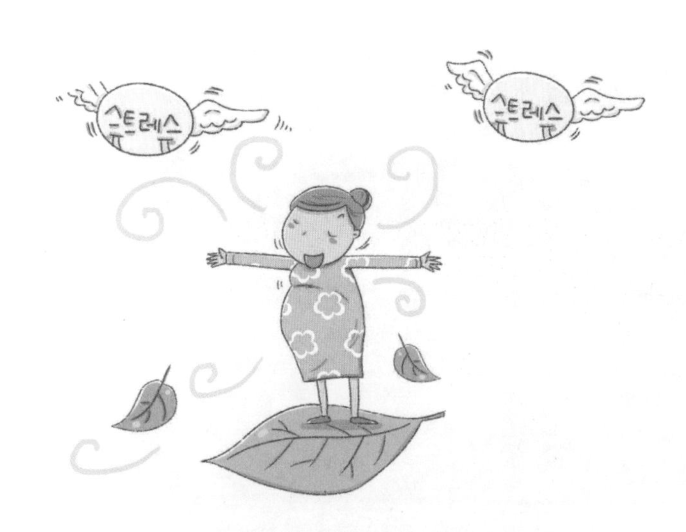

第2章

孕期用药要格外小心

很多人坚信在妊娠初期绝对不能服用任何药物。也有些孕妇，因为在不知道自己怀孕的情况下服用了含有抗生素的感冒药，而疑虑是否该将宝宝生下来。实际上，在妊娠初期服用感冒药不会对胎儿造成多大的影响。即使在妊娠中期，也可以服用大部分的药物或接受治疗。

妈妈最关心的孕期用药疑问

服用药物会生出畸形儿吗

在不知道自己怀孕的情况下服用了药物，这是妇产科诊室经常能见到的一幕。

常常有孕妇在服用感冒药或抗生素后才知道自己怀孕了，她们因此担心自己会生出畸形儿，甚至很多人开始考虑堕胎。

实际上，因药物导致胎儿畸形的比例只占到整体畸形的1%左右，是非常稀少的。

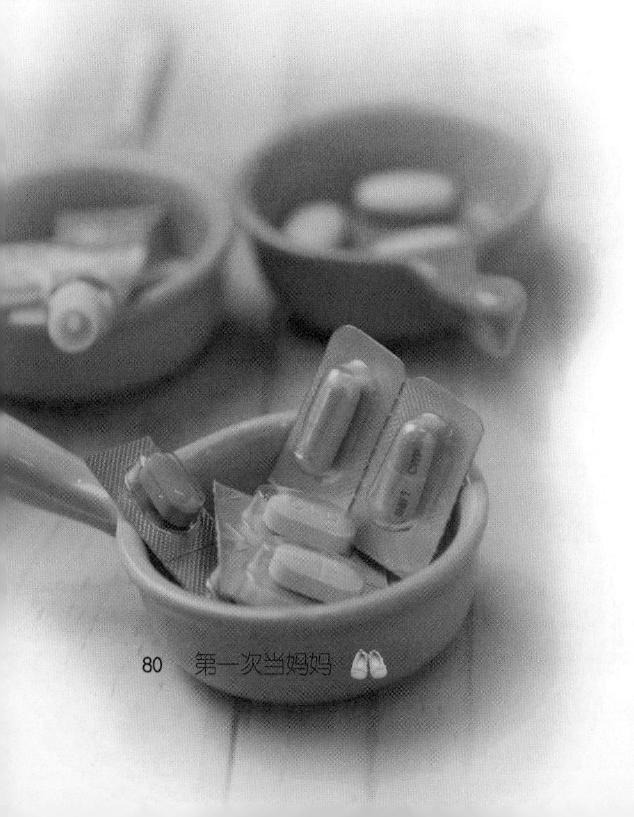

所有的药物都危险吗

市场上约有97%的药物在妊娠期间服用不会产生问题。不知道怀孕而服用了感冒药、皮肤药、胃肠药，对于孕妇和胎儿大多是安全的。

人们常说的会诱发胎儿畸形的药物屈指可数，主要包括抗癫痫药“苯妥英”，高血压治疗药物“马来酸依那普利”，抗生素药“卡那霉素”，抗痤疮药“罗可坦”等。这些药物一般并不常用。

皮肤瘙痒时，能否用类固醇软膏

皮肤创伤时涂抹类固醇软膏一般没有问题。类固醇软膏主要用于过敏性皮炎、局部湿疹、蚊虫叮咬等皮肤不适。醋酸氢化泼尼松是代表性的类固醇制剂，它作用于皮肤表皮层，在妊娠期间少量使用不会对胎儿造成不良影响。但如果要用于多个部位，必须咨询医生后才能使用。

肠炎引起的腹泻再严重也不能吃药吗

妊娠期间也有可安全服用的止泻药，所以无条件地选择忍受腹泻并不是件值得推崇的事。腹泻导致脱水严重时，会造成子宫供血不足，从而危害胎儿的安全。口干或饭后腹泻，应当通过输液来补充体内不足的水分。

治足癣的药物能用吗

足癣的病原菌属于念珠菌，在妊娠期间可以涂抹药膏。

可以点眼药水吗

大部分的眼药水都可以在孕期使用。但必须事先由医生开处方。

妊娠期间不能使用抗痤疮药吗

罗可坦是维生素A的衍生物，在减少皮脂分娩方面功效显著，常被用作抗痤疮药物。然而，罗可坦对胎儿有高度致畸的危险性，在孕期中绝对禁止使用。

孕前服用的治疗甲状腺的药物要停止吗

即使确认怀孕，也应当继续服用治疗甲状腺的药物，突然中断会引发危险，继续服用会更加安全。当然，孕妇要从医生那里获得对胎儿相对安全的药物处方。

不要无条件地忍受身体的不适

经常见到有的孕妇怀孕几个月了，不小心着凉感冒了，头痛、身体也不舒服，但因为担心对胎儿不利而不敢吃药，苦苦忍受着病痛。在身体如此难受的情况下，孕妇只能选择忍受吗?

其实，只要不是在胎儿形态发育的孕5～10周服用药物，通常都不会诱发严重的胎儿畸形。

虽然孕妇在妊娠初期感染高热、糖

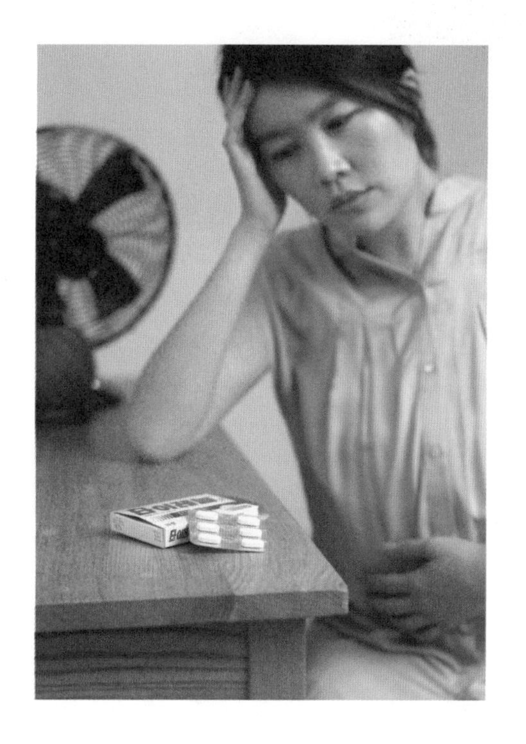

尿病、梅毒、弓形体病、水痘等疾病容易导致胎儿畸形，但这种情况并不多见。子宫的内部环境与孕妇之间还存在间隔，并不是妈妈一不舒服，胎儿也会跟着难受。当然，孕妇在孕期应该努力保持身体和心态的健康。毕竟孕妇生病对胎儿的影响，有时不会一出生后就显现出来，而是在宝宝的成长过程中逐渐地出现。

错误知识
妊娠初期服用的感冒药等是导致胎儿畸形的主要原因。

因药物所致的先天性畸形非常罕见

多数人认为怀孕期间不能服用任何药物，但事实并非如此。市场上97%的在售药物并不会导致胎儿畸形。换句话说，只要药物选择得当，就可以安心服用。感冒药、胃肠药、皮肤软膏、X线等只要合理使用，就不会对妊娠造成什么危害。

新生儿先天性畸形中，因药物致畸的情形非常罕见，所占比例不超过1%。

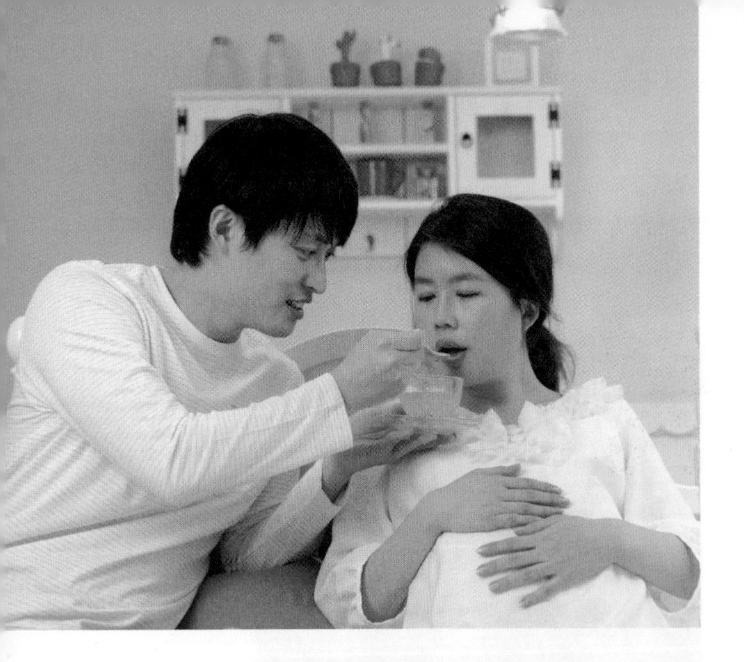

感到不安时可以进行超声检查

排除药物因素，生活中也存在着导致胎儿畸形的其他因素。经常有孕妇说，“虽然如此，我还是很担心”“心里总觉得不踏实”。孕妇一旦有了担心，就会变得焦虑不安。如果从医学和统计学角度确认胎儿无异常了，最好能相信事实。当然，与其被不安所困扰而匆忙地下结论，不如详细地咨询一下妇产科专家。如果仍旧感到担心的话，可以在妊娠中期进行精密的超声检查，以确认胎儿是否畸形。

不同孕周的用药将影响畸形儿的出生率

孕5周以内

现实中，孕5周以内服用药物对胎儿造成的影响极其少见。因为，这时服用药物，要么就会导致流产，要么就没有影响。如果将两种结果中的“流产”标识为黑色，“没有影响”标识为白色，那么暧昧的灰色就意味着没有畸形发生。这就是“全或无定律”（all or nothing，亦称“悉无律”）。

不知道怀孕而服用感冒药、皮肤药或减肥药等药物的情况，大部分会出现在妊娠5周以内。这类药物并不会给胎儿造成致命的影响，因此不必太过担心。

孕5～10周

妊娠5～10周相当于受精后3～8周。此时是胎儿脏器形成的时期，容易受到药物的影响。这一时期接触致畸药物或物品会大大提高胎儿畸形的发生率。所以，在孕5～10周内，不论何种药物，最好都尽可能地避开。

孕10周以后

孕10周以后是受到药物影响相对较少的时期。在这之后，胎儿畸形的发生率逐渐降低。但是，因为胎儿的脑部和身体仍在继续发育，所以最好在用药前征求医生的建议。

感冒时如何安全服药

在明确表明怀孕后得到的处方药物完全可以放心服用。感冒时的常用药物有抗生素、清热剂、胃肠药、止咳药以及用于缓解鼻塞的药物。

妊娠初期出现高热症状时必须即时

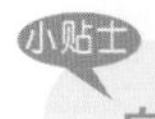

自制生理盐水，疏通鼻孔

240毫升（1杯啤酒的份量）水中放入1/4勺盐进行搅拌。将稀释后的盐水滴入鼻孔中等待5～10分钟后流出，便可以疏通堵塞的鼻孔。

服用退热药，只有这样才能防止胎儿出现脊柱裂畸形。泰诺林（对乙酰氨基酚缓释片）作为一种解热镇痛药，在妊娠的任一时期都可以服用。

无药治疗法

一般来说，感冒和咳嗽即使稍微严重也不会对孕妇和胎儿造成伤害，严重的咳嗽也不会导致流产或早产。如果是病毒引起的感冒咳嗽，使用抗生素不会产生任何疗效，即使不服药过段时间也会自然痊愈。

如果想在不吃药的情况下治好感冒，多喝热茶会非常有帮助。与其他水果茶相比，柠檬茶和柚子茶中的维生素C含量更为丰富，对预防感冒有很好的效果。

感冒时也可以多喝点水，特别是发热时身体内的水分蒸发过多，必须多喝水补充。入睡前，可在脸部周围放一个加湿器或者冲个热水澡，有助于缓解鼻塞。

一定要注射流感疫苗

与孕前相比，孕期感染流感更容易引起并发症。肺炎所导致的死亡率也远高于孕前。另有研究显示，孕期感染流感，胎儿罹患精神分裂症或自闭症的可能性高达7倍以上。

孕妇接种流感疫苗后，除了保护自己，也可帮助宝宝在出生后的6个月内预防流感（6个月以内的婴幼儿不可接种流感疫苗）。

流感疫苗应在高发期前注射

流感疫苗在备孕期间接种也是安全的，但每年流感的流行种类不同，所以不必太过提前，只需在高发期之前接种即可。接种1～2周后即可产生免疫，免疫效果可以持续6个月以上。

孕期只拍几张X线片是安全的

妊娠初期拍几张胸部或腰部X线片并不会导致自然流产或胎儿畸形。引发胎儿畸形的放射线剂量在5拉德左右，胸部拍片时即使拍摄数十张也不会超过此限制，医院里的放射线比想象中要安全得多。

孕期也可接受牙科治疗

拔牙、麻醉、去龋齿、神经治疗、拍X线片等牙科诊疗全都可以在孕期进行。根据自己需要，也可洗牙。

对神经部位拍X线片时，建议穿着防护服进行拍片。孕期发生的牙周炎是早产的诱因之一，所以必须接受牙科治疗。

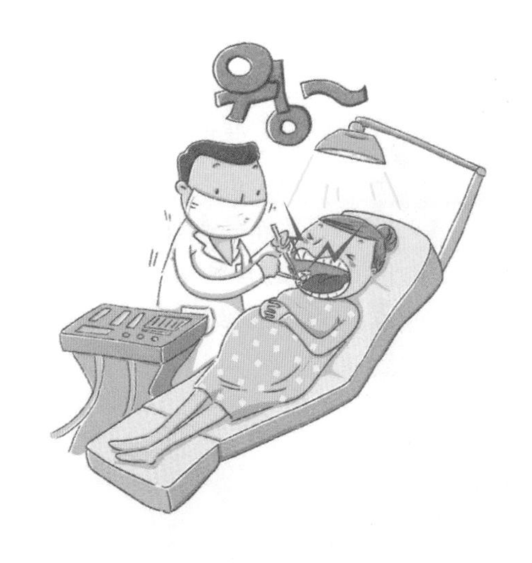

第3章

享受怀孕的美好生活

孕妇没有必要因为怀孕而打乱平时的日常生活，完全可以继续保持之前的生活节奏。只需要牢记几点注意事项并稍微费点心思，孕期生活也将成为一种享受。怀孕期间是否可以进入桑拿房或浴池？应该怎样外出旅行？是否能与丈夫同房……让我们一起来探索一下怀孕期间乐享生活的方法吧。

使用护肤品和化妆品

现代女性中绝大多数都习惯化妆。每天在脸上使用爽肤水等大量护肤品，并在沐浴后涂抹乳液等保湿产品。正如孕妇的饮食会对胎儿造成影响一样，每天涂抹的护肤品、化妆品也多少会影响到胎儿。即使用量不多，被皮肤吸收后也会渗入血液并传递给胎儿，因此有必要加以注意。大部分的化妆品对胎儿是安全的，但最好还是养成在使用前多考虑一下的习惯。

错误知识
怀孕期间不准烫发或染发。

防晒霜可安全使用

为确保一个健康的怀孕状态，最好能进行一些户外活动。去户外时尽量涂抹防晒系数（SPF）为30左右的防晒霜。准备可以遮挡紫外线的帽子、太阳镜等，并避免在紫外线强烈的上午10点～下午2点外出。防晒霜最好每2小时涂抹一次。

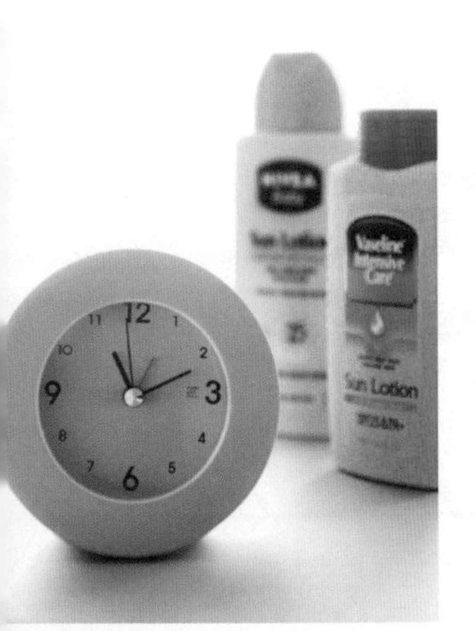

慎用含维生素A类成分的化妆品

应当谨慎使用含有维生素A（又被称为“视黄醇”）的化妆品。在使用具有美白、除皱、抗衰老、防止皮肤老化等功能的化妆品前，有必要确认一下是否含有维生素A类成分。“罗可坦”是一种类维生素A药物，常被用来治疗痤疮，如果在妊娠期间服用可能诱发严重的胎儿畸形。备孕时若口服此药，通常建议停药1个月后再受孕。由此可见，最好控制使用含有维生素A类成分的化妆品。

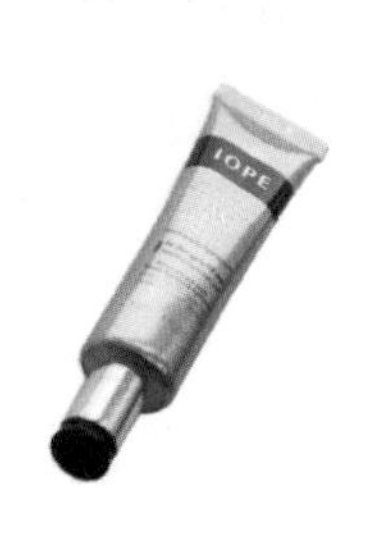

那么，万一在不知道事实真相的情况下使用了这种化妆品，是否必须进行排畸检查呢？维生素A类成分虽然可能成为胎儿畸形的诱因，但作为化妆品成分涂抹在皮肤上时，吸收量是非常少的，因此不会造成太大的问题。目前还没有哪个研究结果表明含有维生素A类成分的化妆品会导致胎儿畸形，所以也不必太过担心，只需从此刻开始停止使用便可。

烫发、染发

美容美发店中使用的烫发剂和染发剂中包含多种化学成分，但只有极少量的药品可以被头皮吸收，吸收后的药品也会立即排出体外，因此对胎儿是无害的。

目前为止，有超过数百万名的孕妇曾在妊娠期间染发或烫发，但还不曾有畸形报告出现。

烫发、染发最好在孕12周之后进行

要想防止烫发剂或染发剂被皮肤过量吸收，最重要的是在这些药物在皮肤停留过久前将其彻底清除干净。

虽然说孕初期的烫发或染发行为不会产生多大问题，但孕初期却正是需要谨小慎微的关键时刻，所以最好在孕12周之后再考虑烫发、染发。

若从事美容美发职业，要充分地休息

有报告显示，经常从事染发或烫发的美发师发生自然流产的概率略有增加。这是针对每天8小时以上，累计每周40小时以上从事站立性工作，或者烫发、染发行为过多的情形。工作时间低于每周35小时的，自然流产的发生概率并不会增加。

如果是在美容美发店工作的孕妇，最好在减少工作量、延长休息时间的同时防止疲劳过度。建议经常开窗进行通风，并尽量避免在店内就餐或喝饮料。

洗澡、蒸桑拿

泡澡可以有效释放孕期压力并缓解多种疼痛。将身体浸泡在温暖的浴缸内，有助于消除一天的疲劳，并促进血液循环。然而，妊娠初期在温度过高的水中洗澡会诱发胎儿畸形，故应注意。

孕初期处于高温环境容易引发危险

健康人体的体温在37℃左右。孕初期，孕妇的体温若持续10分钟以上超过38.3℃，会增加自然流产或胎儿畸形（无脑儿、神经管缺陷）的发生率。

导致孕妇体温升高到38.3℃以上的因素，主要包括感冒引发的高热，以及在高温浴池或桑拿房中停留10分钟以上的情形。胎儿的神经管一般会在孕6周初期完全闭合。在这之前发高热或进入高温浴池会造成胎儿神经管缺陷。

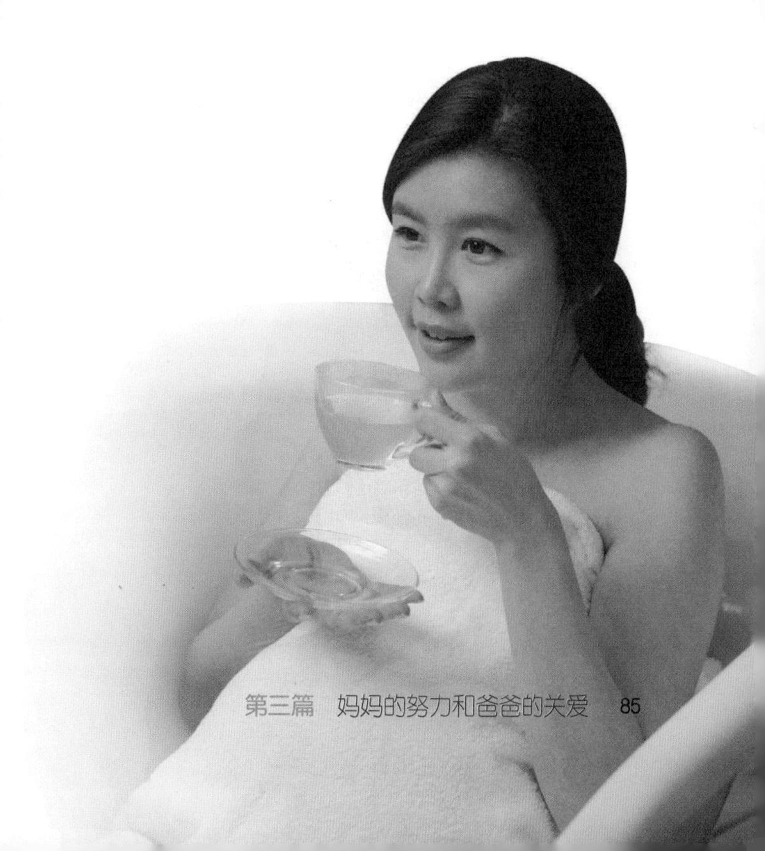

错误知识
孕期不能进入浴池。

孕期安全的沐浴方法

- 在孕18周之前，建议在桑拿房、高温浴池、蒸汽房的停留时间控制在10分钟以下。超过10分钟会导致体温上升。孕10周之后，可以在温度稍高的温水中浸泡5分钟左右。
- 沐浴可以舒缓皮肤血管。沐浴中突然起身容易出现眩晕，应多加小心。
- 孕晚期，最好只进行淋浴。此时因为肚子明显凸起，遮挡了前方视线，从而增加了滑倒的可能性。

汽车出行

怀孕后并不是就绝对禁止长距离行走。在进行长距离出行时，只要每间隔1小时休息片刻，不会有大的影响。在室外进行适量的散步有助于舒缓情绪、避免身体疲劳。

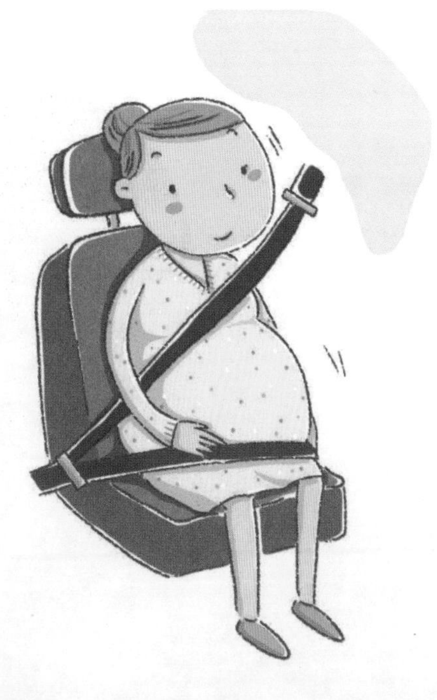
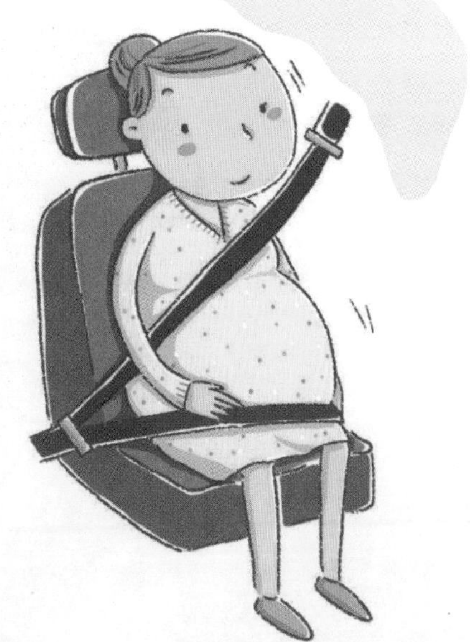

选择汽车后座，并系好安全带

选择汽车方式出行时，要牢记几个要点。怀孕后人体的反射神经变得迟缓，从而造成应对突发事件的应变能力有所下降。万一在交通事故中受伤，肚中的胎儿将会受到更大的伤害。所以，最好的方法就是务必系牢安全带。

腰部安全带应系在肚子下方，肩带安全带则位于胸部的中间位置。带有安全气囊的副驾驶位置比较危险，尽量不要选择此位置。不得已需要坐在副驾驶位置时，最好将座椅推后一点以保证座位宽敞一些。建议坐车时尽量选择后排座位，尤其在孕晚期更应格外小心谨慎。

乘坐飞机

妊娠期间乘坐飞机出行是比较安全的。“乘坐飞机会遭受放射线辐射”的传闻并没有根据。虽然飞机高度超过1万米时遭受放射线的辐射可能性会增加，但通常飞机的飞行高度都在此高度以下，因此不管是对普通人群还是孕妇都是比较安全的。只是，在选择飞行方式出行时，应当注意以下几点。

在机舱内每间隔1小时起身散步

孕期，如果一动不动地坐着超过3个小时，容易导致下肢静脉血栓（血液在血管内的凝结）。血栓如果造成大的血管堵塞，就容易引发紧急状况。

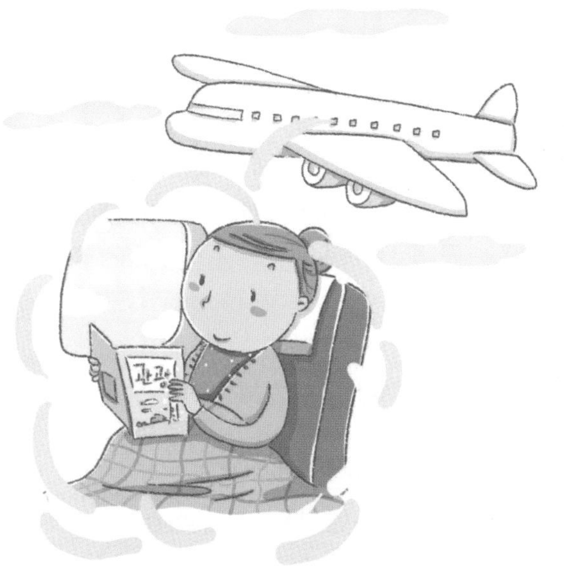

所以，乘坐飞机时，如果时间较长，为预防血栓的形成，最好每隔1个小时起身活动一下。每半小时活动下双腿，最好的方法是做伸腿动作。

坐在靠近过道的位置会更便于活动身体。另外，飞机机舱内异常干燥，请确保补充足够的水分。

孕36周之前都可以乘坐

孕36周之前可以乘坐任何一家航空公司的航班。孕36周后出现紧急状况的概率较高，故不宜搭乘飞机出行。在没有护士或妇产科医生陪护的情况下，无法应对突发的阵痛或临产，因此建议在孕晚期后尽量避免飞机出行。

饲养宠物

怀孕期间在家里养狗并没有什么不妥，也不必过于担心狗毛的问题。但是，如果分娩后在家里饲养大型犬类会给新生儿带来一些困扰。

怀孕期间，反倒是养猫的孕妇要多加注意。因为如果与被弓形体感染的猫接触，会造成胎儿畸形。不过，如果猫是在家中靠人工饲料或罐头饲养，几乎不会存在感染的可能性。因此，如果孕妇目前在养猫，也没有非处理不可的必要。

错误知识
怀孕期间不可饲养宠物。

弓形体对胎儿是致命威胁

一般人群即使感染弓形体也不会出现任何症状，而且会随着治愈自发地在体内形成抗体，从而实现终生免疫。可当孕妇感染时，则会给胎儿造成致命的危害。

孕妇感染后，弓形体会通过胎盘诱发胎儿畸形。如果孕妇体内存在抗体，即使感染也不会导致胎儿出现先天性弓形体病，但目前大部分的孕妇体内并不存在抗体，因而就可能令胎儿出现感染。

一般情况下，孕10～24周内感染，胎儿致畸的概率为5%左右。这段时间之后则不存在感染的可能性。

如何防止感染弓形体

- 吃过含有弓形体的老鼠后，猫的体内会在几周后排出含有弓形体的粪便。人体触碰这些粪便便会感染弓形体病。因此，在处理猫的排泄物时务必戴上手套并在事后立即清洁双手。
- 即使不养猫，也可能被弓形体感染。食用生肉或半熟的猪肉、羊肉时，或者是用手触碰感染过的生肉时都可能被感染。所以，孕妇绝对禁止食用生肉或未熟的肉类。
- 猫的排泄物污染过的土壤中长出的蔬菜，如果未洗净而食用，也可能感染。

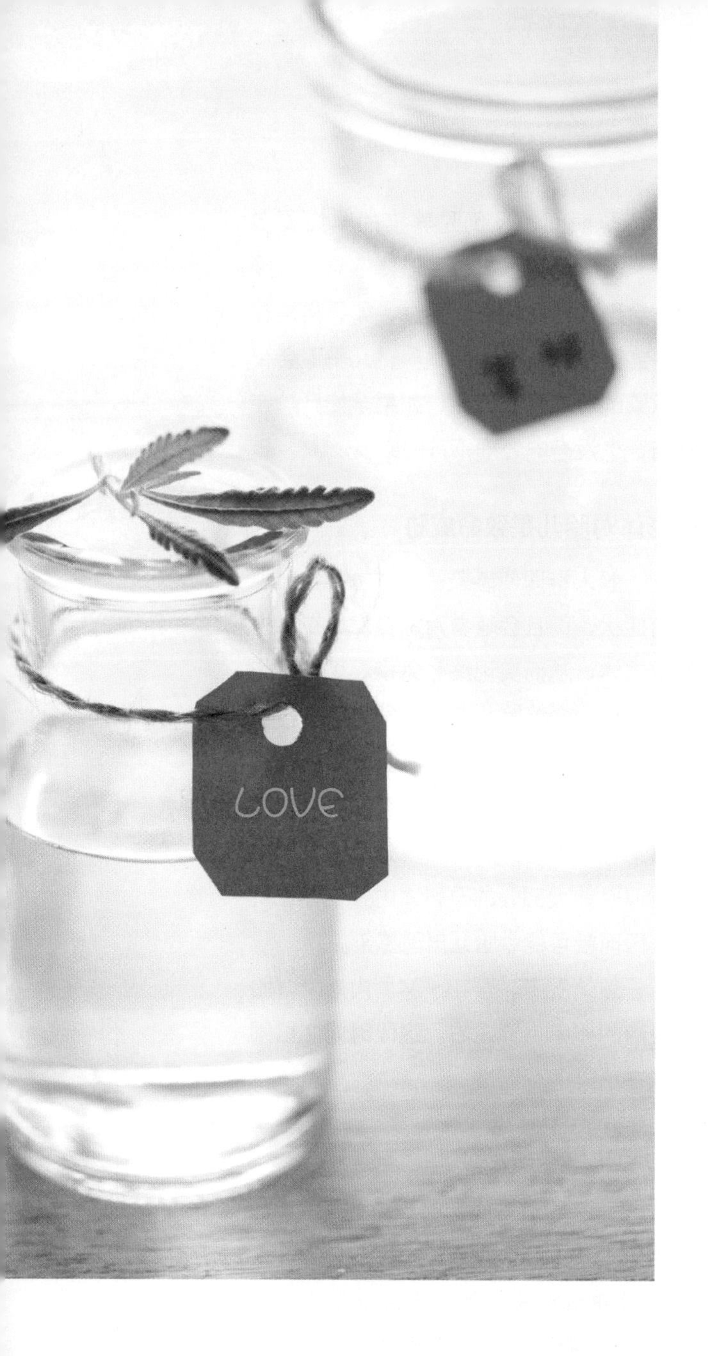

所以，孕妇食用的蔬菜务必清洗干净。

- 目前还没有此类疫苗可供注射，因此小心方是上策。如果不清楚体内是否有抗体，可去医院进行抗体检测。如果正在养猫，不妨在孕前做一下免疫力检查。

错误知识
孕期的性生活会造成早产。

妊娠期的性生活

妊娠期间的性欲可增可减，但通常情况下，孕妇身上的母性会比性欲更加强烈，因此出现性欲下降的情况比较多。性欲的高低因人而异，但一般会随着妊娠周数的增加呈现减少的趋势。孕期适当的性生活对胎儿和夫妻双方都有帮助。

性生活不会影响胎儿的安全

很多孕妇认为，孕期进行性生活会使丈夫的性器官触碰到胎儿的头部。但实际上，由于胎儿受到子宫内羊水的保护，再加上宫颈黏液的阻挡，丈夫的性器官并不会直接接触到胎儿头部。

性高潮不会导致宫缩

多数夫妻担心孕早期的性生活会导致自然流产。但事实上，胎儿的早期流产或早产等症状和夫妻生活之间不存在任何关联性。

怀孕后，由于阴道和阴蒂部位的血流增加，女性将更容易达到性高潮。也有女性在孕期才初次体验到多次性高潮的快感。不过，也有些孕妇会担心性高潮会刺激子宫收缩而造成早期阵痛。性快感固然会引起子宫收缩，但此时的收缩和早产阵痛时的收缩完全不一样，因而没有担心的必要。

男性的精液中含有前列腺素。前列腺素是会造成子宫收缩，但它在精液中的含量还不足以引起宫缩。如果仍然担心精液中的前列腺素成分会引起子宫收缩，那么在孕期同房时可使用避孕套。

性生活也有利于进行胎教

可以说，性爱是在夫妻间爱情基础上产生的，和谐的性生活还有助于释放双方压力。另外，夫妻双方通过性生活获得的幸福感会使子宫内的胎儿感到愉悦，从而有利于胎教的进行。

因此，夫妻双方完全没有必要因为怀孕而控制性欲。精子每天的生成量多达数千条，男性也会本能地产生每周2～3次想要通过某种渠道排出精子的意愿，这就是所谓性欲的释放。如果此时恰好妻子也有相同的需求，那么不用勉强忍耐。为了胎儿着想，最好还是和丈夫一起享受性生活的乐趣吧。

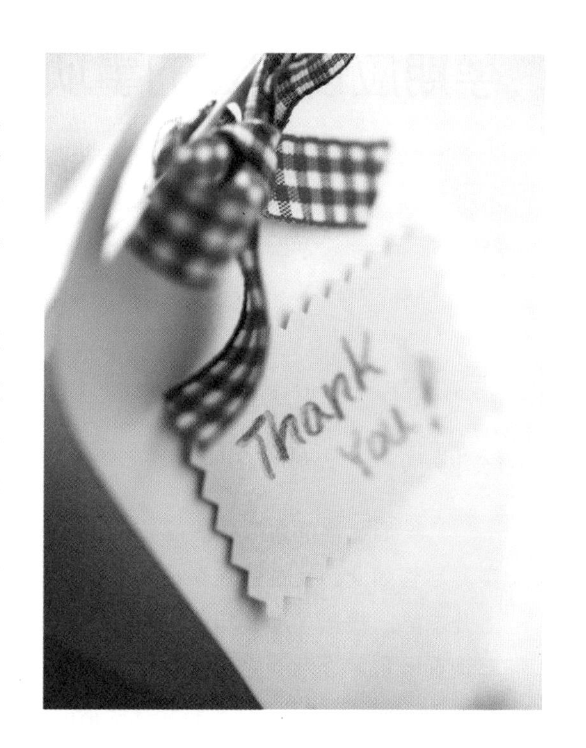

可以持续到孕期最后1个月前

我也是近期才了解到孕晚期的性生活会诱发阵痛。所以，现实生活中有临近预产期的孕妇利用性生活来“诱导分娩”。但也有研究结果表明，孕晚期和预产期临近时的性生活并不会催发阵痛。

“孕晚期同房会诱发子宫内感染”的传言也没有依据。因为子宫口有厚厚的宫颈黏液栓阻挡，阴道内的细菌根本无法轻易进入子宫内部。

孕36周以后进行性生活不会对妊娠造成影响。根据近期的调查结果，超过半数的夫妻会在孕37周前后同房。孕晚期的性生活不会威胁到肚中的胎儿，所以也可以持续到临产前。

夫妻同房时的注意事项

- 妊娠期间同房时，最好选择孕妇比较舒适的性交姿势。一般孕期的性生活会偏向于后背体位或正常体位，但在孕肚凸起的状态下选择正常体位可能会不太舒适。此时，最好选择女上位或后背体位。
- 当出现早产阵痛或阴道出血、子宫颈管无力症、前置胎盘、双胎儿等情况时，最好避免夫妻同房。此时夫妻双方间的爱抚将比性爱更加妥当。

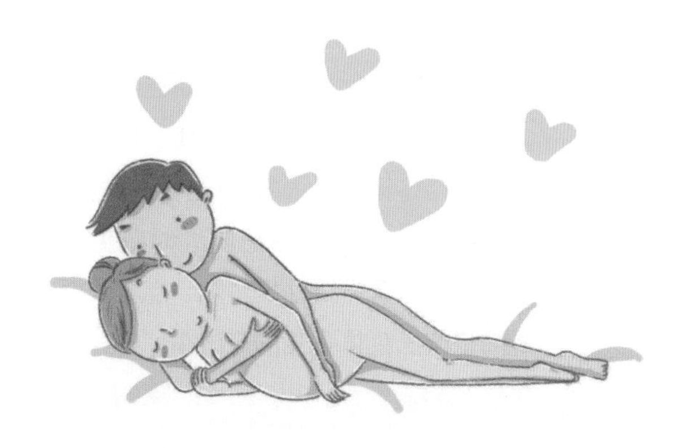

第4章 孕期应该规避的事项

孕前对身体有益的事情往往在孕后也同样有益，同样的，孕前对身体不利的事情也同样不利于孕后。其中，吸烟和喝酒便是典型，它们不只是在怀孕时才需要注意。如果平日里就嗜好吸烟或喝酒，建议正好借着怀孕这一契机彻底戒掉烟酒。怀孕初期，如果只是偶尔一两次吸烟、喝酒不会有太大问题，但如果持续了整个孕期，必然会带来严重的后果。

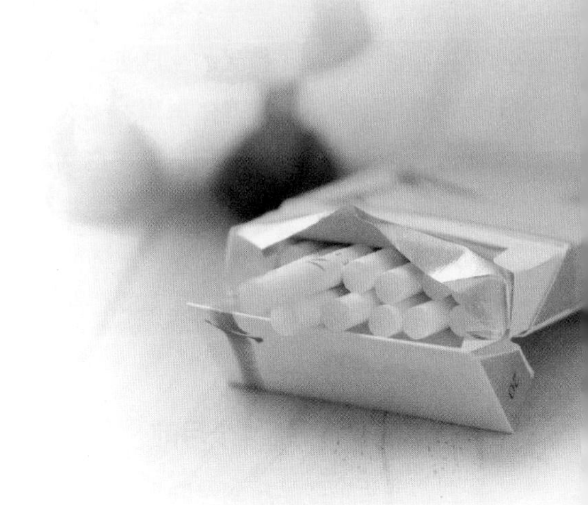

吸烟

“吸烟危害健康”是人尽皆知的事实。尽管如此，女性的吸烟比例仍呈现上升态势。根据《2015年中国成年人烟草调查报告》显示，中国女性吸烟率在2.7%。如果处于怀孕状态的你仍在吸烟的话，不妨借此机会努力戒掉烟瘾吧！

孕早期的吸烟行为

烟草中的尼古丁会刺激血管收缩，这种成分也会刺激流向子宫的血管收缩，并减少胎盘的血液和氧气供给量。所以，孕早期吸烟会造成胎儿细胞供氧短缺，从而导致无法充分地进行细胞分裂。这在引发自然流产风险的同时，可能导致胎儿手指和脚趾部位出现畸形。

孕中晚期的吸烟行为

吸烟行为尤其会在孕晚期造成恶劣影响。早产阵痛、胎盘早期剥离、低出生体重儿等都是孕晚期的吸烟行为可能导致的后果，因此在妊娠后期要绝对减少吸烟量。即使从孕中期开始禁烟，也会大幅度地降低低出生体重儿的产出率。

吸烟量越少，危险性越低。完全戒掉比较吃力的话，就必须减少吸入量，尤其是在妊娠后期。被动吸烟同样会造成不良影响，因此有吸烟习惯的丈夫或家人最好想方设法地戒烟。

尼古丁替代品可以在孕12周以后使用

据我所知，尼古丁的致畸性非常低。可是，尼古丁口香糖或其他替代品的安全性尚不确定。因此，最好在孕12周之后再使用。与吸烟相比，即便尼古丁替代品对身体的危害并不大，但毕竟含有令流向子宫的血管收缩的尼古丁，因而孕妇最好禁止使用。

电磁辐射

我们日常生活中使用的所有电子和电器产品几乎都会释放电磁波。其中较具代表性的是电脑中发出的电磁辐射。长时间使用电脑，会增加“VDT(Visual Display Termina)综合征”的危险性。VDT综合征是指长时间使用电脑的人群中出现的视力减退和头痛、失眠等症状。虽然目前还没有“经常使用电脑的孕妇因受电磁辐射而生出畸形儿”的报道，但就像电磁辐射会导致人体出现VDT综合征一样，也必定会对孕妇产生一定的影响。

日常生活中躲避电磁辐射的方法

- 关闭暂时不用的电子产品的电源。
- 使用可阻断电磁辐射的多孔插排。
- 在电脑上安装电磁波隔离装置，使用LCD或LED显示屏。
- 最好在怀孕的前3个月内使用笔记本电脑。使用过程中，最好单用电池，每工作50分钟就休息10分钟。
- 使用打印机和复印机时，不要站在机器的后侧，并尽可能地远离机器。打印时机器会发出大量的电磁波。
- 电视机的选择上，LCD或PDP的显示屏比显像管显示屏要安全许多。看电视时，保持1米以上的距离。
- 不要将音响或电视等家电产品安放在卧室内。
- 手机最好与耳部保持一定的距离，耳机或蓝牙更安全。手机发出的电磁辐射主要源自于信号接收设备，尤其在接通电话的一瞬间会发出大量电磁辐射，所以最好在电话接通后再贴近耳边。
- 电热毯加热之后最好拔掉电源再使用。另外，在电热毯上方铺一张5厘米以上厚度的垫子可以减少电磁辐射。
- 微波炉在不工作时也会保持预热状态，所以会发出大量的电磁辐射，孕妇应当远离工作中的微波炉。微波炉门打开的瞬间也会出现大量的电磁辐射，因而此时最好让身体侧向一边。
- 在启动洗衣机的瞬间，与它保持一定的距离。
- 缩短真空吸尘器的使用时间。尤其注意在使用过程中与身体保持距离。
- 缩短吹风机的使用时间，并且在使用时远离头皮。
- 怀孕期间最好少驾车，在汽车发动时会产生一定量的电磁辐射。

错误知识
妊娠期间不能使用电热毯。

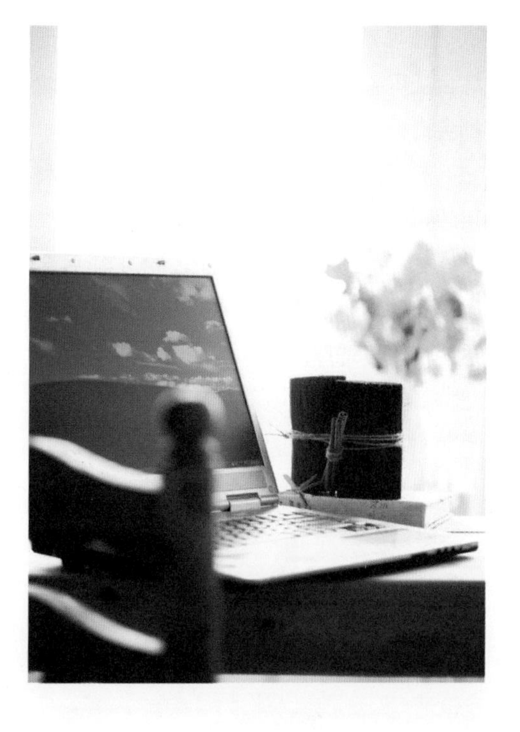

第5章

筛查胎儿畸形的各项检查

宝宝的健康，是孕妇们最为关注的事情之一。很多准妈妈常常一边安慰自己“不会有事”，一边又惶惶不安。现代医学如今已经取得了举世瞩目的发展，孕期发现胎儿畸形的检测手段也变得多种多样。得益于此，我们现在可以很简单地在孕期提前检出胎儿畸形。下面就让我们来详细了解一下都有哪些排畸方法吧。

妊娠期间常用的排畸检查包括：血液检查、羊膜腔穿刺和超声检查。血液检查和羊膜腔穿刺可以检出唐氏综合征，超声检查则可以检出唐氏综合征之外的“兔唇”、心脏或肾脏异常等胎儿形态方面的异常表现。宝宝出生1周内还需要进行新生儿听力筛查、先天性代谢异常检查、甲状腺功能检查等。

颈项透明层检查

颈项透明层筛查可以最早检出唐氏综合征等染色体异常问题，目前很多医院都会进行这项检查。

检查方法：在妊娠11～14周期间，利用超声波测量胎儿颈部透明层的厚度。

如果患有唐氏综合征，胎儿颈后会因淋巴腺堵塞而明显积水，从而造成颈部透明层厚度增厚。

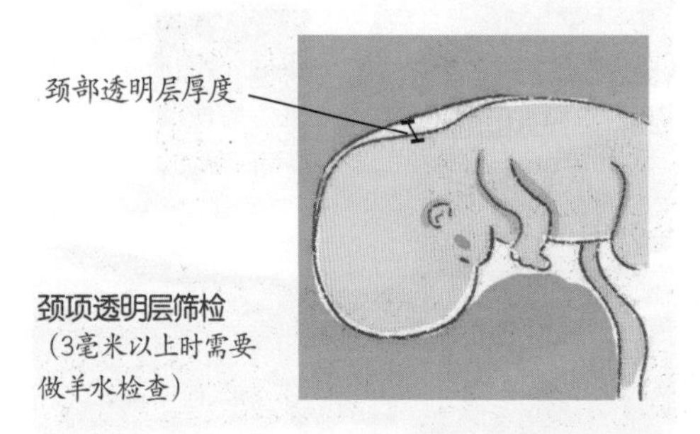

颈项透明层筛检
（3毫米以上时需要做羊水检查）

颈项透明层检查时的正常范围为1～2.5毫米。超过3毫米的数值越高，畸形的可能性越大。如果检查结果超过3毫米，建议孕妇继续做羊膜腔穿刺以明确诊断。

唐氏筛查

这是一项通过抽取孕妇血液来了解胎儿患唐氏综合征和神经管缺陷可能性的检查项目，一般在孕15～18周进行。胎儿畸形的种类很多，唐氏筛查只能检查染色体异常以及神经管缺陷的程度。（先天性心脏病、唇腭裂等形态方面的畸形可以通过超声检查检出。）

“阳性”的结果并不意味着胎儿一定患有唐氏综合征，而是说患病的风险较高。实际上，即使筛查结果呈阳性，而通过羊膜腔穿刺最终确认畸形的比例也仅占2%～3%。“阴性”的结果则表明患有唐氏综合征的风险性非常小。

如果检查结果出现阳性，孕妇需要继续做羊膜腔穿刺。可以说唐氏筛查的目的就是为了确认是否需要做羊膜腔穿刺，因为如果一开始就直接做羊膜腔穿刺，毕竟还带有一定的危险性。

羊膜腔穿刺

羊水中漂浮着胎儿脱落的皮肤细胞以及胎儿产生的多种化学物质。通过分析羊水成分来判断胎儿有无异常的检测方法即为羊膜腔穿刺。检查时间主要集中在孕16～18周。妊娠15周之前，羊膜绒毛膜尚未闭合，如果此时进行羊水穿刺，会增加自然流产的发生率。

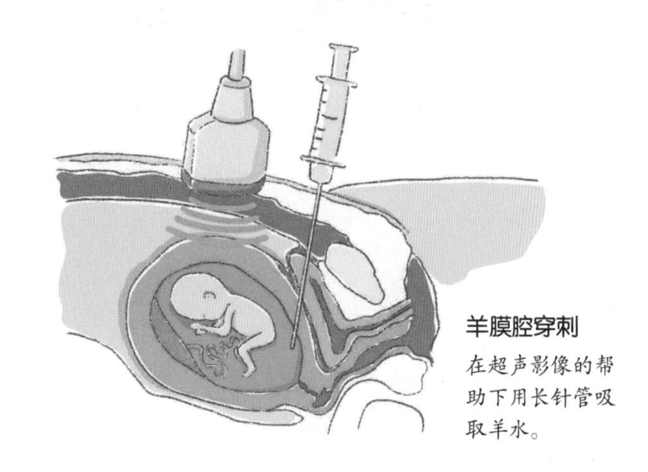

羊膜腔穿刺
在超声影像的帮助下用长针管吸取羊水。

羊膜腔穿刺可检出的畸形种类

通过羊膜腔穿刺，可以检出唐氏综合征等染色体异常或神经管缺陷情况。唇腭裂、心脏畸形、侏儒症等畸形无法通过羊水检出，需在孕中期通过超声检查确认。

一般在下列情形下需做羊膜腔穿刺：

- 之前的妊娠过程中曾出现唐氏综合征或神经管缺陷畸形。
- 唐氏筛查或颈项透明带筛查结果呈阳性。
- 35岁以上的高龄妊娠。

通过超声波监控，避开胎儿抽取羊水

羊膜腔穿刺的时间为5～10分钟。首先对手术部位进行消毒，再利用超声波影像避开胎儿和胎盘的位置，并确定穿刺的深度。在远离胎儿头部的位置选定羊水较多的部位后，用长而细的针管采集羊水。

羊水采集不会太疼痛，无须麻醉。只是在针管穿透子宫时略感刺痛。羊水采集量在15～20毫升，实际抽取羊水的时间只有1～2分钟。

羊水穿刺后安抚胎儿

羊水穿刺检查结束后，需要用超声波确认胎儿的状态，并对胎儿进行30分钟的安抚后再起身回家。检查当日回家后需要保持静养。检查后2～3天，最好禁止夫妻生活并避免手拎重物，还要避免乘飞机出行。

因为要对胎儿全部46条染色体进行观察，并进行细胞培养，所以羊水穿刺的检查结果需要等待14天左右的时间。唐氏综合征主要是21号染色体发生异常，如果只是检查21号染色体，则只需要一天的时间就可以确认有无异常。

错误知识
做羊膜腔穿刺检查会压迫到胎儿。

羊膜腔穿刺对胎儿和孕妇是安全的

羊水穿刺后胎儿的流产率为1/300，但这并不能确定是羊膜腔穿刺带来的后果。即使不做羊膜腔穿刺，也存在恰好在这一时间发生流产的可能性，因此羊水穿刺诱发流产的概率实际要比这低得多。

由此可见，羊水穿刺检查并没有多大的危险性。当然，如果孕妇能选择经验丰富的医生相对而言会更安全一些。

另外，需要注意的是，羊膜腔穿刺是在避开胎儿的部位扎入针管，因而对胎儿不会造成损伤，更不会压迫到胎儿。羊水被抽走后会随着时间的推移自然地重新补充，孕妇大可不必担心。

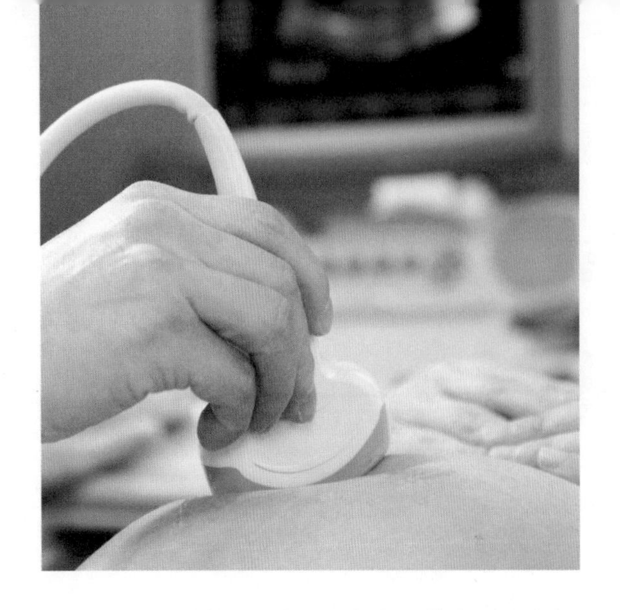

DNA进行检测，可以查出胎儿是否患有先天性遗传疾病（最常见的为唐氏综合征）。不过，如果血液检查结果呈阳性，仍旧需要继续做羊膜腔穿刺检查。检查结果若为正常则说明几乎不存在染色体异常的可能。这项检查可以在妊娠10周之后进行。

最近可用血液检查代替

一提到羊水穿刺，大多数孕妇都会充满各种担心：是不是很疼？会不会对胎儿带来危险……这种情况下，可以考虑用简单的抽血检查（无创DNA产前检测）来代替。

通过对准妈妈外周血中所含的胎儿

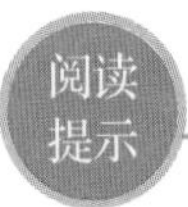

超声检查可提前筛查出遗传性畸形

侏儒症、血友病、色盲、先天性耳聋等是具有遗传性质的疾病，是从父母那遗传到缺陷性基因的结果。侏儒症（软骨发育不全）是最常见的矮小症，作为一种遗传病，其子女的遗传概率约为50%。

国外电影中曾出现过极其相似的侏儒症母女。如果准妈妈知道自己的侏儒症会遗传给女儿时，还会想拥有自己的孩子吗？即便可以用超声检查提前确认有无畸形，应当也会在临产时再次细想一下吧。

目前的超声诊断技术已经完全可以提前检查出胎儿畸形。医学设备越来越好，仅凭简单的检查就可以预防很多不幸的发生。

超声检查

超声检查即使在孕期进行也是非常安全的。所有孕妇都存在3%的畸形率和15%左右的自然流产率。超声检查是能够检出这种畸形或自然流产的必备手段。

阴式超声与腹部超声

孕早期，胎儿还极其微小，无法通过腹部超声看清楚。阴式超声则因为仅距离胎儿1厘米左右，因而可以清楚地看到胎儿的样子。

在阴式超声检查时，医生会提前在探头上套一个涂抹着润滑油的避孕套，所以检查是卫生的。孕妇只会觉得下腹略微有点涨，并不会感到疼痛。

如果在孕早期可以通过腹部彩超看清胎儿，那就无须用阴式超声检查了。

可以了解胎儿的外部畸形和脏器畸形

虽然超声检查在判定畸形方面存在一定的局限性，但可以查出大部分较为严重的畸形类型。除了直观可见的唇腭裂以外，也可以检测出先天性心脏病等不易显露于外的内部脏器畸形。

在用超声波观察胎儿的心脏时，有孕

 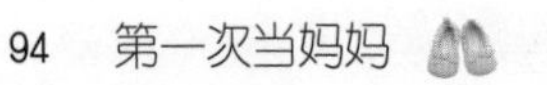

妇不免会产生“胎儿是透明的吗”这样的疑问。超声波不仅可以看到胎儿的外在模样，还可以透视胎儿的身体。因而，可以详细地观察到胎儿的体内状况。

孕早期，有的孕妇会因吃药、饮酒或未服用叶酸而担心胎儿出现畸形。但是，如果在超声检查中未出现明显异常，则说明胎儿大多没有问题。在生产前不必过于忧心。

除了筛查畸形，超声检查还能做什么

在超声波技术还没有出现的年代，人们无法正确诊断出自然流产，就连对怀孕的确认也是通过内诊判断子宫是否胀大而推理出来的，更不要说确认胎儿的状况以及是否畸形了。不仅预产期只能靠末次月经时间来推算，连听胎心也是通过听诊器完成的。不过现在，超声波解决了这些问题。如果没有超声波，妇产科诊疗就如同“无米之炊“。

孕早期 可以听胎心，也可以测量身长并以此估算预产期，还可以确认是否为双胎妊娠，是否有自然流产和宫外孕。

孕中期 虽然孕13周以后就可以看出胎儿性别，但通常在16周之后才能准确区分。另外，这一时期会仔细观察胎儿头顶到脚底以实现对胎儿畸形的筛查。超声检查是胎儿畸形检出率最高的检查。

孕晚期 观察胎位是否正常，并确认是否

医生指导

精密超声检查与立体超声检查

精密超声检查并不是指超声波仪器有多精密，而是指为筛查胎儿畸形而进行的长时间（10～30分钟）的系统性超声检查。当然，检查仪器越精良，诊断结果就越准确，但更重要的还是操作医生的能力。

精密超声波检查通常在孕20～24周进行，原因是这一时期可以最准确地观察到胎儿的心脏。检查太晚，胎儿的心脏会被肋骨遮挡；而检查太早，胎儿的心脏又因太小而看不清楚。此外，孕20～24周，羊水充足的同时胎儿相对较小，可以最好地保证观察视野。随着时间的推移，胎儿的不断长大不便于医生看清想要观察的部位。

在韩国，精密超声检查并不是必检项目。根据医院的诊疗方案和设备的不同，有些医院会在认定胎儿畸形检查结果异常、有畸形嫌疑或普通超声检查异常时，再进行精密超声检查。

立体超声检查指的是可以三维成像的超声检查。换句话说，它与精密超声检查的不同之处就在于将胎儿的外貌进行立体化。这项检查多在孕28～30周进行。此时，胎儿的脂肪开始堆积，面部也相对变得圆润一些。

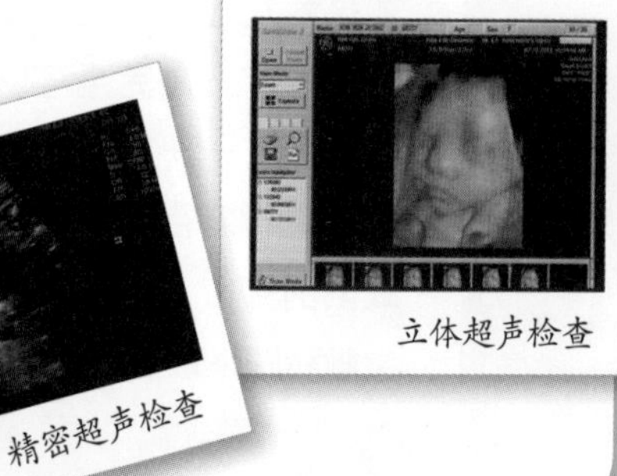

立体超声检查

精密超声检查

可以进行自然分娩。也可以测量胎儿的体重和羊水量，并以此来判定胎儿的健康状态。还可以确认胎盘的位置是否正常，若为前置胎盘，则需要实施剖宫产手术。

新生宝宝需要接受的排畸检查

除了孕期的排畸检查，胎儿出生后也需要进行一系列的畸形筛查，主要包括先天性代谢缺陷筛查、新生儿听力筛查、新生儿甲状腺功能检查等。

先天性代谢缺陷筛查

酶与我们摄取的蛋白质、葡萄糖、脂肪等饮食的代谢有关。宝宝出生时如果缺少酶，在代谢过程中使用的介质会转化成对人体的有毒物质，从而引发精神发育迟滞或发育障碍等严重的后遗症。这就是我们所说的“先天性代谢缺陷”。

这种病症的病因在于胎儿遗传到了父母双方的异常基因。隐性致病基因在胎儿体内潜伏过程中又遇到了其他隐性致病基因，就会导致畸形的产生。很多先天性代谢缺陷都属于这种情况。

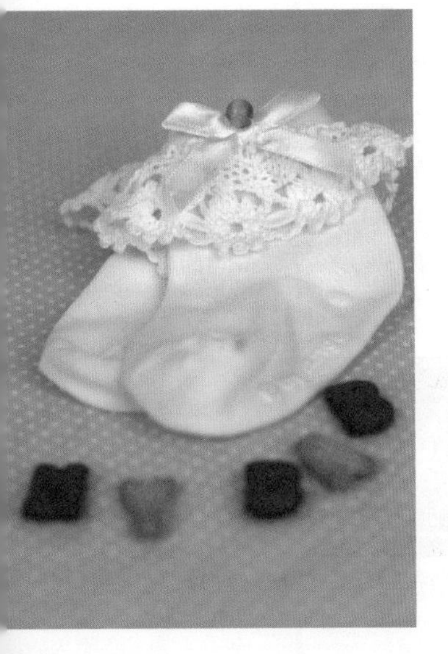

先天性代谢缺陷疾病如果能在症状出现前发现并给予治疗，是完全可以预防的。医院一般会在宝宝出生1周内进行新生儿先天性代谢缺陷的筛查。检查时会在宝宝脚后跟采取少量血液。

延误治疗会导致精神发育迟滞

先天性代谢缺陷会给宝宝全身多处脏器造成巨大的伤害。大部分患有先天性代谢缺陷的宝宝在新生儿期不会表现出任何症状，直到出生后6个月才开始陆续出现多种症状。如果在症状出现后才开始治疗，那在此之前已经损伤的脑细胞将无法治愈，这会影响到智力发育，令宝宝一生都精神发育迟缓，亦即处于智力低下的状态。

导致精神发育迟缓的疾病有数百种，其中70多种都与先天性代谢缺陷有关。大部分患儿无法进行正常的社会活动，不仅造成了个人的不幸和悲剧，也会带来严重的家庭问题和社会问题。

新生儿听力筛查

耳聋的发生率为0.1%～0.2%，其中遗传因素导致的耳聋占到80%。在新生儿出生后的睡眠状态下，用约10分钟的时间进行听力测试，判断宝宝的听力是否异常。

新生儿耳聋虽然不能确保完全治愈，但如果从一出生就进行康复治疗，可以最大程度地降低新生儿的语言障碍，从而使新生儿的成长趋于正常。所以，早期发现比什么都重要。

新生儿甲状腺功能检查

虽然比较少见，但也有新生儿在出生时伴有甲状腺功能低下。出生后即刻治疗可以保证新生儿的成长和发育正常。但如果错过了最佳时机，便会导致智力低下。

新生儿甲状腺功能检查的方法与先天性代谢缺陷的检查方法相同。

第6章 常见的胎儿畸形类型

很多准妈妈在孕期常会梦到胎儿出现了畸形。这是希望自己的宝宝能健康出生的美好愿望和无意识的担忧相互作用的结果。尤其在孕期压力过大、高龄妊娠或周边环境不良时，很容易让准妈妈精神紧张。下面就让我们来了解一下胎儿畸形都有哪些种类，以及为什么会出现胎儿畸形吧。

多种原因会导致胎儿畸形

大多数新生儿出生时都是健康的，大约会有3%的新生儿伴有多种畸形。

出生时，无法单凭样貌来判定宝宝的健康状态。因为畸形不仅包括形态学上的异常，也包括身体功能的异常。

从胎儿的形态来看，畸形可以分为先天性心脏病等需要手术或与生命直接相关的“大畸形”，以及手指或耳部异常、唇腭裂等可以轻易地通过手术矫正的“小畸形”。

有的新生儿虽然在出生时具有正常的样貌，但在妊娠过程中因某种因素导致了身体的某个功能出现异常，从而引发精神发育迟缓等问题，这种情况属于“先天性畸形”，主要包括自闭儿、先天性甲状腺功能低下、先天性代谢缺陷等。

先天性畸形的致畸因素有遗传因素（先天性心脏病/唇腭裂/侏儒症）、胎儿感染（风疹/弓形体）、孕妇疾病（糖尿病/癫痫/梅毒）、孕期服用药物、高龄妊娠，以及接触烟、酒、水银等。此外，还有约50%的胎儿畸形无从知晓准确的病因。

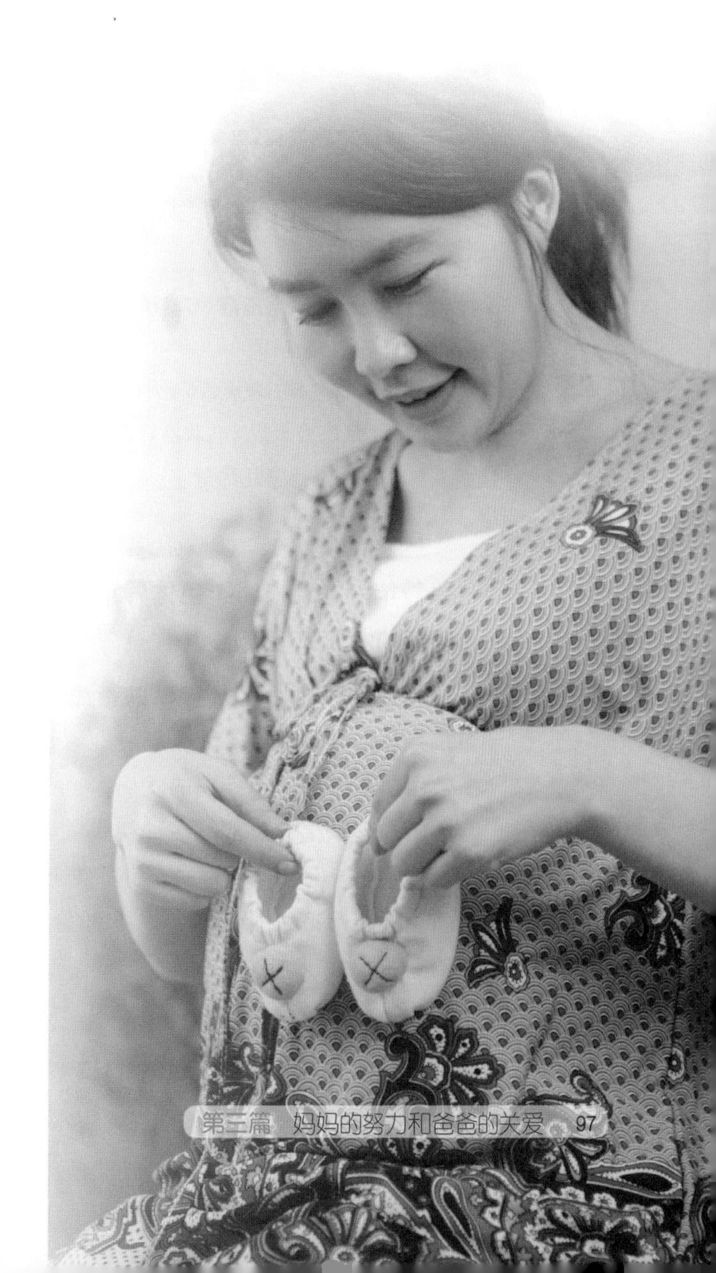

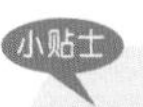

防癌生活小常识

保持正常体重 体重过高会令癌症的发生率比正常人增加2倍。

有规律的运动 每天保证30分钟的运动时间。

禁酒 饮酒过量会增加口腔癌、食管癌、肝癌、乳腺癌的发病风险。

禁烟 吸烟会引发肺炎，同时也要避免被动吸烟。

饮食以素食为主 蔬菜和水果作为一种天然抗氧化剂，具有防癌效果。

避免高盐饮食 含盐过高的食物容易引发胃癌。

避免烧烤食物 烧烤过的食物也容易导致胃癌。

注射乙肝疫苗 肝癌的最大诱因便是乙型肝炎。

接种宫颈癌疫苗 可以预防70%以上的宫颈癌。

母乳喂养 分娩后6个月内务必母乳喂养，这有助于预防乳腺癌的发生。

定期进行癌症筛查

错误知识 ✗
唐氏综合征为遗传性疾病。

随着年龄的增长，染色体异常引发的疾病的发病率在增加

遗传病较为多见。1%的新生儿存在染色体异常现象。随着年龄的增长，染色体异常引发的疾病的发病率也在逐渐增加。如果将癌症等多种疾病包含在内，我们一生中因染色体异常而导致的患病率接近90%。带有遗传性质的癌症主要有子宫癌、乳腺癌、膀胱癌等。糖尿病、高血压、高脂血症、脑卒中、心脏病等成年人疾病也有一定的遗传性。

唐氏综合征

唐氏综合征（又称“21-三体综合征”）的患病人群与普通人相比，增加了1条21号染色体。由于面部呈圆形、鼻梁矮、鼻子短小等原因，患者的面部看起来起伏不明显；受下巴短小、口腔空间狭窄等因素影响，也有嘴唇张开、舌头吐出等特点；眼睛边缘略微上翘，双眼之间的距离较远。唐氏综合征的患儿往往身材矮小、性格温顺，智商指数较低，为25~50，但也有人可以很好地适应社会生活。

发病率随着孕妇年龄的增长而增加

出生时，女婴卵巢内的卵子数量已经约有200万个。随着年龄的增长，卵子不断退化、死亡，其数量也出现递减态势。剩余的卵子仍然在以后的数十年间继续暴露在恶化的环境中，从而增加了染色体分裂时出现异常的发生率。也就是说，染色体异常所导致的唐氏综合征，其发病率会随着孕妇年龄的增长而增加。

因为精子每90天更新一次，所以唐氏

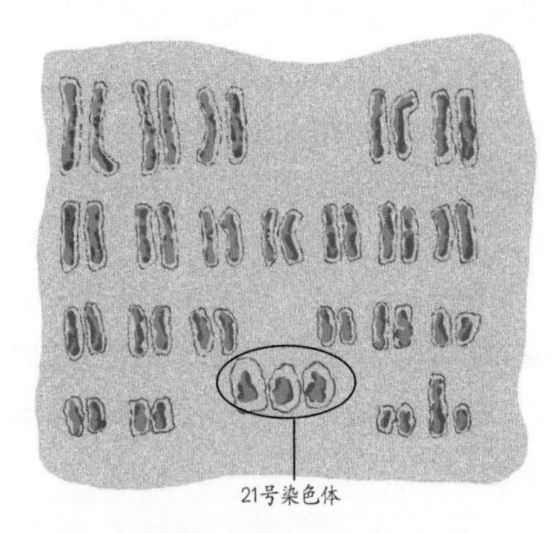

唐氏综合征的21号染色体多出1条

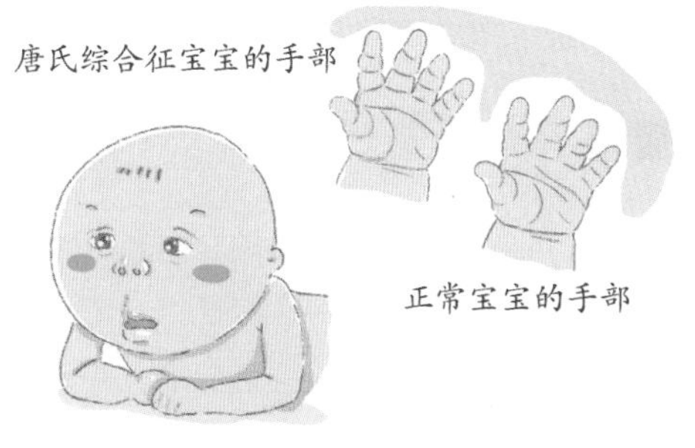

唐氏综合征的身体特征：
眼部间距较大，手部有一条横断的掌纹。

综合征的发病率与爸爸的年龄之间不存在相关性。但是爸爸年龄的增长所导致的突发病却会增加胎儿畸形的可能性。

如果头胎宝宝患有唐氏综合征，那么下一胎宝宝罹患此病的概率将提高1%。唐氏综合征女性患者怀孕时，子女遗传此病的概率为50%；男性患者则会患上不育症。

唐氏综合征可以在妊娠5个月时通过血液或羊水检出。孕11～14周时，如果超声波影像显示胎儿颈项透明层的厚度增厚，则说明患有唐氏综合征的可能性较大。而在孕16～18周时进行羊膜腔穿刺的检出率为100%。

小贴士

为什么要叫作“唐氏综合征”？

“综合征”代表着一种病可以导致多种畸形或其他并发症。唐氏综合征是由于染色体异常所引起的多种畸形（先天性心脏病、白内障、斜视、近视、精神发育迟滞等），故称之为“综合征”。

先天性心脏病

犹记得在学生时代，曾有一名同学在学校运动场内只跳了几下，便瞬间嘴唇发紫、气喘吁吁，蜷缩在运动场内。出现这种症状的原因正是心脏功能异常导致的，这会令全身无法正常供氧，从而造成血液中二氧化碳增多。这就是“先天性心脏病”带来的影响。

宝宝如果患有先天性心脏病，会出现如下症状：嘴唇或皮肤青紫、时常喘不上气、吃不好、无法正常喝奶、体重不长。

胎儿的心脏在孕5周左右开始形成，并在10周末完成发育。这一过程中如果出现异常，便会导致心脏畸形。先天性心脏病的发病率在0.8%左右，是最为常见的畸形。先天性心脏病无法通过血液或羊水检出，但可以在妊娠6个月以后通过超声检查检出。

神经管缺陷

神经管是孕早期胎儿的脑和脊髓呈现管状结构而被赋予的名称。神经管缺陷则是指孕早期神经管未完全闭合。神

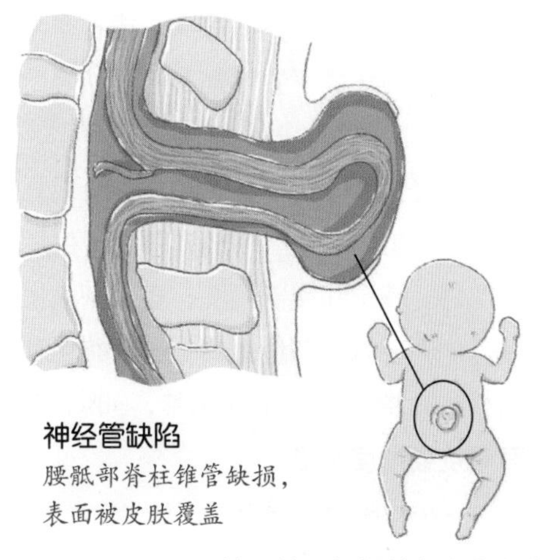

神经管缺陷
腰骶部脊柱锥管缺损，表面被皮肤覆盖

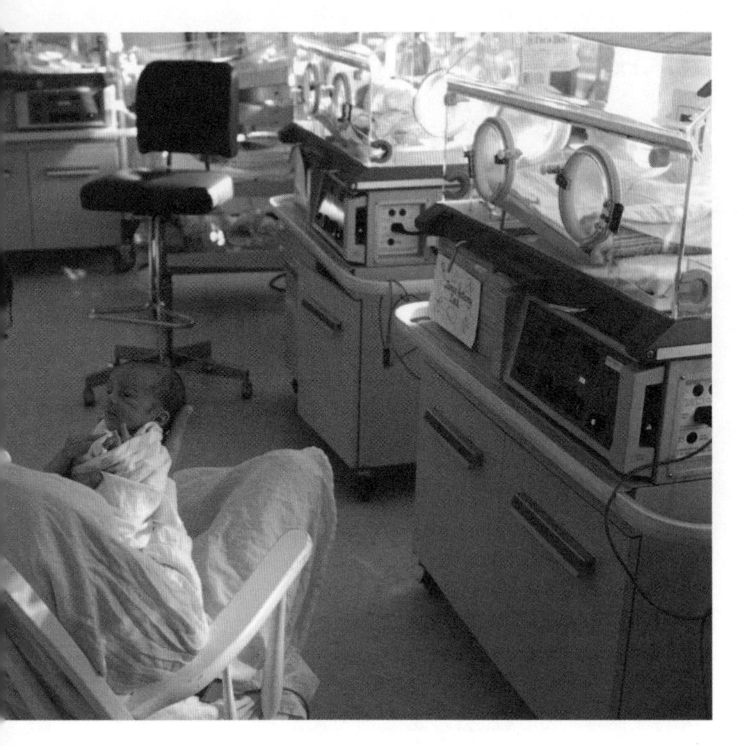

经管缺陷可能导致无脑儿、脊柱分裂等严重畸形。

在韩国，新生儿神经管缺陷发病率约为0.1%（编者注：中国为0.2%~0.4%）。

胎儿的神经管会在孕6周初完全闭合，所以孕6周后将不存在神经管缺陷畸形的可能。

服用叶酸可降低神经管缺陷的发病率

孕前患有糖尿病、癫痫，或在孕早期暴露在高温环境下会增加神经管缺陷的发生率。

神经管缺陷可以通过超声检查或妊娠5个月时的唐氏筛查检出。患儿出生后会在头部、脖颈和腰部长孔，表面则被皮肤覆盖；孔部以下部位截瘫，必须终生使用拐杖或轮椅；大、小便失禁，30%患者伴有轻度或重度智障。

从孕前开始每天服用0.4毫克叶酸，可以使神经管缺陷的发生率降低70%。

脑瘫

脑瘫是指脑部神经元细胞损伤造成的以运动功能障碍为主的综合征，主要表现为神经发育迟滞或学习能力低下，并伴有语言、听力障碍或癫痫。

脑瘫是出生前脑部未能正常发育造成的，70%的原因是妊娠时的子宫环境。孕期感染（如感染风疹、弓形体等）是主要病因，妊娠过程中的缺氧也是一大病因，还有极少数是阵痛和分娩过程中的缺氧造成的。

早产也会增加脑瘫的可能性。当早产的新生儿体重低于1.5千克时，脑出血的可能性将增大，脑瘫的发生率也将提高30倍。

预防脑瘫的一项重要措施就是接种风疹疫苗。而预防早产，则需要认真仔细地进行产前咨询和产检。

分娩过程中，因缺氧造成胎儿窒息而引发脑瘫的概率在10%以下。出生后2年内因脑部损伤造成的后天性脑瘫概率为10%。

为预防后天性脑损伤，在幼儿时期必须安装适合其年龄的安全座椅，以在交通事故发生时保护宝宝头部。生产后出院回家的路途中，也尽量使用安全座椅。

宝宝从床上跌落也容易对脑部造成损伤。因此在家中照料宝宝时，家人要格外小心。

爸爸的关爱

幸福的孕产过程并不是仅靠妈妈一个人的努力。虽然妈妈的努力是必要的，但十月怀胎期间爸爸付出关爱的程度也影响着孕产的结果。下面就让我们来一起看下妊娠期间爸爸需要为妈妈和胎儿付出怎样的努力吧。

第7章 孕期应当更加呵护妻子的理由

或许有些丈夫会说“男人参与到怀孕过程中是件特别离谱的事情”。但是你可知道，妻子在十月怀胎期间和生产后，不管是身体上还是精神上都经受了太多的变化，所以，最好能在妻子怀孕期间做点事情表示一下对她的关爱！疼爱妻子的理由还用多说吗？

怀孕是夫妻双方的共同责任

怀孕和生产虽说是由女性来完成，但孩子毕竟是夫妻二人爱情的结晶，所以，不管是怀孕还是育儿都是夫妻双方共同的责任。一个孩子的出生和成长当然需要夫妻双方共同分担。因而，从怀孕初期开始，丈夫的关爱就特别重要。

十月怀胎，妻子承受了太多痛苦

为了孕育宝宝，女性的身体会经历很多的变化。孕早期遭受“孕吐”的困扰，肚子凸出后，又相当于每天在生活中负重10千克以上，甚至在睡眠中都需要背负着“沉重的负担”。孕肚凸显后，准妈妈还时刻伴随着腰痛、骨盆痛等多种疼痛，整个孕期还可能会遭受头痛、眩晕、气喘、腰痛、贫血等多种症状的折磨。可以说，从头到脚就没有不难受的地方。那么，作为丈夫，这时候就更要关心初次经历这些变化的妻子，并多多理解一下她的痛苦吧。

怀孕期间，妻子做出了巨大牺牲

怀孕需要女性做出自我牺牲。怀孕后，即使身体不适也不能随便用药，以免对胎儿造成损害。也就是说，为了胎儿，准妈妈需要放弃很多。

妻子对分娩的恐惧可能持续整个孕期

妈妈们在十月怀胎期间无时无刻不

生活在对生产的不安和恐惧中。

她们甚至会生出在分娩过程中突然死掉的恐怖感。虽然分娩中产妇的实际死亡率也不过是0.01%~0.02%。那么，准爸爸就要努力帮助准妈妈平复心情，尽可能地减少她的不安和恐惧。

妻子会因产后走样的体形而抑郁

女性的身体在经历生产后会发生很大变化。生产后，女性的骨盆肌肉和阴道都会变得松弛，有时即使只是笑一下都可能引发尿失禁。

剖宫产手术会在身体上留疤，即使进行自然分娩，多数孕妇在肚子增大期间也会产生妊娠纹。腹部和腰部的赘肉会令产后的体形走样，并出现乳房下垂等问题。

从头到脚完全走样的体形还可能导致妻子出现产后抑郁症，而能理解妻子这些状况并给予鼓励的人只有丈夫。

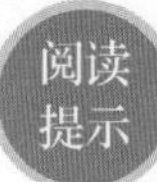

让妻子和孩子开心，爸爸才会心情舒畅

大部分丈夫认为，对妻子的好和对孩子的好应当是不一样的，为妻子所做的事情怎么可能会让孩子开心呢？其实，对妻子的付出和为愉悦妻子所做出的努力，相当于在为了孩子的快乐而做努力。妻子和孩子快乐了，家庭内部就会变得和谐，最终也会给爸爸带来幸福。

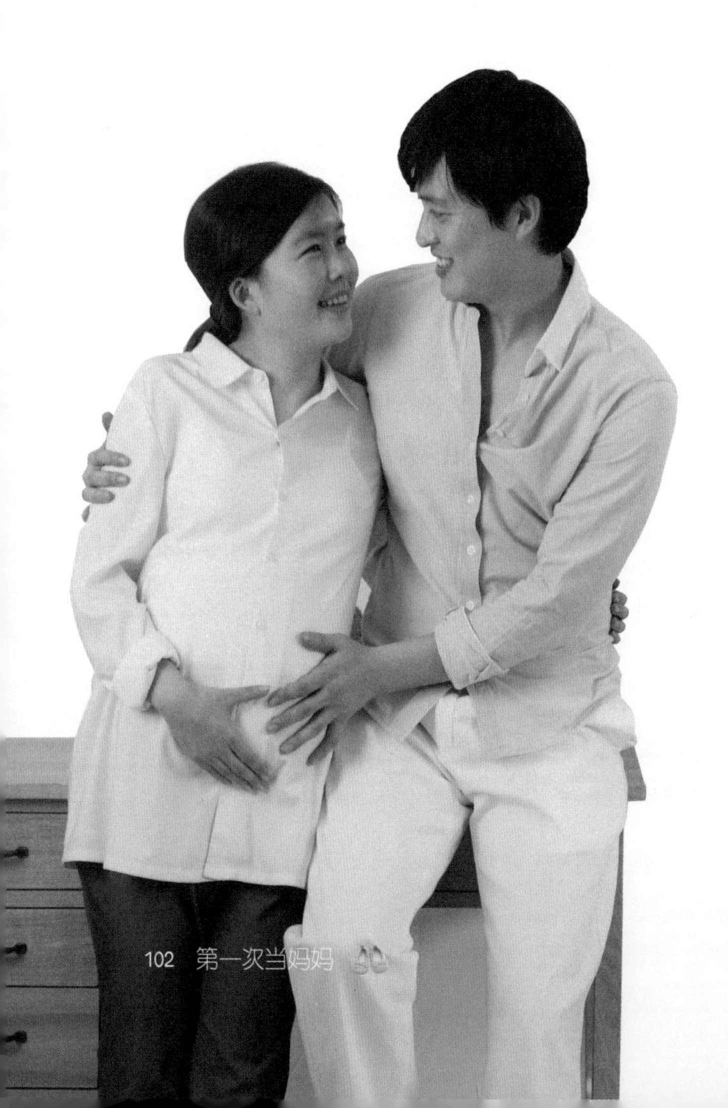

母乳喂养和育儿生活会更加辛苦

孩子出生后，就可以结束妊娠的辛苦了吗？实则不然，母乳喂养和育儿生活将更加艰辛。对女性而言，妊娠、生产固然意味着人生中的巨变和牺牲，但母乳喂养同样需要妈妈们放弃正常的生活。而在宝宝的婴幼儿时期，妈妈们也无法作为一个女人把自己打扮得漂漂亮亮，因为抚育孩子是一件极其艰辛的事情，连照镜子的时间都在逐渐较少，妈妈们不得不放弃对美的追求。这种情况下，丈夫如果能够理解妻子的心情并积极地参与到育儿活动中，那么对妻子而言将是莫大的安慰。

第8章 孕期成就好丈夫的20种方法

要想成为一名好丈夫，其实方法非常简单。你并不需要买多么贵重的礼物或者赚多少钱，只要能陪妻子一起度过艰难的孕期即可。当然，这并不是要求丈夫们放弃生计终日陪伴在妻子左右。妻子会因你细微的举止而感动，也会因琐碎小事而情绪低落。你在妻子怀孕期间给予关怀的同时，只需每天腾出几分钟，每周腾出1天时间便足矣。

1.陪她一起去妇产科

近年来，越来越多的丈夫会陪着妻子一起去妇产科。如果在医院看到别人的妻子都在丈夫的陪伴下，而自己却形单影只，那么妻子的心里可能会受到巨大的冲击。

如果平日里无法陪伴，那不妨在周末相伴相随。不管怎样，如果能够为妻子抽出一点时间，不仅可以看到胎儿的逐步成长，也能增进夫妻间的感情。

另外，有了丈夫的陪伴，医生们也能更好地进行诊疗。如果遇到一名男医生，那不妨努力与他亲近一些。同样身为男性，不仅能让医生更好地体谅自己的心情，而且自己也能听到很多对理解妻子有帮助的建议。

2.为她购买怀孕、育儿的书籍

如果是头胎宝宝，爸爸妈妈在妊娠、生产、育儿方面的相关知识肯定是匮乏的。如果能为妻子选购有关书籍并陪她一起阅读，再给予她孕期的关怀，妻子便能以一种幸福的心情度过艰难的孕期。买书虽是小事，但丈夫的细微关心却可以带给妻子莫大的感动。

3.陪她一起参加妊娠、分娩、母乳喂养等相关讲座

如果连孕妇课堂都可以陪她一起参加的话，那你一定是一名合格的丈夫。丈夫陪着妻子一起参加孕妇课堂，可以同妻子一起为胎儿的健康成长做出努力。基于孕妇课堂上获取到的知识，不仅可以为妻子准备相应的营养品，还可以劝说妻子进

错误知识
妊娠期间，丈夫没有什么能为辛苦的妻子做的事情。

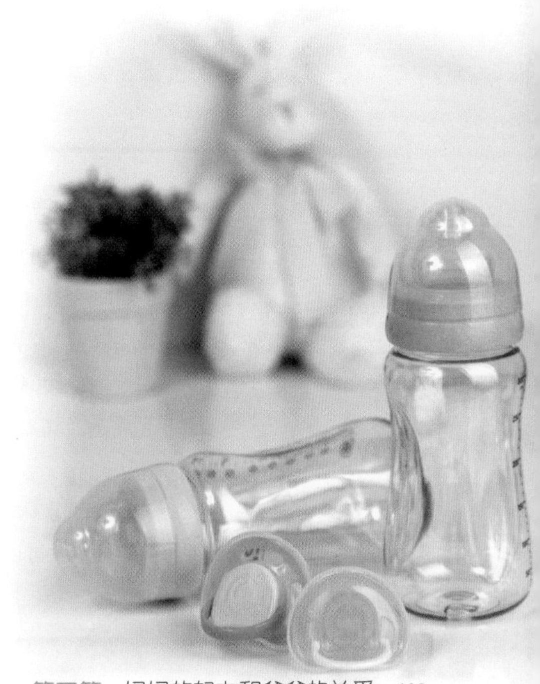

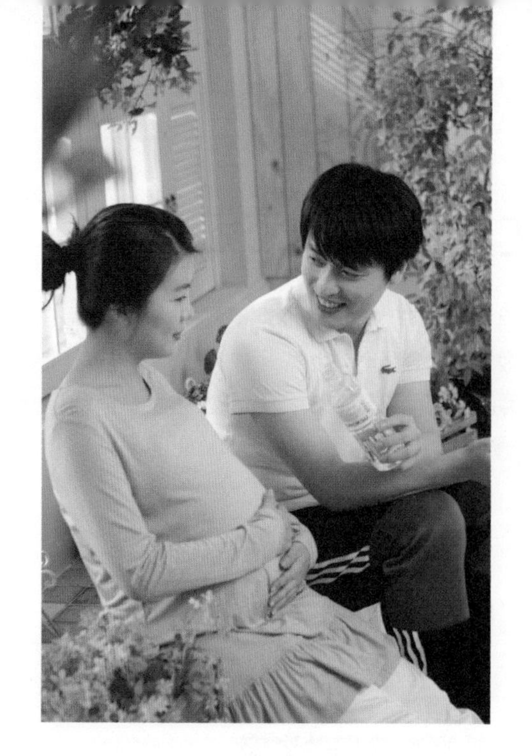

行运动，也可以为妻子怀孕期间的一些问题提供切实的建议和帮助。

陪妻子一起聆听母乳喂养相关讲座，有助于理解母乳喂养的重要性并为之提供很多帮助。

建议丈夫尽可能地陪妻子一起参加相关讲座。最近一段时间以来，虽然出现了很多为夫妻双方共同设置的妊娠、生产教室，但实际出席率却是很低。丈夫的决定必将会收获来自妻子的感动。

4.同她一起准备待产包

为迎接即将出生的宝宝，购买生产用品和必要的宝宝用品时，建议丈夫们能积极地参与其中。一起挑选各种有趣可爱的物品，不仅可以增加对宝宝的感情，而且可以共享与妻子的快乐时光，从而使夫妻间的关系更加紧密。

同时建议丈夫陪妻子一起挑选产后护理中心。因为产后2周内丈夫也必须一起留在产后护理中心，因此最好一起寻找一处让宝宝和妻子同时也让自己满意的场所。正如订婚后一起去看共同居住的房屋一样，也一起去查看一下能让妻子在产后2周内舒适休息的地方吧。

5.与她一起散步

下班后每周2～3次牵着妻子的手一起去散步吧。走路是适合孕期进行的最佳运动项目。

虽然要在孕期进行平时不曾尝试过的

适量运动可以增强胎儿的心脏功能

医生指导

孕妇进行运动，对胎儿而言也有运动的效果。很多研究表明，孕妇进行运动，对妈妈和胎儿的健康都有很大益处。美国堪萨斯大学医学中心曾对定期进行运动的5名孕妇和不做运动的5名孕妇进行过比较。

结果显示，在胎儿的正常心跳次数方面，进行运动的孕妇要明显低于不做运动的孕妇。不做运动的孕妇所怀胎儿的心跳次数相对更高一些。这一结果不受妊娠期间胎儿发育状态的影响。

上述研究结果意味着：妈妈进行运动不会给胎儿的心脏带来负担反而会让胎儿的心脏更加健康。运动不仅可以增强孕妇的心脏功能，而且可以增强胎儿的心脏功能和血管功能。

运动项目不太容易，但也必须参加运动。丈夫的陪同可以激发妻子的兴趣。所以，丈夫也借此机会养成运动的习惯吧。

6.体验只属于两个人的旅行

宝宝出生后的一段时间内，两个人的旅行机会将少之又少，甚至在几年内都不可能再有。专属两个人的旅行，可以抚慰妻子劳累的身心。不妨在宝宝出生前尽情地享受一下二人世界吧。

7.带着她寻找美食

分娩后，外出就餐也会成为一种幻想。对多数夫妇而言，在宝宝3~4岁之前外出就餐是一种比较困难的事情。

和妻子外出就餐时，请尽可能地寻找一家比较有名的餐厅。最好在网上搜索后整理成一个文件，然后每周去品尝一次。分娩后的一段时间，妻子将无法经常外出，即便想把孩子托付给他人再外出也需要费些心思。因此，最好在可以外出的时候多多享受一下。

8.准备好她想吃的食物

孕早期，孕吐导致食欲不振时，吃一些自己喜欢的食物会让心情好很多。反之，孕吐时反而会更想吃那些平时没有吃到的食物。即使在半夜，妻子突然想吃什么的话，也不妨去买来表达一下诚意吧。丈夫还可以表达下自己的细心体贴，在下班时确认一下妻子想吃什么食物。

9 如果无法戒烟，请减少吸烟量

在怀孕的妻子面前吸烟的丈夫估计寥寥无几，但问题是，在阳台或其他房间的吸烟行为也会让妻子被动吸烟，从而对妻子和胎儿不利。不如借妻子怀孕的机会尝试戒烟吧！如果完全戒烟比较困难，可以减少吸烟量，在吸烟时请务必远离室内。

10.尽早下班回家陪妻子

身体疲乏的妻子独自在家等待丈夫，是非常枯燥乏味的。丈夫不如下班后，早点回家陪伴妻子。

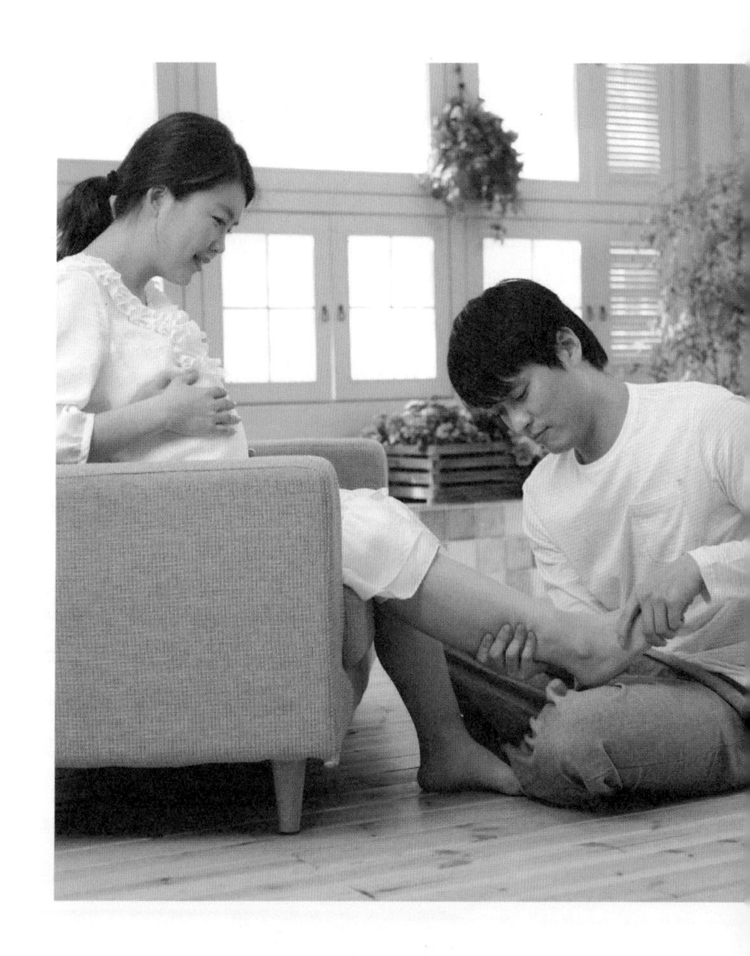

小贴士

妊娠各阶段所需的营养剂

孕前～孕12周

→叶酸或孕妇复合维生素

孕20周～生产后

→铁剂、ω-3脂肪酸、孕妇复合维生素

孕24周开始

→妊娠纹霜

11.经常给她打电话或发信息

在妻子怀孕期间通过电话或信息表示一下关心：是否吃过午餐?身体有无异常?是否疲劳……关注一下妻子的日常生活状态，会给妻子带来感动。小小的努力可以得到大大的收获。

12.为她准备孕期所需营养剂

孕期各阶段所需的营养剂略有不同。根据各时期的不同需求，亲自为她准备一些孕妇复合维生素、铁剂、ω-3脂肪酸等营养物品吧。只要有心，购买时无须到处跑腿，只需在电脑点几下鼠标就搞定了。

13.积极分担家务

妻子拖着沉重的身体干起家务活来要比平时困难很多。帮她洗洗碗筷、打扫打扫卫生、晾晾衣服……积极地分担一些家务吧，妻子将会感激又感动。尤其是在周末时，尽量抢在妻子前积极地参与家务。

14.用照片记录她怀孕时的身影

妻子的妊娠时光是一去不复返的。最近有很多孕妇会拍下分娩前的照片留作纪念。丈夫可以多跑几家摄影室选定一家不错的。即便所选摄影室的条件不错，也建议丈夫们尽量全程陪伴妻子一起照相。若是每月在家中的固定场所中亲自为妻子拍张照片，也是不错的选择。这些照片同样记录了你对妻子的爱。

15.亲自为她涂抹妊娠纹霜

随着孕肚的突起，腹部的皮肤自然而然地出现开裂。在妻子提出要求之前，不妨提前准备好妊娠纹霜并亲自为她涂抹。身体上的按摩可以帮助妻子舒缓身心。

医生指导

妊娠期同房时，请先打开她的心

当妻子在妊娠期间对同房表现出排斥情绪时，请不要过于计较。与男性不同，女性只有先打开“心门”，才能打开“身体之门”。不要因为怀孕中的妻子厌倦夫妻生活而感到受伤或愤怒。尽量让妻子看到你的关心，首先开启她的心扉吧。与她聊天、拥抱、肢体接触、一起散步等都是可以打开妻子内心的方法。另外，爱抚她的小腿、肩膀、手、脚等部位也可以激发妻子的性欲。

虽然分娩结束6周以后可以进行性生活，但是，首先开启妻子的内心也是非常重要的。

16.与胎儿对话

为妻子涂抹妊娠纹霜或平日里抚摸着妻子肚子的同时，尝试与胎儿进行对话吧。对话并不是件难事，只需轻声细语地将当天所发生的故事或把“让我们健康地进行见面吧”等话语说给宝宝听就可以了。给宝宝读一些童话故事也不错。宝宝会很喜欢听到爸爸声音的。

17.为她按摩腿、脚和腰部

随着孕肚的凸起，妻子的腿、脚和腰部会出现疼痛。拖着沉重的肚子进行活动时，腰部和腿、脚部位的肌肉容易结成硬块。这时，为她做做按摩，可以让她感觉舒适许多。按摩的同时，也别忘了交流，这对于缓解妻子的疲惫也很有帮助。

18.坚持写胎教日记

写胎教日记并不是很难，它只是丈夫在妊娠期间对妻子和宝宝所感所想的一种记录。临近分娩时，可以用它为妻子加油鼓劲。或者在分娩后，当妻子对产后护理和育儿生活感到疲倦时，将它交到妻子手中，将会起到很好的作用。也可以将难以用语言表达的爱情毫无保留地蕴含在文字当中。在宝宝长大成年人后，这也可以成为一件满含父爱的珍贵礼物。

19.更加注意自己的一言一行

妊娠期间，妻子因受多种因素的影响，情绪会变得比较敏感。可能会因丈夫一句无关紧要的话而郁闷，也可能会因丈夫不经意的一句话而感到幸福。为了妻子，对自己的一言一行多费些心思吧。

20.生产时，陪伴在她左右

产房内，丈夫是妻子最强有力的后盾支持。在妻子艰难、害怕的瞬间，时刻陪伴在她的身边，将会为她提供强大的力量支撑。

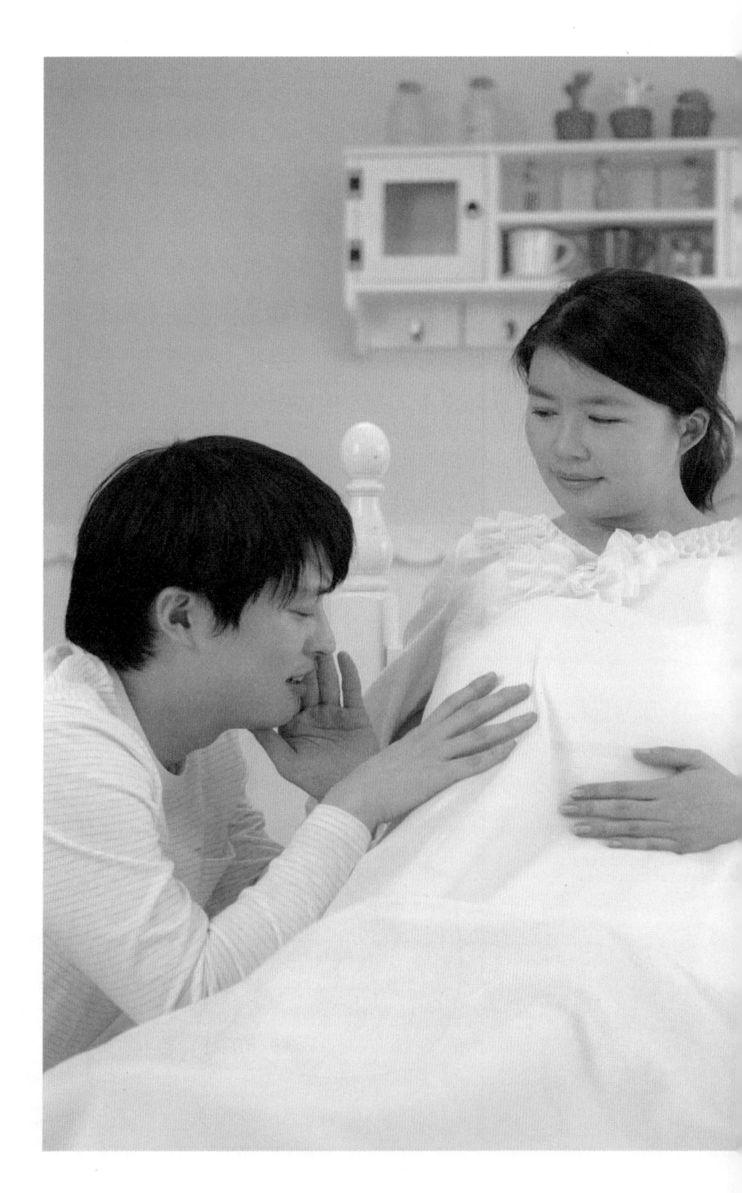

第9章

阵痛、分娩时，丈夫可以做什么

直到10年前，在妻子分娩时，丈夫能做的还仅仅是紧张地在产房外等待妻子出来后递上一捧花束。近年来，生育文化发生了很大的变化，分娩过程中丈夫可以参与的事项也增加了许多。孕妇课堂等很多讲座也在呼吁丈夫的积极参与。分娩方法上如果选择了家庭式分娩，丈夫就可以在妻子阵痛和分娩过程中陪伴在身旁。

丈夫也应当了解阵痛和分娩过程

多数情况下，丈夫虽然陪在妻子身旁却不知道该干些什么。这种结果反而令妻子大失所望。在妻子正在遭受阵痛折磨，而他们或者在妻子身边津津有味地看着电视，或者在偷吃香肠进入产房后浑身充满了香肠味，或者拿着手机跟朋友聊天……很多丈夫因各种不当行为而被妻子赶出了分娩室。在产房内所犯的错误也将会永远成为妻子抓在手中的“把柄”。

错误知识
阵痛、分娩时，丈夫什么也做不了。

从现在开始，丈夫们在产房时应当了解自己的重要性，并学着发挥自己的作用。不过，在参与妻子的分娩之前，最好先了解一下分娩过程。与毫不知情的突然参与相比，有准备的参与更能对妻子的分娩有所帮助。

产前阵痛时，能为妻子做些什么

准备枕头和数码相机

预产期到来之前，妻子会将入院所需的所有物品提前备置妥当。丈夫则需要额外地准备一个枕头和一台数码相机。

预备两个枕头的原因在于自己用过的枕头要比医院的舒服一些，而且躺在一旁休息时可将医院的枕头夹在两腿之间，会减轻不适。

准备数码相机的目的则是为了将生产的瞬间拍下来。多数孕妇只会想到阵痛的恐惧，而无法想到将生产瞬间的感动定格在照片中。在最重要的时刻按下快门，帮妻子记下孩子出生时的瞬间感动吧。别忘了提前确认相机的状态及使用方法。

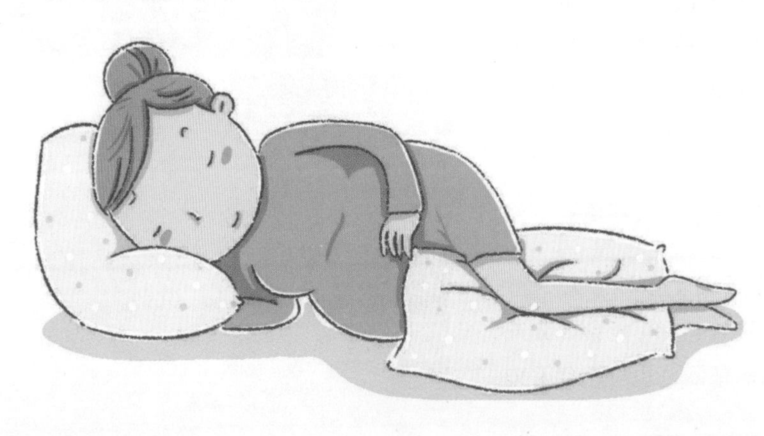

通过按摩消除她的紧张感

妻子在阵痛中出现腰痛时，建议丈夫用大拇指帮她按压腰部，也可以帮她敷上保暖贴或冰袋，或者帮她按摩双腿和胳膊。如果在家有常用的按摩工具，最好也能提前备上。丈夫用双手帮妻子缓解阵痛，可以在心理上给予妻子安全感。为了缓解精神紧张，最好同时准备一些精油。

准备饮料和零食

准备一些妻子在阵痛时可以方便食用的零食。矿泉水最好，绿茶饮料也不错。棒棒糖、巧克力等甜食也比较适合。产程过长时，准备一些稀粥也会大有帮助。

产房内只留下1～2名让妻子感到舒适的人员

阵痛到来时，周边最好不要有一些让妻子感到不适的人员。站在妻子的立场上看，公婆或婆家姑嫂等在场都会让她感到不自在。

对妻子来说，在阵痛过程中除了自己最需要的人，其他人最好都不要出现。不妨提前征求一下妻子的意见，确认哪些人可以跟随进入分娩室。

每隔1小时陪她去1次洗手间

膀胱充满时，更容易感到阵痛的痛感。阵痛来临时甚至可能都无法小便，因此最好每隔1～2小时就陪妻子去次洗手间。

尤其是当选择无痛分娩时，妻子无法感觉尿意，所以即使有些勉强也尽量常去洗手间。而且在膀胱充盈的状态下，胎儿也不容易进入产道。

帮她勤换姿势

阵痛严重时，尝试调整一下躺着的姿势可有助于缓解疼痛。最好帮妻子换一个比较舒服的姿势，并随时进行确认。

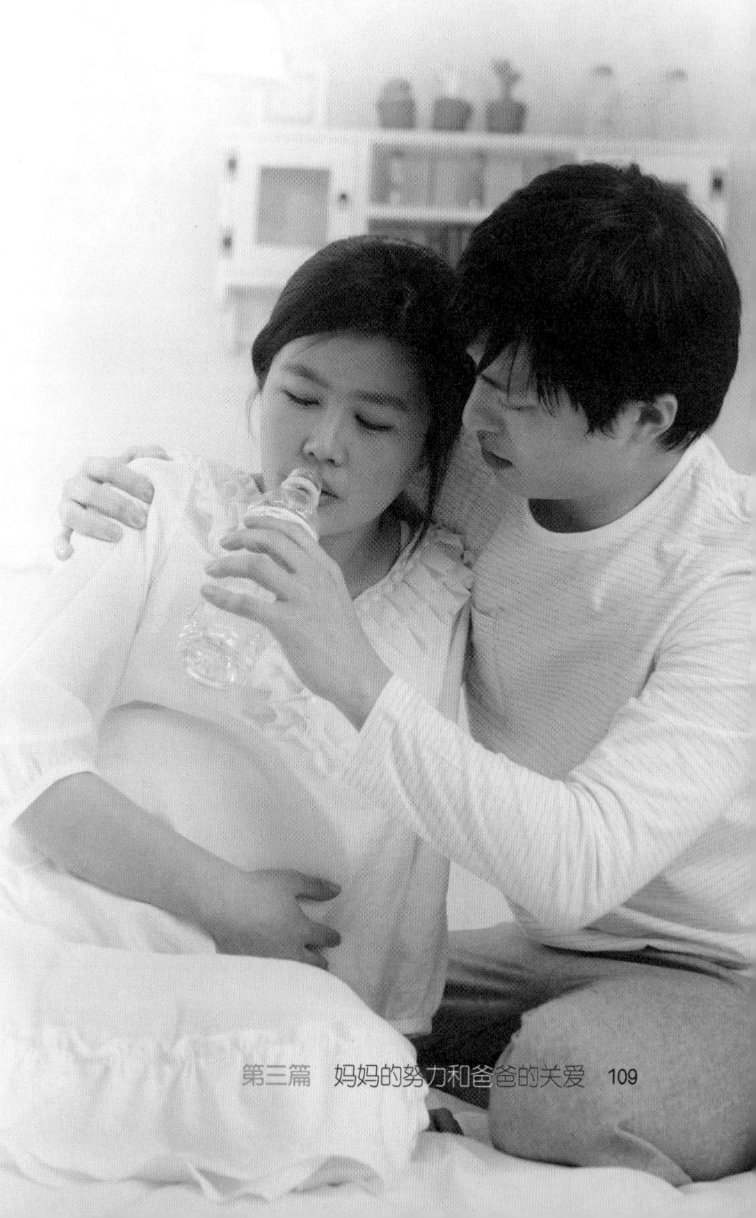

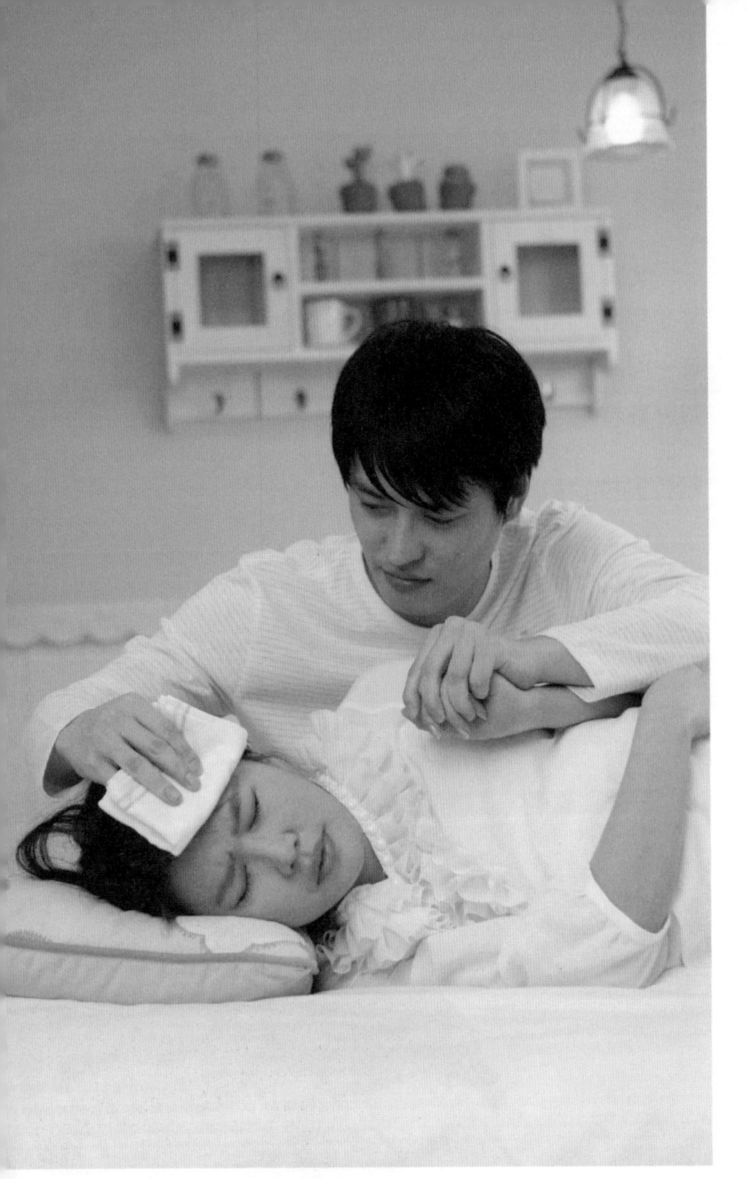

调暗产房的光线亮度

人类在害怕时会本能地倾向于光线比较暗淡的环境。调暗亮度有助于消除紧张，给她舒适感。最佳分娩环境是安静而幽暗的，调暗产房的光线亮度，帮她创造一个较为舒适的气氛吧!

帮她营造一个安静的环境

当妻子因受阵痛的折磨而无精打采时，作为丈夫绝不可以做的一件事就是跟她说话。在她腹部疼痛时，千万不要一直与她讲话，更不要对她提出“肚子疼吗”之类的问题。

在妻子阵痛来临时，最好不要在旁边玩手机。取而代之的是，让她听一些可以舒缓紧张情绪的平和而安静的音乐。如果有妻子比较喜欢的音乐，在进入产房时一

阅读提示

不看到妻子的生产过程也有好的一面

宫口完全打开时正是妻子需要开始发力的时候，这时的妻子是非常痛苦的，护士会将手伸入妻子的阴道内帮她用力。丈夫可以陪在一旁帮妻子加油鼓劲，不过，当看到护士伸入妻子阴道内的手抽出的瞬间，丈夫会不自觉地产生一种厌恶感。护士的这种帮助发力的行为有时会从30分钟持续到2个小时以上。

全程注视着这种生产过程，可能会给丈夫造成巨大的阴影。对于平时见血都会害怕的人或者对和妻子间的性生活感觉高雅的丈夫来说，参与这个过程并不见得都是好事。与其让分娩后遗症给以后的夫妻生活带来不良影响，倒不如不进入产房。

起带进去吧。同时，切记不可看电视。电视中传出的一丁点声音都可能让阵痛中的妻子反感。

无止境的鼓励

没有经受生产之痛的丈夫不会体会到那种无法估量的痛苦。不管怎样，妻子都在替丈夫遭受着痛苦的折磨，难道丈夫不应该守在一旁给她鼓励和力量吗？即使是对阵痛中的妻子说一句“做得非常好，只要再坚持一小会，就可以看到宝宝了”，也将会给她极大的鼓励。

守护在她身边

丈夫应当为妻子做的最重要的事情就是守护在她身边。即使不在一旁为她按摩或鼓励，甚至没有任何举动，只要能够陪在旁边，就能给她带来莫大的安慰。

生产的瞬间，是否需要陪伴在她左右

在临产阵痛时，大部分丈夫都会陪在妻子身边。不管身在多远的地方，在阵痛的时候，丈夫们都会想办法陪着妻子。可是，请再仔细考虑一下在宝宝出生的瞬间，是否要选择继续陪伴。有时候，陪着妻子她一起经历最后的分娩过程，反而会让两人亲密的关系变得疏离。

没有丈夫陪伴的好处

宝宝出生的瞬间是庄严且神奇的，有时却也不尽然。如果分娩过程较为顺利，倒也没什么，但有时候的分娩过程会非常地艰难，这对陪伴的丈夫而言也是备受折磨的。

丈夫可以不必直视妻子的痛苦

有些孕妇不希望让丈夫看到宝宝从自己的产道内出来的“鲜活场面”。她们不希望让丈夫参与到自己痛苦的分娩过程。这种情况下，丈夫最好还是单独待在一边。在临产阵痛时，丈夫可以陪在妻子身边，等到需要进行分娩时再起身离开。

实际上，看着心爱的妻子全身挣扎的场景，丈夫本身也会特别难受。但是如果在妻子阵痛时，自己却跑到外边，心里肯定也会不自在。所以，最好是能够守在妻子身边，但如果比较困难的话也不必全程陪护，可以时不时地出去透下气。

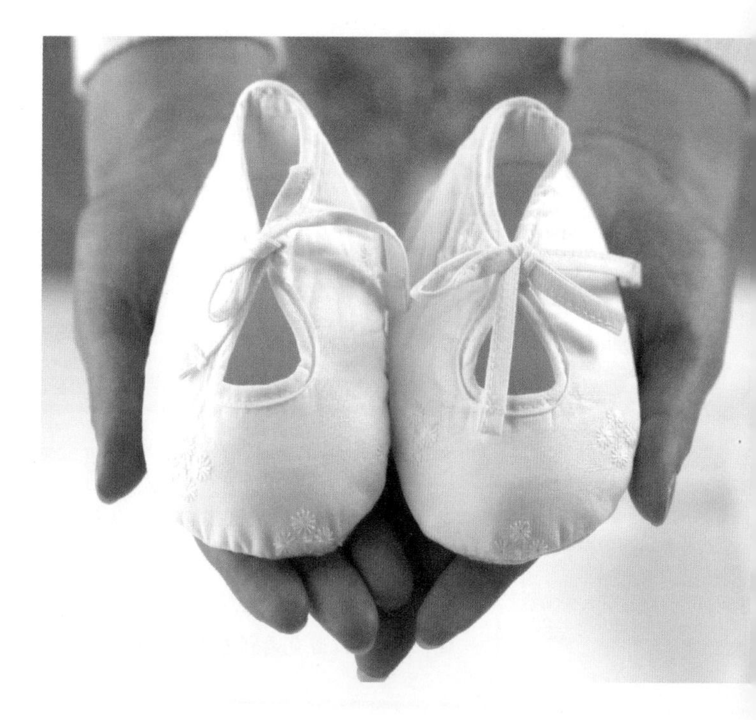

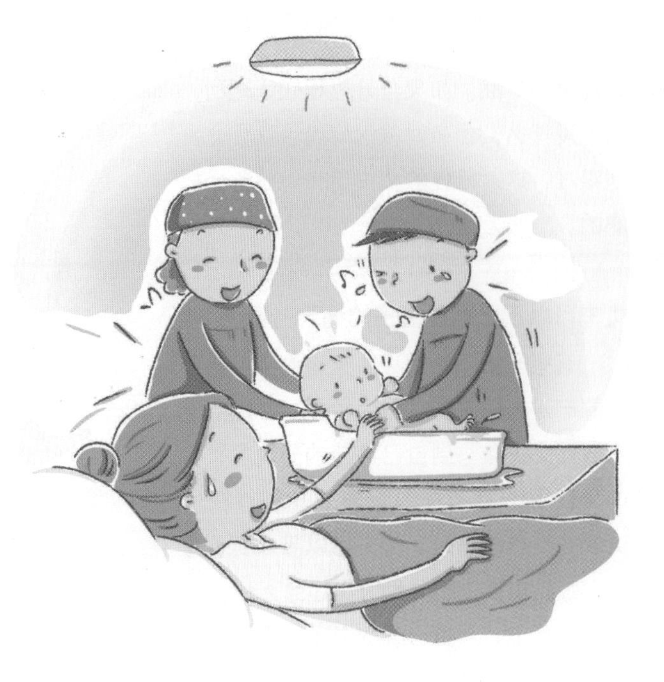

> 小贴士
>
> **生产后松弛的阴道可以重新恢复紧致**
>
> 有些男性误认为分娩时张开的阴道口会永远保持松弛状态而有意避开产后与妻子同房，但实际上产后松弛的阴道即使不如从前，也会自然地紧缩。只要在产后坚持进行凯格尔运动（骨盆运动），完全可以让私处变得比孕前更加紧致。

可以不必亲眼目睹妻子的产道

有时候，丈夫目击妻子的分娩过程后，对性的美好幻想会瞬间崩塌。有位丈夫曾坦言在分娩时被血肉模糊的宝宝和从打开的阴道口所喷出的血液所吓到。此后，每当与妻子同床共枕时脑子里都会不自觉地浮现出那个画面，从而导致再也无法与妻子享受美好的性生活。因此，建议在妻子生产的一瞬间，眼睛不要看着妻子的下半身，并尽可能地回避视线或将目光移向墙壁一侧。

有时在妻子发力时，护士会拜托丈夫帮忙按住妻子的双腿。遇到这种情况，可以表示自己没有把握，暂时外出片刻，待分娩接近尾声时再进来。

或者在分娩的瞬间，站到妻子的头部一侧，避免看到妻子的产道。另外，在剪断脐带时也容易看到产道。如果在胎盘尚未脱离子宫的状态下被要求剪断脐带，只需拜托护士事先遮盖一下产道部位即可。

有丈夫陪伴的好处

可以带给妻子心理上的安慰

大多数妻子认同丈夫的陪伴可以帮助减轻分娩时的恐惧和痛苦。实际上90%的孕妇表示，丈夫在分娩时陪在自己身边可

> 医生指导
>
> **妻子生产时，请陪伴在她的头部一侧**
>
> 如果不希望看到宝宝从产道出来的过程，可以在妻子阵痛时先陪在身边，等到准备分娩时再到产房门外等候。也可以在最后发力开始前再到门外等候。这个过程需要1~2小时。如果还是想在分娩过程中寸步不离地陪在妻子身边，不妨站在妻子的头部一侧，这样可以避免看到妻子的产道部位。

以带来自己心理上的慰藉。在分娩这样极其艰难的情况下，丈夫的守护本身就具有明显的止痛效果，因为丈夫是妻子在困难时刻最大的力量支柱。

可以加深与妻子和宝宝之间的关系

爸爸见证宝宝诞生的时刻是一生当中具有重大意义的一件事。见到宝宝的第一眼，也是从男人成为爸爸的瞬间，这难道不会成为终生难忘的感动吗?

经常可以看到爸爸在产房内见到宝宝的一瞬间泪流满面的场景。与妻子一起见证这一时刻，可以进一步加强与宝宝和妻子之间的亲密关系。

分娩时，丈夫可以做哪些事呢

- 为宝宝唱首歌吧。如果是“三只熊”等幼儿歌曲，或是妊娠期间进行胎教时讲过的童谣就更好不过了。
- 最好给宝宝沐浴。
- 拍张照片或录制视频。
- 剪断宝宝的脐带，也可以将宝宝抱到新生儿室。
- 请护士帮忙拍张自己怀抱宝宝的照片。
- 对妻子说声“辛苦了”，别忘了给她一个吻。

准备产后庆祝活动

孕妇在分娩后需要在分娩室内观察约1小时之后再被推入病房。爸爸在这1个小时的时间内，试着准备一个惊喜的庆祝活动如何? 当然，花束是最基本的，在病房内点缀一些气球也是不错的选择。

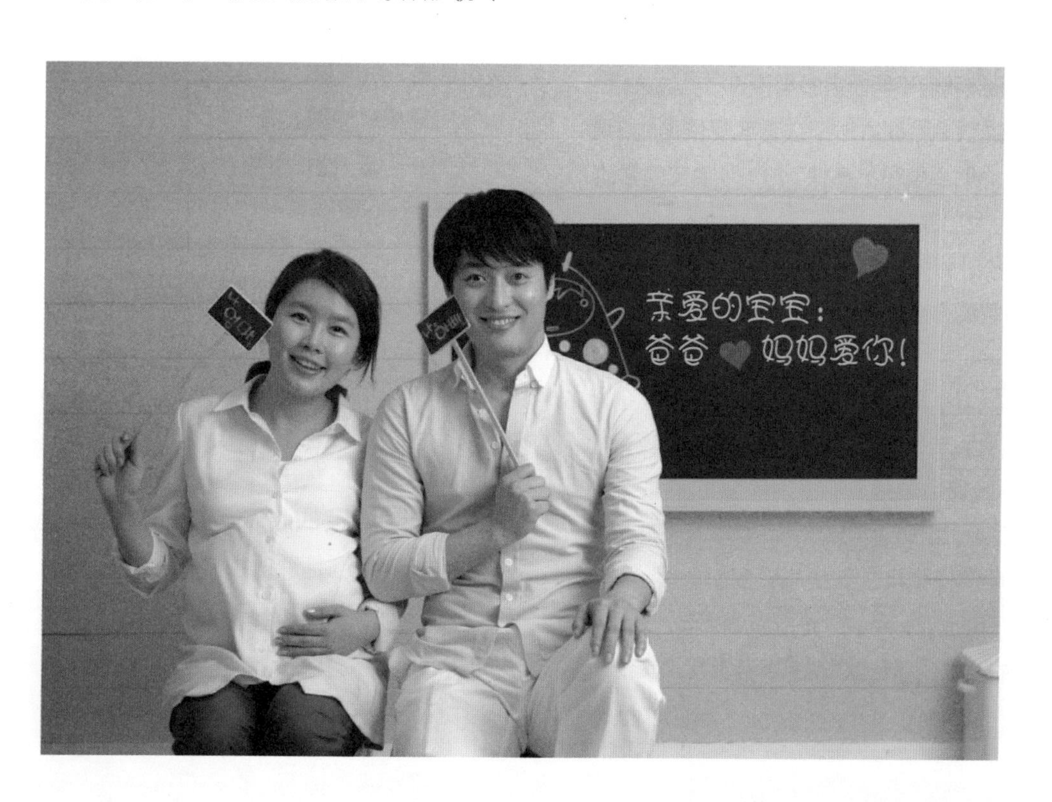

扩展阅读

让宝宝更聪明的胎教方法

孕妇课堂上经常提到有关胎教的内容，妈妈们由此可以了解到胎教的重要性，进而希望通过胎教孕育出健康聪明的宝宝。胎教的基础是什么？如何才能生出妈妈们期望中的宝宝呢？在这里，我们收集整理了一些胎教技巧。

真正的胎教源自妈妈的快乐

准妈妈们无一不希望生出健康的宝宝。如果宝宝能再聪明一点的话，那就别无他求了。早在宝宝出现在子宫的那一刻，妈妈们就萌生了这一愿望。

网络上到处都充斥着有关胎教的信息，各种胎教书籍的争相涌入也吸引着孕妇们的眼球。甚至有的孕妇为了让自己的宝宝有一个聪明的头脑，开始孕期记忆英文单词或解答各种高难度算术题。

这种胎教方法果真能让宝宝变得更健康聪明吗？虽然我们不能断定胎教没有一丝效果，但现实中的很多胎教方法都缺乏客观依据。如果准妈妈明明心里很不痛快，却为了宝宝勉强进行胎教，那胎教就失去了它本身的意义。胎教的基础在于让妈妈的身心愉悦，轻松、快乐的心情才是胎教的起点。

勉强进行的胎教反而会起到副作用

一听说古典音乐有助于胎儿的头脑发育，很多孕妇便会勉强去听平时不喜欢的古典音乐。但实际上，受到孕妇皮肤、厚厚的子宫和羊水等的阻隔，胎儿在子宫内无法清晰地听到外界的声音，他们听到的只是低沉的声音，反而是妈妈的心跳声和肠道蠕动的声音听起来更清晰一些。

与在子宫内部时相比，宝宝出生后才能更好地听见声音，音乐声也是在出生后听得更清楚一些。

有些孕妇在怀孕时会尽量让宝宝听一些古典音乐，而等宝宝真正出生后反而不听了。宝宝的头脑发育不仅局限在子宫内部时，出生后也在持续发育中，所以出生以后也坚持给他(她)听一些音乐吧，这将帮助宝宝的大脑发育。

很多妈妈在第一次怀孕时都会涉猎各种胎教方法，并对宝宝进行多种胎教。但到了怀二胎时，努力进行胎教的人却少了很多。即便如此，也并没有证据表明未进行过胎教的二胎宝宝不如头胎宝宝健康或聪明。

重要的并不是“哪种胎教方法更好”，而是“应该怎样进行胎教”。真正的胎教并不是为了腹中的宝宝而勉强去做，这样反而会给妈妈和胎儿带来压力。胎教的最终目的是为了让妈妈在妊娠期间身体健康、心情舒适，也就是说胎教的结果要看妈妈是否身心愉悦。这一事实请千万不要忘记。

孕育健康聪明宝宝的胎教技巧

即使每天不勉强地聆听古典音乐，不去看那些难以理解的新闻，仍然有方法让孕妇生出健康聪明的宝宝。

这种方法便是在十月怀胎期间努力保持自

己的情绪稳定和身体健康。

下面就让我们一起来了解一下孕育出健康聪明宝宝的胎教秘籍吧。

提高宝宝情商（EQ）的胎教方法

做让自己愉悦的事情 幸福的妈妈孕育出幸福的宝宝，悲伤的妈妈则会生出悲伤的宝宝。因为妈妈的情感会毫无保留地传达给胎儿。勉强去做自己不喜欢的事情还不如不做。

如果比起去美术馆欣赏名画，更愿意享受漫画书；比起古典音乐，更喜欢听偶像的流行歌曲……那么，不妨遵从自己内心的意愿吧。要知道，胎教的基础就在于妈妈的身心享受。

多多微笑 再也没有哪种胎教比在孕期的每一天脸上都洋溢着幸福的笑容更好的胎教了。孕妇多多微笑，所生出的宝宝也会容易快乐。如果在努力地做完胎教之后，转眼就冲别人发火或发脾气，那么胎教就没有丝毫的意义了。

让宝宝高智商（IQ）的胎教方法

服用ω-3脂肪酸 随着人们越来越多地关注生活质量，各种营养保健品的销售也在稳步增长之中。也有不少的妈妈会给孩子服用婴幼儿维生素或ω-3。虽然在出生后给宝宝服用ω-3脂肪酸非常重要，但如果从怀孕时妈妈就开始服用，那将给宝宝的大脑发育提供莫大的帮助。ω-3脂肪酸在鲐鱼、三文鱼等鱼油中含量丰富。如果担心海鱼汞超标，那么可以直接服用一些ω-3脂肪酸保健品。

做好母乳喂养的准备 母乳中富含ω-3脂肪酸成分。与奶粉喂养出来的宝宝相比，母乳喂养的宝宝的智商水平约高出7个指数。能费心在孕期进行胎教固然不错，但更应该关心在生产后应该怎样成功地进行母乳喂养。很多妈妈都认为母乳喂养是一件比生孩子更为艰难的事，至少，并不是宝宝出生后一含住乳头，就能自然地流出奶水。所以，最好能在怀孕期间阅读并学习母乳喂养方面的有关书籍，提前做足准备。

让宝宝身体健康的胎教方法

坚持运动 运动不仅能让孕妈妈的身体健康，对胎儿也能起到很好的锻炼作用。妈妈坚持运动的习惯可以遗传给宝宝，让宝宝在出生后也对运动充满兴趣。请记住：孕妇努力进行瑜伽或游泳也是在变相地进行胎教。

维持正常体重 妊娠期间坚持体育锻炼来维持正常体重的孕妇更容易生出正常体重范围内的宝宝。这些宝宝相对于体重过高的新生儿，未来的健康会更有保证。因此，妊娠期间要尽可能地防止体重增长过快。

选择对身体有益的食物 有些孕妇会认为，自己对某种食物的喜欢是身体接收到胎儿信号后所作出的正常反应，那些食物是对身体有益的，从而更加向往。这种现象不管是对孕妇本身，还是对肚中的胎儿都是不利的。如果对某种食物的喜好到了实在无法忍受的地步，那么偶尔吃一些倒也无妨，但绝不能养成暴食的习惯。吃之前，需要孕妇仔细地斟酌一下这些食物是否真的对胎儿的健康有帮助。无论选择吃什么食物，请一定要记住，胎儿的健康才是宝宝一生健康的基础！

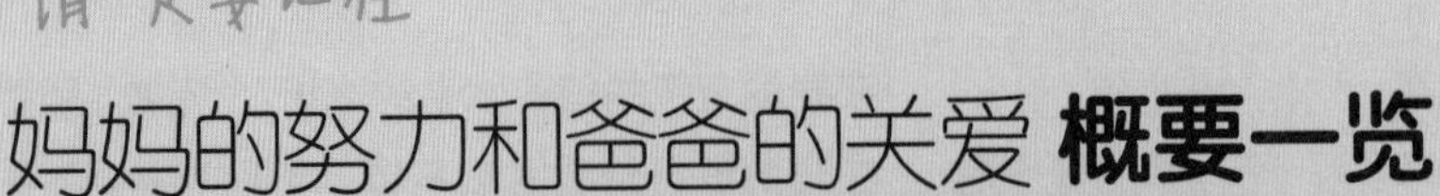

请一定要记住

妈妈的努力和爸爸的关爱 **概要一览**

不必过分纠结于吃药的问题

孕早期，在不知道怀孕的状态下所服用的药物大多是安全的。如果担心，可以通过排畸检查来了解胎儿有无异常。因此，大可不必过于纠结。妊娠期间身体不适时，医生所开的处方药也可以安心服用。

怀孕期间也可以安心享受日常生活

包含防紫外线的隔离霜在内的大部分化妆品都是安全的，可以放心使用。但含有维生素A类成分的美白、抗衰老、除皱产品则需要多加注意。烫发或染发虽然从孕早期就可以进行，但为了保险起见还是建议孕12周之后再考虑。孕10周以后也可以在浴缸中泡澡，但要注意在孕早期应将时间控制在5分钟以内。身体方便时，可以考虑进行几个小时的外出旅行。这对于调节情绪是非常有好处的。孕36周之前，还可以考虑飞机出行。

尽情享受夫妻生活

完全没有必要因怀孕而克制夫妻生活。夫妻生活所带来的性高潮虽然会导致子宫收缩，但并不会引发早产。在妊娠最后1个月之前同房都是可以的。

进行胎儿畸形筛查

颈项透明层筛检　孕11~14周期间需要测量胎儿的后脖颈厚度。结果在3毫米以下即为正常。高出此范围，则提示存在唐氏综合征等染色体异常畸形的可能性较高。

血液检查　在孕11~18周通过抽取孕妇的血液来确认是否存在胎儿畸形的检查项目。虽然检查手段比较方便，但只能检出唐氏综合征，且检查结果并不是百分百的准确。如果检查结果呈阳性，则需要进一步进行羊水检查。

在本章，我们详细了解了妈妈和爸爸应该付出怎样的努力才能有一个健康的孕期。让我们再次来确认一下那些必须牢记的要点吧！

羊水检查 当血液检查呈现阳性结果或孕妇年龄超过35岁时，需要进行羊水穿刺检查。

超声检查 可以检出先天性心脏病、唇腭裂、侏儒症等胎儿外部形态畸形。

请牢记在孕期成为一名好丈夫的方法吧!

- 陪她一起去妇产科。
- 帮她购买对怀孕、分娩、育儿有帮助的书籍，并陪她一起阅读。
- 陪她一起参加怀孕、分娩、母乳喂养的有关讲座。
- 陪她一起准备待产包和宝宝用品。
- 陪她一起散步。
- 进行只属于两个人的旅行。
- 寻找美食。
- 为孕吐的妻子准备她想吃的东西。
- 戒烟或减少吸烟量。
- 早下班回家陪她。
- 经常给妻子打电话或发信息。
- 为她准备孕妇所需的营养剂。
- 积极做家务。
- 用照片记录妻子孕中的模样。
- 亲自购买妊娠纹霜并为她涂抹。
- 与腹中的宝宝亲切对话。
- 为妻子按摩腿、脚和腰部，让她感到舒适。

第4篇

孕期饮食和营养管理

怀孕之后，孕妇听到最多的一句话就是“吃点好的”，因为妈妈摄取的营养可以直接传递给胎儿。要想吃得好，那就必须对孕期必需的营养加以了解，懂得怎样补充所需的营养，而并不是单纯地摄入两人份的量就可以了。

妈妈孕期的饮食习惯不仅关乎着自己的身体健康，而且还会对宝宝的健康造成影响。一些不利于胎儿的食物，孕期最好要远离，适宜吃的食物也需要有正确的食用方法。这一点，千万不要忘记！

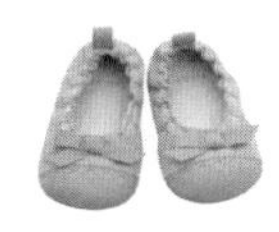

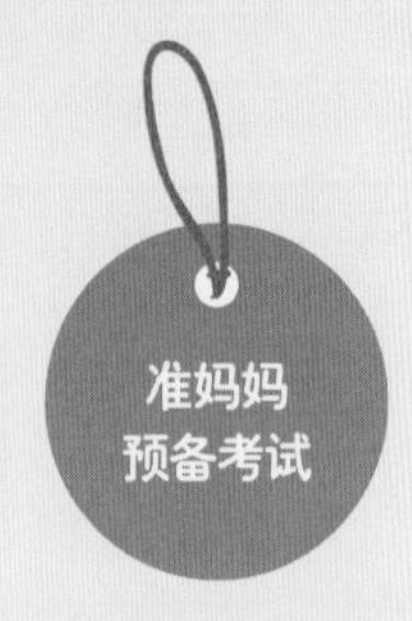

你了解多少呢？

为了腹中的宝宝，是否只要多吃一些对身体有益的食物就可以？

1. 怀孕初期每天需要追加多少热量
   ①100千卡
   ②300千卡
   ③500千卡
   ④1000千卡
2. 下列哪种营养素有助于胎儿的头脑发育
   ①ω-3脂肪酸
   ②ω-6脂肪酸
   ③维生素A
   ④膳食纤维
3. 下列哪种碳水化合物对身体有益
   ①白米饭
   ②白面粉
   ③糙米饭
   ④白糖
4. 下列哪种食物中的蛋白质对身体有益
   ①鱼类
   ②牛排肉
   ③猪肉
   ④带皮鸡肉
5. 妊娠期间应比平时摄入更多的蛋白质，最好的摄取方法是哪种
   ①1杯低脂牛奶
   ②100克五花肉
   ③1小碗米饭
   ④1份牛肉（100克）
6. 当爸爸体重正常而妈妈处于肥胖状态时，宝宝成长为肥胖儿的概率是
   ①小儿肥胖与父母的肥胖无关
   ②5%
   ③20%
   ④100%
7. 下列对胎儿和妈妈最有利的脂肪是哪种
   ①饱和脂肪
   ②不饱和脂肪
   ③反式脂肪
   ④胆固醇
8. 下列哪种油类中ω-3脂肪酸含量最少
   ①香油
   ②白苏籽油

③橄榄油

④葡萄籽油

9. 孕期补充ω-3脂肪酸不能取得的效果是哪个

①促进胎儿的脑部发育

②预防产后抑郁症

③预防早产

④引发胎儿的染色体变异

10.下列哪种营养素从饮食中的摄入量不足而必须额外补充

①铁

②维生素C

③钙

④膳食纤维

11.补充铁剂的最佳方法是哪种

①饭后服用

②饭前服用

③与牛奶一起服用

④睡前服用

12.下列有关叶酸的说明，正确的是哪项

①确认怀孕后开始服用

②吃剩下的给丈夫吃

③在分娩前必须持续服用

④脂溶性物质，大量服用会在体内堆积

13.哪种鱼因ω-3脂肪酸含量丰富且水银含量低而推荐给孕妇食用

①鲨鱼

②三文鱼

③金枪鱼

④鲐鱼

14.孕期体重增长过快会出现什么后果

①胎儿超重，实施剖宫产手术的可能性增加

②产后自然会恢复正常，不必担心

③体重与妊娠期高血压疾病或妊娠糖尿病无关

④孕妇体重增长说明胎儿正在健康生长

15.孕前体重正常的孕妇在妊娠期间体重增加多少为正常

①5千克

②10千克

③15千克

④20千克

答案：1.② 2.① 3.③ 4.① 5.① 6.③ 7.② 8.① 9.④ 10.① 11.④ 12.② 13.② 14.① 15.②

第1章

为什么妈妈的饮食很重要

怀孕后，妈妈会全力保证肚中宝宝的健康。由于对胎儿的营养供给依赖母体来完成，所以妈妈会努力摄取一些营养价值高的食物。妈妈的饮食习惯为什么至关重要？妈妈的饮食又会带给胎儿怎样的影响？让我们来抽丝剥茧地了解一下吧。

妈妈的饮食会影响胎儿的遗传基因

孕妇的饮食是影响胎儿健康的重要环境因素。原因在于，妈妈摄取的食物会影响胎儿的遗传基因，进而改变宝宝的一生。

胎儿的营养状态不仅关系到代谢功能，而且还会影响到身体的正常发育，同时会影响宝宝成人后高血压、糖尿病、心肌梗塞、癌症等多种成年人病的发病率。胎儿的遗传基因会随着孕妇的营养状态发生变化，并可能在长大后引发疾病。由此可见，孕妇的营养状态对胎儿的正常发育起着至关重要的作用。所以，准妈妈一定要记得，妊娠期间的饮食营养左右着宝宝未来的健康。

子宫环境决定着宝宝的未来健康

子宫环境与父母的遗传基因同等重要，都对胎儿的成长起着关键性的作用。排除遗传基因的影响，子宫的内部环境可能会提高宝宝成人后罹患成年人病的概率。

如果是双胎妊娠，宝宝在子宫内部的体重和成长发育水平有时会不太相同，发育程度低的胎儿长大后得成年人病的概率明显高于发育程度高的胎儿。

正如上文所述，胎儿的成长发育直接影

响到出生后宝宝的健康水平，因此，如果准妈妈希望自己的宝宝能够健康地成长，就需要创造一个良好的子宫环境。

胎儿长得好不好，要看妈妈的营养

孕妇的营养成分摄入不足会出现什么结果呢？蛋白质、维生素、矿物质等营养物质摄取不足将会延缓胎儿发育，在增加早产或低体重儿出生率的同时，也会造成新生儿死亡率的成倍上升。

反之，孕期妈妈的营养过剩或者说体重增长过快又会引发什么结果呢？这种状态当然会导致生出巨大儿。巨大儿不仅在生产时比较困难，出生后也会持续保持肥胖状态。妈妈的肥胖会导致胎儿的肥胖，并会提高成长过程中患肥胖症或小儿糖尿病的概率。

长大成年人后，这样的孩子也容易被肥胖或成年人病“缠身”。总而言之，妈妈的肥胖程度将直接遗传给自己的宝宝。

胎儿能优先获得母体的营养

多数人认为，孕期多补充一些钙质可以让胎儿的骨骼强壮。同样的，如果想要让胎儿的肌肉更结实一些，就需要增加蛋白质的摄入量。事实果真如此吗？

如果孕妇因为无法补充钙质而导致血液中的钙浓度降到20%以下，可能导致痉挛发作甚至死亡。但为了防止此事的发生，人体会自觉地分泌一种甲状旁腺激素从自己的骨骼中紧急取钙，从而维持孕妇血液中正常的钙浓度。也就是说，孕妇即使不额外补充钙质，也不会影响给胎儿的正常供应量。

同样地，即使孕妇没有摄取促进胎儿肌肉发育和胎盘形成所需的蛋白质，胎儿也照样能从妈妈体内足量获取。

铁元素也不例外。即便孕妇发生贫血，胎儿也会优先吸收妈妈体内储存的铁。就算妈妈严重贫血，也不会导致胎儿的贫血。

错误知识

妈妈的肥胖程度与宝宝的肥胖程度无关。

怀孕期间千万别缺水

医生指导

人体的2/3由水构成。即便在未怀孕的状态下，补充足量的水分也很重要。尤其是在怀孕后，更应当多喝水。

怀孕后，体内的血液含量增加，体温上升，很容易脱水。脱水会导致头痛、水肿、便秘、痔疮、眩晕等症状，在孕晚期尤其危险。孕晚期体内水分不足，还会导致子宫收缩从而引发早产。现在就请对照以下内容，确认一下自身的补水状态并了解一下正确的补水方法吧。

- 确认尿液颜色。水分的摄入充足时，尿液被稀释，颜色较浅。
- 每天补充2升水（相当于8杯）。
- 如果很难喝到纯净水，也可以用牛奶、果汁和绿茶代替。咖啡饮料或酒精饮料反而会导致脱水。

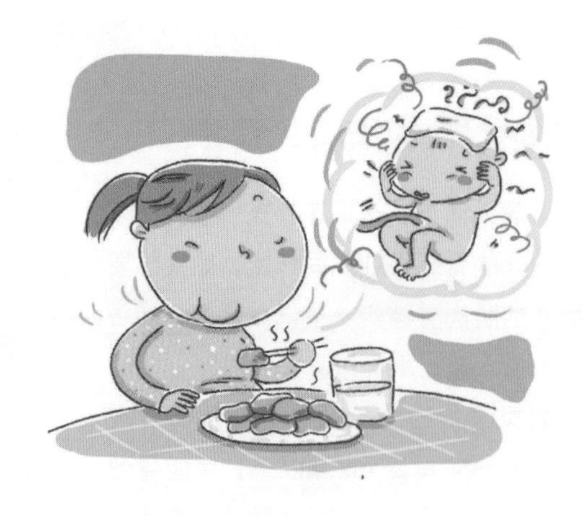

以孕早期的孕吐反应简单为例：当妈妈因严重的孕吐反应无法饮食而导致体重出现几公斤的下降时，胎儿完全可以不受影响地正常发育。

如此看来，胎儿是从母体内已经储存下的营养成分中吸收自身所需的营养。即便是在妈妈因严重饥饿而几乎出现营养匮乏的状态下，胎儿的正常发育也不会在几个月的时间内出现较大问题。

简单来讲，胎儿是寄生在妈妈体内的。但这并不等同于在怀孕时可以少吃东西，而是说饮食量不要过多也不要过少，尽可能地保持正常的饭量来保证适量的营养摄入就可以了。

阅读提示

有研究表示：女性的子宫内部环境可持续影响3代

这是第二次世界大战即将结束时发生在荷兰的一个真实故事。当时的德国为了阻挡荷兰的抵抗，切断了流入荷兰的食物供应，结果导致了1944年10月到1945年5月期间的荷兰大饥荒。当严酷的冬季过去时，已有两万两千多名荷兰人因饥饿而死去。当时，荷兰人民每天的食物供应量勉强仅够600千卡，孕妇也不例外。这一时期出生的婴儿体重比平均值低250克左右，奇怪的是这些婴儿长大后患有糖尿病、心脏病、动脉硬化等疾病的概率反而提高了。一般认为，出生时体重较低的婴儿长大后很容易出现体质虚弱或体形过瘦的问题，没想到他们发生肥胖症等病的概率却增加了。

是什么原因造成了这一结果呢？这其实与胎儿的生存本能息息相关。胎儿在子宫内的营养缺乏时间过长，容易让胎儿在出生后也误认为自己仍处在那样的环境中。于是，“为了生存下去必须多吃一点”的本能和“与其他人相比更容易将吃进去的食物储存起来”的饮食习惯就自然地融入了遗传基因当中。这些宝宝出生后在食物充足的环境下也本能地多吃，自身的体质也比其他人拥有更强的储存功能，从而导致了肥胖症的出现。反映在结果上，就是相应地增加了糖尿病、高血压、动脉硬化等“富贵病”的发病率。更令人吃惊的发现是，荷兰人在大饥荒时期出生的女孩及其女儿和孙女更容易发生糖尿病、乳腺癌等疾病。由此可以看出，子宫的内部环境确实可以影响3代。

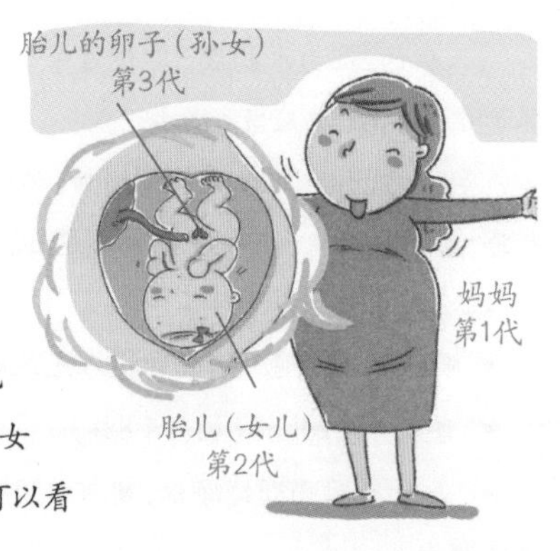

第2章 孕期必须摄入的营养素

怀孕后必须保证“吃得好”，这里的“好”不是指“量”，而是指“质”。饮食上并非要求孕妈妈无条件地多吃或保证2人的份量，而是应均衡地摄入孕期所需的必要营养。在饮食要求上，宜选择复合碳水化合物而非单一碳水化合物，选择不饱和脂肪而非饱和脂肪，蛋白质也要选择更高质量的。下面就让我们一起来看一下孕妈妈们必须摄入哪些必要的营养成分吧。

碳水化合物

碳水化合物是人体和大脑所需能量的主要来源。它在人体消化后主要以葡萄糖的形式被吸收利用，之后又以糖原的形式储存在肝脏或肌肉中。当糖原的存量过多时，将进一步转化成脂肪储存起来。这些脂肪最终会成为导致动脉硬化或肥胖的中性脂肪，所以，过量摄取碳水化合物是肥胖症和动脉硬化的病因所在。

健康的“杀手”——单一碳水化合物

从营养学的角度看，单一碳水化合物就如同垃圾。单一碳水化合物在快速被人体吸收后转化为高血糖，并再次快速地转化为低血糖，从而导致人体容易出现饥饿感。正因如此，我们将单一碳水化合物看作是“肥胖的敌人”。

人类在数万年间摄取的都是糙米或全麦等未曾精加工的碳水化合物。然而，随着人们开始食用精加工过的白米、白面等物，碳水化合物反而成为了一种有害健康的营养。孕妈妈们如果经常食用这样的单一碳水化合物，无疑会因体重超标而陷入妊娠糖尿病、难产、剖宫产等危险之中。特别是在孕早期，过量摄入碳水化合物将会直接造成孕妇自身和胎儿的肥胖。因此，即使是同一种碳水化合物也最好经挑选后再食用。

需要注意的单一碳水化合物种类

单一碳水化合物的代表性食物主要包括白面、白米和白糖。这“三白食品”摄入过多对人体健康不利。以这三种物质为原料制作的点心、馒头、快餐食品、甜点、蜂蜜、果汁、碳酸饮料等加工食品都属于不利于人体健康的单一碳水化合物。

很多人认为多吃水果不会导致肥胖。但事实上，因为水果中含有的果糖也是单一碳水化合物的一种，故而多吃水果也容易发胖。

错误知识
怀孕后，饭量应加倍。

对人体有益的复合碳水化合物

复合碳水化合物包括各种类型的膳食纤维和淀粉等等，它在被分解成单一碳水化合物后才会被人体所吸收，所以其消化吸收的时间要长于单一碳水化合物。进食后，血糖水平会缓慢升高，再慢慢地下

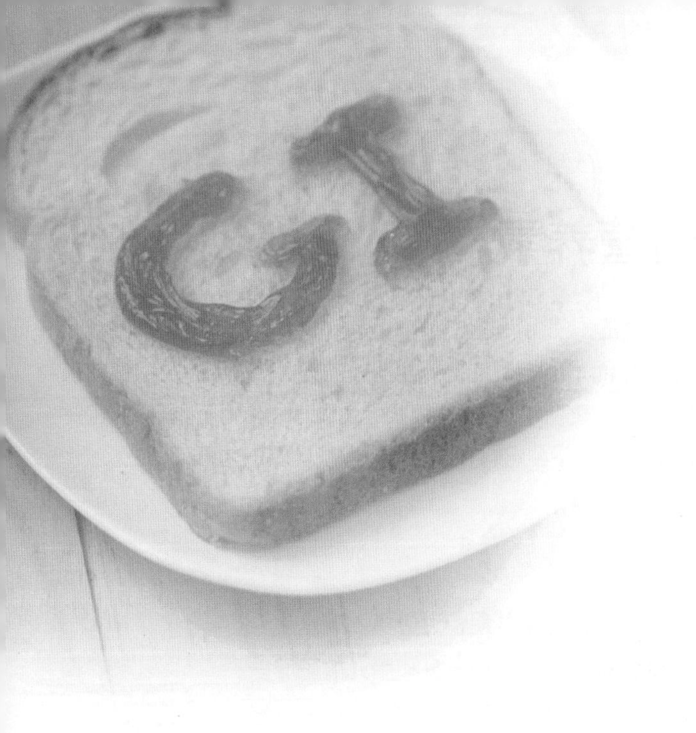

降。因此，食用复合碳水化合物可以延缓饥饿感。

复合碳水化合物对孕妇有益的原因

- 膳食纤维含量丰富，可预防孕期便秘和暴食。咀嚼时间越长，越容易刺激脑部，进而促进大脑健康。
- 富含孕妇所需的叶酸和天然维生素。
- 可以防止孕期体重超标。特别是患有妊娠糖尿病的孕妇，更应该多吃一些复合碳水化合物，少吃或不吃单一碳水化合物。

选择低血糖生成指数的食物

食物血糖生成指数（GI），反映了食物能够引起体内血糖水平升高的速度和幅度。

高GI的食物是指食用后能让血糖值迅速升高的食物，低GI的食物则是指食用后血糖值升高较慢的食物。

食物的血糖生成指数越低，对人体越有益。高GI的食物会令血糖快速升高，从而刺激胰岛素的分泌，而大量的胰岛素会迅速将血糖转化为脂肪，致使人体发胖；反之，低GI的食物进入胃肠后，血糖的升高速度较慢，这时肌肉或脂肪中存储的糖分会优先转化为能量使用，因此不容易让人发胖。不管是妊娠期间还是分娩之后，妈妈们都应尽量选择低GI的食物。当血糖生成指数在55以下时，该食物更有利于人体健康。

高GI的食物也会升高胎儿的血糖

胰岛素的作用在于确保血糖值的稳定。当妊娠进入10周左右时，胎儿的胰脏内也可以生成胰岛素。

当孕妇使用高GI的食物后，体内的血糖值会急速攀升，并通过胎盘同时带动胎儿血糖值的快速升高。胎儿血糖的升高又会导致胎儿胰脏内胰岛素分泌量的增加。这就造成了胎儿体内脂肪的过度堆积，并最终增加了小儿肥胖症的可能性。

孕妇体内胰岛素含量过多，会给宝宝造成终生危害

孕妇体内胰岛素分泌过量，会让体内的胎儿产生对胰岛素和植物血凝素的抵抗性。植物血凝素作为一种可以让人体感觉饱腹感的激素，在肚子饱和时会让人脑下

小贴士

复合碳水化合物，请这样吃

土豆、红薯、糙米、玉米、各种豆类、蔬菜等都是代表性的复合碳水化合物。与白米饭和白面相比，糙米饭和全麦面粉对人体更有益。

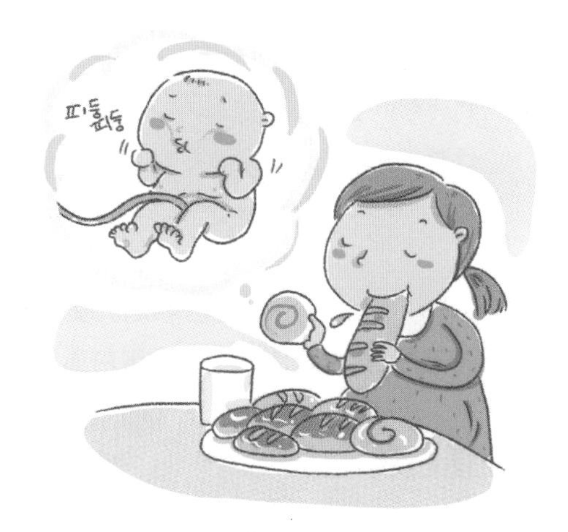

达停止进食的指令。

带有植物血凝素抗性的宝宝出生后，在已经饱腹的状态下也会继续进食，从而提高了小儿糖尿病的发病概率。另外，还增加了宝宝终生被肥胖所困扰的可能性。

膳食纤维

纤维素是植物光合作用下的主要产物，其中我们可以食用的为膳食中的纤维素。人体内不存在可促进膳食纤维消化的酶，所以它不能像碳水化合物、蛋白质和脂肪那样被人体消化吸收，也不能转化为能量使用。

膳食纤维主要存在于植物性食物当中，根据其水溶性的不同可分为可溶性纤维和不可溶性纤维。可溶性膳食纤维大量存在于燕麦、豆类、水果和蔬菜之中，不可溶膳食纤维则更多地存在于谷类作物的表皮内。这些膳食纤维都对人体健康有益，其中，不可溶性膳食纤维可促进胃肠蠕动，可溶性膳食纤维则有助于保持血糖指数的正常水平。

膳食纤维可以控制体重，减少便秘

膳食纤维虽然不能产生热量却可以给人体饱腹感，从而有助于控制体重。对于那些在妊娠期间因体重增长过快而苦恼的孕妈妈来讲，最好有意识地多吃一些膳食纤维含量丰富的食物。膳食纤维不会被人体消化，而是夹杂在食物残渣中帮助其快速通过大肠排出体外。正因如此，孕妈妈摄取充足的膳食纤维不仅可以防止便秘和痔疮，还有预防大肠癌、冠心病和糖尿病的功效。

改善饮食习惯，充分摄入膳食纤维

膳食纤维在全谷类、豆类以及苹果中

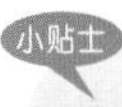

小贴士

高GI饮食与低GI饮食

如果将饮食习惯改为以低GI的食物为主，结果会如何呢？不妨尝试将土豆、面包、米饭更换为红薯、黑麦面包和糙米饭吧。

高GI食物：

米饭、白面等精加工含糖食品以及土豆、玉米和面包、点心、饼干、甜甜圈等甜味加工食品。

甜甜圈（76）、蜂蜜（73）、爆米花（72）、西瓜（72）、清凉饮料（68）、菠萝（66）、葡萄干（64）、汉堡（61）、冰激凌（61）

低GI食物：

血糖指数在55以下的食品，包括肉类、鱼贝类、蔬菜和水果。

香蕉（52）、梨（38）、西红柿（30）、鸡蛋（30）、葡萄（25）、大麦饭（25）、西蓝花（25）、牛奶（25）、黄瓜（23）

※括号内数字为相应的血糖生成指数（GI）

含量较多，而且还大量存在于海带等海藻产品中。营养学家建议人均每天的膳食纤维摄入量约为25克（编者注：此为韩国标准，中国每天人均标准为30克左右）。但是，现代人的饮食习惯导致了膳食纤维的实际摄入量还不足建议标准的一半。如果孕妈妈想要每天摄入足够的膳食纤维，就必须改善自身的饮食习惯。

蛋白质 氨基酸是构成蛋白质的基本单位。如果将人体看成一座建筑物，那么蛋白质就是砖石，氨基酸则是构成砖石的黏土。换句话来讲，氨基酸合成了蛋白质，蛋白质则形成了细胞，进而组成了人体。这也就是为什么男性想要练出肌肉时会拼命地进食鸡胸肉等蛋白质食品的原因。

怀孕期间，为了满足胎儿和胎盘的生长需要，孕妇对蛋白质的需求量增加。尤其是身体必需的氨基酸是人体无法自行生成的，必须通过饮食获取。需要注意的是，蛋白质本身也存在质量上的差异，所以应尽量食用优质蛋白。

优质蛋白质

豆类、豆腐等植物性蛋白食品以及鱼类、去皮鸡肉等动物性蛋白食品中的饱和脂肪酸含量较低，是优质蛋白质的主要来源。鸡肉表皮中含有大量的饱和脂肪酸，因此即便在平时也最好能去皮食用。猪肉和牛肉中的蛋白质虽然也很丰富，但每个部位的脂肪含量不同，需要在食用部位上费些心思。一般来讲，猪颈肉和牛里脊肉相对于猪五花肉和牛外脊肉中的脂肪含量要低一些。总之，为了自己和胎儿的健康，孕妇最好选择低脂肪的优质蛋白质。

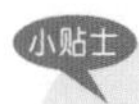

必需蛋白质（10克）的补充方法

鸡胸肉30克：蛋白质10克

低脂牛奶240毫升：蛋白质10克

鸡蛋1个：蛋白质6克（蛋清4克，蛋黄2克）

低质蛋白质

因为牛肉和猪肉中的蛋白质是与饱和脂肪酸同时存在的，所以一般不属于优质蛋白质，但它们中脂肪含量较少的部位，则可以作为优质蛋白质的来源。

牛奶同样也因为饱和脂肪的存在而不属于优质蛋白质，普通牛奶中的饱和脂肪酸含量达到3.4%左右，而在低脂牛奶中则仅占1%～2%。因此，孕妇最好选择低脂牛奶。当然，无脂牛奶更是上上选。

不过，如果体内的蛋白质超过了人体所需标准，就会转化成脂肪，所以也应控制蛋白质的摄入量。特别是含有饱和脂肪的蛋白质可能会损伤孕妇和胎儿的血管，并令人发胖，因此孕妈妈要理智地选择蛋白质。

摄入量是多少

孕期每天需补充的蛋白质约占每天所需热量的20%，相当于60克左右。没有怀孕的女性平均每天摄入50克即可，如果需要脑力劳动的话，每天可以增加10克。

动物蛋白质与植物蛋白质

蛋白质可分为动物性蛋白质和植物性

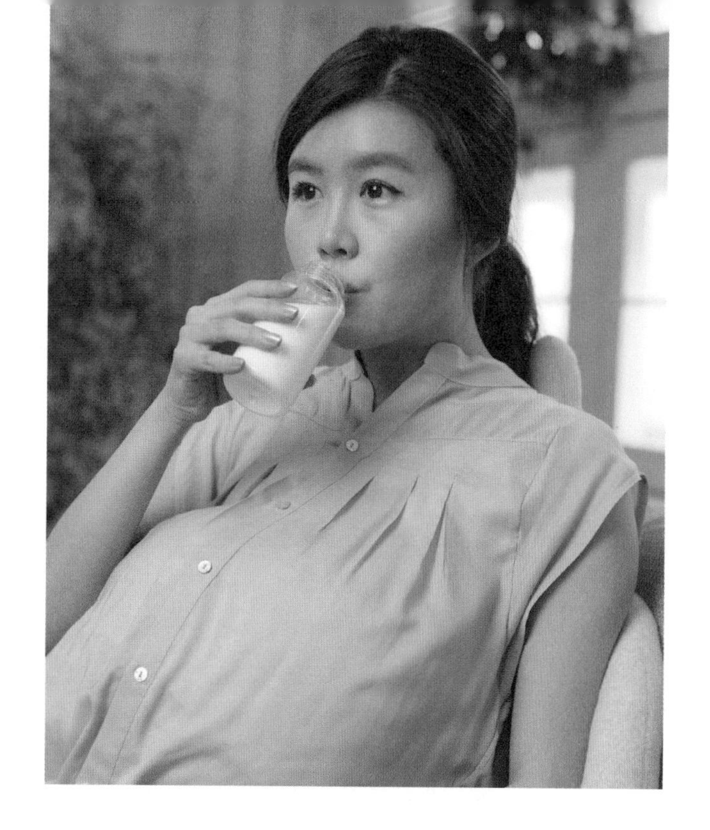

蛋白质两种。鱼类、乳制品、牛肉等其他动物身上所能获得的动物性蛋白质，含有人体所必需的氨基酸，但同时也含有饱和脂肪酸；而大豆或其他谷类等植物性蛋白中虽然不含饱和脂肪酸，却又存在氨基酸含量不足的问题。

由此看来，完全没有必要因为对饱和脂肪的担心，一味地追求植物性蛋白质而疏远动物性蛋白质。正如前面提到的，必要氨基酸在植物性蛋白质中含量不足，却在动物性蛋白质中含量丰富，因此，保证这两种蛋白质的均衡摄入才是最重要的。

动物性蛋白质推荐种类

牛奶 每天饮用一杯牛奶（约240毫升），既可以满足孕期对10克蛋白质的追加补充需求，又能补充丰富的钙质，可谓一举两得。推荐选用低脂或无脂牛奶，因为它们在富含蛋白质、维生素、矿物质等营养的同时，脂肪含量较低或没有脂肪。

鸡蛋 鸡蛋含丰富的维生素和矿物质，只在蛋黄中含少量脂肪，而且热量低，方便食用，是动物性蛋白质的一大来源。

去除油脂的瘦肉 已去掉油脂部分的猪瘦肉、牛瘦肉、鸡胸肉中含有较低的脂肪，同时含有丰富的优质动物性蛋白质。

植物性蛋白质推荐种类

大豆 大豆蛋白是最优质的植物性蛋白质。大豆中不仅蛋白质含量丰富，还富含膳食纤维和维生素。食用时先放在水中泡开并充分煮熟，消化效果更好。

豆腐 豆腐是不喜欢大豆的人群亦可接受的食材。与等量的大豆相比，虽然豆腐的蛋白质含量略低，但可被人体100%吸收，且含钙量较高。从热量的角度考虑，与油煎相比，豆腐最好烧制或生吃。

豆浆 对牛奶过敏的孕妇可以放心地用豆浆代替。怀孕期间，虽然最好直接将大豆煮熟后磨成豆浆比较安全，不过，也可选择市场上不含有添加剂的豆浆。

脂肪

有些人会因为脂肪不利于健康而无原则地执意选择低脂食物。实际上，我们的人体是离不开脂肪的。作为一种有效的营养成分，极少量的脂肪便可以释放出一定的能量，比例约为1克 ：9千卡。当人体将维生素A、维生素D、维生素K、维生素E与脂肪一起摄入时，营养的吸收率明显提高。这就是为什么维生素片饭后服用效果更佳。

脂肪由脂肪酸构成，分为饱和脂肪酸和不饱和脂肪酸两种。动物性脂肪中含饱和脂肪酸多，因其对人体的危害性，又称之为“傻瓜脂肪”；植物脂肪中不饱和脂肪酸较多，因其可以让人体更健康，故而又名“聪明脂肪”。

饱和脂肪酸

饱和脂肪酸多存在于牛肉、猪头等肉类以及牛奶等乳制品中，有些植物油的饱和脂肪酸含量也很高，如棕榈油和椰子油等。另外，点心、冷冻食品、方便面、披萨等食物中也含有大量的饱和脂肪酸。

饱和脂肪酸会损害胎儿的血管和脏器

饱和脂肪酸除了可作为一种能量来源之外，别无它用。未能在体内转化为能量使用的多余脂肪将存储在脂肪细胞内，进而导致肥胖。

饱和脂肪酸会增加体内的胆固醇含量，并囤积在血管内导致动脉硬化，加速血管老化。健康的动脉本是柔软的，一旦硬化将会导致流向心脏和脑部的血管堵塞或破裂，诱发心脑血管疾病，严重时可导致死亡。饱和脂肪酸还是乳腺癌和大肠癌的诱因之一。

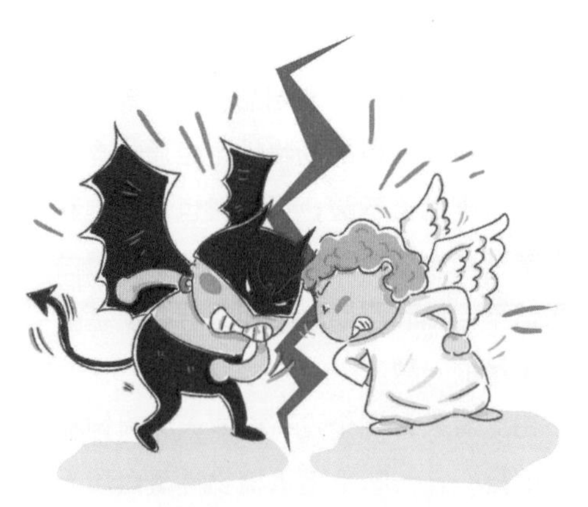

饱和脂肪酸　　不饱和脂肪酸

过量摄入饱和脂肪酸，不仅会影响孕妇自己，而且会通过胎盘导致胎儿血管内的脂肪囤积，增加宝宝成年后心血管疾病的发病率，同时，还会对胎盘和胎儿的脏器产生恶劣影响。为保证身体健康，孕妇每天摄入的脂肪酸不得超过总热量的10%（22克），并尽量选择不饱和脂肪酸。

危害性更大的反式脂肪酸

植物性的油脂容易变质，且不易保存，因此常被固化后使用。固化是指在液态油中加入氢元素使其成为固态或半固态。被固化的植物油中就含有反式脂肪酸，人造黄油、起酥油等都是反式脂肪酸的代表。

反式脂肪酸具有与饱和脂肪酸相同的作用，但对人体的危害性更大。它同样会导致动脉硬化，诱发心脑血管疾病等，并因其具有胰岛素抵抗性而更易引发糖尿病。可以说，反式脂肪酸虽然延长了油脂的有效期，却缩短了在人体的“流通期限”。

阅读提示

令人垂涎三尺的食物可能会危害健康

冰激凌、披萨、方便面、薄脆饼干、松软的蛋糕、油煎饺子等，只需想一想都会垂涎三尺。这类食品中含有大量对人体不利的饱和脂肪酸和反式脂肪酸，可以让原本柔韧且光滑的血管变得粗糙并失去弹性。改变后的血管内部容易囤积胆固醇，发生动脉疾病，导致动脉硬化。所以，为了自身的身体健康，大家最好远离这些食品。

 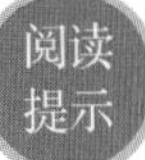

不饱和脂肪酸

为了孕育出一个聪明的宝宝，妈妈可给出的最大礼物便是进食“聪明脂肪酸”。有研究结果表明，它不仅可以促进智力发育，还可以增强宝宝的语言能力和注意力。这里的“聪明脂肪”便是指不饱和脂肪酸。不饱和脂肪酸又可分为单不饱和脂肪酸和多不饱和脂肪酸。

单不饱和脂肪酸

ω-9脂肪酸（油酸）是单不饱和脂肪酸的典型代表。橄榄油、芥花籽油、葵花籽油等油脂及杏仁、核桃等坚果中都含有单不饱和脂肪酸。希腊、意大利等地中海沿岸国家以橄榄油为主，那里的心脏病发生率就比较低。

多不饱和脂肪酸

多不饱和脂肪酸是指无法在人体内自行合成，必须通过饮食获取的必需脂肪，主要有ω-3脂肪酸和ω-6脂肪酸等。

非孕期时最好也能服用ω-3脂肪酸

ω-3脂肪酸常被称为DHA（二十二碳六烯酸）。据说，爱斯基摩人之所以几乎不受动脉硬化或中风、心脏病等心血管疾病的威胁，主要得益于他们以富含

补充ω-3脂肪酸，促进宝宝大脑发育

医生指导

宝宝的脑部发育受两种因素的制约，一是父母双方的遗传因子，二是后天的环境。一旦卵子与精子相遇并结合成受精卵，就在一定程度上决定了宝宝的未来。妈妈的心态和胎教也会对宝宝的脑部发育产生一定的影响。如果妈妈在孕期能够保持开朗的心情和乐观的心态，那么宝宝的未来也将充满阳光。

出生后给予宝宝的爱心话语或抚触，也可以帮助塑造一个聪明的宝宝。母乳喂养对于宝宝的脑部发育同样非常重要。

宝宝的脑部细胞早在妈妈的肚子里时就已基本成形，并在出生后继续发育。就像树干会在顶端分叉出许多小“树枝”（我们把树枝末梢称为突触）一样，神经细胞也在继续发育的同时逐渐形成连接的“突触”。进入青春期，大脑继续发育，一直持续到成年期。

ω-3脂肪酸能促进宝宝脑细胞的核心——神经元的发育。在青春期之前，大脑的发育迅速，所以如果条件允许孕妇最好在小学之前都坚持给宝宝补充ω-3脂肪酸。

有的孕妇为了进行胎教，勉为其难地学习英语或数学，其实这并不能让腹中的宝宝头脑变得更灵活，反而可能会成为一种负担，最好及时放弃这一举动，享受自己喜欢的事才是最好的胎教方法。

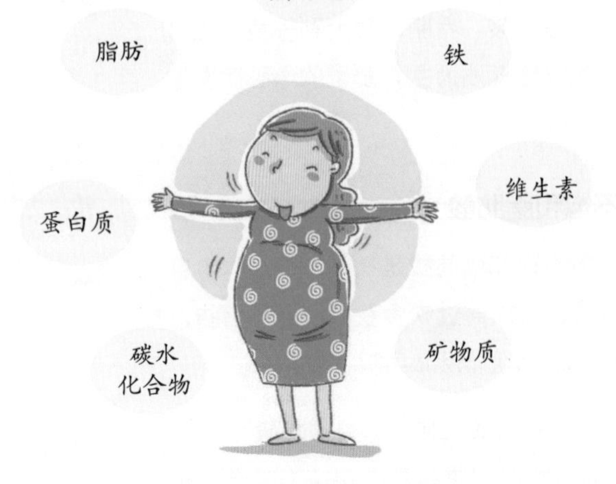

ω-3脂肪酸的鱼类为主食的膳食结构。成年人的主要死因中，癌症高居首位，脑血管疾病和心脏疾病则分别位列第二位、第三位。而ω-3脂肪酸可以有效地预防脑血管和心脏疾病。此外，ω-3脂肪酸还具有缓解抑郁症、抑制体内的炎症反应、提高免疫力等功效。因此，即使是在非孕期最好也能坚持服用ω-3脂肪酸，丈夫也尽量一起服用。

错误知识
对身体有益的不饱和脂肪酸摄入越多越好。

怀孕期间必须服用ω-3脂肪酸

怀孕期间服用ω-3脂肪酸，不管是对孕妇自己还是对胎儿来说，都是一件非常重要的事情。

- ω-3脂肪酸作为细胞膜的关键成分，在促进大脑发育和视力发育方面起着不可替代的作用。有研究将孕妇分为两组，分别让她们每天食用10毫升ω-3脂肪酸含量丰富的鱼肝油和10毫升ω-3脂肪酸含量较少的玉米油。结果显示：食用鱼肝油的妈妈们所生出的宝宝智力水平更高一些。
- ω-3脂肪酸有抗炎作用，可以预防最严重的妊娠合并症——早产。几项研究结果证明：服用ω-3脂肪酸的孕妇出现早产的现象较少，曾有过早产经历的孕妇在服用ω-3脂肪酸后，再次发生早产的比例降低了一半。因此，有过早产经历的孕妇更应尽量坚持服用ω-3脂肪酸。
- 妊娠期间出现抑郁症或精神分裂的孕妇服用ω-3之后，症状明显减轻。在怀孕或母乳喂养期间，宝宝很容易“夺走”妈妈体内的ω-3脂肪酸。不论是在妊娠期亦或是在分娩后，持续摄入ω-3脂肪酸有助于预防产后抑郁症。
- 服用过ω-3脂肪酸的孕妇生出的宝宝，患有小儿糖尿病的概率明显降低。不过，若出生后继续给宝宝喂养ω-3脂肪酸，小儿糖尿病的发病率则不会有变化。也就是说，孕期服用ω-3脂肪酸可以让胎儿快速吸收，对宝宝的健康帮助更大。

小贴士

食用油中的ω-3脂肪酸含量

芝麻油1.2%，大豆油3.9%，白苏籽油60%。

减少精炼植物油ω-6脂肪酸的摄入量

较之ω-3脂肪酸，多数现代人摄入的ω-6脂肪酸更多，甚至有些情况下是ω-3脂肪酸摄入量的10～30倍。ω-6脂肪酸作为一种精炼植物油，大量存在于加工食品、快餐食品、煎炸食品等食品中。

人们很容易在无意中就摄入大量的ω-6脂肪酸。早上煎鸡蛋时，会使用含有ω-6脂肪酸的植物油；中午吃的快餐食品中毫无疑问地也会使用ω-6脂肪酸类油脂；晚餐配餐中的煎饼或炒菜以及作为加餐的点心或快餐食品中也都有可能含有大量的ω-6脂肪酸。虽然ω-6脂肪酸并不会危害健康，但为了健康着想，最好还是要少吃，可多吃ω-3脂肪酸。

ω-3脂肪酸，这样吃！

饮食以含有ω-3脂肪酸的食物为主

- 青背鱼中的ω-3脂肪酸含量丰富。代表性的青背鱼有金枪鱼、三文鱼、鲐鱼、秋刀鱼、青鱼等。尽可能地每周2次用青背鱼代替牛肉或猪肉食用。
- 亚麻籽油中也含有丰富的ω-3脂肪酸成分，尽量每天食用1汤匙。这种油可以在网上或大型超市购买。
- 植物油中同时含有ω-3脂肪酸和ω-6脂肪酸。豆油、玉米油和芝麻油中的ω-6脂肪酸含量较多，而白苏籽油、亚麻籽油、葡萄籽油、橄榄油和核桃油中则含有较多ω-3脂肪酸。虽然都是植物油，但白苏籽油、橄榄油、葡萄籽油和芥花籽油要比芝麻油和玉米油更适合孕妇。
- ω-3脂肪酸被加热后会发生氧化反应，炒菜时，最好使用耐高热的特级初榨橄榄油或芥花籽油。

以补充剂的形式服用更方便一些

虽然不是医学上推荐的用量，但孕期最好每天服用300毫克的DHA。与动物性ω-3脂肪酸相比，植物性ω-3脂肪酸更安全一些。而且，以补充剂的形式服用比从饮食中获取要方便很多。

母乳喂养期间，更需要补充必需脂肪酸

母乳中含有大量的必需脂肪酸，母乳喂养可以让宝宝更聪明。但如果母乳喂养期间，妈妈奶水中的必需脂肪酸含量过少就容易导致宝宝摄入不足。选择奶粉喂养时则需要补充更多的不饱和脂肪酸。因此，从妊娠中期开始到哺乳期结束之前最好持续补充ω-3脂肪酸。

必需脂肪酸不足容易引发抑郁症、慢性疲劳、自身免疫性疾病等。与男性相比，女性之所以更容易出现这种症状，是因为女性在孕期和哺乳期内将自身体内的ω-3脂肪酸供给了宝宝，从而导致了体内的必需脂肪酸相对不足。

维生素

很多孕妈妈都知道在孕期需要补充一些营养成分。但对于为什么要补充，又应该补充多少量，却并不十分清楚。对于孕妈妈而言，很有必要对所需的维生素有一番深入的了解。

孕妇复合维生素

维生素A固然是一种不可或缺的营养素，但当日均摄入量超过5000国际单位时就可以诱发胎儿畸形。妊娠期间，通过β-胡萝卜素的形式来获取维生素A是相对安全。

孕妇复合维生素（产前维生素）中除了维生素A之外，还含有其他更必要的营养成分——叶酸0.4毫克、铁27毫克、钙1000毫克。因为铁和叶酸只依靠日常饮食是远远不够的，所以必须服用孕妇复合维生素片进行补充。

何时服用

维生素A、维生素D、维生素E和维生

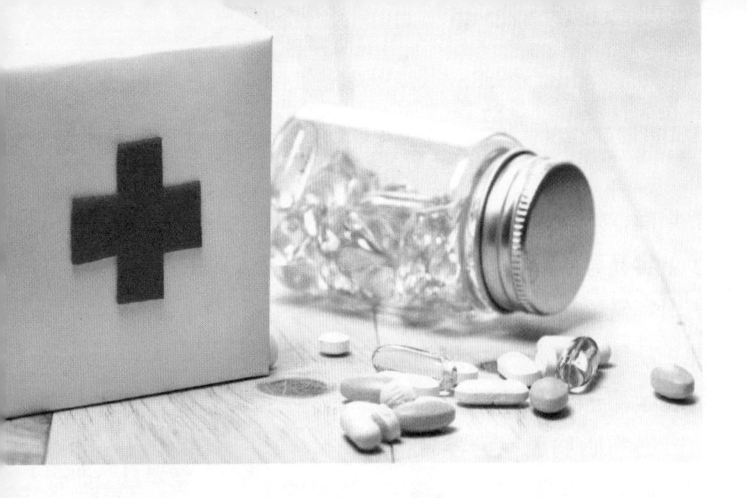

素K均为脂溶性维生素，需要同食物中的脂肪一起才能被吸收。因此，最好在饭后或吃饭期间服用。

服用时的注意事项

- 孕妇复合维生素的每天服用量最好不超过2粒。各种维生素如果补充过量反而会产生副作用，尤其是维生素A过量服用有致畸的危险。
- 坚持每天服用。为避免漏服，最好将其放在比较显眼的餐桌等处，或者也可以设置手机提醒。
- 钙片会妨碍铁剂的吸收效果，所以铁剂不要和牛奶或钙片同时服用。
- 服用铁剂时若有胃肠道严重反应，请从小剂量开始服用，铁含量在30毫克以下的孕妇维生素片较为适合。如果出现便秘症状，可以将铁和膳食纤维含量丰富的西梅汁一起服用。西梅汁可以在大型超市中买到。

孕期为什么需要补充维生素D

怀孕中期之后，胎儿的骨骨骼开始发育，对维生素D的需求较大。胎儿所需的维生素D完全依赖于母体，如果在孕期或母乳喂养期间妈妈摄入的维生素D不足，将无法给宝宝供应足够的钙或磷。宝宝出生后也容易出现骨骼或牙齿脆弱等症状。孕妇血液中的维生素D水平过低，将提高剖宫产、细菌性阴道炎、妊娠期高血压疾病、低出生体重儿等的发生概率。此外，维生素D有助于消除炎症，预防糖尿病。

维生素D的获取方法

日光浴 涂抹防晒霜，每天将面部和手肘部位在直射光线中暴露20分钟以上。

饮食摄取 蛋黄、鱼油、牛肉和猪肉等瘦肉中的维生素D含量丰富。

服用维生素片 虽然通过紫外线生成维生素D是最好的方法。但事实上，现代人中普遍缺少这种机会。因此，只能依靠服用维生素片了。处于妊娠期和哺乳期的妈妈，建议每天服用4000国际单位的维生素D。

铁剂的推荐摄入量为非孕期15毫克，孕期27毫克，其中仅有10%可以被我们的身体吸收。

阅读提示

现代人为何需要补充维生素

现代人的生活工作压力大，加上吸烟、饮酒等不良习惯，维生素的消耗很大。比如，过多饮用咖啡因饮料或冷饮会大量损耗维生素和钙；大米和面粉等谷物在精加工的过程中，也损失了蛋白质、维生素、矿物质等多种营养素；蔬菜、水果存放的时间越长，维生素流失越多。再加上近来很多水果和蔬菜都在大棚内种植，生长过程中无法获取充足的阳光照射，从而令维生素和矿物质的含量大不如前。这些原因导致的一个共同结果就是，现代人不得不依靠服用合成维生素片来补充体内所需的营养成分。

动物性蛋白质、坚果类和谷类食物中含铁丰富。即便是均衡的饮食，铁的摄入量一般也仅有15毫克左右，因此在怀孕期间孕妇必须额外补充铁剂。

何时服用

铁是供给孕妇和胎儿血液生成时的主要营养成分。每天补充30毫克铁剂可以帮助孕妇在孕晚期多生成500毫升的血液。分娩时，孕妇的平均血液流失量正好是500毫升，所以必须补充铁剂。

孕16周，妊娠血容量开始增加，最好在这时候开始服用铁剂。大量补充铁剂并不会导致血红蛋白的大幅提高，而且即便血红蛋白增加也不会对妊娠造成不良影响，所以准妈妈无须担心。

服用时的注意事项

- 空腹服用。饭后服用时，食物中的膳食纤维会妨碍人体对铁的吸收。所以，最好在睡前空腹服用，若出现恶心症状，可选择不会导致胃肠障碍的补铁制剂。
- 不可与牛奶同服。牛奶中所含的钙质会影响铁的吸收。
- 不可与绿茶或咖啡同服。苯酚同样妨碍铁的吸收效果。
- 与维生素果汁同食，果汁中的维生素C可以促进铁的吸收。但需注意，果汁中的液体果糖会导致热量过高。

钙

钙是骨骼的主要组成成分，是怀孕晚期不可缺少的营养物质。特别是25岁以下的孕妇为了强壮骨骼，需要补充钙片。怀孕期间，每天推荐摄入1000毫克钙质，但当饮食结构均衡时，无须额外补充。1杯牛奶或1小盒酸奶中的钙含量在320毫克左右。必要时，孕妈妈尽可能地每天服用一杯无脂或低脂牛奶。

叶酸

叶酸又称为维生素B_9，主要用于DNA的合成和细胞分化。草莓、菠菜等绿叶蔬菜、圆白菜、坚果等都含有大量的叶酸。

孕妇体内的叶酸不足，容易引发胎儿神经管缺陷、唇腭裂、心脏病、四肢畸形、先天性幽门狭窄症、泌尿系统疾病等。孕妇无法单从均衡的饮食中摄取到足量的叶酸，必须通过孕妇复合维生素或叶酸片额外补充。

与孕期服用的孕妇复合维生素或铁剂不同，育龄期的所有女性都必须在孕前至孕12周之前服用叶酸。叶酸的每天推荐量为0.4毫克。在药店购买叶酸时，需要确认叶酸的剂量。剂量为1毫克时，每天仅服用半片（0.5毫克）即可。当然，因其为水溶性维生素，即使过量服用也会随尿液排出体外。双胎妊娠时，服用量应多于普通孕妇，每天约1毫克。

错误知识

补铁制剂应当在饭后服用。

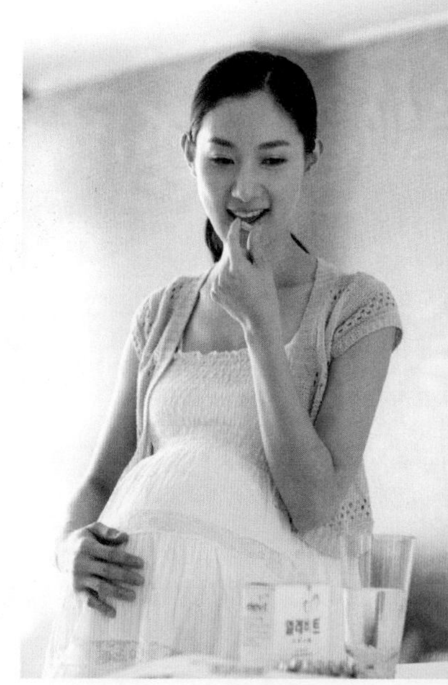

第3章 对胎儿有益的食物种类

对胎儿有益的食物是指每单位热量中营养含量丰富的食物。复合碳水化合物和膳食纤维含量丰富而血糖生成指数较低的优质蛋白，与不饱和脂肪酸成分较多的高质量脂肪是良配。如果这种食物中同时还富含具有抗氧化作用的维生素，那将是最上乘的胎儿补品。这种食物不仅有利于胎儿的大脑发育和健康，而且有助于准妈妈的健康。

豆类

富含优质蛋白的豆类由复合碳水化合物构成，是一种血糖生成指数（GI）较低而膳食纤维含量丰富的食品。怀孕后，孕妇的肠道蠕动放缓，容易便秘，豆类中的膳食纤维成分正好可以对此起到预防作用。同时，豆类中还含有大量对人体有益的不饱和脂肪酸和孕期必需的叶酸成分。

此外，豆类食品中还富含类黄酮成分，具有抗氧化作用，可以延缓衰老并抑制癌细胞的产生。

推荐吃法

怀孕期间每天食用半杯量的豌豆、豇豆、黑豆、大豆等豆类食品。

坚果类

坚果中含有大量的ω-3脂肪酸、维生素和抗氧化成分，对健康有好处。除了怀孕期间，在平时也应该适当吃点儿核桃、杏仁等坚果。

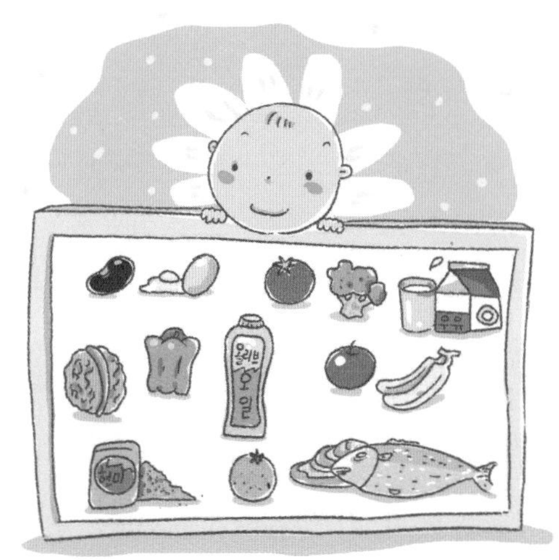

注意事项

有研究指出，孕期食用大量的花生，可能导致胎儿对花生成分异常敏感，并在出生后出现花生过敏反应。这项研究的结果虽不是绝对性的，但如果孕妈妈本身是患有过敏性鼻炎或特应性皮炎的过敏性体质，最好在孕期避开花生食品。

推荐吃法

坚果遇到光和热容易发生氧化反应，应放置于干燥、阴凉处储存。生吃比炒制品或加盐更有利于身体健康。

坚果虽富含对人体有益的不饱和脂肪酸，但同时也含有饱和脂肪酸成分。因此，每天食用量以1把左右为宜。

鸡蛋

每个鸡蛋中的热量为75千卡。蛋白质含量异常丰富，其中蛋清部分含有4克，蛋黄部分含有2克；饱和脂肪在蛋清中的含量为零，在蛋黄中也仅少量（1.5克）存在。

不必担心蛋黄中的胆固醇成分

蛋黄中的胆固醇含量较多，但胆固醇对人体的危害比饱和脂肪酸要小很多。血液中胆固醇的主要成因是饱和脂肪酸，与摄入的胆固醇之间没有太大的关联。所以，每天食用一个鸡蛋并不会造成血液中胆固醇水平的上升。

鸡蛋可以随时简单地煮着吃或煎着吃，不过需要注意，煎蛋中的热量含量要远远高于煮鸡蛋。孕妈妈若是能食用专门的ω-3鸡蛋，营养功效将更高。

推荐吃法

怀孕期间，每天坚持食用1～2个鸡蛋。煎着吃会在造成热量过高的同时还会摄入不必要的脂肪成分，而煮着吃时则需减少蘸盐量，并尽可能地不蘸盐吃。

牛奶

每杯牛奶含有150千卡的热量，并含有蛋白质8克、钙320毫克、维生素D2.5毫克，可为孕妇提供非常好的营养。牛奶中富含的钙质和维生素D，可以促进胎儿的骨骼强壮，孕期要保证牛奶的摄入量。

1枚鸡蛋与1碗方便面中的营养成分比较

	重量(克)	饱和脂肪(克)	蛋白质(克)	钠(毫克)	碳水化合物(克)	热量(千卡)
鸡蛋	50	1.5	6	70	0.4	75
方便面	120	7	11	2,460	77	500

胎儿特应性皮炎与孕期喝牛奶无关

孕期进食鸡蛋或牛奶是否会诱发胎儿特应性皮炎？很多人对此存有疑虑。鸡蛋和牛奶虽然是特应性皮炎的过敏原，但并不能因此就断言胎儿的特应性皮炎是由孕妇在孕期进食牛奶或鸡蛋所导致的。孕妇的饮食与宝宝的特应性皮炎之间不能划等号。

推荐吃法

普通牛奶中都含有3.5%的饱和脂肪酸。最好饮用饱和脂肪酸含量在1%～2%的低脂牛奶或无脂牛奶。在每天饮用一杯牛奶或酸奶的同时，无须额外补充钙片。

三文鱼

鱼类中含有丰富的ω-3脂肪酸，是孕期必不可少的食物之一。美国哈佛医科大学曾以341名3周岁的宝宝为研究对象，针对他们的大脑能力与妈妈的孕期鱼类摄入量展开过调查。结果证明，每周食用2次以上鱼类的妈妈所生出的宝宝普遍在语言、视觉、空间知觉等方面的能力表现得更优秀一些。这被归功于鱼类中所含的ω-3脂肪酸。

需要谨防汞中毒

与牛肉或猪肉相比，鱼类中含有更多对人体有益的不饱和脂肪酸，它们尤其对心脏和血管健康大有裨益。只是，在所有的鱼类中，ω-3脂肪酸和汞是同时存在的。较之其他鱼类，三文鱼（又称大马哈鱼、鲑鱼）的优点在于ω-3脂肪酸的含量更高而汞含量较低，在孕期也可以放心食用。

不过，再好的三文鱼也存在被汞污染的可能性，所以要注意每周的食用量不得超过340克。这些分量完全能够满足孕妇每周300毫克的DHA推荐量。此外，金枪鱼、虾、牡蛎、鲐鱼、青鱼等鱼类中的ω-3脂肪酸含量也很丰富，但它们的汞含量也要高于三文鱼。

推荐吃法

三文鱼： 每周食用2次，每次170克左右。

金枪鱼： 单独食用时，建议每周2罐金枪鱼罐头；与其他海鲜一起食用时，每周1罐金枪鱼罐头较为合适。

橄榄油

橄榄油中含有丰富的不饱和脂肪酸，可以增加高密度脂蛋白胆固醇（好胆固醇）含量，降低低密度脂蛋白胆固醇（坏胆固醇）含量。

橄榄油具有抗炎、抗氧化的功效，有助于心脏及血管健康。另有研究表明，在孕期食用橄榄油，可以帮助孩子在出生后预防乳腺癌。

推荐吃法

橄榄油尤以特级初榨橄榄油中的不饱和脂肪酸含量最为丰富、抗氧化效果最好。食用时，最好选择特级初榨橄榄油。

耐高温的特级初榨橄榄油或芥花籽油最适合炒菜或油炸时使用。芥花籽油也含有丰富的不饱和脂肪酸，同时燃点较高，适合在烹饪中使用，而橄榄油最好制成色拉调料或每天食用1汤匙。需要提醒大家的是，橄榄油对人体再好也属于高热量食品，食用过多容易令人发胖。

糙米

糙米是指脱去外保护表层的稻谷。白米是精致大米，打磨时间更长，质地更柔软，味道也更香。

小贴士

每天推荐脂肪摄入量（脂肪5克，45千卡）

- 核桃2个
- 花生10个
- 亚麻籽油1汤匙
- 橄榄油1汤匙

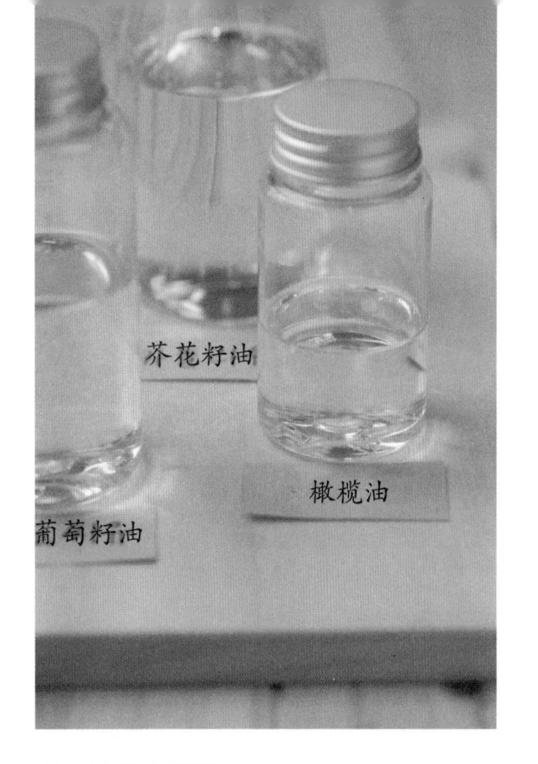

虽然都说“米饭是补药”，但这里的米饭不是指白米饭，而是指糙米饭。由此可以看出，糙米和白米在营养价值方面相差甚远。

相对于白米，糙米中的蛋白质含量高10%，对人体有益的不饱和脂肪酸和膳食纤维则分别高出5倍和4倍，钙和维生素的含量也要更高一些。

糙米的口感略微粗糙，不易食用过多，可以防止体重的过快增长。丰富的膳食纤维又可以增加饱腹感，防止过食。另外，糙米中含有预防便秘的维生素，蛋白质和不饱和脂肪酸的含量也很丰富，可以促进胎儿的健康成长和发育。

推荐吃法

一日三餐食用糙米比较困难，建议每天最低保证吃一顿，尤其可在晚餐时用糙米饭代替。若为初次尝试，可将糙米与白米各一半混合食用，这样更容易接受。

错误知识

孕妇食用过辣的食物，容易引发宝宝的特应性皮炎。

水果、蔬菜

水果和蔬菜中富含多种维生素及人体所需要的营养成分，而且膳食纤维丰富，孕妇要尽量多吃。

怀孕期间，孕妇的肠道蠕动放缓，容易便秘，而果蔬中的膳食纤维有助于预防和改善这些症状。另外，水果是维生素和抗氧化剂的绝佳来源，有助于塑造胎儿发育和母体健康。

错误知识
怀孕期间水果不用挑着吃。

推荐吃法

多吃水果也不会产生太大问题，但水果中的糖分可能影响体重。请尽量选择含糖量较低的水果，或少吃糖分较多的水果。推荐食用量为苹果1个、蔬菜1盘。

小贴士

这些蔬菜更适合孕期食用

西蓝花

西蓝花中的铁、钙、钾、维生素C含量丰富，同时热量较低，非常适合孕妇食用。同时，西蓝花富含抗氧化剂，能预防身体细胞衰老，保护大脑健康。

西红柿

西红柿中的红色物质中含有丰富的番茄红素。番茄红素具有强力的抗氧化作用，可以对大脑及神经系统起到保护作用。

血糖生成指数较高的水果有葡萄、香蕉、西瓜等，血糖生成指数相对较低的水果有苹果、橙子等。为预防弓形体感染，蔬菜和水果必须洗净后食用。

适合在孕期食用的水果和蔬菜

水果　苹果、橙子、香蕉、葡萄、香瓜、猕猴桃、草莓、西瓜、菠萝等。

蔬菜　柿子椒、西蓝花、甘薯、西红柿、牛油果及生菜等绿色蔬菜。

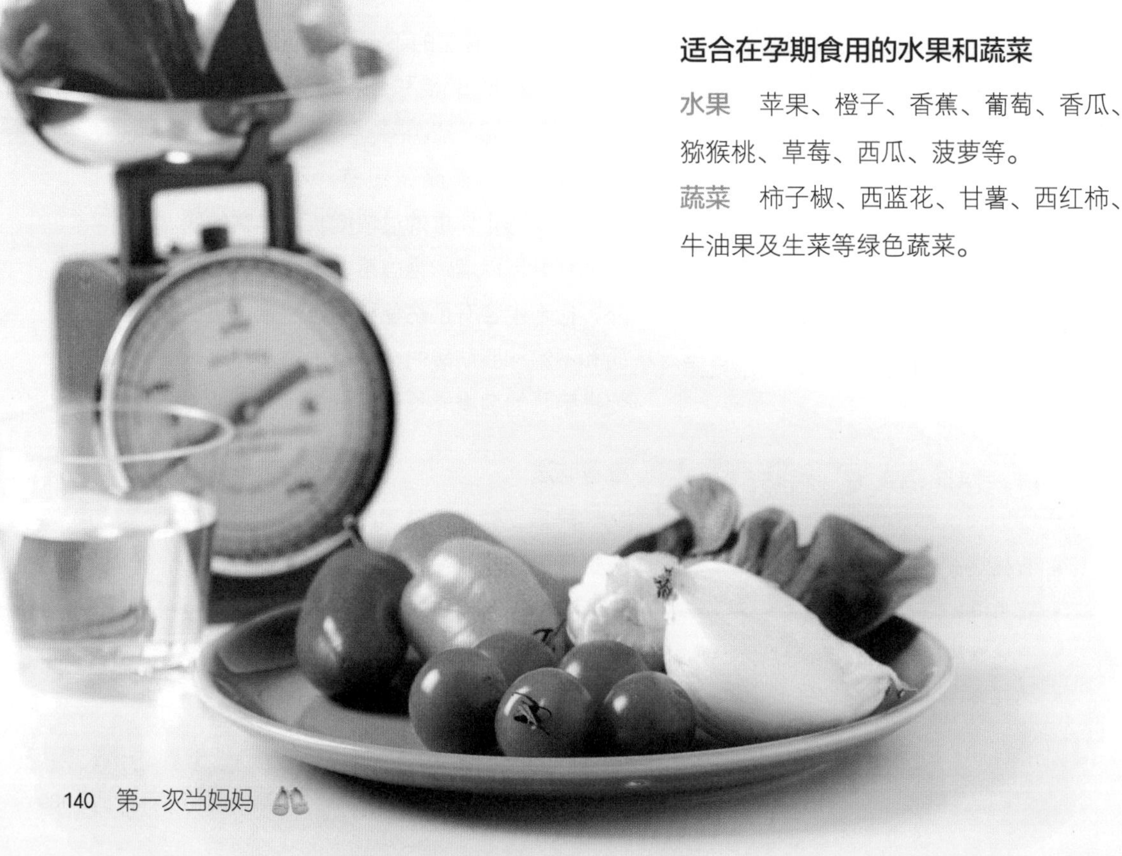

第4章 对胎儿不利的食物

为了胎儿的健康着想，每个孕妇都会选择更好的食物。但可能她们连自己都不知道，在数次的饮食中食用了对胎儿不利的食物，其中较具代表性的就是快餐食品。如果你在孕前习惯性地偏好这类食品，建议借着怀孕的机会尽量克服这种不良习惯。

快餐食品

快餐食品之所以被人诟病，是因为它的饱和脂肪酸含量过高。1袋方便面中的饱和脂肪酸含量几乎可以达到每天建议量的50%。

有研究发现，对孕期的动物分别喂食饱和脂肪酸和不饱和脂肪酸之后，前者所生后代的血液胆固醇水平明显高于后者。由此可以推断，如果孕妇食用过多的饱和脂肪将毫无保留地被胎儿吸收，从而增加了宝宝长大后得成年人病的概率。这也是为什么建议孕妇们减少食用对自身和宝宝不利的饱和脂肪酸的原因。

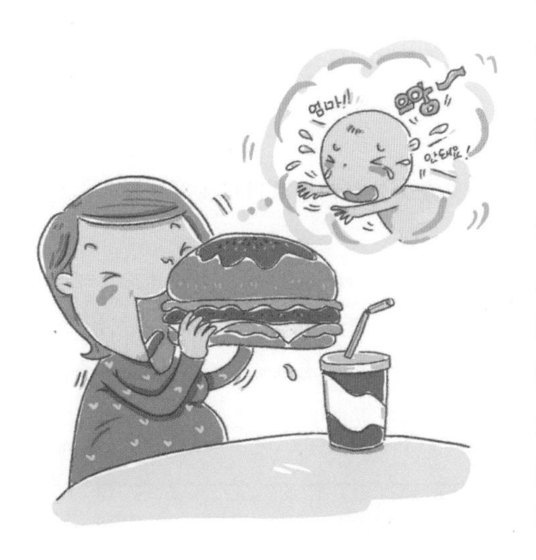

对人体有害的饱和脂肪酸大量存在于面包、点心、饼干、冰糖、快餐、速冻食品和油炸食品中。怀孕时，若妈妈食用过多的快餐食品，会明显增加宝宝长大后得肥胖症的概率，也可能导致宝宝养成喜欢吃快餐的不良嗜好。

错误知识
怀孕时，绝对不可食用方便面。

快餐中的钠盐含量过高

1袋方便面中的含盐量几乎等同于一天的建议量。高盐饮食会造成体内水的潴留，促使血量增加，导致血压升高，诱发高血压。高盐饮食也是造成孕期双腿水肿的一大“元凶”。

此外，孕期的高盐饮食还会引发其他多种疾病，尤其是会增加胎儿血液中的钠含量，危害胎儿健康。

高热量、低营养

快餐食品中虽然热量过高，但几乎不含身体所需的蛋白质、维生素、矿物质、膳食纤维等其他营养成分，营养价值较低。每天食用这类食品会导致营养失衡，还会带来健康方面的问题。不过，孕妇也没有必要因为吃过一两次快餐而过于担心对宝宝的危害，快餐不是绝对不能吃，而是要尽量少吃。

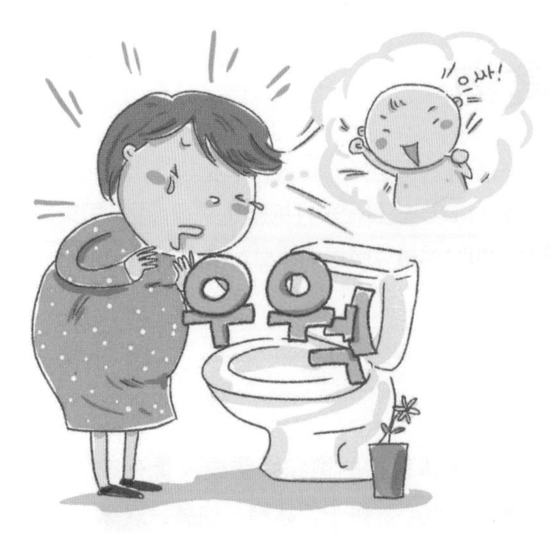

推荐吃法

如果在怀孕时实在忍不住想吃快餐食品的话，请参考如下吃法。

- 方便面中不要放含盐量过高的调料包。
- 披萨、汉堡等快餐食品的摄入量减少至一周1～2次。
- 炸薯条、炸面圈、炸鸡等油炸食品中的饱和脂肪酸和热量含量较高。每100克土豆的热量约为70千卡，同样重量的薯条的热量则增加了近4倍，约为320千卡。所以，最好能改变下烹饪方法或减少油炸食物的食用次数。
- 改善饮食习惯，减少饱和脂肪酸摄入量。建议将牛肉、猪肉等肉食更换为鱼类或去皮鸡肉，将油炸点心更改为新鲜水果，选择低脂或无脂牛奶，并将起酥油、奶油、人造黄油等动物油脂替换为橄榄油、葵花籽油、葡萄籽油、芥花籽油等植物油。

冷饮

怀孕时不能喝可乐？实际上，适量喝点可乐不会出现任何问题。那为什么会有不能喝可乐的传言呢？

究其原因，可用一句话解释：可乐等清凉饮料其实都是糖水。一罐240毫升的可乐除糖分之外，几乎就没有别的营养成分了，而且它还可以生成100千卡的热量。

如果孕妈妈喝了太多糖水，会导致身体发胖，严重时可引发妊娠糖尿病。另外，孕妈妈饮用的糖水还可以通过胎盘输送给胎儿，令胎儿胰脏内产生胰岛素，从而将母体摄入的糖分最终转化为胎儿自己的脂肪细胞，最终结果就是连累胎儿一起发胖。有研究结果指出，孕妇血液中的糖分过多，胎儿出生后患有小儿肥胖症的可能性也较大。在肥胖人口居多的美国，妊娠糖尿病的发病率要高出韩国数倍。

过度饮用可乐可能导致妊娠糖尿病

有研究表明：孕前每周饮用高糖可乐超过5次，妊娠糖尿病的发病率就会增高。

哈佛医科大学研究组曾针对13475名女性开展过一项长达十年之久的调查研究。结果证明，高糖可乐的摄入量越多，妊娠糖尿病的发病率也越高。相反的，其他含糖饮料或减肥饮料的摄取则与妊娠糖尿病不发生关系。

另外，研究还指出，与每月高糖可乐摄入次数不超过1次的女性相比，每周饮用5次以上的女性患有妊娠糖尿病的概率要高出22%左右。

清凉饮料中所含的食品添加剂同样对人体有害

多数清凉饮料中都含有咖啡因成分，这一成分具有利尿作用，可导致体内的水分流失。在此过程中，钙或维生素也容易随尿液一起排出体外。咖啡因摄入过量还会造成睡眠质量下降。

推荐吃法

- 每天1～2杯清凉饮料不会给妈妈和胎儿造成损害。尽管如此，最好还是换成天然果汁、低脂牛奶、纯净水。
- 市场上销售的减肥可乐或健康咖啡中都使用了一种被称为“阿斯巴甜”的人工甜味剂来代替糖分。这种减肥可乐的热量几乎为零。目前尚没有研究报告指出人工甜味剂对孕妇不利。人工甜味剂不含热量，不会导致血糖升高，对那些患有糖尿病合并妊娠或妊娠糖尿病的孕妇来说，相对安全。但根据其他研究报告的说法，人工甜味剂食用后会以热量的形式来补充人体内不足的糖分，从而会增加10%的脂肪摄入量。

未洗净的蔬菜、未熟的肉类

孕妇食用未清洗的蔬菜、未熟透的肉类或生肉可能会感染弓形体。弓形体可通过胎盘传递给胎儿，容易导致胎儿畸形。

推荐吃法

用流水将蔬菜清洗干净后食用，特别是在外出就餐时，必须考虑餐厅的清洁度。猪肉、羊肉等肉制品也必须烹饪至全熟再进食。

泡菜、酱料等高盐食品

泡菜、大酱、汤、酱料等属于韩国传统饮食中含盐量较高的食品。尤其是泡菜作为一种发酵食品，虽然对健康有益，但因其由盐腌制而成，所以同时存在对人体不利的一面。有些孕妇平时喜欢吃些汤羹或炖汤，这类饮食虽然比泡菜中的含盐量要低一些，但如果摄取过多也会造成食盐量的增加。

高盐饮食是胃癌和高血压的诱因之一

胃癌高发的原因之一是饮食过咸。盐吃多了会造成胃壁损伤，从而利于癌细胞的生长。盐随水一起进入血液，还会引发高血压。反之，在饮食较为清淡的国家内，胃癌的发生率非常低。

当然，我们并不是说怀孕以后就得绝

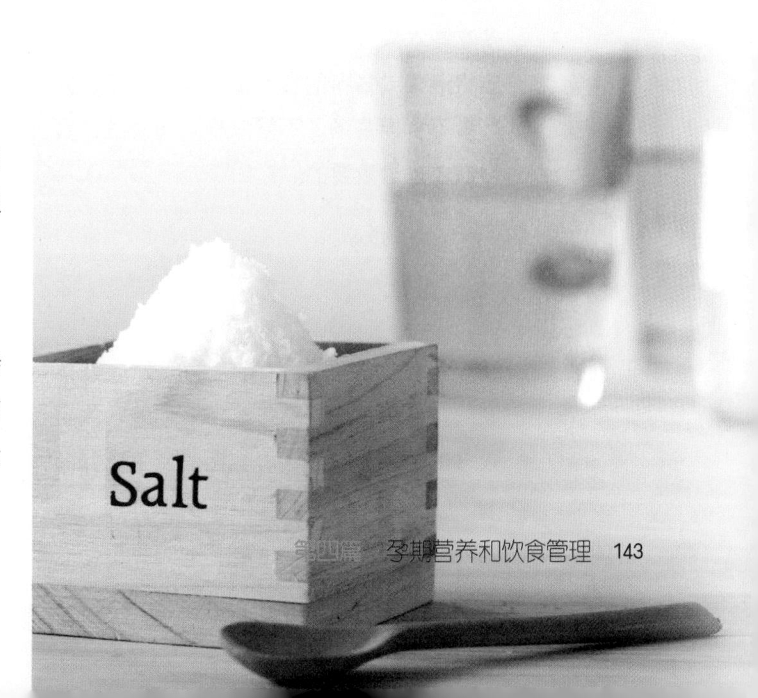

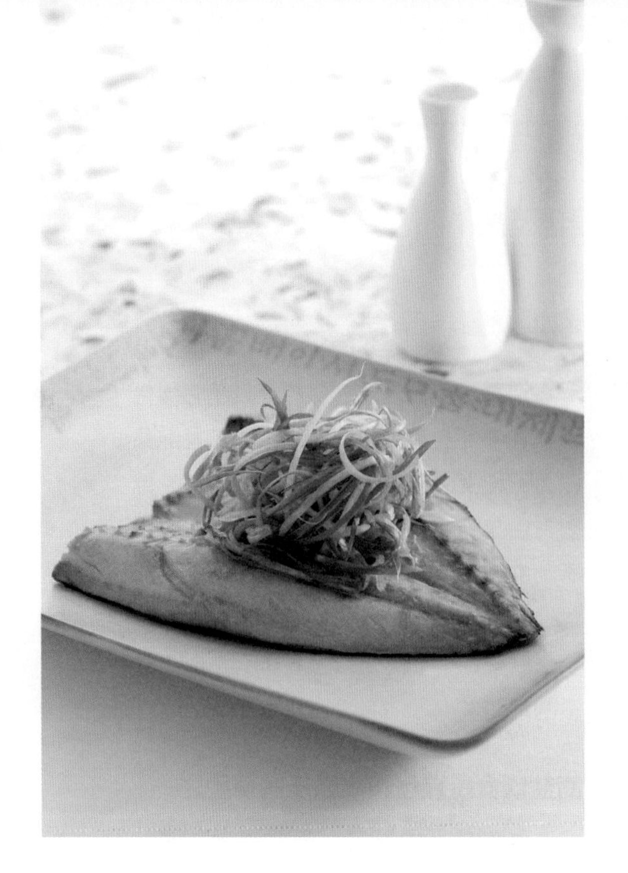

对禁盐，而是出于健康的考虑应减少盐的摄入。

推荐吃法

外卖食物的含盐量较高，需要多加注意。尤其是职场孕妇外出就餐相对比较频繁，容易摄入过多的钠盐。

水果中含有大量的钾，可以帮助钠盐排出体外。需要经常外出就餐的孕妇不妨多吃些水果或蔬菜。同时，平时的饮食中应将泡菜或酱料的食用量减少至最低，并尽量不食用酱汤。不管怎样，清淡的饮食习惯才是最重要的。

鲨鱼肉

鲨鱼肉中含有大量的汞成分。妊娠期间，多吃鱼肉固然好，但应避开含汞量较多的鱼类。在美国，鲨鱼、剑鱼、鲭鱼王、方头鱼等已知含汞量较多的鱼类是明确要求不能在怀孕期间食用的。这些鱼类一般处于食物链顶端，寿命相对较长，体内也容易囤积大量的汞成分。

胎儿的脑部对汞的反应敏感

胎儿的大脑在整个孕期结束后仍可继续发育，因此在妊娠期间要多加小心。母体中摄入的汞可通过胎盘传输给胎儿，而胎儿对汞尤为敏感。汞是一种可作用于神经系统的毒性物质，可诱发水痘、小儿麻痹及神经发育迟滞等病。有调查报告显示，孕妈妈若在孕期摄入过多的汞，宝宝出生后的智力水平将普遍低于平均水平。

汞可通过母乳传送给宝宝

大气污染物中的汞进入海洋后，可在海水中细菌的作用下变异为毒性极强的甲基汞。甲基汞可通过鱼鳃进入鱼体内囤积，小鱼以汞为食，大鱼吃小鱼后导致汞在体内的积累。因此，处于食物链顶端的大型鱼类或存活时间较长的鱼类，其体内出现汞大量沉积的可能性更高。不过，我们常吃的金枪鱼或三文鱼等鱼类的汞含量较低，可以在孕期放心食用。

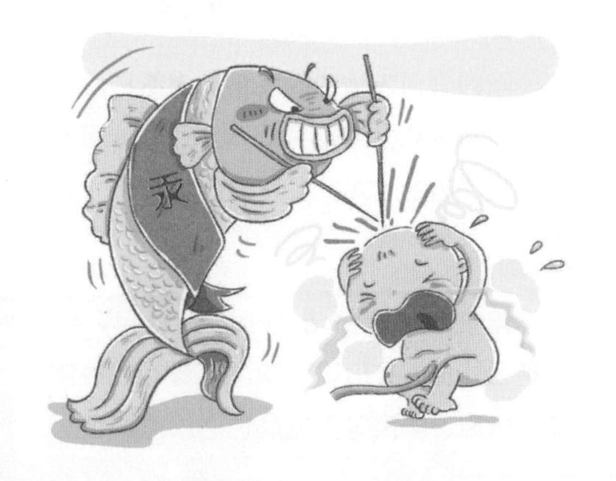

汞作为一种重金属，可在体内存留很长时间，但最终仍会被排出体外。汞在人体内的半衰期为60天左右，之后会通过大小便和母乳排出体外。

推荐吃法

根据美国FDA（食品与药品监督管理局）发表的“鱼贝安全进食须知”，孕期须提防的鱼类有鲨鱼、剑鱼、鲭鱼王、方头鱼。长鳍金枪鱼每周推荐量为170克，贝类、虾、三文鱼、鳕鱼、鲶鱼、金枪鱼罐头则以每周不超过340克为宜。由此可见，每周进食1～2次汞含量较低的鱼类不会有太大问题。

安全的鱼贝是指虾、金枪鱼罐头、三文鱼等。1罐金枪鱼罐头的容量约为100克，每周食用2罐问题不大，不过每周还是尽量食用2次左右的青背鱼。

也可以用植物性的海藻油DHA代替。鱼油DHA存在被甲基汞或PCB（一种含有致癌物质的农药）等污染的可能性，所以怀孕期间还是服用植物性ω-3脂肪酸更安全一些。植物性ω-3脂肪酸大量存在于橄榄油、核桃等食物中。

肝脏

动物肝脏中的维生素A含量较高，不过若摄入过量容易诱发胎儿畸形。因此，孕妈妈们的维生素A摄入量不得超过5000国际单位。食用时一定要确保其熟透。

推荐吃法

胡萝卜中不含有维生素A，而是含有大量维生素A的前期形态，即β-胡萝卜素。与维生素A相比，β-胡萝卜素吃起来更方便、更安全，即便过多食用也不会有致畸的危险。再者，胡萝卜中还含有丰富的膳食纤维，可以有效预防孕期便秘。

含二恶英的食品

二恶英是对人体最具危害性的化学物质之一。这类物质极难分解，在自然状态下可留存数十年乃至数百年的时间。进入生物体中的二恶英虽然可以通过尿液排出，但极易溶于脂肪，可在生物体的脂肪组织中沉积。

人体中积累的二恶英具有致癌性、致畸性。作为一种剧毒致癌物，极少量的二

错误知识

妊娠期间不管是什么鱼类，都要多吃。

阅读提示

孕期慎防的食品添加剂——谷氨基酸（又称MSG，即味精）

联合国粮食及农业组织（FAO）将化学调味料的每天食用量限制为120毫克。美国则禁止在幼儿时期喂食调味料。

味精是一种食品添加剂，它在人体中的代谢需要大量的维生素B_6和镁。若一次性空腹食用3克的味精，可在10～20分钟内出现胃灼烧、面部僵硬、胸部压迫感等不适反应。味精的最大问题在于可导致1岁以下的幼童死亡，它不仅会对脑神经造成恶劣影响，还可引发记忆力障碍、多动症等病症。

围绕味精的问题曾一度有过争议。食物与药物监督管理局也曾表示在正常食用下，它是安全的。不过，如果你仍然存有顾虑的话，最好在怀孕后控制味精的摄入。

恶英即可导致免疫力的下降和雄性激素的减少，尤其会严重损伤胎儿的头部发育。

二恶英的半衰期长达7～10年之久，进入人体后不易排出。若能规避它自然是最好的方法，但在现实中很难操作。

二恶英源自动物性脂肪

垃圾焚烧是二恶英最常见的来源，尤其是垃圾焚化厂燃烧塑料制品，是产生二恶英的主要原因。据悉，美国每年98%的二恶英产自垃圾焚化厂，它们会污染土壤、大气和农作物。农作物中使用的杀虫剂、除草剂等药物中也含有二恶英成分。二恶英扩散至大气中，又随着雨水进入土壤，当土壤中长出的草被动物食用后，可造成动物脂肪中二恶英的积累。当这些动物再被人类食用后，就最终造成了二恶英在人体内的囤积。也就是说，二恶英主要是通过食物进入体内的。

二恶英是脂溶性物质，我们身体内93%的二恶英来自牛肉、猪肉以及牛奶等乳制品。

妊娠期间更需小心谨慎

妊娠期间摄入二恶英可导致胎儿畸形。二恶英被胎儿吸收后，可导致宝宝长大后学习能力下降及免疫功能弱化，免疫功能的降低又增加了癌症等多种疾病的发病率。

男性无法排出体内的二恶英，只能等待它的自然流失。而女性则可通过胎盘传给胎儿，通过母乳传给新生儿。如果过多地接触它，还会影响胎儿的生长发育。

因此，如果想要一个健康的宝宝，那么孕妇就应减少对动物脂肪的摄入。有时孕妇在无意中摄取的热狗、汉堡、冰激凌中也可能存在含有二恶英的动物性脂肪，所以尽量选择低脂或无脂牛奶是减少未知二恶英危害的一种好办法。

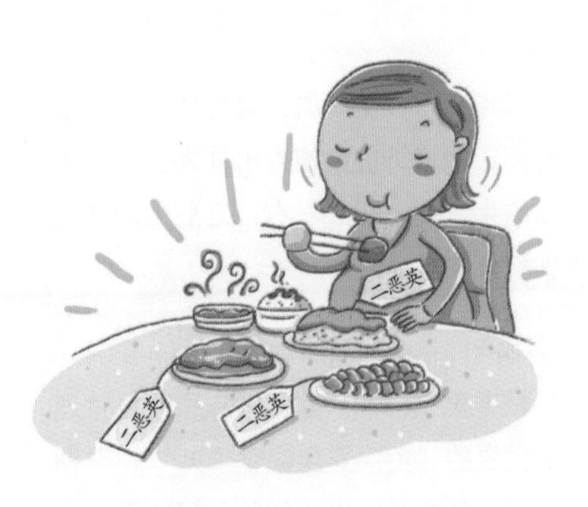

二恶英一旦进入人体，就会在人体脂肪细胞中长久沉积，它们的半衰期可达7～10年。半衰期是指人体中的二恶英半数发生衰减所需要的时间。育龄期女性最好从孕前开始减少动物性脂肪的摄入量，孕妇则建议以瘦肉、鸡肉、鱼贝代替牛肉和猪肉。鸡肉表皮中也含有动物性脂肪，食用时最好去皮。

减少二恶英摄入量的方法

二恶英主要是通过摄入动物性脂肪而进入人体脂肪组织积累的。为了促进猪、牛等家畜的快速成长，人们往往会给它们喂养一些其他动物的脂肪，这就进一步增加了动物性脂肪和牛奶被二恶英污染的可能性。

牛肉、猪肉、牛奶、乳制品、鸡肉、鱼贝、鸡蛋等动物性食品中都含有二恶英成分，其中鸡肉中的含量最少。

- 减少二恶英摄入的最佳方法是饮食以蔬

菜为主，少吃或不吃肉类及乳制品。减少咸水鱼和淡水鱼的摄入，并控制汉堡、黄油或奶酪、冰激凌等含有全脂牛奶的乳制品的食用。

- 使用微波炉加热时，用玻璃容器代替塑料容器。
- 纸在漂白的过程中会用到二恶英，因此应尽量避开用纸包装的食物。

推荐吃法

- 饮食以低脂食物或蔬菜、水果、豆类、米为主。
- 牛奶选择低脂或无脂牛奶。
- 水果选择未使用农药的有机水果。

咖啡和含咖啡因的饮料

咖啡因在我们身体内会起到两种作用：适量的咖啡因可以刺激中枢神经，驱赶困意的同时提高注意力，因此有助于提高学习能力和增强体力。咖啡因还具有显著的利尿效果。近年来，以控制食欲、燃烧脂肪、增强能量为目的的减肥保健品或功能性饮料中也开始添加咖啡因成分。

孕妇饮用咖啡时，胎儿也在摄入

咖啡因可通过胎盘进行传递。孕妇摄入的咖啡因，会原封不动地输送并作用于胎儿。有报告指出，孕期每天饮用的咖啡数量超过5杯时，新生儿的心跳次数和呼吸次数就会明显增加，同时睡眠时间也会缩短。

大量摄入咖啡因会提高自然流产率

虽然目前还没有关于孕妇摄入咖啡因导致自然流产的报告，但通过动物实验得出的研究结果已证明“咖啡因可诱发畸形”。笔者认为每天饮用300毫克以上，即450毫升以上咖啡时，会增加自然流产的可能性。根据美国妇产科杂志刊发的论文观点，咖啡因摄入量超过200毫克时，自然流产的概率将增加2倍以上。

推荐吃法

妊娠期间也可以适当摄入一些咖啡因，只要每天不超过200毫克就不会有什么问题。每天速溶咖啡的饮用量在2杯左右即可。

咖啡或茶叶中含有的苯酚成分会妨碍铁的吸收，因此不可与补铁制剂同食。

小贴士

饮料和药物中的咖啡因含量

- 1袋速溶咖啡：70毫克
- 250毫升可乐：23毫克
- 1个绿茶茶包：15毫克
- 消炎止痛剂、滋养强壮剂：50毫克

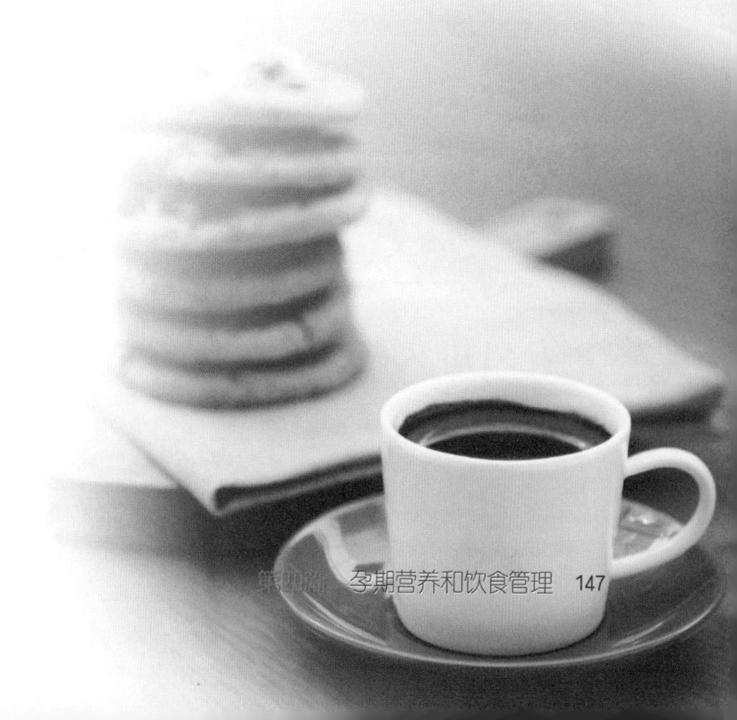

第5章

孕期必须遵守的营养准则

怀孕后，你可能经常会因为周围人的一句话而感到困惑，尤其是关于饮食方面。长辈说“没关系，吃吧”，周边朋友则说“这个不能吃，那个也不能吃”。要想生出健康聪明的宝宝，孕妇首先必须让自己变得聪明起来。那就让我们来一起了解下孕期必须遵守的营养准则和如何进行饮食管理吧。

错误知识

要想让胎儿健康成长，最好尽情地大吃。

拒绝双人份，吃饭要重“质”

前面也曾强调过“吃什么”比“吃多少”更重要，孕妈妈应该做到重“质”不重“量”。怀孕初期可参照孕前的食量，怀孕中晚期则需要每天增加300千卡的摄入量。

按时吃饭，不要隔餐

一顿饭不吃往往会让下顿吃得更多，尤其容易增加高脂肪食物或精制碳水化合物的摄入，这是人体在饥饿状态下的正常生理反应。隔顿就餐时容易受到精制碳水化合物或高脂肪食物的诱惑，并且会吃得更多，结果就是导致血糖值的升高。

怀孕时更须坚持吃早餐。如果不吃早餐，午餐之前就会空腹12个小时以上，无法保证肚中宝宝的持续营养供给。

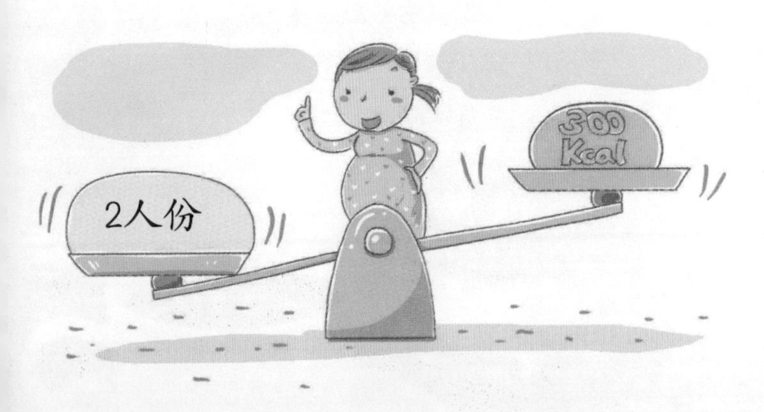

从孕早期就开始注重饮食状态

怀孕期间为保证给胎儿的能量供应，孕妇必须保证吃得好。但要注意防止饮食过量或营养过剩，同时应将更多的精力投放在追求高质量的饮食上。

怀孕初期可参照孕前的饮食状态，建议每天摄取2000千卡左右的热量，同时注重高质量饮食。

怀孕中晚期每天只须再增加一次加餐的热量就足够了。

怀孕晚期为胎儿的快速发育时期，需要每天增加约300千卡的热量，相当于一根香蕉和一杯牛奶或一个煮鸡蛋加一杯果汁。

大多数孕妇在怀孕初期受孕吐反应的影响，体重几乎不会发生变化，这是一种正常现象。当然，也会有人因为严重的孕吐反应而出现体重减少的现象。其实，即使到孕10周时，胎儿的体重也仅有10克左右，胎儿所需要的热量也是极其少量的，所以孕妈妈不必因为体重的轻微变化而过于担心。怀孕初期是整个孕期体重管理的起始阶段，在这一阶段养成良好的饮食习惯至关重要。

妊娠周数	0~12周	12~20周	20~40周
热量增加量（千卡）	0	150	300

与妊娠周数相对应的热量增加量

选择胎儿真正喜欢的食物

孕期中，你可能会突然想吃方便面或糕点、油炸食品，每当这个时候，妈妈们会将其归因为“这个是宝宝想吃的”而肆无忌惮地开始享用。但这只不过是孕妇为自己想吃所找的借口而已。实际上，较之糕点或油炸食品，胎儿会更加青睐对身体有益的新鲜蔬菜和水果。

准妈妈们应该选择对胎儿有利的食物。可以的话，不妨借着怀孕的机会努力养成一个健康的饮食习惯吧，毕竟这样做更有利于自己和腹中宝宝的健康。

即使没有症状也要坚持补充营养剂

前文也曾提到，仅从饮食入手很难保证在孕期摄入足够的营养。要想让胎儿头脑灵活，最好从孕前开始到孕12周之前坚持补充叶酸，孕16周开始则需要坚持服用ω-3脂肪酸和铁剂。

铁元素可以增加孕妇的血液量，并为胎儿和胎盘的发育提供帮助。因此，即便没有出现眩晕等贫血症状，也请务必坚持服用。

ω-3脂肪酸无法在人体内自行生成，只能从饮食中获取，可以通过青背鱼、植物油或者胶囊状补充剂进行补充。

根据体重变化改变饮食量

我们往往很难准确地计算出自己一天摄入的热量，因此应该积极地关注自身的体重变化，以此确认自己的营养状态是过量还是不足。孕妇可以在墙上贴一张体重记录表，每天早上在固定时间称量体重并记录下来。当体重超过平均值时适当减少饮食量，当体重增长过慢时则相应地增加饮食量。

有关孕期饮食的常见疑问

从怀孕类的论坛或者一些门户网站可

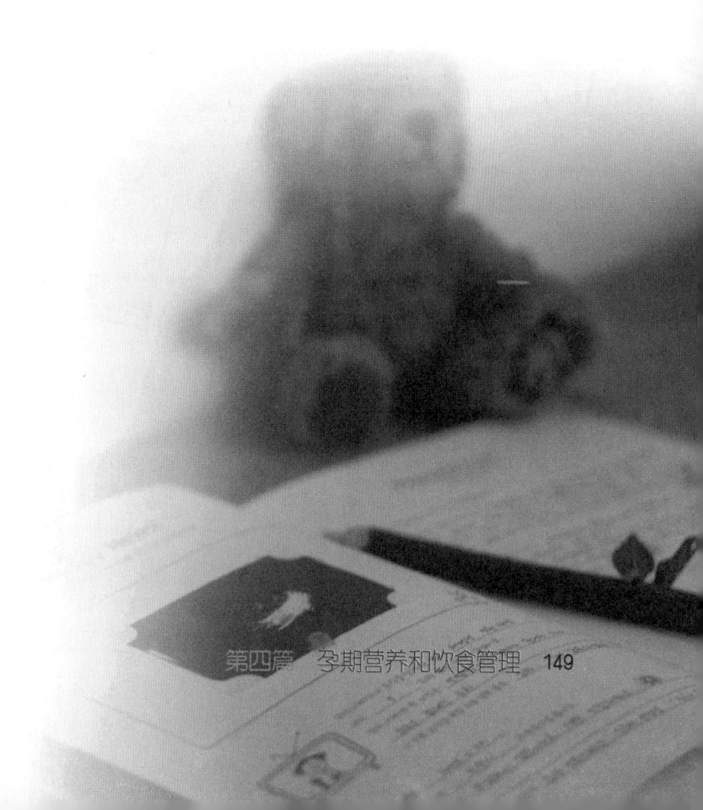

以看到，关于怀孕的各种提问数以万计，其中“怀孕时可以吃XX吗”一类的问题是出现次数最多的提问。所谓孕期可以吃的食物和禁吃的食物，究竟有多少可信度呢？下面就让我们来探究一下孕期饮食的真相吧。

错误知识
妊娠期间不可吃红豆冰或红豆包。

红豆或薏苡仁对胎儿不利吗

怀孕期间，蛋白质的追加补充量为10克，而红豆是仅次于黄豆的优质蛋白供应源。相对于牛肉和猪肉，红豆或黄豆都对孕妇非常地有利。

薏苡仁也是同样道理。实际上，我们日常生活中可接触到的大部分食物都不需要刻意地回避。

都说孕期吃生鱼片不好，那么三文鱼也要吃熟的吗

被细菌感染过的鱼类如果烹饪不熟可导致食物中毒。因此，西方国家禁止孕妇食用鱼肉寿司或生鱼片。

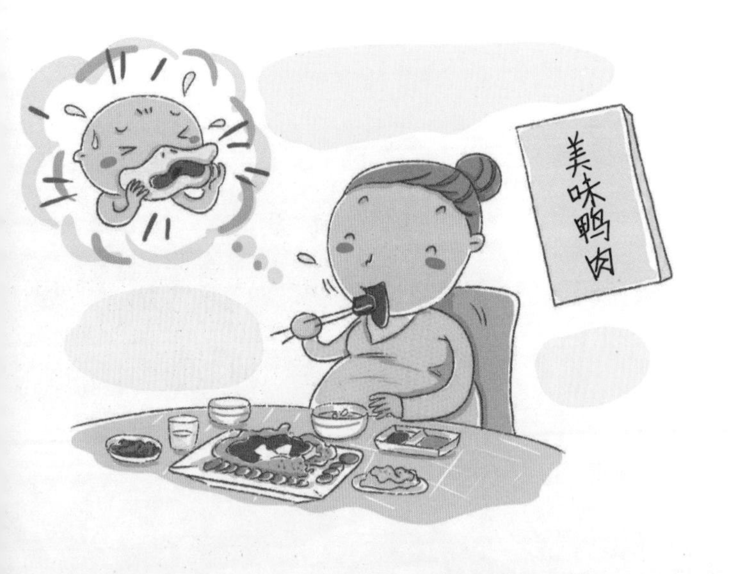

干净且新鲜的生鱼片吃一点倒也无妨，但出于安全方面的考虑最好还是吃熟制品。鱼肉等海鲜产品都存在被汞污染的可能性，每周的食用量最好不要超过340克。

听说鲭鱼（青花鱼）中的汞含量较多，应该怎么吃

鲭鱼中含有大量对胎儿头脑发育有益的ω-3脂肪酸成分，最好每周进食2次左右，若食用过量则可能引起汞中毒。同样，鲭鱼最好每周食用也不要超过340克，次数不超过2次。金枪鱼罐头则尽量每周不超过2罐。

怀孕期间不能吃鸭肉吗

有传言称，因为鸭子走路时左右摇晃，所以孕期吃鸭肉会导致胎儿走路的样子像鸭子或长出“鸭屁股”。

鸭肉中含有饱和脂肪酸和不饱和脂肪酸。鸭子瘦肉部分的脂肪含量约为6%，其中饱和脂肪酸和不饱和脂肪酸的比例几乎对等。虽然鸭皮中的不饱和脂肪酸比例要高出饱和脂肪酸，但考虑到热量的影响，最好去皮后食用。与牛肉或猪肉相比，鸭肉中的不饱和脂肪酸含量较高，其实是适合孕期食用的优质食材之一。与之类似，“孕妇吃鸡肉会生出‘鸡皮宝宝’”的传闻也没有任何依据。

喝牛骨汤能促进胎儿的健康发育吗

牛骨汤经常被作为病人或孕妇的滋补品来食用。从营养学的角度看，牛骨汤中含有过量的胆固醇和饱和脂肪酸，且不饱

和脂肪酸、碳水化合物、膳食纤维等重要营养成分的含量为零。所以，对身体健康并没有多大帮助。怀孕期间，最好应避免食用。

妊娠期间，辣食对胎儿有害吗

孕期或哺乳期，辣食的摄入不会对宝宝造成损害。这些食物只会刺激妈妈的胃肠系统，跟宝宝无关。

食用人工甜味剂不会影响宝宝吗

与蔗糖相比，人工甜味剂更适合孕期食用。不过，人工甜味剂也包含很多种类。

阿斯巴甜 不会通过胎盘影响胎儿，适量摄入不会产生太大问题。虽然它的甜味比白糖增加了180倍，但不含有热量。常用于制作减肥可乐、精品咖啡等。

三氯蔗糖（又名蔗糖素） 与蔗糖相比，它的甜味增加数百倍，但不会被人体吸收，也不会通过胎盘影响胎儿，最适合孕妇食用。

龙舌兰糖浆 与蔗糖相比，甜味增加1.5倍左右，是一种血糖生成指数（GI）远低于蔗糖的天然甜味剂。价格虽贵，但比蔗糖有益健康。

糖精 已知的致癌物质，可通过胎盘影响胎儿，孕妇尽量避免食用。

孕期可以喝绿茶吗

众所周知，绿茶具有防癌、抗衰老、降低胆固醇、降血糖和瘦身的作用，对健康大有裨益。

我们常饮用的绿茶中虽然也含有咖啡因成分，但比咖啡中的含量要低，所以可以在孕前或孕期适量饮用。不过，也要注意绿茶的饮用量不得超过3～4杯。绿茶成分会影响到叶酸的吸收利用，故不可与叶酸同服。

食用蜂蜜会让宝宝得特应性皮炎吗

食糖是一种可让血糖急速升高或急速降低的甜味食料。蜂蜜中虽然也含有大量的糖类，但比食糖更有益健康。这是因为食糖中添加了人工添加剂，而蜂蜜属于天然制品。即便如此，过量食用蜂蜜仍可导致发胖。

孕期食用蜂蜜与宝宝的特应性皮炎无关，但仍需注意在宝宝出生后至周岁之前不可喂食蜂蜜。因为，周岁之前的宝宝很难分解蜂蜜中的肉毒杆菌。世界保健机构和美国疾病预防控制中心（CDC）也建议不要给婴儿喂食蜂蜜，以防止肉毒杆菌中毒。成年人或孕妇则可以放心食用。

黑鱼和鲤鱼对人体有益吗

黑鱼和鲤鱼作为高蛋白食物，常用作产后滋补和提升元气之用。但二者同属淡水鱼类，容易因工业用水的流入而存在被汞和PCB（一种含有致癌物质的农药）等物质所污染的可能性，故在食用上应多加小心。

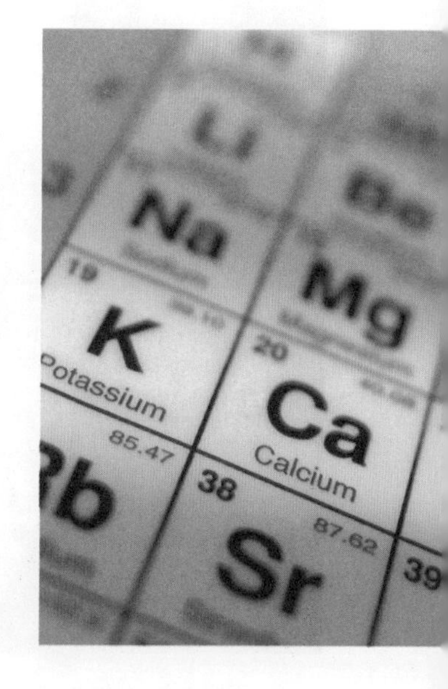

第6章 孕期的体重管理

怀孕后，妈妈们常出于对胎儿的健康考虑而暂时放松了对自身体形的关注。实际上，怀孕后更应该留意体重的变化。不管是为了自己，还是为了腹中的胎儿，保证正常的体重增加比什么都要重要。特别是希望进行自然分娩的孕妇，更应当在体重管理上花费些心思。

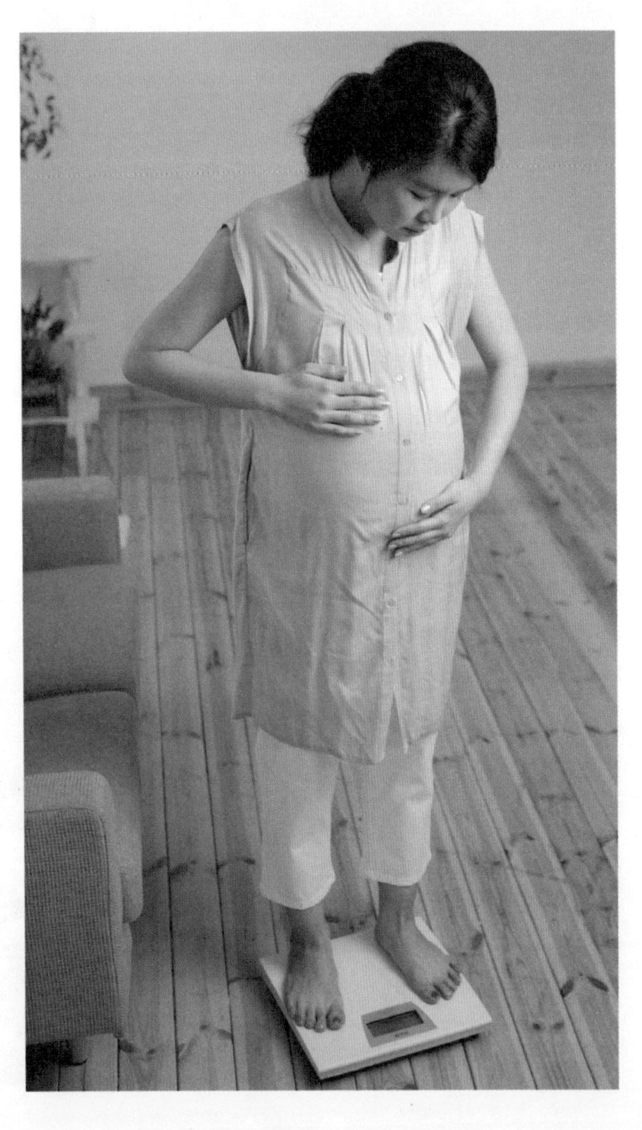

体重增长多少才合适

很多怀孕类的书籍都提到孕期体重增加11.5～16千克较为合适，但是这一数值仅适用于孕前体重正常的女性。而且，这一结果是以体形相对较大的美国孕妇为对象所得出的调查结论。因此，比美国人骨架瘦小、肌肉量较少的亚洲准妈妈们，正常情况下的体重增加量应当低于这一数值。

理想状态下，孕12周之前的体重应当基本不发生变化，甚至有时会因孕吐反应而出现下降，即使增加也不应当超过2千克的正常增长量。孕12～20周内总增加量应为3千克左右，孕20～40周内则以每周保持0.4千克的增长幅度较为合适。

妊娠周数	12周前	28周前	40周前
累计体重增长（千克）	1	6	11

妊娠各阶段所对应的正常体重增加量

根据肥胖指数来算正常体重

孕妇体重的正常增加应根据身体的肥胖程度而不同。称量体重时，在医院或健身房利用人体脂肪测量仪来准确地测定自己的脂肪量是最好的方法。但当条件不允许时，通过身高和体重来计算身体质量指数（BMI）也是一种方法。

计算公式为：

BMI=体重（千克）÷身高（米）^{2} 。结果值低于18.5，表示体重过轻；18.5～23，表示体重正常；23～25，表示体重过重；25～30，表示轻度肥胖；超过30则说明重度肥胖。

例如：身高160厘米，体重50千克，则BMI = 50÷（1.6×1.6）= 19.5。体重正常。

BMI指数过高或过低对胎儿和孕妇不利，过高可增加妊娠期高血压疾病的危险，过低则容易生出低体重儿。

正常的体重增加量受孕前体重的影响

通过计算孕前体重的BMI指数可得知孕期体重的正常增加量。如果孕前BMI指数低于18.5的低体重孕妇，孕期正常体重增加量为12～18千克；孕前BMI指数为18.5～23的正常体重孕妇，则在孕期增重10～12千克较为正常；孕前BMI指数在23～25的过重孕妇和25～30的肥胖孕妇，孕期体重增加量分别对应6～10千克和6千克。

另外，当双胎妊娠时，16～20千克的增重量较为合理。

为什么体重过度增长会很危险

如果将怀孕后的体重增加看成一种理所当然的现象，那就大错特错了。体重的增加是有规律的，若超过正常标准不管是对孕妇还是胎儿，都是非常危险的。

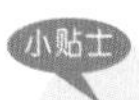

体重增长过缓也会出问题

妊娠期间体重过度增加会导致各种问题，但增长过于缓慢也会成为一种问题。如果无法保持正常的体重增加，容易导致低体重儿的出现。

新生儿体重不足2.5千克即可认为是低体重儿。与正常体重的宝宝相比，低体重儿出生后出现智力迟钝、学习能力障碍、听力和视力减退等症状的概率比较高。

导致剖宫产和难产

孕妇的体重增加越多，胎儿的体形就越大。胎儿越大，难产概率就越高。严重时，不得不实施剖宫产手术。即使进行自然分娩，在生产过程中也必须扩大阴道开口，这会增加过度出血的危险。同时，还可能导致胎儿在狭窄的产道内受伤。

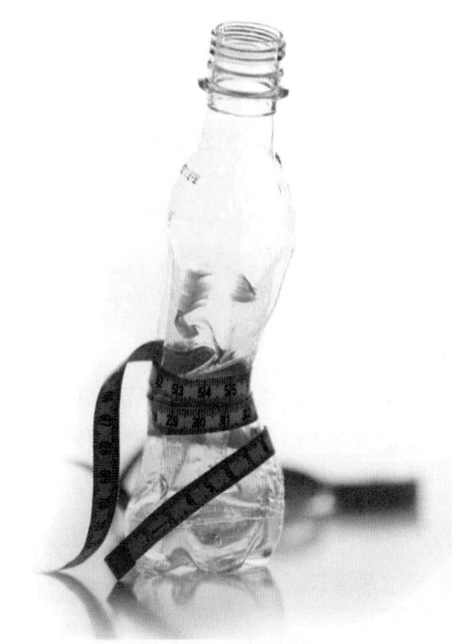

导致妊娠合并症和胎儿畸形

孕妇体重过度增加或者孕妇肥胖，都可诱发妊娠糖尿病、妊娠期高血压疾病、腰痛等病症。这些妊娠合并症不仅会增加妊娠和生产过程中的痛苦，而且会严重威胁孕妇和胎儿的身体健康，还可将胎儿畸形的概率提高两倍。

影响宝宝一生的健康

宝宝出生时的体重会影响宝宝一生的健康状况。怀孕期间，孕妇体重增加过多，不仅容易导致新生儿患上小儿肥胖症，还会增加小儿糖尿病的发病概率。妈妈在孕期时的体重将对宝宝一生的健康产生影响。

导致产后肥胖

产后肥胖的诱因之一便是孕期体重的过度增加。这些体重不会因分娩结束而减少，而是呈持续增长的态势。2010年《美国妇产科》杂志曾报道，在对孕期体重超标的孕妇所进行的跟踪调查中发现：很多人的体重在20年后仍在持续增加。

从孕早期就要开始关注体重变化

怀孕期间，尤其是在孕早期，许多孕妇经常被建议多吃一些好的食物以保证胎儿的正常发育，即使不喜欢吃也因考虑到胎儿的健康而勉强吃进去。

正如前文所述，孕早期应该注意饮食的质量，食用量则只须与孕前水平持平即可。孕早期就开始增加食量容易导致后续的怀孕期间内出现饮食过量，从而造成体重的过速增长。

停止孕吐后更应注意体重

孕早期，很多孕妇因为孕吐反应吃不下东西，当孕吐结束后她们常会出于对宝宝的愧疚心理而出现暴饮暴食的现象。很多孕妇因此而导致了肥胖，所以，大家更应加强孕吐结束后的体重管理。

孕初期的饮食量可参照孕前水平

孕妇在孕早期没有必要刻意地增加或减少饭量。即使听从周边人的建议只增加少许饭量，也容易导致体重的过度增长。如此一来，在体重开始增加的孕中期之后再想调节体重就没那么容易了。

当体重增长过快时，为了调节体重即使只减少一丁点的饮食量，孕妇也会非常

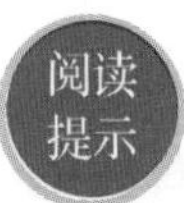

健康的地中海式饮食法

在希腊，有很多独守的长寿老人。这里的人们因心脏麻痹而死亡的比例非常低，平均1万人中只有9人。他们长寿的秘诀就在于饮食方法上。最近《美国饮食营养协会杂志》发表的研究结果表明，地中海式饮食法可降低阿尔茨海默病的发病风险。

希腊人在饮食中常以橄榄和橄榄油为主。他们也会以治病为目的而食用橄榄油，比如当出现感冒征兆或消化不良时，他们会用满含橄榄油的食物来代替药物食用。他们相信这种民间疗法可以促进身体的新陈代谢从而让身体自然地痊愈。地中海式饮食虽然是一种高脂肪饮食，但脂肪的72%以上来自橄榄油、芥花籽油、鱼类、种子和坚果类等不饱和脂肪酸。

小贴士

孕期体重管理方法

• 每天固定时间在家中称量体重。

• 尽量进行近距离的散步。

• 在生活中寻找适合的运动项目进行锻炼。

• 每天整理饮食日记。这样可便于确认每天的饮食种类和简化体重管理。

容易感到饥饿。减少饮食对孕妇来说并不是件简单的事情，对于在孕早期就习惯了吃宵夜的孕妇，到了孕中期如果不吃夜宵就会变得很难入睡。因此，最好从孕早期就养成不过度进食的习惯。

养成健康、合理的饮食习惯

胎儿发育所需要的营养成分全部依赖于母体，但在孕早期，胎儿所需的营养成分是极少的。因此，与孕前相比，孕妇此时没有必要摄取更多的热量。即便到了孕中晚期，额外需要增加的热量也仅300千卡左右。

由此可见，相较于增加饮食量，在孕早期养成可摄取多种营养成分和矿物质的饮食习惯更加重要。

防止体重增长过快

对于那些在怀孕初期就出现体重增长过快的孕妇，应当注意防止体重的继续增加。这并不是要求孕妇立即减肥，而是建议减缓体重增加的速度。比如，如果目前一周的体重增加量为0.6千克，那么应努力在下周将增长幅度减少至0.4千克。

妊娠期间，孕妇血液量的增加可促使胎盘增大，同时由于脂肪堆积和乳房组织发育的需要，出现一定程度的体重增加是必要的。孕妈妈在关注饮食的同时，养成游泳、瑜伽或散步等运动习惯和以素食为主的饮食习惯，可以帮助实现体重适量增加的目标。

素食主义者应注重蛋白质的摄入

孕期体重的过度增长固然会成为问题，但增长过慢也是件麻烦事。尤其是坚持素食主义的孕妇，体重增长过缓可能导致营养失衡，出现这一问题的最大根源是蛋白质不足。

如果无法摄取动物脂肪，应当寻找相应的可替代食品。坚果和种子、全麦面包、酸奶及豆浆和豆腐等豆制品都是优质的植物蛋白质来源。孕妈妈应当尽量适量摄取植物性蛋白质，以此保持体重的合理增长。

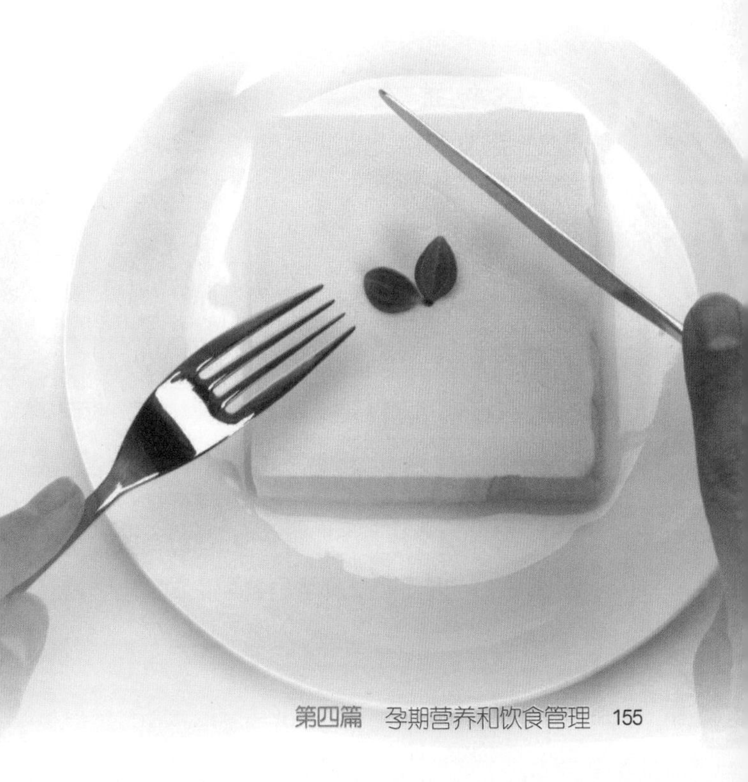

请一定要记住

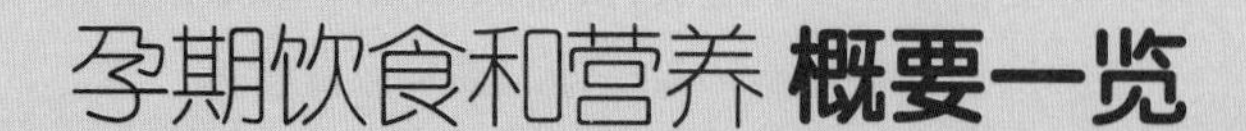

孕期饮食和营养 概要一览

妈妈的饮食是宝宝健康的基础

妈妈的饮食会影响子宫环境。营养摄入不足容易导致胎儿出现低体重，宝宝出生后身体会囤积更多营养，从而增加了成年后出现高血压、动脉硬化等成年人病的概率。相反，妈妈的营养过剩则会导致巨大儿的出现，并增加宝宝出生后成长为肥胖儿的可能性。

正因如此，孕妇的营养状态会影响胎儿直至成年后的健康状况。因此，保证正常的营养摄入是非常重要的。

食用对身体有益的碳水化合物

白糖、白米饭、白面等单一碳水化合物，可导致体内血糖急速升高后随即出现急速下降，从而使人容易感到饥饿。与之相反的，糙米、大豆、甘薯等复合碳水化合物，则会让血糖保持缓慢地上升和下降，因此更有利于人体健康。复合碳水化合物可以帮助预防孕期多发的便秘和痔疮，保持饱腹感，从而防止体重超标。

保证蛋白质的均衡摄入

怀孕后，蛋白质的摄入量应每天增加10克左右。最好选择摄取大豆、豆腐等植物性蛋白质或鸡胸肉、鱼类等动物性蛋白质。牛肉和猪肉中的蛋白质虽然也很丰富，但因它们同时含有饱和脂肪酸，所以食用时要选择脂肪含量较低的部位。煮鸡蛋、低脂牛奶也属于孕期的优质蛋白质供应源。

增加不饱和脂肪酸的摄入

不饱和脂肪酸可以促进胎儿的头脑发育，让宝宝变聪明。ω-3脂肪酸是典型的不饱和脂肪酸，在核桃、亚麻籽油、鱼类中含量丰富。服用ω-3补充剂也是不错的选择。

服用叶酸防止胎儿畸形

从孕前至孕12周内补充叶酸，可以有效预防胎儿神经管缺陷发生的风险。即使孕前未曾服用，最好也能在确认怀孕后到孕12周之前坚持服用。

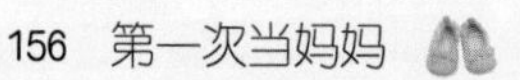

在本章，我们详细了解了吃什么、怎样吃等内容。让我们再次来确认一下那些必须牢记的要点吧！

分娩前坚持补充铁剂

即便孕前没有贫血症状的孕妇，也应当从孕16周开始坚持服用补铁制剂。动物性蛋白质和坚果中虽然也含有丰富的铁质，但最好还是以铁剂的形式进行补充。补铁制剂适合在睡前或空腹时服用，并应避免与绿茶和牛奶同食。

选择对胎儿有益的食物

为了胎儿的健康，应挑选每单位热量中营养成分和膳食纤维含量丰富而血糖指数较低的优质蛋白食品。这类食物与不饱和脂肪酸和维生素搭配将会成为最佳的胎儿补品。大豆、坚果、鸡蛋、牛奶、三文鱼、橄榄油、糙米、水果、蔬菜中都含有大量对胎儿成长有益的营养成分，在妊娠期间应经常食用。

远离对胎儿不利的食物

妊娠期间应尽量避开快餐食品、清凉饮料、未清洗的蔬菜、未熟的肉食、高盐食物、含汞较多的鱼类、动物肝脏、二恶英污染食品、咖啡因等食物。这些食物虽然在孕期吃一两次不会造成太大的危害，但最好还是尽可能地避免食用。

掌握孕期必须遵守的营养准则

怀孕之后不可乱吃，最好建立一套适合自己的营养准则，比如一日三餐要吃好，挑选优质的食物，坚持补充营养剂，等等。从孕早期开始养成正确的饮食习惯，可以帮助孕妇健康地度过10个月的妊娠时光。

努力保证体重的正常增长

孕期体重增长应符合一定的标准，体重的增长因孕前的体重状态而有所不同。一般情况下，孕早期的孕吐反应可能会导致体重出现轻微地下降。正常情况下，体重的增加分别为：孕早期1千克，孕中期5千克，孕晚期5千克。孕期的体重状态会对能否顺产产生巨大的影响，因而应从孕早期开始就做好体重管理。

第5篇

孕期的必备补药——运动

运动是孕期中一味必不可少的“补药”，它不仅可以确保孕妇的身心健康，而且有助于控制体重以保证顺产。

传统观念认为，孕期要保证充足的休息，避免过多运动。然而很多研究结果都肯定了运动在孕期所起到的积极作用，也出现了孕妇瑜伽、孕妇体操等孕期运动项目。孕妇只要身体没有出现异常情况，最好还是“动起来”，这对于自己和胎儿的身体健康和顺利生产是很有益处的。

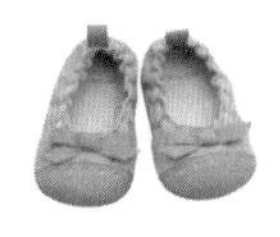

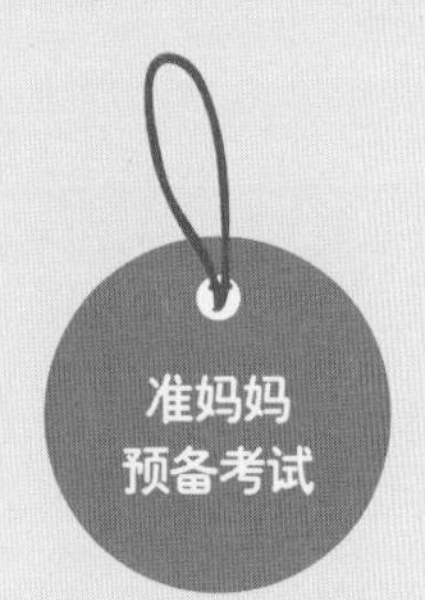

你了解多少呢？

为帮助顺产，孕期应进行哪些运动项目？

1. 孕早期不可尝试哪项运动项目
   ①散步
   ②游泳
   ③骑自行车
   ④剧烈的健身操
2. 怀孕期间哪项运动可以安全进行
   ①滑雪
   ②网球
   ③高尔夫
   ④散步
3. 孕妇进行运动，可以对胎儿的体重造成怎样的影响
   ①体重过轻
   ②正常体重
   ③体重过重
   ④没有影响
4. 下列有关孕期运动的效果哪项表述正确
   ①加重便秘和痔疮
   ②导致胎儿畸形的诱因之一
   ③可能给孕期柔软的关节造成损伤，应多加小心
   ④在孕早期可导致自然流产，应该禁止
5. 关于凯格尔运动的有关说明不恰当的是哪项
   ①可以紧致肛门和阴道
   ②可以帮助更容易地达到性高潮
   ③可以帮助预防产后尿失禁
   ④怀孕期间没必要进行
6. 孕期游泳的相关表述中，正确的是哪项
   ①游泳不可在孕早期进行
   ②无法进行蛙泳
   ③运动频率保持在每周1次左右
   ④无法进行游泳时，可以选择健身操
7. 关于怀孕期间的步行方法，表述不正确的是哪项
   ①存在跌倒的危险，所以应穿着弹性好的平跟运动鞋
   ②穿着吸汗性能良好的棉质衣物
   ③边走路边看着地面
   ④防止步行过程中出现脱水现象，应补充足够的水分

8. 慢走1小时能消耗多少热量

① 200千卡

② 400千卡

③ 600千卡

④ 800千卡

9. 怀孕期间适量的运动强度为多少

①不能出一点汗

②少量出汗

③大量出汗

④气喘吁吁，无法说话的程度

10. 为帮助顺产，最好在孕期掌握什么运动

①腹式呼吸

②俯卧撑

③走鸭步

④跳绳

11. 孕期保持规律性的运动，可以达到哪种效果

①增加剖宫产的可能性

②避免难产，促进顺产

③引发妊娠期高血压疾病

④促使胎儿下沉到底部

12. 孕期的运动可以给胎儿造成什么影响

①压迫胎儿

②运动可以使妈妈心情愉悦，从而有利于胎教

③导致胎儿出现低氧症

④导致早期阵痛

13. 妊娠期间最理想的运动量是多少

①每周3次，每次10分钟

②每周3次，每次20分钟

③每周4～6次，每次30分钟～1小时

④每天运动1小时以上

14. 孕早期可以进行运动吗

①绝对不可以

②可以保持与孕前相同的运动强度

③应稍微低于孕前的运动强度

④应稍微超过孕前的运动强度

15. 下列哪种运动项目不能在妊娠期间进行

①游泳

②骑自行车

③健身操

④潜水运动

答案： 1.④ 2.④ 3.② 4.③ 5.④ 6.④ 7.③ 8.① 9.② 10.① 11.② 12.② 13.③ 14.③ 15.④

第1章

关于孕期运动的常见误解

过去，“静养”总是被视为孕期的第一要务。近年来，人们已经逐渐认识到，孕期有必要进行适量运动。不过，最近的一项研究结果发现，每4名孕妇中仅有1人进行运动。孕妇们拒绝运动的原因是，她们担心在运动中受伤会对胎儿造成不良影响。下面就让我们来一起了解下，关于孕期运动都存在哪些误解和真相吧。

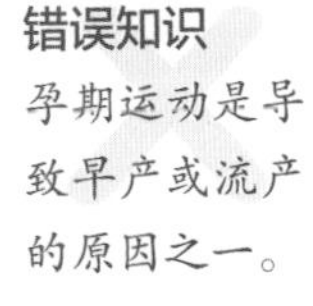

错误知识

孕期运动是导致早产或流产的原因之一。

运动后体温上升会导致胎儿畸形

有些孕妇认为，运动过程中的体温上升，会带动子宫内部温度升高。这会让胎儿暴露在高温环境中，从而容易导致神经管畸形。然而，大多数的运动项目并不会导致体温的大幅升高。只要避开炎热的夏季和日照比较强烈的白天，选择在装有空调的室内进行运动，就不会带来什么问题。脱水会加剧体温升高，为了预防脱水，运动时应提前准备好水。

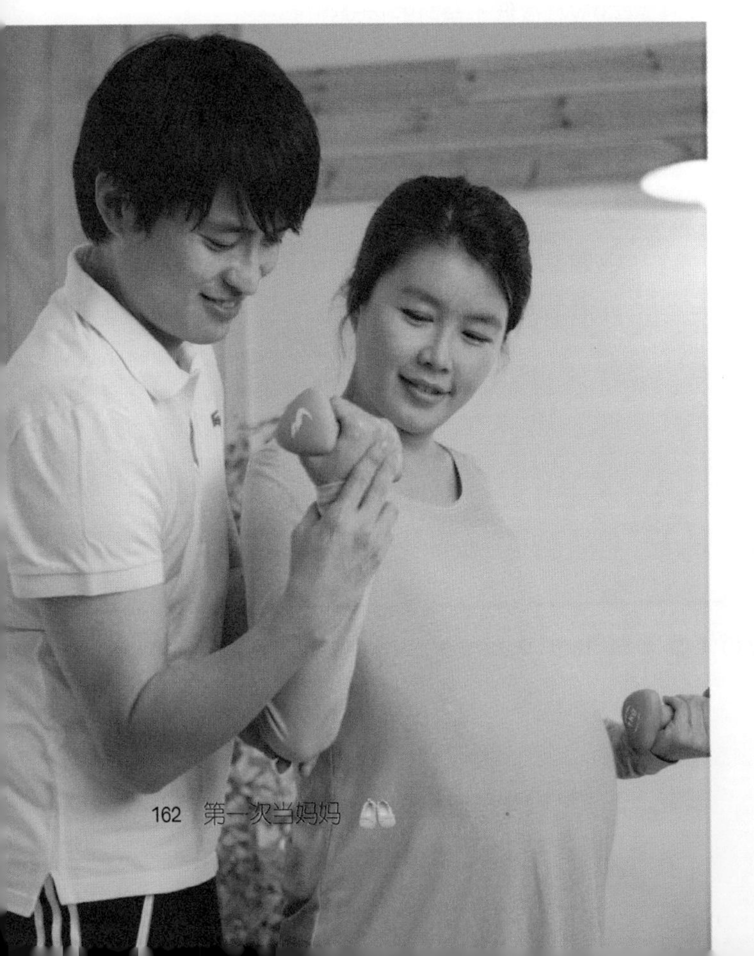

孕早期建议选择游泳项目，一是不必担心出现体温的急速上升，二是游泳相对也比较安全。

运动会消耗供给胎儿的血液和氧气

几年之前还有观点认为，孕妇进行运动会导致胎儿出现缺氧或成为低体重儿。原因在于，运动会减少流入子宫的血液，从而导致胎儿的供血量减少。

但是，多项研究结果最终表明，上述论调并不正确。运动反而会增加胎儿的血红蛋白与氧气的“亲和力”，即使母体的血液量出现瞬间减少也不会对胎儿造成不良影响。孕前如果一直坚持有氧运动，怀孕后也可以继续保持。

运动容易造成关节损伤

怀孕后，体内会大量分泌一种激素，它会使关节变得松弛柔软，到分娩时还会令骨盆扩大，帮助自然分娩。正因为怀孕期间激素的这种变化，孕妈妈容易因关节松弛而受伤，再加上乳房增大和腹部凸出等原因，比平时更容易跌倒。此外，体重的增加还会导致膝盖或腰部损伤。

因此，孕妇在怀孕期间不可做一些太过勉强的动作，在运动之前也务必先做一些伸展动作热身，这一点非常重要。

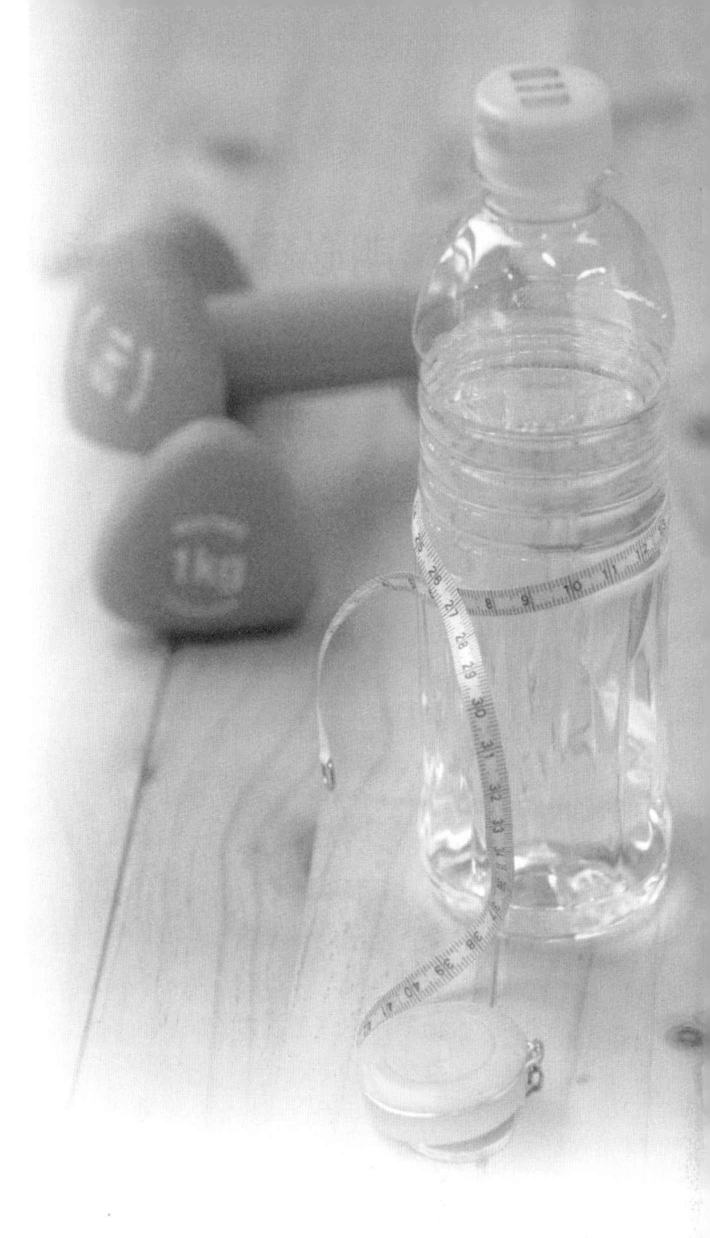

职场生活可以代替运动

职场生活是一种劳动而不是运动。劳动是局部肌肉的重复工作，而运动则是需要全身肌肉进行的放松运动。怀孕期间，孕妇需要的是运动，而非劳动。

孕妇在公司时，最好也能利用休息时间进行一些轻松的运动项目。平时在家中时，可跟随孕妇瑜伽书籍或光盘等进行锻炼，也可以在假期去附近的公园里散散步，或进行游泳等有氧运动……这些都是不错的方法。

没有时间进行运动的孕妇，在上下班时选择步行也会起到运动的效果。近距离的步行或爬楼梯都可以替代体育锻炼。

不宜运动的几种情况

对大多数孕妇而言，运动不会造成任何危险，当然也不排除有少许意外出现。当遇到以下情形时，应避免运动。

- 妊娠期高血压疾病 → 运动会导致血压升高而发生危险。
- 前置胎盘 → 可导致出血。
- 早期的羊水破裂（现在或既往史） → 运动会引起子宫收缩，应保持安定。
- 双胎妊娠 → 越进入孕晚期，肚子越比一般孕妇要凸出，即使距预产期尚远， 运动也可能导致早产阵痛。
- 宫颈内口松弛症 → 子宫颈管部松弛无力，勉强进行运动，可能导致早产的危险。
- 妊娠出血 → 妊娠期间出现出血症状时，应选择静养。

第2章 孕期必须进行运动的原因

为了身体的健康，我们应当增强运动的意识，特别是对孕妇而言，运动具有比保持健康更深层的意义。运动是最佳的胎教方法，也是快乐孕期和顺利分娩所必需的。下面就来了解一下孕期必须运动的原因。

错误知识
怀孕期间，大量的运动会导致体力下降，增加分娩难度。

运动是最好的胎教

生命在于运动，运动可以让人心情愉快，为生活注入活力。最好的胎教方法就是可以让孕妇的心情保持愉悦的状态。如果你只是勉为其难地听一些平时漠不关心的莫扎特音乐、无法理解的英语等让你倍感压力的胎教，其实没有继续坚持的必要。

运动会让孕妇的心情变得更好，好心情也是胎教的一种，积极而愉悦的情绪可以毫不保留地传递给胎儿。由此可见，运动才是最好的胎教方法。

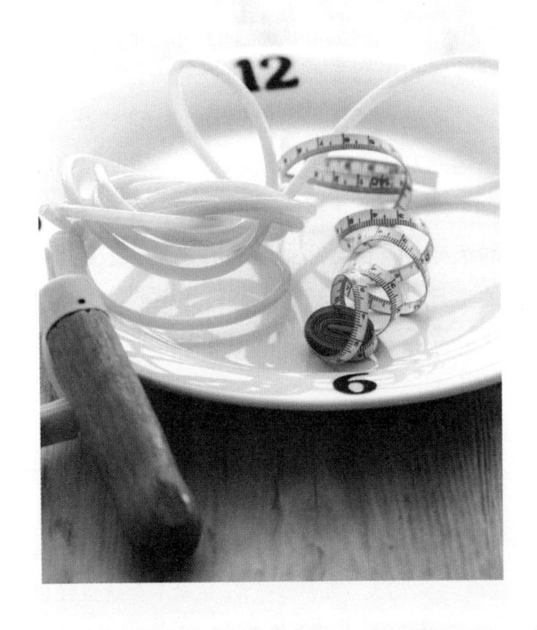

运动能预防孕期腰痛

运动可以帮助孕妇保持正确的身体姿势，而正确的姿势可以预防孕期的腰痛和耻骨痛。另外，运动还可防止便秘、痔疮、水肿、静脉瘤等不适，并可控制孕妇的体重，从而预防体重超标所引起的妊娠糖尿病或妊娠期高血压疾病。

运动可有效增强体力、缓解压力

从受孕直至分娩需要历经10个月的“长途跋涉”。随着胎儿的长大，为了支撑起渐渐隆起的腹部，孕妇的腰部和膝关节需要在10个月内承担更多的工作，同时需要增强体力。

分娩时同样需要强有力的体力支

持。因此，为帮助顺产，孕妇应当通过适量的运动来积蓄体力。运动还可以帮助腿部、腰部和腹部的肌肉锻炼，从而进一步为分娩提供帮助。通过坚持不懈的运动来增强体力，不仅可以为隆起的腹部提供力量支撑，而且也可以承受住长时间走路的痛苦。

与未曾运动过的孕妇相比，有运动经历的孕妇会更满意自己的孕期体形。她们在获得良好的身体形象和自我之后，也有助于形成积极、乐观的性格。再者，当她们的体力好到连自己都会出现是否怀孕的错觉时，不仅可以对陌生的事情做出积极的反应，还可以在外部的压力下变得更加强大。

运动有助于孕期的体重管理

体重超标是导致孕妇难产的一大诱因。孕期运动最大的作用在于可以防止体重的过度增长。大部分孕妇在进入医院后，都强烈希望能进行自然分娩，也想当然地认为自己可以进行自然分娩。但很多时候，她们的身体却往往没有为自然分娩做足准备。为实现自然分娩，即便从此刻开始，孕妇也应当努力让身体强壮起来，同时将体重增加控制在合理范围内。坚持不懈的运动可帮助你积蓄更多的体力。

运动有助于缩短产程，实现顺产

将孕中期以后坚持运动的孕妇和停止运动的孕妇分别标记为A组和B组，在对她们生出的宝宝进行体重和体脂的比

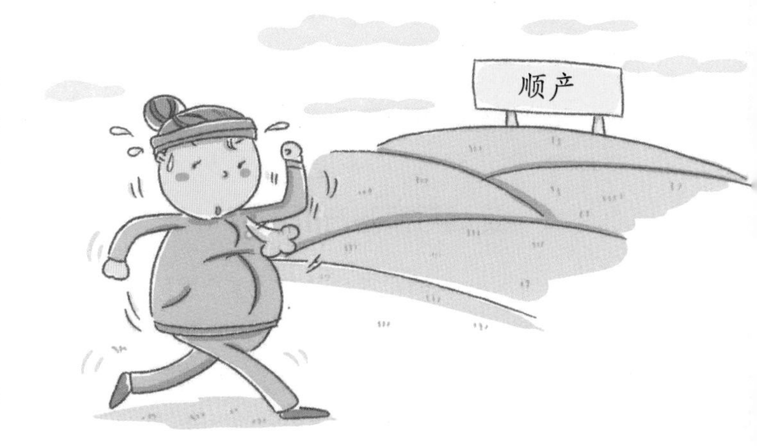

较研究后发现：新生儿的体重分别为A组3.39千克，B组3.81千克；体脂分别为A组8.3%，B组12.1%。从这一结果可以推断，孕中期之后的运动可以起到调节胎儿体重的效果。

更准确地来讲，孕中期之后坚持运动的孕妇所生出的宝宝更接近正常体重，而停止运动的孕妇所生出的宝宝在体重超重的同时，脂肪比率也更高。怀孕期间进行运动，有助于胎儿体重的合理增加，从而提高了自然分娩的可能性。

另有研究结果表明，孕妇的体重增加越多，剖宫产的概率也越大。生产时处于肥胖状态的孕妇进行剖宫产的比例要比正常体重孕妇高出两倍左右。从这一事实中不难看出，孕期的体育运动有助于孕妇和胎儿的双方体重调节，从而为进行自然分娩提供帮助。

运动可以增强孕妇的耐力和肌肉力量，有助于分娩过程中的发力，最终帮助缩短分娩时间。最近的一项研究结果显示，孕期进行运动的10名孕妇中有9人成功实现顺产。《美国妇产科杂志》刊发的研究结果称，孕期坚持进行有氧运动的孕

妇不仅分娩时间有所缩短，生产过程中的痛感也明显降低。

运动可预防产后肥胖

所有的孕妇都希望在产后可以恢复产前身材，然而，很多人因为孕期体重的过度增加而在产后变成了“胖妈妈”。产后能否快速瘦身，与怀孕期间是否进行体育运动有着莫大的关系。孕期通过运动维持正常体重的孕妇，分娩后恢复产前身材的可能性更高。

婚前身材苗条的女性在结婚、分娩后成为“大妈体形”的原因何在呢？理由之一就是孕期饮食过量和运动量不足。如果你正在对产后纤细的体形充满期待，不妨在怀孕期间多加运动，提前为产后瘦身做足准备吧。

运动能养成受益一生的生活习惯

以胎儿健康或实现顺产为目的的体育运动，最终可以帮助自己养成受益一生的生活习惯。很多的研究都证明，坚持运动锻炼能减少一半的癌症发生率，有利于多方面的身体健康。养成运动习惯之后，当产后身体不适时，你将不会一味地卧床休息，而是可以一边进行孕期掌握的瑜伽和游泳项目，一边享受健康生活。

妈妈爱运动，胎儿更健康

医生指导

妈妈进行运动时也会给胎儿带来运动的效果。

美国堪萨斯大学医学中心对有定期运动习惯的5名孕妇和没有运动习惯的5名孕妇进行比较后发现：前者的胎儿平时的心跳次数要低于后者。也就是说，没有运动习惯的孕妇，其腹中胎儿的心跳次数要明显高出很多。这种现象不会受到怀孕期间胎儿发育状态的影响。这意味着妈妈进行的运动锻炼不会给胎儿增加负担，反而会让宝宝更加健康。运动不仅可以增强孕妇的心脏功能，还可以让胎儿的心脏和血管更强壮。

另有以8万多名丹麦孕妇为对象的研究结果显示，在新生儿的体重方面，有运动习惯的孕妇生出的宝宝要轻于没有运动习惯的孕妇。并且，坚持进行运动锻炼的孕妇更容易生出体重正常的宝宝。

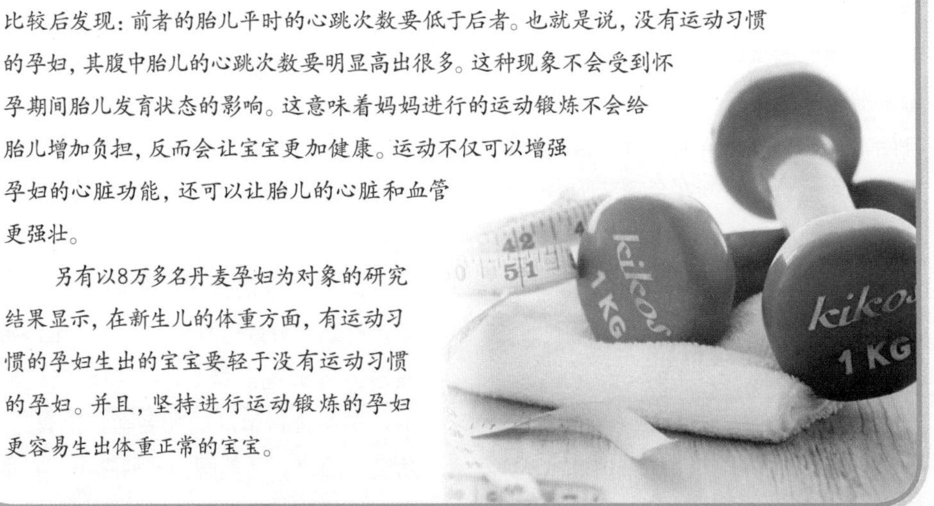

第3章 适合孕期各阶段的运动

提到孕期可进行的运动项目，大家首先想到的是瑜伽和散步，实际上，除了几种过于激烈或特殊的项目以外，大部分的运动都适合在孕期进行。根据妊娠周数和孕妇健康状况的不同，各个时期的运动方法和运动强度也应有所区别。但一般的运动项目都不会造成什么负担。下面让我们一起来了解一下孕期各阶段分别适合什么样的运动，以及怎么运动才能达到良好的效果。

怀孕不同阶段的运动项目

有氧运动

有氧运动是指走路、跑步、骑单车、游泳等可以增强心肺健康的运动项目。不超过身体承受限度的有氧运动可以促进新陈代谢，燃烧脂肪，调节体重。

骑单车是一种很好的有氧运动，但当孕妇肚子隆起后，因为难以掌握平衡而容易摔倒，所以，最好选择室内单车项目。一些专门的孕妇健身操或水中体操、游泳等项目也是值得推荐的运动。游泳、瑜伽、快走、室内单车都适合从孕早期一直练习到预产期。

柔韧性运动

瑜伽、伸展操等柔韧性运动可以舒缓紧绷的肌肉，预防并治疗孕期腰痛。

肌肉运动

使用哑铃的举重训练或凯格尔运动等肌肉运动可以增强女性的肌肉力量，有助于顺产。最好从孕前开始锻炼，并在怀孕期间坚持进行。

错误知识
孕早期不能进行运动。

适合各阶段的运动项目

孕早期（1～14周）的运动

孕早期，孕妇经常出现小腹疼痛，容易犯困等不适，在一些芝麻小事上也容易感到疲劳。此外，还可能“见红”，或遭受孕吐的折磨。

这一时期，虽然孕妇无法像平常一样保持正常的运动，但70%～80%的运动量不会有太大关系。固然没有勉强运动的必要，但老实呆着只会加剧孕吐和疲劳感。即使是少量的室外活动，也有助于减轻疲劳，平复孕吐反应。最好在孕初期每天进行30分钟左右的步行。

如果孕前就在坚持游泳，应该在身体不勉强的情况下继续保持，也可以开始练习瑜伽。

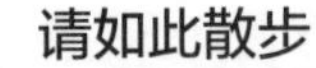

孕中晚期（14~40周）的运动

进入这一时期，孕吐和流产风险消失，逐渐步入稳定状态。只要不是剧烈的弹跳或冲撞性运动，其他的运动项目都不会有太大的损害。走路以每天1小时左右为宜，游泳、骑单车、慢跑等平时有所涉猎的运动项目只要不超过一定的限度，都可以在每天有规律地进行。

错误知识
孕中期不能骑单车。

适量的单车骑行是一项非常好的运动，但腹部的凸起会影响身体的平衡感，故应多加小心，最好改为室内单车骑行。

散步——最安全的孕期运动

散步是适合孕期进行的最安全的运动项目。只要方法正确，就可以收到很大的效果。即使是平时不曾运动过的人也可以轻松起步。在开阔的户外行走，可以消除烦闷或抑郁情绪，让心情舒畅，从而有利于孕妇的精神健康。此外，还可以起到预防肥胖和腰痛的作用。

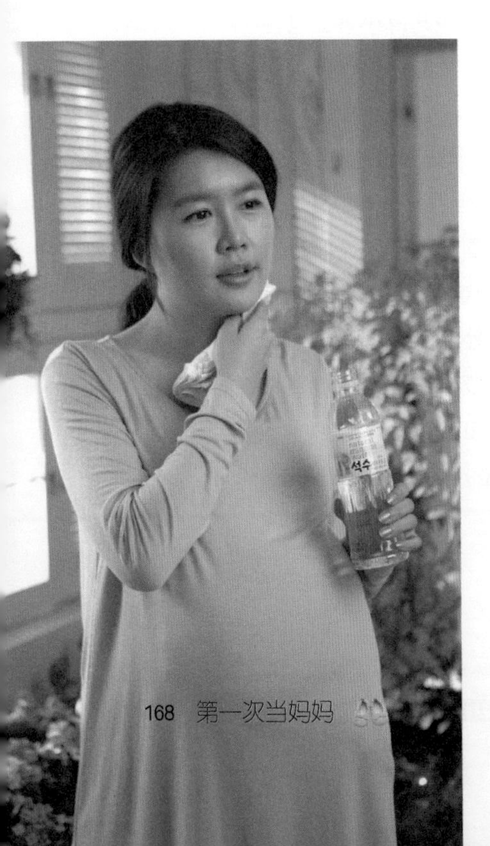

散步时，掌握正确的方法非常重要。在心无杂念的状态下缓慢步行1小时所消耗的热量，充其量只有200千卡左右，这时只需喝掉一杯果汁就能抵消。因此，最好选择以略快的速度坚持长走。

请如此散步

- 步行途中随时饮水以防止脱水。
- 穿着吸汗效果良好的棉质衣物，并涂抹SPF30左右的防晒霜以防止阳光对皮肤造成的损害。
- 要牢记，随着孕期的推进，腹部凸起越来越明显，孕妇也更容易跌倒。尽量避开上下坡，选择较为平坦的道路。
- 先慢走5分钟作为热身，然后再进行5分钟的快走，最后再次慢走5分钟后结束运动。
- 如果平时压根不曾运动，那么刚开始时最好先慢走30分钟，随后逐步提高速度，以相对较快的速度步行40分钟以上，每周频率保持在5~6次左右。行走的速度最好与自己的身体状态相符，不可勉强。
- 走路时，保持姿势端正。抬头挺胸，腰板挺直，肚脐用力，仿佛有种长个子的感觉。落脚时，先让脚跟着地，再脚尖着地。沉重的步伐会给膝关节造成冲击，所以应保持步伐小心、轻盈，以防止损伤膝关节。走路时，手臂弯曲90度，手肘要贴近身体。
- 过于扁平的鞋子，容易导致落脚时对地面的冲击力直接回传给身体。因此，最好穿着鞋底柔软舒适并带有缓冲作用的运动鞋。

运动强度以略感气喘为宜

散步并不是一开始就会燃烧脂肪，需坚持40分钟以上，方可起到减少体脂的效果。这是因为，运动的起始阶段，身体消耗的并非是脂肪的能量，而是会首先将血

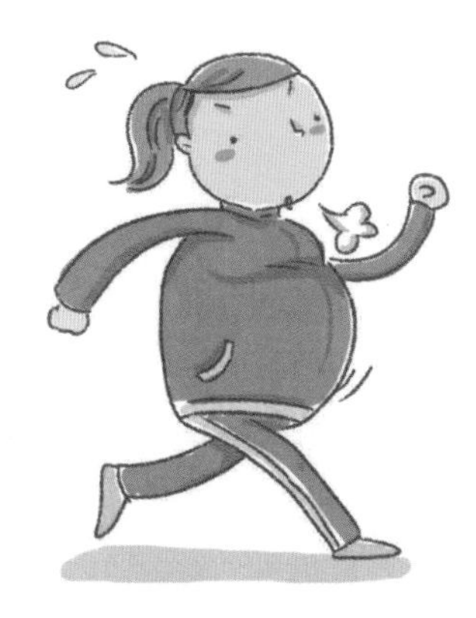

液中的葡萄糖作为能量使用。

散步时的速度最好快一些。当步行时速达到6千米时，脉搏跳动在100～120次，人会略微感觉到气喘。而我们日常生活中的走路时速约为4千米，公园中慢跑人群则可以达到时速7～8千米。以时速6千米的速度行走，会在略微气喘的同时稍感吃力，但仍可以和旁边的人进行交流。孕妇可以在走路的同时，通过颈部动脉测量自己的脉搏，以防止脉搏跳动过快。

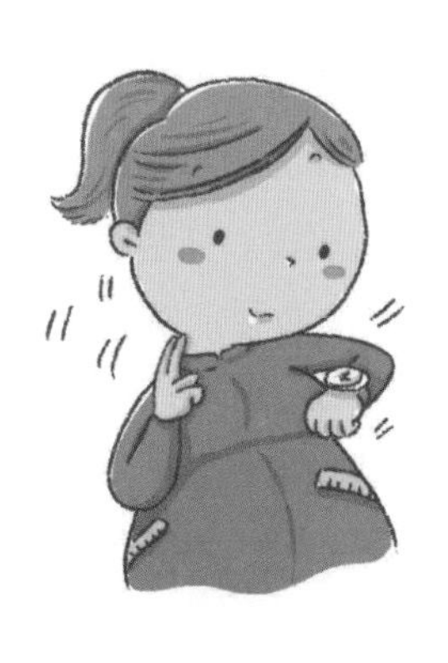

如果平时不常跑步，怀孕期间最好也不要尝试

偶尔会看到有关足月的孕妇跑完马拉松全程的新闻报道。孕期可以参加马拉松的孕妇，通常都是在孕前就有过跑完全程的经历，这些女性在怀孕期间也一直坚持马拉松锻炼，所以她们有完成马拉松的可能性。

关于孕期跑步的问题，曾一度出现过很多争议。近来有研究结果表明，孕妇的身体完全可以同时做好怀孕和跑步两件事。在怀孕期间，孕妇的心输出量（心脏收缩时所射出的血液量）会增加50%左右，同时体内血液量会增加40%左右。因此，运动使得孕妇在向体内肌肉输送足够血量的同时，也可以保证胎儿所需的氧气和养分供应。

不过，这种现象仅限于平时经常跑步的女性。孕期跑步需要多加注意，因为怀孕后的关节和韧带相对比较脆弱，跑步时负伤的危险性也相应增加。如果在平时并不怎么跑步，怀孕后最好也不要进行尝试，而在孕前保持跑步习惯的孕妇则可在孕期进行简单地慢跑。

瑜伽——可从孕初坚持到产后的运动

瑜伽作为一种全身性的运动项目，不会给孕妇的身体造成压力。近年来在妇产科等多个机构中都在开展以孕妇为对象的瑜伽教学活动。每周参加2～3次瑜伽课程，不仅可以共享孕妇之间所关心的话题和信息，而且可以相互理解孕期的情绪波动。上班族也可以参加瑜伽项目，或在家中跟着光盘或有关书籍自行练习。

瑜伽在释放压力和舒缓心情方面的作用是不言而喻的。瑜伽中的冥想和呼吸法还可以为分娩提供帮助。尤其是对孕妇有益的几个姿势可以帮助预防孕期腰痛、骨盆痛、耻骨痛以及双腿麻木等症状，同时可以增强肌肉、韧带、关节等部位的柔韧度，从而让生产过程变得轻松许多。

瑜伽适合从孕初到产后的整个过程，有助于增加孕妇身体的柔韧性和产后的塑形管理。瑜伽和有氧运动并行推进，可以收获更好的运动效果。

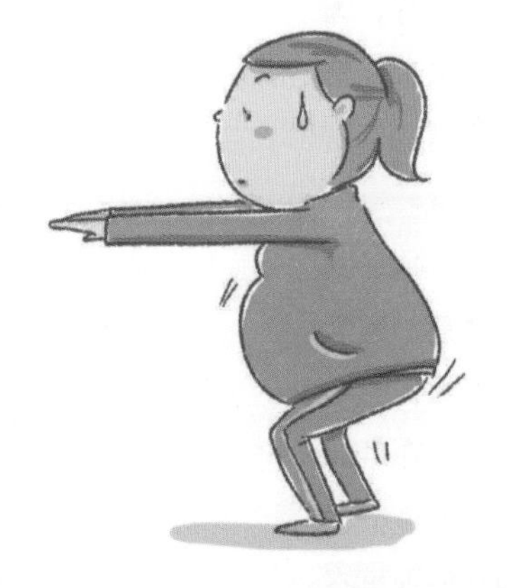

有助于分娩的瑜伽动作

蹲姿

阵痛来临时，采取蹲姿可以帮助骨盆打开，让胎儿更好地进入骨盆。

方法 手扶椅背（熟练后可以不用），两腿间距略大于肩距。手臂向前伸直。慢慢下蹲的同时，身体按照骨盆、膝盖、脚腕的顺序依次弯曲。脚后跟抓牢地面，膝盖保持90度弯曲。如果达不到90度，可以弯曲到力所能及的角度后慢慢起身。多次重复此动作。

束角式

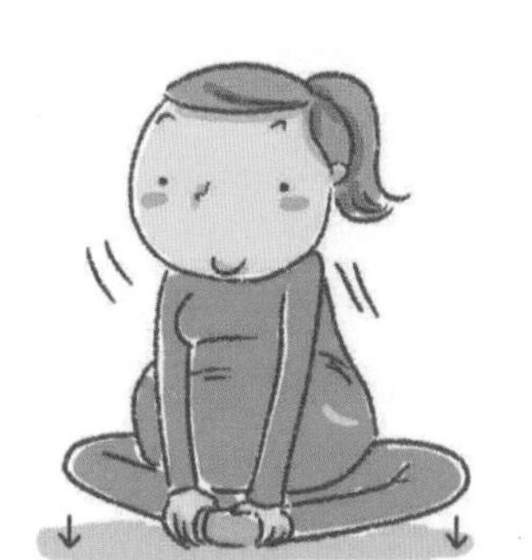

这一姿势可以帮助打开髋部，促进骨盆关节的柔韧性，从而降低生产难度，也有利于预防背部以下腰痛。

方法 首先，在地板上铺上毛巾或瑜伽垫或厨房脚垫。坐于地面，挺直腰部，两脚掌相对，将脚后跟向腹股沟（会阴）方向拉拽。膝盖轻放于地面上，两膝盖相互背离。绝对不可勉强用力，只需长时间维持即可让大腿内侧肌肉出现拉拽感，姿势以相对较为舒适为宜。

防止体形发生变化的伸展操

怀孕后，乳房增大，肩部圆润，面部肌肉耸起，胸廓凹陷。骨盆的上半部分向前移动，使腰部的“S”型曲线更为突出，重心的前移还会令腹部肌肉拉长，而背部肌肉却像弓箭一样缩短。如果腹背肌肉松弛，将会增加韧带和关节的负重，特别是腹部肌肉的松弛会令分娩时的产力不足。因此，最好能通过腹式呼吸来锻炼腹部的肌肉力量。

怀孕期间，为保持脊椎挺直，背部肌肉经常处于紧张状态。受此影响，孕妇的体形变化容易引发腰痛或其他痛症。

孕妈妈因为体形的变化，需要练习伸展操，以帮助舒缓紧张的肌肉。骨盆倾斜运动（参照P210）可以拉伸腰部肌肉，胸部伸展运动（参照P213）则可拓宽肩部。此外，端正走路姿势也很重要，只有在走路时保持身体端正，才能扩充肺部，挺直脊椎。

游泳——孕期最理想的运动

游泳是适合在孕期进行的最安全、最舒适的运动项目，它可以从孕初期坚持到孕晚期。

作为有助于改善心肺功能的代表性有氧运动，同时也是可以用到全身肌肉的全身性运动项目，游泳在体重管理方面效果显著。

游泳的好处有很多。首先，它负伤的危险性非常小。孕妇受体内激素分泌增加的影响，很容易在运动中出现关节或韧带损伤，可当漂浮在水中时，水可以对孕妇的身体起到保护作用，几乎不存在受伤的顾虑。另外，在水中所能感觉到的人体重量仅占实际体重的1/4左右。因此，平时

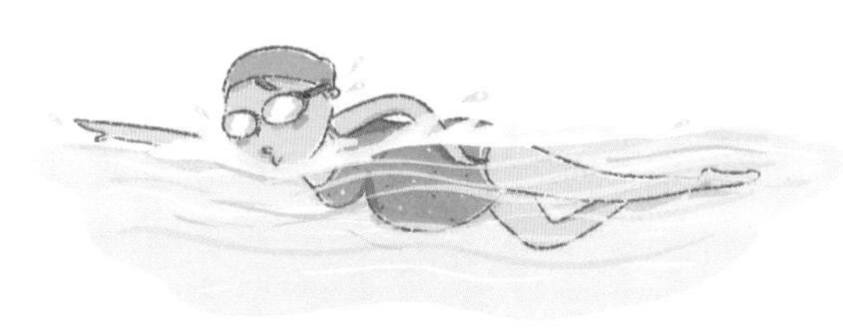

感觉沉重的腹部重量在游泳时几乎感觉不到，从而可以实现身体的自由活动。游泳不仅有助于改善失眠、腰痛、恶心等多种孕期症状，还能让孕妈妈在游泳之后浑身充满轻松感，心情也会舒畅。

游泳时的注意事项

- 最好每周进行3~4次，每次运动30~40分钟。
- 自由泳或仰泳都可以尝试，不过蛙泳最能帮助端正孕妇的身姿，防止腰痛。此外，蛙泳还可以锻炼背部、腹部、臀部、胸部、手臂、肩部的肌肉力量，对孕妇有益。
- 不管采取什么样的游泳姿势，都绝不能勉强。要注意倾听身体内部的声音，比如运动中的呼吸是否急促，心脏跳动是否过快，等等。
- 游泳虽然可以防止体温的急速升高，但仍应注意随时备足饮用水，以便运动结束后能及时补水。
- 如果不会游泳，与其在孕期开始学习，不如选择在水中行走或尝试练习水中体操。

可以随时进行的运动项目

怀孕期间不必非要单独抽取时间运动，只要有时常运动的意识，在日常生活中也能找到很多运动的方法。比如，在做家务的间隙或看电视的同时，就可做一些伸展运动或瑜伽练习。

爬楼梯

如果你在楼房里居住或者在需要乘坐电梯时，应积极地尝试一下爬楼梯运动，不过，在下楼梯时须谨防膝盖损伤，并注意手扶栏杆防止摔倒。

近距离行走

职场准妈妈可以在上下班途中选择一段距离步行。如果是乘坐公交车，可以提前一两站下车，步行至终点；如果是开车，可以在稍远的地方停车后再步行。

另外，孕妇还可以在平时尝试进行近距离行走或有意绕远等方式。如果距离目的地有1个小时的路程，可以选择30分钟步行和30分钟乘车相结合的出行方式。去妇产科进行产前检查时，选择步行也是不错的方法。

灵活使用计步器

通常情况下，万步行走相当于7千米的距离，大约需要2小时。以此作为一天的运动量是相当不错的。

开始时，先不要急于一下子就勉强自己走完路程，最好提前确定并保证每天的步行距离，而后再慢慢地增加。

错误知识
怀孕最后1个月，不能进行游泳。

第4章 如何提升运动效果

怀孕后，身体状态与平时相比有了很多不同。一般人可以轻松搞定的运动项目对孕妇来说可能会比较吃力。即使孕前就有坚持运动的习惯，怀孕后也需要更加小心谨慎。尤其是对于那些压根不曾运动过的孕妇而言，更要在运动开始阶段就了解一些注意事项。下面就让我们一起来探索一下如何在孕期提升运动效果吧！

边运动，边享受

当初学运动的孕妇在一个人运动时，很容易产生厌倦情绪。遇到这种情况，最好找一个或几个伙伴一起进行锻炼。万一找不到合作的搭档，不妨尝试着参加一些孕妇瑜伽或孕妇游泳等团队运动。这样不仅可以享受到运动本身的益处，而且可以在与其他孕妇的相处中感受到更多乐趣。

运动中可以听些自己喜欢的音乐，让身心都处于一种享受的状态，这一点也很重要。

错误知识
只要是孕前曾经进行过的运动项目，在怀孕后也都可以尽情地发挥。

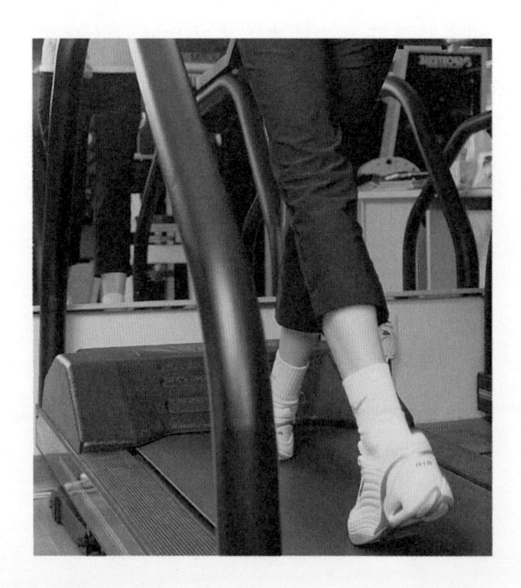

逐渐增加运动时间和运动量

运动时切忌过于贪心。运动的时间可以从最初的5分钟逐渐增加到30分钟，如果一上来就想“一口吃成一个胖子”，容易心生厌倦，也会给身体带来压力。对于平时不怎么运动和经常久坐的孕妇来说，走路是最好的运动方法。当然，同样也需要注意循序渐进。

孕期不要进行新的尝试

怀孕期间不适合尝试新的运动项目。有的孕妇一听说游泳对身体有益，就非要在孕期尝试学习，这是完全没有必要的。而且，如果是和普通人一起学习游泳的话，很容易被踢到腹部或受伤。所以，孕期最好选择自己容易掌握的运动，之后再慢慢练习。

经常坚持的运动也应降低强度

孕前有运动习惯的女性在怀孕后最好也能继续保持，不过，运动强度应比平时减弱一些。如果误认为怀孕后状态好了而保持与孕前相同的运动强度，很容易给身体带来压力。

运动前，先做伸展运动

在运动前后，做一些伸展运动是最为重要的。做好前期准备活动和结束前的整理运动可以防止在运动中负伤。特别是那些平时不曾运动过的孕妇，不事先热身而贸然投入运动中的话，很容易造成关节或韧带损伤。请记住，孕期受伤会让本该享受的怀孕时光变得异常艰难而痛苦。

必须及时饮水

不管进行什么样的运动，水都是必不可少的，运动的间隙时不时地喝口水可以防止身体虚脱，即便是室内运动也不例外。进行户外运动时，请选择没有阳光的时间段，并尽量避免在正午时分运动。

运动强度要适合自己

有氧运动应当强弱交替，而且整个运动的强度应稍低于孕前水平。

测算运动强度时，可以尝试唱歌的方法。如果在运动的同时，可以毫不费力地跟随节拍唱好一首正常速度的歌曲，那么这就是适合自己的运动强度。

适合孕妇的运动强度，则是可以在运动过程中随时跟旁边的人轻松地进行交流。如果感觉吃力，无法讲话，就说明强度过大，会增加受伤的概率。在合理的运动强度下，孕妇即使在运动后也可以正常地唱歌。

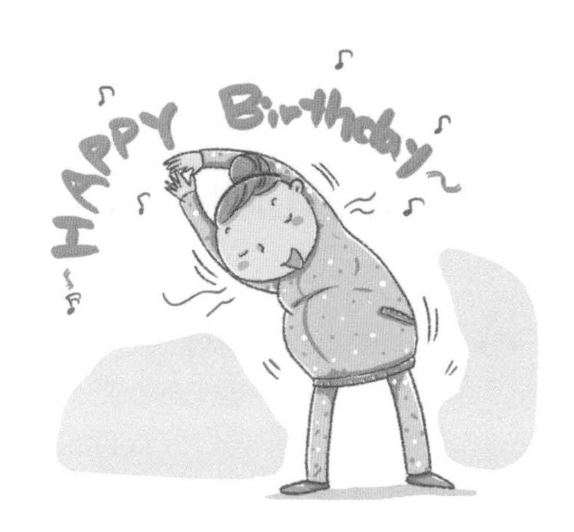

运动感觉吃力时，请立即停止

运动过程中出现疼痛、眩晕、出血、气喘等症状时，应立即终止。不可以将此看作孕期的自然症状而放任不管，无知的贪念绝对是运动的禁忌。

孕期运动，多长时间才合理

如果在孕前不经常做运动，那么孕后刚开始的运动时间最好不超过30分钟。等达到一定熟练程度后再逐渐将时间延长到每天30分钟至1个小时。每周建议保持4～6次的运动频率。

这些运动项目，孕妇不宜尝试

对孕妇而言，不是所有的运动都可以进行。剧烈而大幅度的运动、中间有突然停顿以及容易跌倒的快节奏运动都可能会造成胎盘损伤。网球、高尔夫、滑冰、滑雪、滑水、骑马等都属于容易跌倒或很难掌握平衡的运动项目。

潜水运动也绝对不可尝试。胎儿的心血管尚未发育成熟，一旦引起潜水病会非常危险。

第5章

运动，让顺产变得更容易

目前为止，我们已经介绍了几种对孕期有帮助的运动项目。这些运动都有助于积蓄体力、调节体重，以保证健康地度过10个月的孕期。另外，还有些运动可以缓解阵痛、帮助生产。下面让我们来分析一下运动的秘诀，同时了解一下哪些运动对顺产有帮助吧！

腹肌和骨盆底肌：顺产的关键力量

在分娩的最后时刻，孕妇必须依靠自己的力量将胎儿推出体外。这时需要用到腹壁肌肉和骨盆底肌肉。拿牙膏来做比喻的话，挤牙膏的动作代表了腹肌的收缩，打开牙膏盖则代表骨盆底肌肉的松弛。也就是说，腹肌收缩是将胎儿向外推送，骨盆底肌肉松弛则是打开缺口为分娩做准备。只有在怀孕期间充分地锻炼好这两处的肌肉力量，才能为顺产提供帮助。

错误知识

凯格尔运动的作用在于预防尿失禁，所以在怀孕期间没必要尝试。

骨盆底肌锻炼的重要性

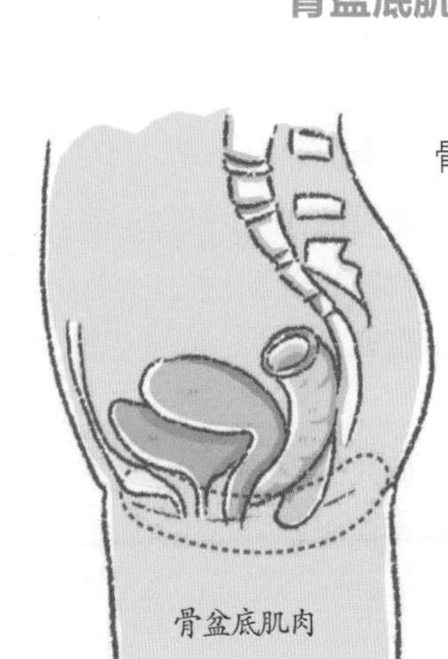

骨盆底肌肉是指横置于耻骨和尾骨的一大片肌肉。对于四肢行走的动物来说，整个背部肌肉在身体重心中承担着重大的作用。而对于直立行走的人类而言，受重力的影响，骨盆底肌肉同样发挥着巨大的作用。骨盆底肌肉可以确保子宫、大肠和膀胱都保持在正确的位置上。

骨盆底肌结实了，才能实现轻松分娩

为了便于理解，我们可以用盛装食物的塑料袋来做个比喻，在塑料袋内装入适量的水果和蔬菜等食物后，袋子的底部就相当于人体的骨盆底肌肉，如果塑料袋底部不结实，那么装入更多的食物后，塑料袋就容易开裂。

塑料袋中的食物就好比是骨盆内的各个器官。怀孕状态下的骨盆就相当于在塑料袋中装入了更多的食物，袋子因此变得异常沉重。进入怀孕晚期，子宫、胎儿、羊水、胎盘等的重量会超过5千克，为了支撑它们，我们需要让骨盆底肌肉变得更加结实。这部分肌肉还用于支撑子宫之外的尿道、膀胱和直肠组织，让它们维持在正确的位置上。

分娩时，随着胎儿通过产道，骨盆底肌肉将会拉长，稍有不慎就容易造成损伤，有时还会造成肌肉的部分撕裂。即便实施剖宫产，受增大的子宫影响，骨盆底肌肉也会变得脆弱。由此可见，提前加强骨盆底肌肉的锻炼是至关重要的。

练习骨盆底肌肉，预防尿失禁

锻炼好骨盆底的肌肉力量，可以帮助更好地支撑孕期增长的体重，改善孕期出现的骨盆痛、腰痛、耻骨痛等症状，也可以预防孕期或产后尿失禁。此外，锻炼骨盆底肌肉还有助于分娩，并在一定程度上防止胎儿经过产道娩出时所发生的产道裂伤。在产前阵痛时，若能放松骨盆底肌肉，可以缩短阵痛时间，让分娩变得更轻松。

或许有些孕妇会产生这样的疑问：骨盆底肌肉的练习会不会让骨盆更紧密，从而让宫颈口不易打开呢？这种想法是完全错误的。因为肌肉的锻炼并不只是强化它的收缩力量，还会让肌肉更容易放松。

预防下次分娩时所引起的耻骨痛

不管头胎分娩得如何艰难，往往第二胎生起来都会比较容易一些。头胎生产中，胎儿通过产道的同时会促进产道拉长，这会帮助孕妇将第二胎的分娩时间缩短到一半以下。

骨盆底肌肉也跟产道类似，会因头胎分娩失去弹性，需要更多的力量来支撑增大的子宫。因此，孕妇在第二胎的孕期中，更容易发生耻骨痛，疼痛程度也更剧烈。如果平时能加强骨盆底肌肉的练习，可以缓解二胎妊娠所引起的这种症状。

这些运动让你轻松顺产

凯格尔运动

凯格尔运动是有利于骨盆底肌肉锻炼的代表性运动。它便于在日常生活中随时练习。

如何练习

最简单的方法就是在小便的过程中，突然用力憋尿，中断尿流；还可以在放屁时，用力夹紧肛门，中止排气；或者身体平躺之后将两根手指伸入阴道内卡紧，这样还可便于感受到阴道夹紧手指的力度；或者在与丈夫同房时用力夹紧阴茎，也会起到练习效果。

- 刚开始时，可以在排尿的过程中重复憋尿3~4次。或者促使骨盆底肌肉用力收缩3次后再放松。熟练后可以增加到10次左右。
- 每天集中进行100次左右的骨盆底肌肉练习，练习时不可以憋气，也不可使用臀肌等其他肌肉。

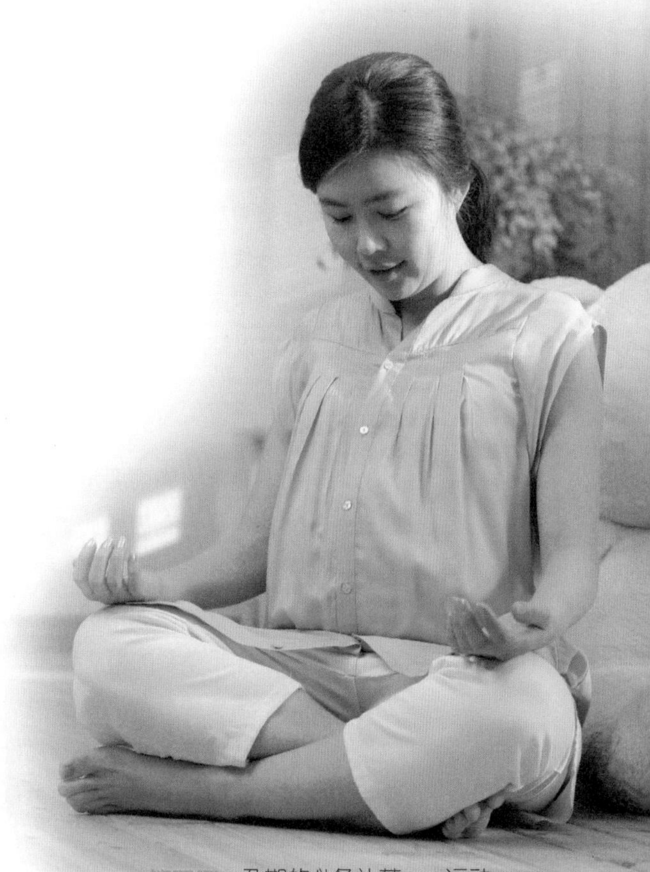

- 在看电视、乘电梯、做家务、用电脑、睡觉前等日常生活中都可以随时随地紧缩骨盆底肌肉，进行练习。

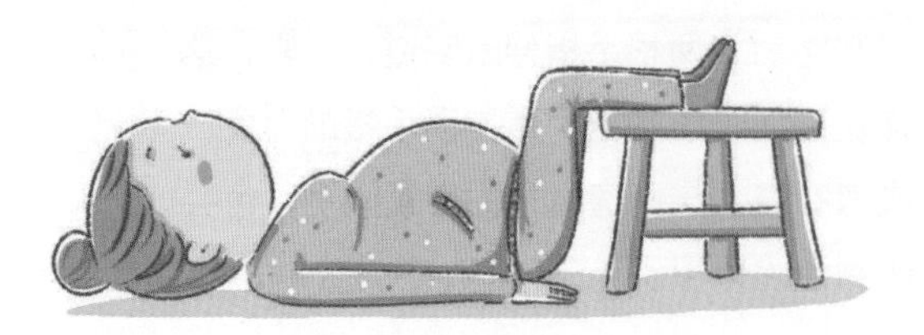

平躺，将双腿放在凳子上

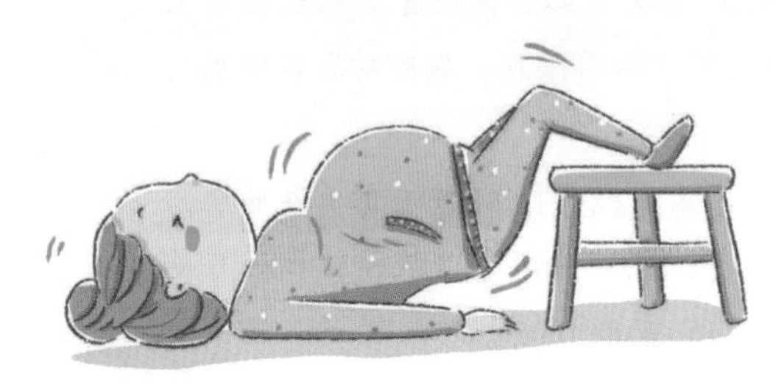

阴道和肛门用力，反复3次。熟练后增加至10次

何时开始

凯格尔运动可以随时开始，最好能从孕前就开始勤加练习。怀孕后，从早期到晚期直至分娩后都应该不间断地进行练习。坚持凯格尔运动，在强化骨盆底肌肉的同时，还可以预防产后尿失禁。

腹肌运动

怀孕后，腹部肌肉需要承担起胎儿所成长的子宫的重量。正因如此，腹部肌肉需要比平时更强的力量和弹性。

强壮的腹肌犹如结实的树枝，树枝结实了，才能支撑起满载的果实重量。

分娩时也需要强壮的腹肌支持。分娩的最后时刻，孕妇需要用力将胎儿娩出，腹肌的收缩力是此时重要的辅助力量。腹肌中起主要作用的是腹横肌，也就是在腹式呼吸中可活动的肌肉，呈纵向分布的腹直肌在分娩过程中会被拉伸、变弱，无法用力。

腹肌运动中需要进行腹式呼吸。与一般呼吸方法相比，腹式呼吸可以吸入更多的氧气，让身体放松，消除紧张。

猫式运动

腹肌可以帮助第二产程用力，并有效预防孕期和分娩时的腰痛。通过猫式运动进行产力锻炼，有助于强化腹肌。

方法　头部与腰部保持在一条直线上，膝盖与双手贴于地面，先让腹部肌肉下沉，之后再弓起腰背部呈弧形，保持数秒。最后放松腹部和背部肌肉，将背部放

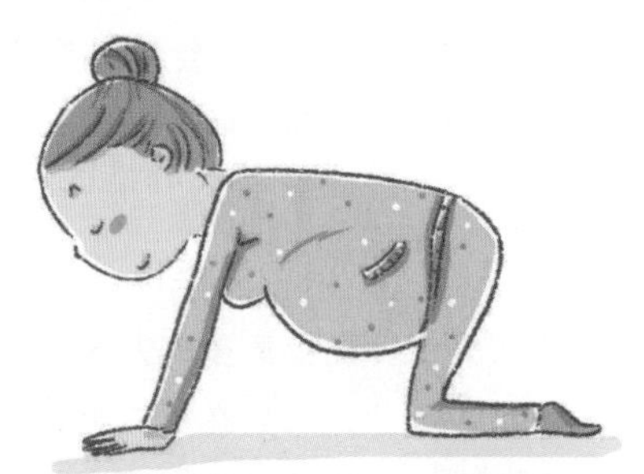

手掌和膝盖接触地面，呈爬行姿势

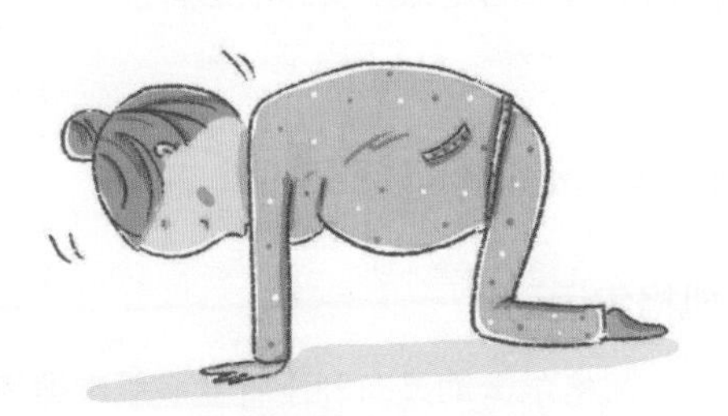

先下沉腹部并弯曲腰部，
再收缩腹部弓起腰部，保持数秒

平。开始练习时，先以几次为一组，后期可慢慢增加次数。

产力锻炼

产力锻炼是一项简单的运动，可以采取站姿或坐姿。

方法 通过腹式呼吸等方法，深深吸气的同时将腹部尽可能地向外扩张，缓缓呼气时则尽量将腹部向内收缩。

产力锻炼最大的要点在于呼吸方法。练习时，应当采用正确的腹式呼吸法。呼吸过程中使用腹肌进行肌肉的锻炼，边呼气边放松骨盆底肌肉。

吸气时，腹部向外扩张
呼气时，腹部向内收缩

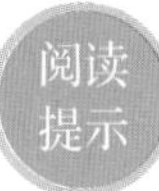

阅读提示

提升性生活乐趣的凯格尔运动

为紧致产后松弛的阴道，凯格尔运动是一个较好的选择。因为它是一项风靡全球的运动，市面上也售有多种辅助器具，其中大多为促进阴道紧致的运动器具。凯格尔运动是美国一名妇产科医生提议的阴道收缩运动，它可以提升男女双方的性兴奋感，促进性高潮的到来。

女性阴道肌肉的收缩，可以增强丈夫在性生活中的兴奋感。男性也可以通过收缩肛门或阴茎周围的肌肉来刺激妻子的G点，增加妻子的快感。

凯格尔运动可以让产后松弛的阴道重新恢复弹性和紧致，帮助女性感受性高潮，提高夫妻双方对性生活的满意度。

也有人选择可恢复产后阴道弹性的"美容手术"，但这并不比锻炼阴道肌肉的效果好。阴道由圆筒状的肌肉构成，只有外层部分可以进行手术干预。如果不去训练相应的肌肉力量，而只是对表层部分进行缩减，可能会增加性关系中的疼痛感，对提升快感也不会起到很大的帮助。

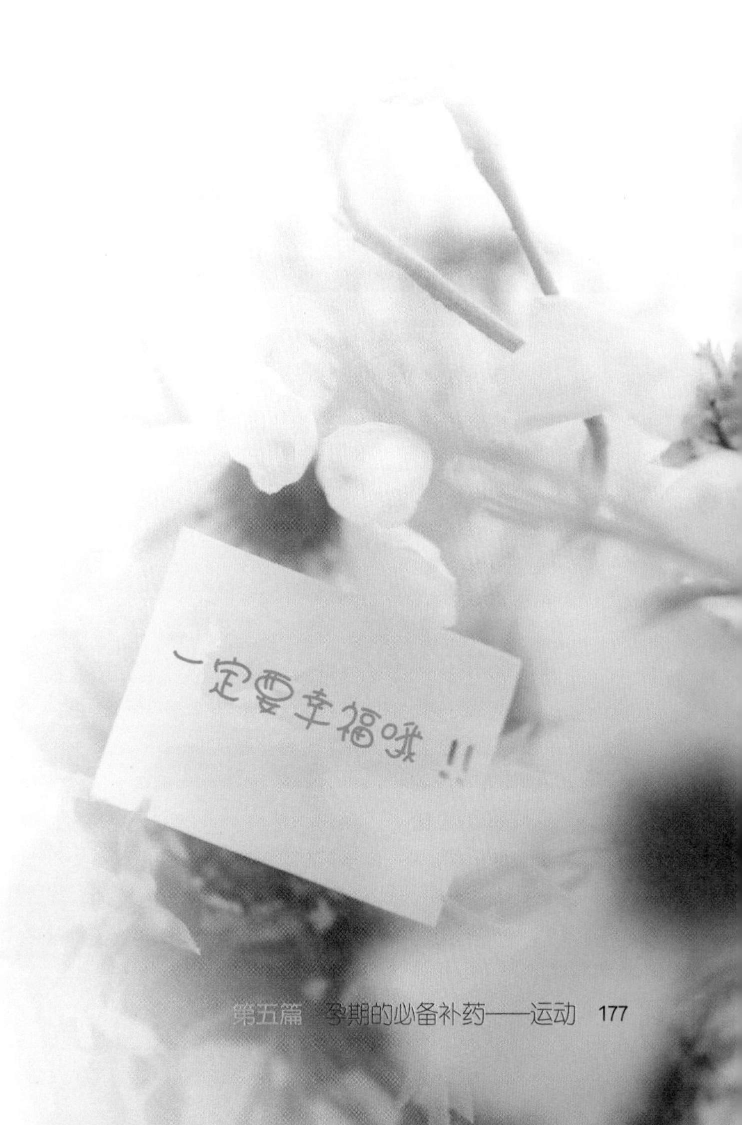

第6章

孕妇瑜伽这样练

孕期瑜伽是促进妈妈和胎儿交情感流的最佳运动方法。通过瑜伽呼吸和冥想，妈妈可以和胎儿进行亲密交流。此外，瑜伽可以锻炼相应部位的肌肉力量，为顺产提供帮助。孕妇应该把握好自己的身体状态，熟悉正确的瑜伽方法，然后在孕期的不同阶段进行合适的运动锻炼。

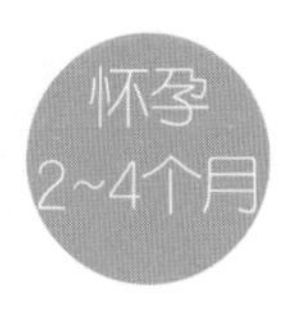

孕早期瑜伽动作

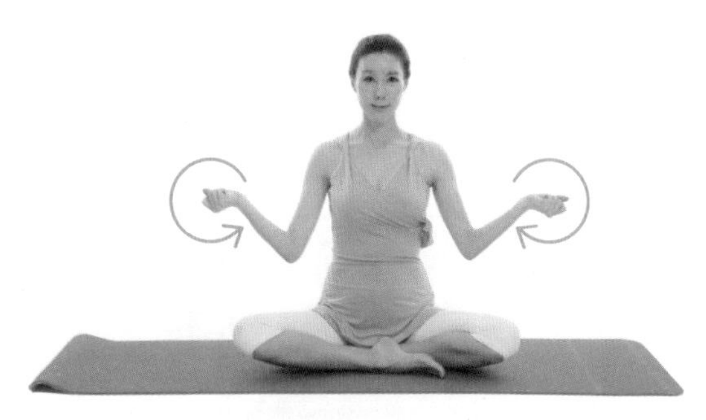

手／手腕放松

手指依次伸展后，微微握拳，转动手腕

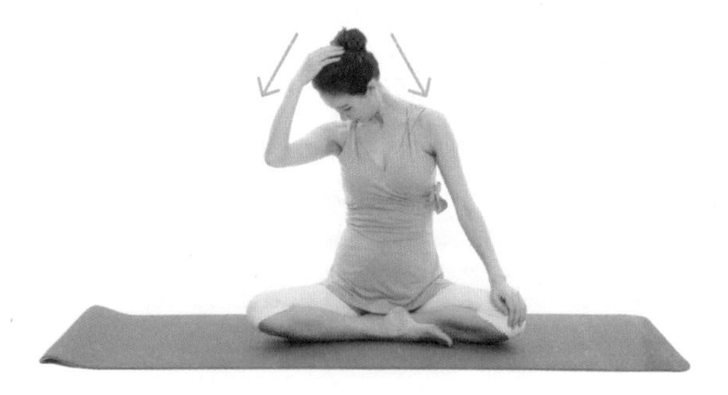

颈部放松

向下低头，随后扭向体侧，刺激斜方肌。而后慢慢地画圆，放松颈部肌肉

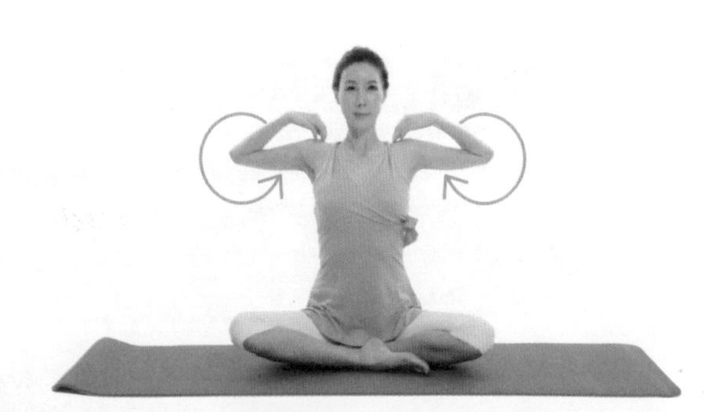

肩部放松

两手指尖搭在肩部，转动两手肘，呈画圈状

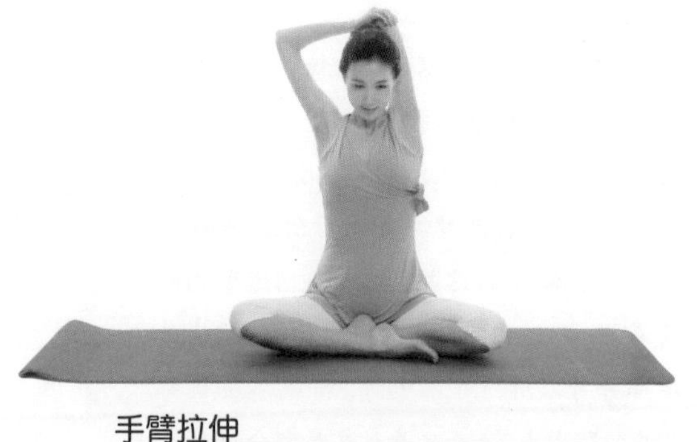

手臂拉伸

右手抓住左手肘部，呼气的同时将左手手臂向颈部拉伸

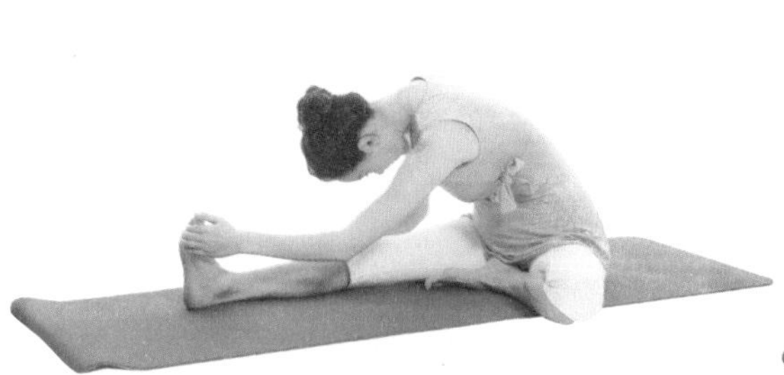

腿部拉伸

腿部伸直，坐于地面。一侧膝盖弯曲，上身下压，刺激下身肌肉

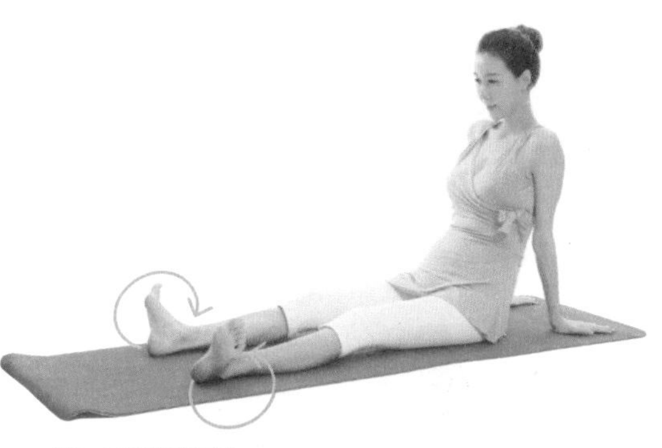

脚／脚腕放松

膝盖用力，脚尖绷直伸展后再拉回，如此反复。之后，脚掌垂直地面，脚尖向身体方向绷直再还原。最后，旋转脚腕，放松脚部

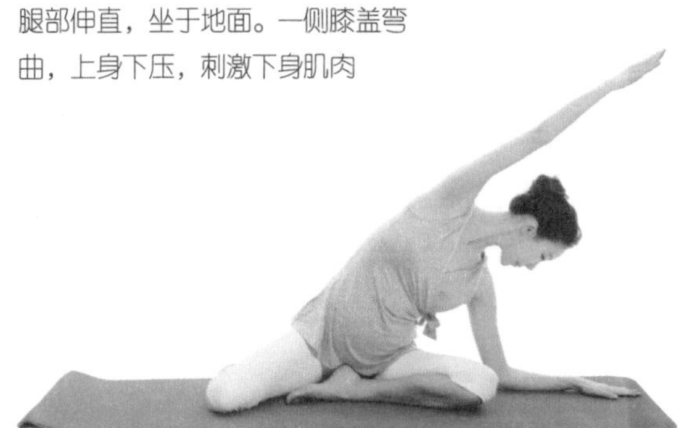

侧腰拉伸

两腿向右侧折叠后坐立，上身向左侧倾斜。左手臂支撑在地面上保持平衡，右手用力向前伸展，拉伸侧腰

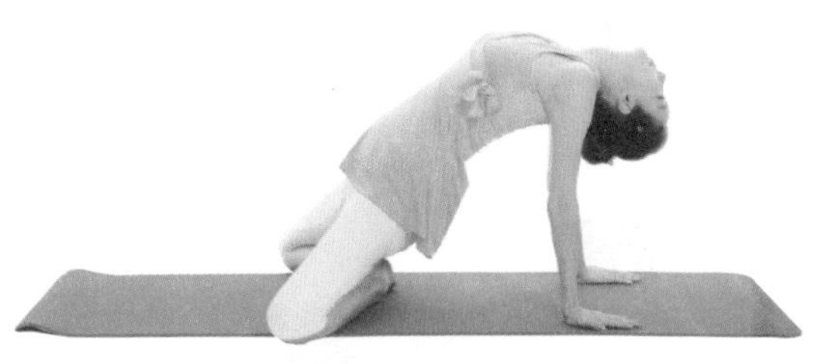

伸展胸部

坐于地面，双手在后支撑，起身提臀。这时胸部可以扩张到最大限度，再进行深呼吸

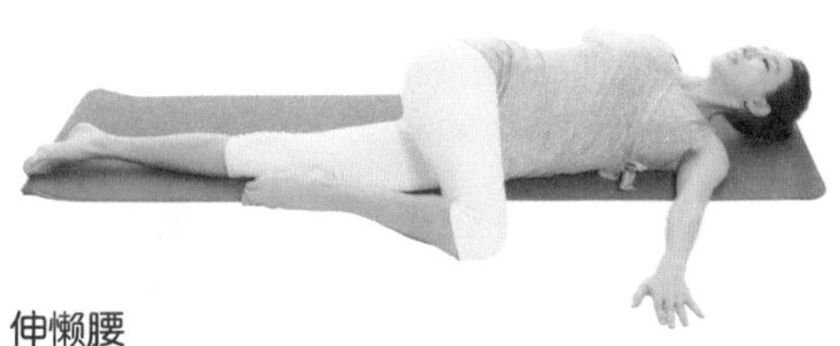

伸懒腰

仰卧，两臂在体侧展开，保持平衡，右膝直立后倒向左侧，身体扭曲

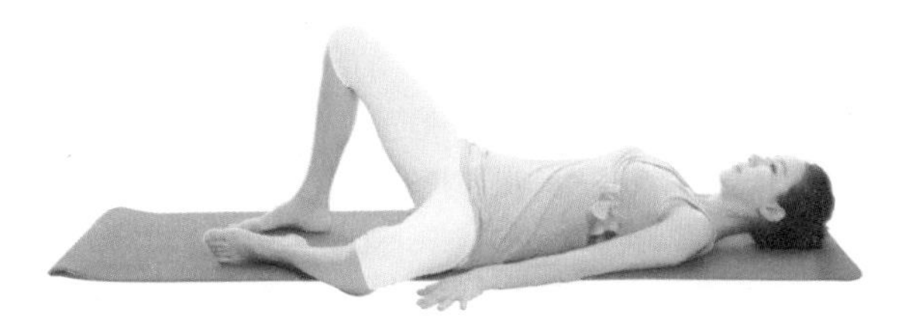

髋关节运动

仰卧，两膝直立。一手握住膝盖并缓缓地贴近地面，拉伸髋关节

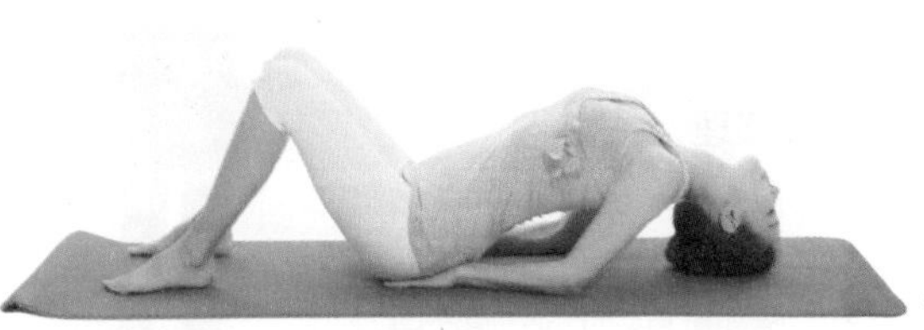

美人鱼式

仰卧，两膝直立，双手放于臀部下方。用手肘掌握平衡，向上提起胸部，头顶贴近地面

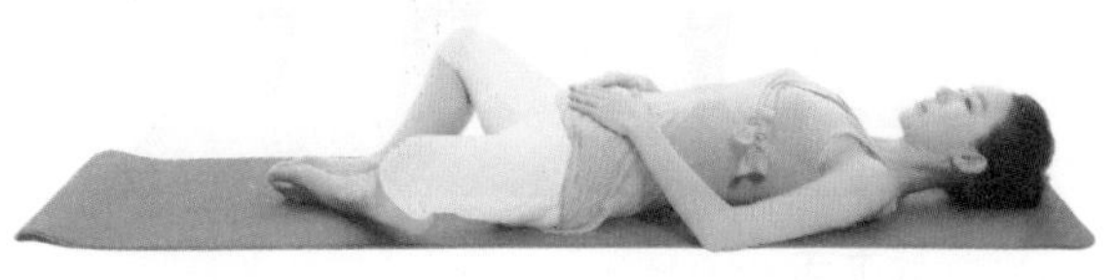

卧蝴蝶式

仰卧，两膝直立，缓缓地将双腿分向两侧贴合地面，拉伸髋关节。双手放于腹部进行腹式呼吸

孕中期瑜伽动作

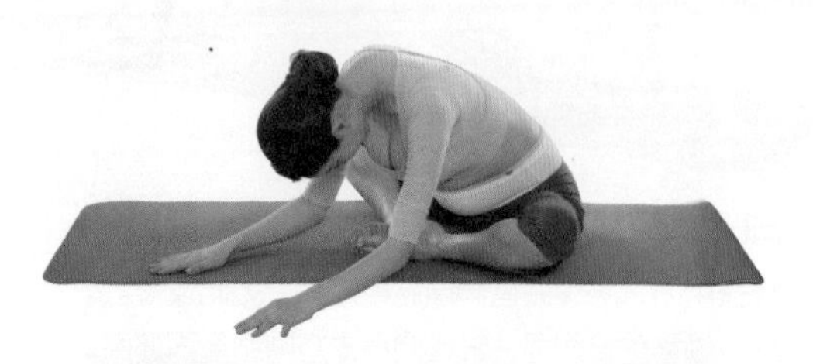

蝴蝶式

两脚掌相对，坐于地面，上身向前弯曲

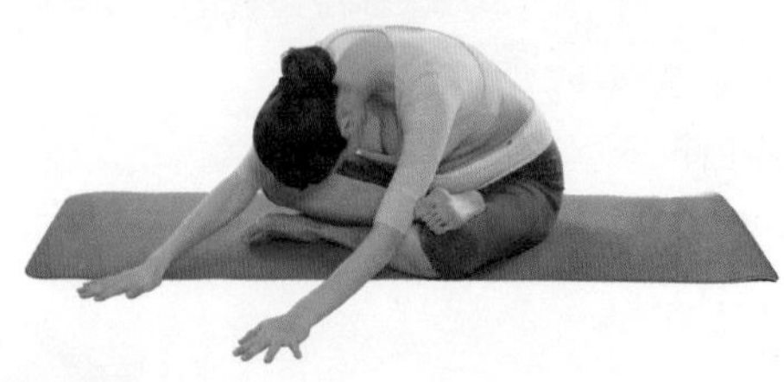

臂肌放松

取坐姿，两膝和脚腕交错叠加在两腿上方，上身前倾。此时，腿部须保持弯曲呈直角

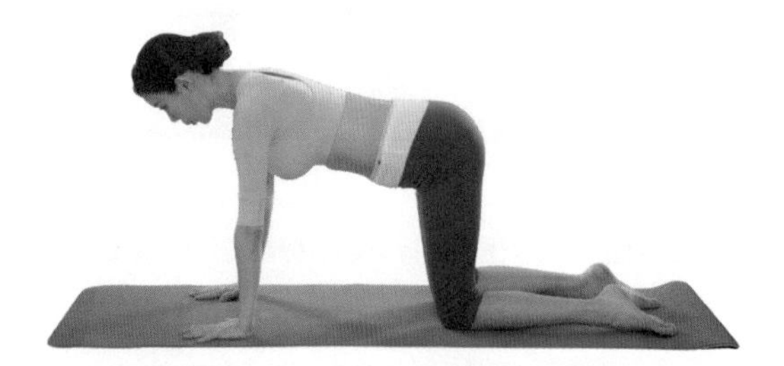

腹肌运动

双手和膝盖着地，趴于地面上进行腹式呼吸。吸气时，腹部放松。呼气时，最大限度地收缩腹部

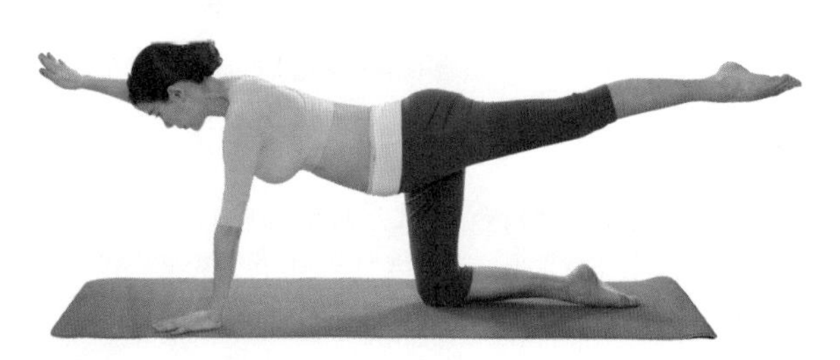

平衡式（飞鸟式）

双手和膝盖着地，左腿向后伸展，掌握平衡后右手前伸，保持姿势

战士式

左膝跪地，右腿在一侧呈直角站立。左手支撑地面，右手向上伸展。保持姿势

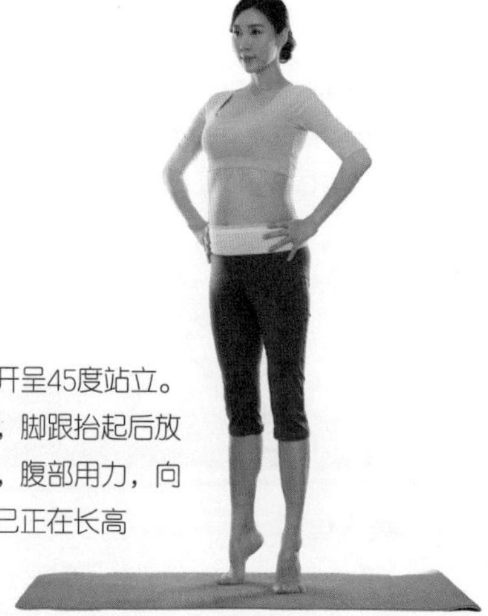

下肢整理

脚后跟并拢，脚尖分开呈45度站立。膝盖快速弯曲后伸直，脚跟抬起后放松，腰部挺直。此时，腹部用力，向上拉伸脊柱，感觉自己正在长高

※所有动作均为两侧交替进行，请注意掌握身体平衡。

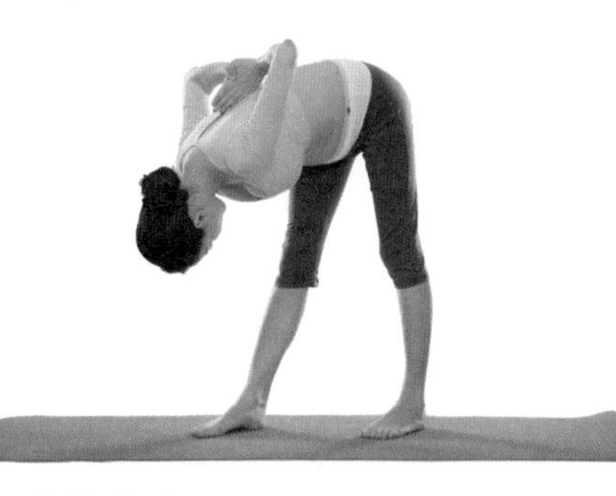

侧俯身式

站立后，双脚侧转与身体呈45度角，两臂转向背部双掌合十。深吸气，胸廓扩张。然后呼气，向前俯身

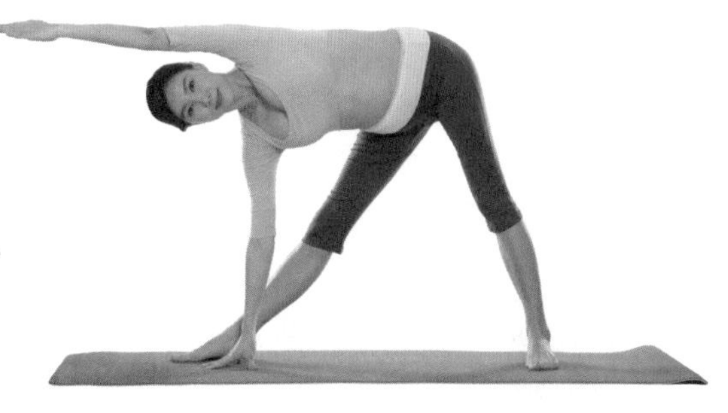

三角式

两臂伸开，双脚分立与两肘同宽。右脚尖向外打开，并保持左脚脚尖朝向正前方。上身向右倾斜同时右手支撑地面，左手平行于耳侧前伸，最大限度地拉伸侧腰

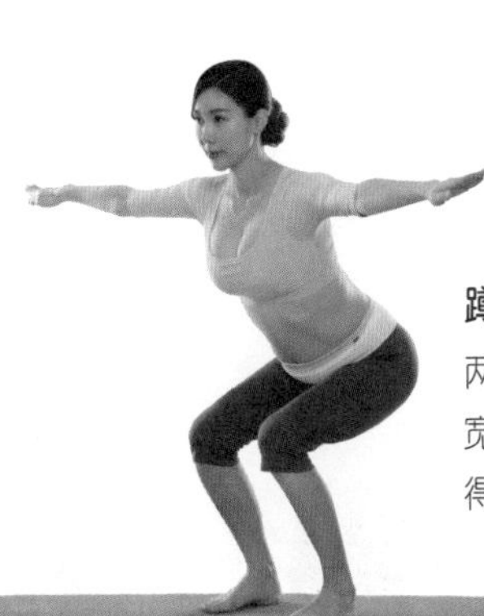

蹲姿1

两脚分开，与肩同宽。下蹲，但膝盖不得超过脚尖

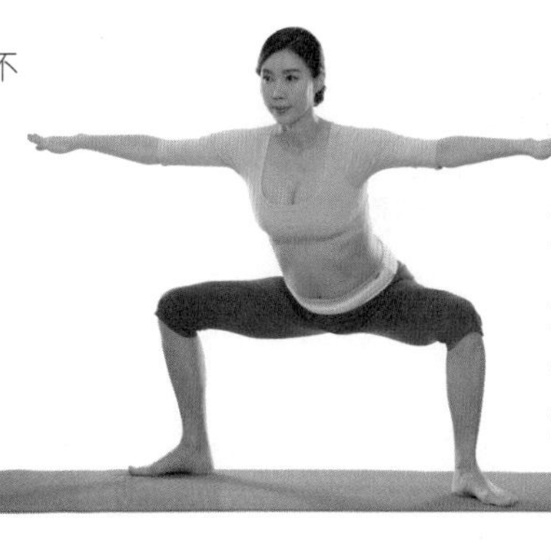

蹲姿2

两脚分开，大于肩宽。脚尖向外，身体保持平衡的同时向下深蹲

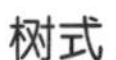

树式

身体站正。右手提起右脚腕贴合于左腿大腿根部。掌握平衡后，双手上举，在头部上方合拢，保持姿势

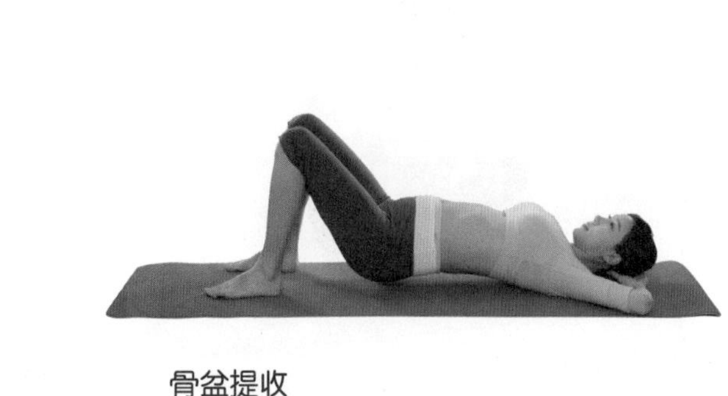

骨盆提收

平躺于地面，双膝直立，骨盆向上抬离地面5厘米左右

孕晚期瑜伽动作

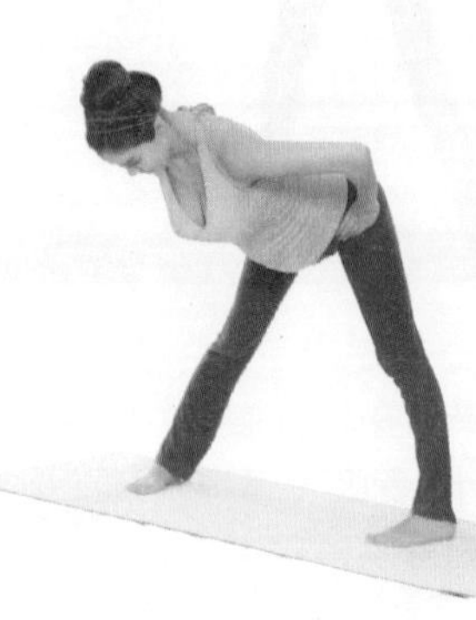

直角式

两臂在体侧伸开，两脚开立与两肘同宽。双手扶在骨盆下方，腰部挺直，上身向前弯曲成90度

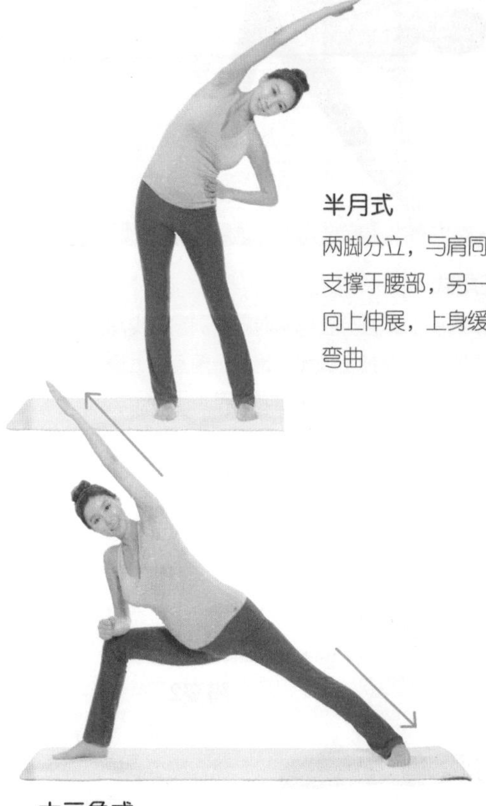

半月式

两脚分立，与肩同宽。一只手支撑于腰部，另一只手伸直后向上伸展，上身缓缓地向一侧弯曲

大三角式

右膝在体侧弯曲呈直角，右手肘支撑在膝盖上，左手前伸，保持手尖与脚尖在一条斜线上

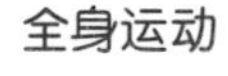

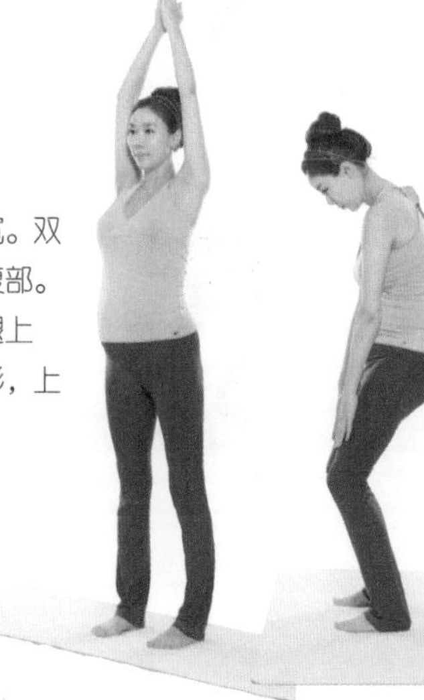

全身运动

两脚分开，与肩同宽。双手向上合十，收紧腹部。之后将双手放于大腿上方，腰部弯曲呈圆形，上身前倾

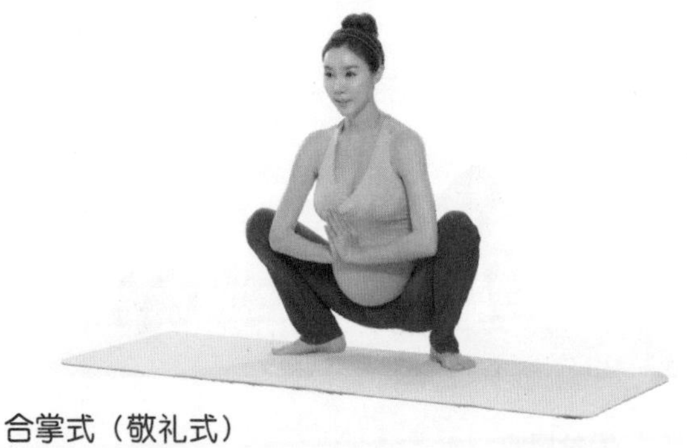

合掌式（敬礼式）

两脚分开，蹲坐，注意防止压迫腹部。双手在胸前合十，两肘分别顶在两膝内侧

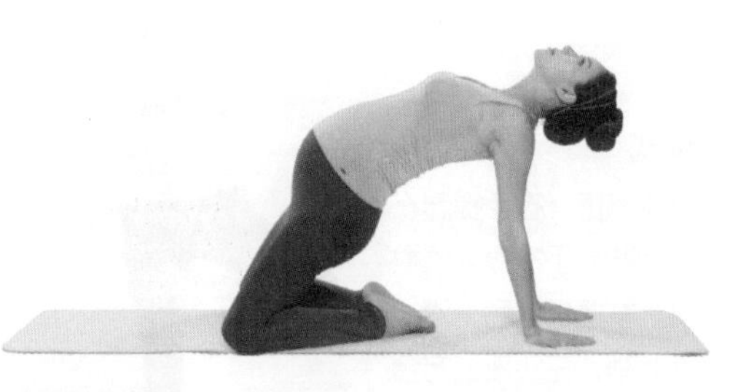

跪式展胸

跪坐，脚尖合拢，膝盖大幅展开。双手向后支撑地面，先后仰头，胸部展开，进行胸式呼吸

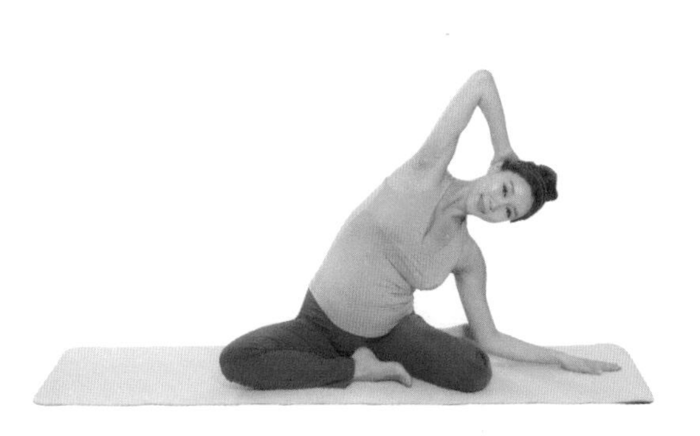

鸽子式

坐姿，两脚转向同侧，膝盖弯曲。双手于头后合拢。呼气时上身侧倾，手撑地面，防止压迫腰部。保持姿势

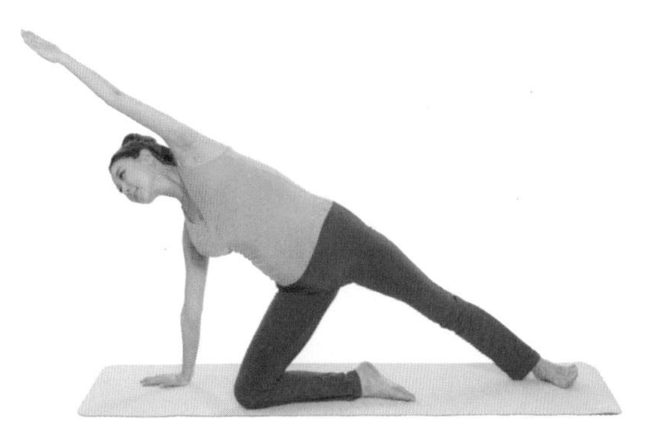

全身拉伸

坐姿，两脚转向同侧，膝盖弯曲，向同侧拉伸腰部。吸气时，向上提臂，一手支撑地面，另一手臂前伸，拉伸全身

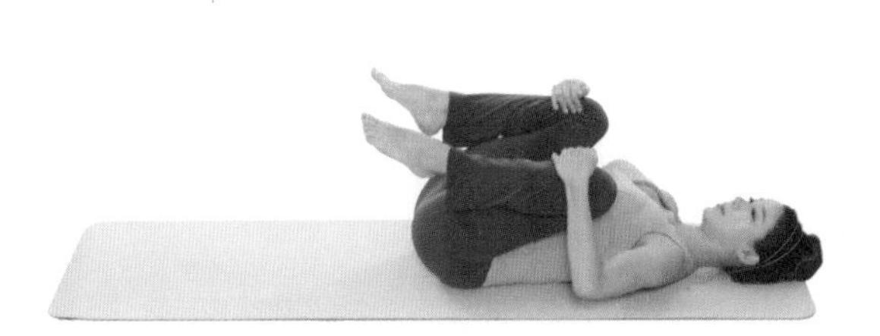

放气式

仰卧，腿部弯曲并用手向胸部拉拽。在此状态下，缓慢地进行腹式深呼吸

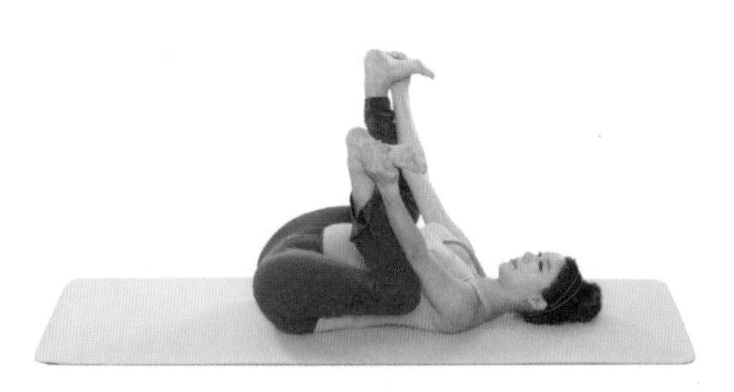

直升机式

仰卧，膝盖直立。双手抓脚，膝盖向地板一侧下压。此时，保持腰部平直，尾骨感觉在贴合地面

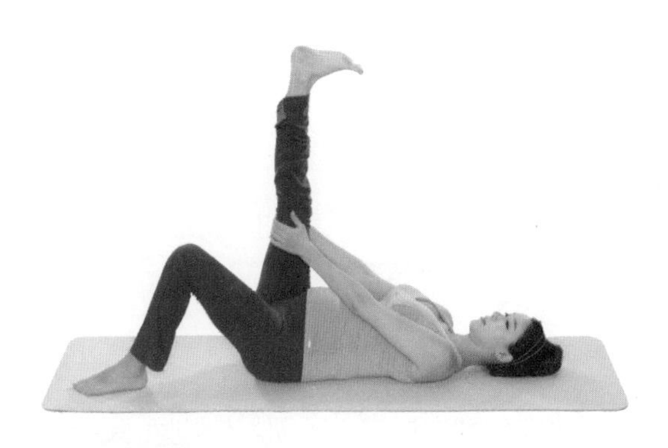

腿部伸展动作

仰卧，两膝直立。双手于一条大腿后侧合拢，向上抬腿，交替拉伸脚尖和脚后跟

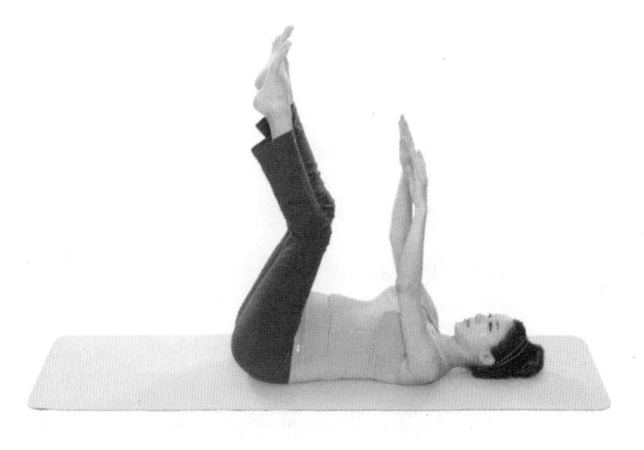

毛细血管运动

仰卧，两膝直立。手臂和腿上举，手、脚快速抖动后收回，侧卧休息

请一定要记住

孕期该如何运动 **概要一览**

妈妈进行运动，有利于胎儿的健康

孕妇进行运动锻炼，可以促使呼吸加快，增加流向肌肉的血液量。那么，这会不会相对减少进入子宫的血液量，从而导致胎儿出现缺氧或成为低体重儿呢？实际上，运动过程中妈妈的心跳次数会相应加快，以保证给胎儿供应更多的血液。由此可见，妈妈在运动的同时也会给胎儿带来运动效果，反而更有助于胎儿的健康。

孕期必须进行运动的理由

真正的胎教是指妈妈从自己喜欢的事情中收获愉悦的心情。运动可以让孕妇的心情舒畅，是有益于身心健康的最佳胎教方法。

此外，运动还可以确保孕期体重的合理增加，增加自然分娩的可能性。孕期养成坚持运动的良好习惯有助于预防产后肥胖，让妈妈终生受益。

运动可以从孕早期开始

孕早期出现易疲劳、下腹不适等症状时，应注意多加休息。不过，当身体条件允许时，最好避免整日躺在床上，而要适当地进行运动。运动强度应低于平时水平，达到轻微的气喘状态即可。走路、游泳、瑜伽等运动都适合在孕早期进行。

妊娠4个月之后，可以增加运动量

妊娠4个月之后自然流产的风险逐渐消失，孕妇开始进入一个相对稳定的时期。这时候要准确把握好自己的身体状态，当条件允许时，进行游泳、快走、瑜伽等运动。

走路运动适合刚开始尝试运动的孕妇

不管平时是否有运动的经历，任何人都可以安全地尝试这一运动。走路时，保持正确的姿势非常地重要。行走的过程中，可以幻想着自己正在长个儿，保持腰部和胸部挺直，腹部稍微用力。脚跟先着地，而后脚趾着地。慢走时手臂自然垂于身体两侧，在本章，我们详细了解了孕期必须运动的原因以及对孕妇有益的运动项目等内容。让我们再次来确认一下那些必须牢记的要点吧！

快走时，手臂呈90度弯曲，前后晃动。为保护膝关节，必须穿着弹性较好的运动鞋。运动频率最好保持在每天1小时左右，每周3次以上。运动强度则以背部少许出汗或略感气喘为宜。

瑜伽有助于缓解腰痛

瑜伽是非常适合在孕期进行的运动项目，可以纠正孕期扭伤的关节，预防并治疗腰痛。但只选择瑜伽项目的话，运动效果不会太明显。因此，最好与走路或游泳等有氧运动并行进行。

游泳是最适合在孕期进行的运动项目

游泳作为一项全身性运动项目，需要用到全身的肌肉。而且，游泳导致负伤的危险性较低，是最适合孕中晚期的运动项目。坚持游泳也可以防止体重过度增长。

如果不会游泳，也没有必要非得在怀孕期间学习。这时，建议用在水中缓慢行走的水中体操代替，每周有规律性地进行3~4次。

室内单车没有摔倒的危险，比较安全

排除摔倒这一危险性因素，骑单车也可以作为孕期进行的运动项目。但当腹部隆起后，孕妇很难掌握身体重心，最好选择更安全的室内单车骑行。

职场孕妇可以在日常生活中运动

对于无法自由掌控运动时间的职场准妈妈来讲，可以在日常生活中探索运动的方法。收看电视节目的同时，可以跟随练习瑜伽动作，或者用爬楼梯代替乘电梯。孕妇还可以进行近距离的步行。如果是自己开车上下班，可以将车停在距离公司稍远的地方，而后步行到达目的地。

第6篇

孕期可能出现的症状及对策

新生命的到来，会使孕妇的身体发生很多奇妙的变化。激素分泌增多，肌肉变得松弛，血液量增多，体重也会增加，总之浑身上下似乎都在发生变化。如果不了解这些症状产生的原因及其应对方法，必定会产生某些担心，甚至每天在担惊受怕中度过。相反，如果知道了哪些症状是正常的，并掌握了相应的应对方法，就能开心地度过孕期。

下面就让我们来看看这短短的10个月里，身体都会出现哪些症状，以及该怎样应对吧！

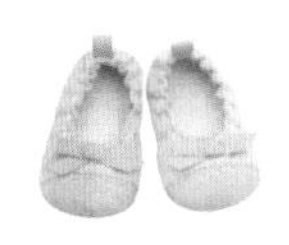

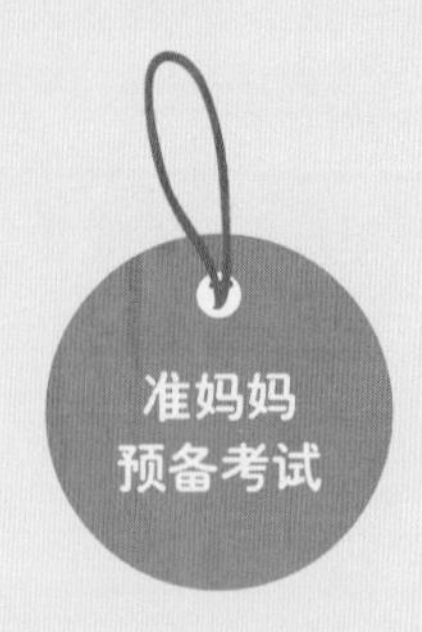

你了解多少呢？

怀孕时产生的不适症状在分娩后都会消失吗？

1. 哪个症状不属于因血液量增多而产生的孕期症状
   ①流鼻血、牙龈出血
   ②鼻塞
   ③消化不良
   ④孕晚期高血压

2. 哪项是与肺有关的不正常的孕期症状
   ①气喘或呼吸困难
   ②心跳加快
   ③孕中期低血压
   ④孕晚期高血压

3. 孕妇可以感觉到哪种胎动
   ①吮吸手指
   ②打嗝儿
   ③打哈欠
   ④眨眼睛

4. 对孕期眩晕症的说明，错误的是哪项
   ①由贫血导致，需要服用补铁剂
   ②久坐后起身产生眩晕是正常现象
   ③眩晕时要把头放低
   ④随着时间流逝会自然好转

5. 怀孕后身体某些部位会变黑，不会变黑的是哪一部位
   ①腋窝
   ②乳头
   ③外阴部
   ④背部

6. 哪种症状不属于正常的孕期症状
   ①经常放屁、打嗝、易饱
   ②便秘
   ③空腹时腹部刺痛
   ④尿失禁

7. 孕期对乳房护理的说明，哪项是错误的
   ①怀孕后要好好按摩乳房，这样才能在产后有充足的母乳
   ②乳头内陷问题应在孕期矫正
   ③孕期也会产生母乳
   ④每日用香皂清洗乳房及乳头

8. 孕期用餐后会感受到心脏部位像燃烧般疼痛，是什么导致了该症状
   ①胃炎
   ②胃酸反流到食管

③吃得过多

④贫血

9. 产生妊娠纹的最主要原因是什么

①未涂抹妊娠纹护理霜

②受遗传因素影响

③体重增加过多

④未服用补钙剂

10. 孕期出现的鼻部不适，需要注意的是哪种

①鼻塞

②流鼻血

③打呼噜

④鼻腔干燥

11. 对孕早期流血的说明中，哪项正确

①很有可能马上自然流产

②大部分情况下没有太大问题

③很有可能导致胎儿畸形

④即使胎儿正常出生，也不会健康

12. 对孕期阴道炎的说明中，哪项正确

①若白带有异味，则必须要接受治疗

②若白带量多，则必须要接受治疗

③清洗外阴时，用洁阴洗液比用香皂好

④为了预防阴道炎，要每天清洗，并用吹风机吹干

13. 孕期最后一个月最好采取什么卧位

①平卧位

②左侧卧位

③右侧卧位

④俯卧位

14. 脚部肿胀较严重时最好做什么

①接受治疗

②少喝水

③不久站

④尽量不运动

15. 下述哪项运动不适合预防腰痛

①走步

②凯格尔运动

③猫姿伸展运动

④俯卧撑运动

答案： 1.③ 2.④ 3.② 4.① 5.④ 6.③ 7.③ 8.② 9.② 10.③ 11.② 12.① 13.② 14.③ 15.④

扩展阅读

孕妇容易出现的各种症状

让我们来看下孕妇的身体状况吧！

怀孕后，孕妇的身体从头到脚都会发生变化，没有一处是舒服的。

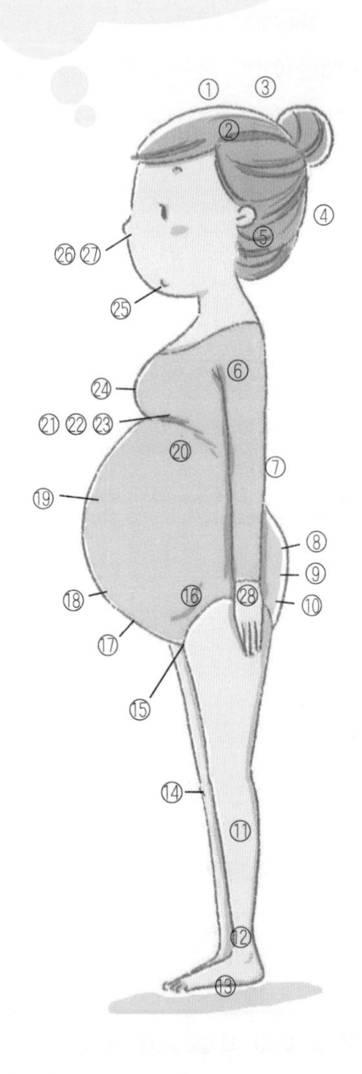

① 头痛
② 头发变多
③ 失眠、做噩梦
④ 头晕
⑤ 耳鸣
⑥ 腋窝变黑
⑦ 腰痛
⑧ 痔疮
⑨ 屁多
⑩ 便秘
⑪ 静脉曲张
⑫ 水肿
⑬ 脚底疼痛
⑭ 膝盖疼痛
⑮ 白带增多
⑯ 耻骨痛
⑰ 妊娠纹
⑱ 假阵痛
⑲ 消化不良、打饱嗝
⑳ 肋骨疼痛
㉑ 气喘、呼吸困难
㉒ 心口疼痛
㉓ 心跳加快
㉔ 乳房疼痛、乳头颜色变深
㉕ 牙龈出血
㉖ 流鼻血、鼻塞
㉗ 打呼噜
㉘ 手麻

第1章 血液增多导致的症状

怀孕期间，为了提供胎儿成长所需的营养及氧气，血液量会增加40%。血液量增多后，心脏所泵出的血液量也随之增多，因此孕妇会感觉到自己的心跳加快。这会导致黏膜较薄的牙龈或鼻腔内积血，同时也会出现许多其他症状。

眩晕

眩晕是孕早期的常见症状，严重时会失去知觉。也有孕妇在怀孕5个月等公交时出现双腿无力、眩晕，并因此而昏厥的情况。

眩晕在孕早期经常出现。这是由于血管已因激素的增加而扩张，但身体却仍未生成充足的血液去支撑已经扩张的血管。不过，随着孕期的继续，眩晕现象会自然消失。

为什么会这样

怀孕后，随着激素的增加，血管会松弛、扩张。扩张后的血管可以向子宫输送大量的血液，使胎儿快速成长，但同时也会给妈妈带来麻烦。

若血液因血管扩张后而大量增多，就会导致流向心脏的血液量减少，从而使得心脏泵出的血液量也随之减少，造成孕妇脑供血量不足，产生眩晕的症状。

请这么做

- 天气炎热或洗热水澡时体温会上升，易产生眩晕症状。因为随着皮肤血管的扩张，血量增多，从而导致流向心脏的血液量减少。因此孕早期洗热水澡或泡澡时要小心谨慎。
- 以同一姿势久坐后突然起身以及久站不动时，都容易出现眩晕症状。由于久坐后突然起身时，双腿上积累的血液无法流向心脏，不能向大脑供应充足的血液，会产生暂时性低血压，从而使孕妇产生眩晕。这在普通人身上也

错误知识

孕中期感觉眩晕是由贫血造成的。

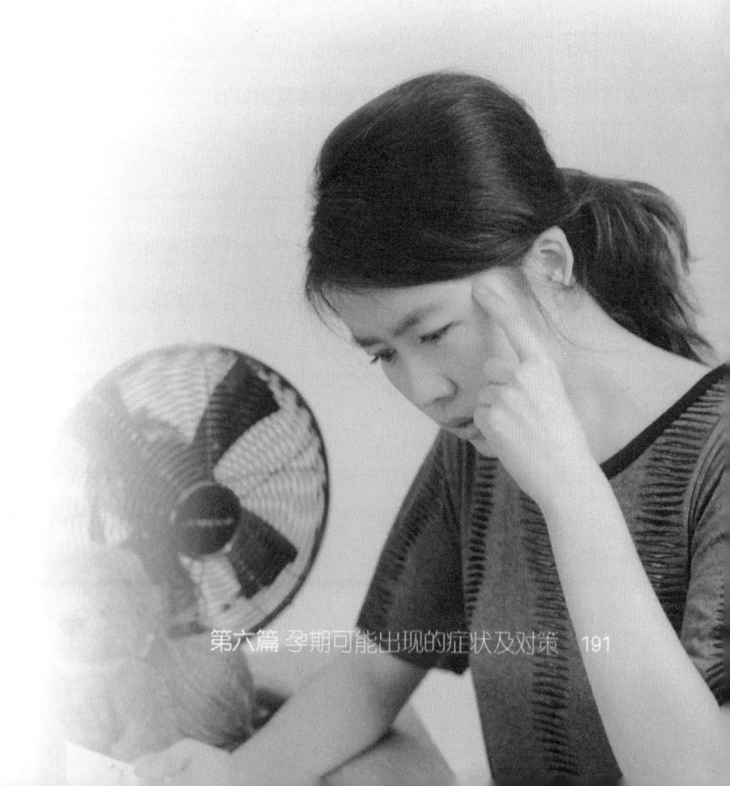

很常见。

- 为了防止眩晕，坐卧后要慢慢起身。同时，需要久坐时，要时常动动双腿或活动身体，以此促进血液循环。
- 眩晕时侧卧，会使眩晕症状马上消失。这是因为侧卧会使流向心脏的血液量再次增加，从而增加供向大脑的血液量。如果因环境限制难以躺卧，也可坐下将头部埋在双腿间，这种方法也很有效。
- 孕晚期平卧也会产生眩晕症状。大约会有8%的孕妇因变大的子宫挤压腹部的大静脉，出现低血压、冒冷汗、恶心等症状。此时不要平卧，要采取左侧卧位，让静脉免受压迫，从而使流向心脏的血液量增多，缓解眩晕症状。

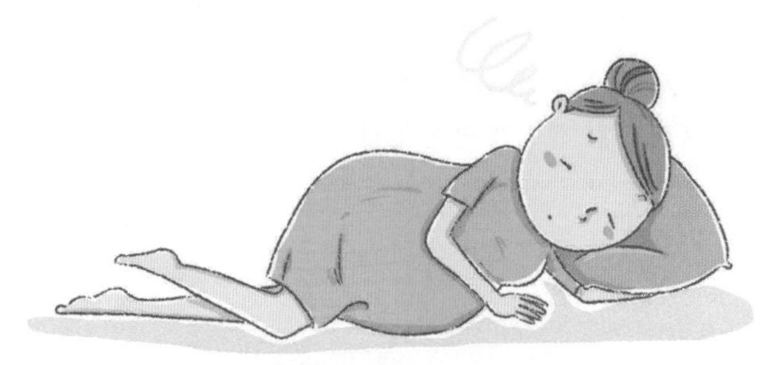

眩晕时采用左侧卧位

请注意

孕早期感觉到眩晕是正常的，与贫血或缺乏营养无关，没有必要非得服用补铁剂或综合维生素，也没有必要额外增加饮食量。

头痛

孕早期有很多孕妇因为严重头痛而备受煎熬，一般表现为头部两侧或颈部后侧的压迫性疼痛或持续性钝痛。怀孕3～4个月产生的严重头疼会在怀孕5个月以后自然消失，若实在难以忍受，也可以服用治疗头痛的药物。

为什么会这样

孕早期血液量会增加，血管也随之膨胀。如果血管无法顺利膨胀，就会使孕妇出现头痛的症状。这种头痛并不是产生于大脑内部，只是单纯地与头皮有关的问题，因此无须过于担心。孕早期过后会自然好转。

请这么做

- 从孕早期到孕晚期可在医生指导下一直安全服用治疗头痛的药物，即使是孕

孕期也能安全使用的头痛药

医生指导

孕期头痛是因血液量的增加以及激素的变化等原因而产生的自然现象。但因严重头痛而出现视线模糊不清或长期头痛以及高血压导致的严重头痛时，请一定要咨询医生。

在严重头痛时可合理服用药物，头痛药最好选用泰诺等含有对乙酰氨基酚的药物。通常来说，孕期服用对乙酰氨基酚是安全的，可通过其来缓解孕期发热或疼痛。但在孕期服用阿司匹林或布洛芬等止痛剂有可能会出现问题，所以务必要咨询医生。

中期也不要擅自减少药量，按照规定药量服用才有效果。成人每天的安全用量不超过4克。

- 保证充足的睡眠，避免疲劳。
- 最好做轻微运动或散步。

请注意

孕晚期的头痛也有可能是妊娠期高血压疾病。若严重头痛，请一定要到医院就医。

疲劳感

怀孕早期，很多孕妇即使一觉醒来身体也不会感到放松，总是感到很疲劳。这是由于怀孕给身体造成较大负担而产生的现象，在怀孕5个月后会自然好转。

为什么会这样

怀孕后血液量增多，心脏中泵出的血液量也随之增多，导致心率加快。由于心脏比之前做的工作要多，所以怀孕后会感到更加疲劳。孕早期的孕吐症状也是造成孕妇没有精神的原因之一。

请这么做

如果感到疲劳，首先要做的是休息。若睡10个小时能缓解疲劳，则可以通过睡眠来缓解疲劳。同时，睡30分钟午觉也会有很大帮助。不过，如果疲劳后只是休息，通常会增加疲劳感，最好可以到公园去呼吸一些新鲜空气，适当运动一下身体来缓解疲劳，游泳等运动也可缓解疲劳。

鼻塞

3个孕妇中就有1个孕妇会因鼻塞而出现呼吸不畅或流鼻涕的症状。早的话会在怀孕3个月时开始出现，但在分娩后会转好。

为什么会这样

孕期随着血液量的增加，鼻腔内薄薄的黏膜上也会增加血液量，从而产生鼻塞现象。当然，鼻塞的原因也有可能与怀孕无关。若伴随着打喷嚏、嗓子红肿、咳嗽、浑身疼痛等症状，可能是由感冒引起的；若伴随着经常打喷嚏、眼鼻充血发痒等症状，则可能是由过敏性鼻炎引起的；若只是鼻塞，没有其他症状，就是怀孕引起的。

请这么做

请按照如下方法来使鼻黏膜变软，以缓解鼻塞现象。

- 多喝水。
- 使用加湿器或将清洗后潮湿的衣物在房间中晾晒。
- 用温水浸湿毛巾，拧干后盖在脸部进行呼吸。
- 去药房买鼻腔清洗液清洗鼻腔。
- 症状严重时使用鼻腔喷剂，去除鼻腔内的充血。鼻腔喷剂可直接在药房购买，无须处方。

错误知识

孕期流鼻血时，一定要到耳鼻喉科就医。

打呼噜

我们经常能看到打呼噜的孕妇。这是因为怀孕后血液量增多，导致鼻腔黏膜肿胀充血而造成的。通常在孕晚期打呼噜的情况较多。据统计，在怀孕前仅有4%的女性会打呼噜，而怀孕后，23%左右的女性会打呼噜。随着孕晚期的临近，打呼噜的频率也会增加。虽然打呼噜是怀孕期间的正常现象，但要注意，打呼噜也可能是妊娠期高血压疾病引起的。

为什么会这样

打呼噜是用于呼吸的气管发生堵塞时从鼻子里发出的声音。孕期鼻黏膜会肿胀充血，导致空气进入狭窄的鼻腔内，因而出现了打呼噜的症状。

除了这一普遍的原因外，还有其他因素也可能引起打呼噜。怀孕前体重偏重或孕期体重过度增加时也容易打呼噜。这是由于脂肪填塞在空气进出的气管周围，导致呼吸不顺畅造成的。

请这么做

睡觉时采取侧躺或将头部抬高的姿势，当呼吸道顺畅了就不会再打呼噜了。同时还需要管理好孕期体重，防止气管周围堆积脂肪。

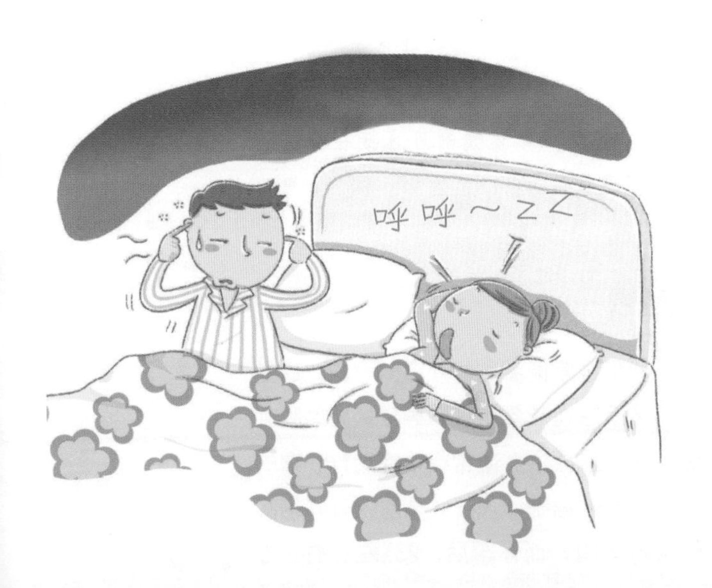

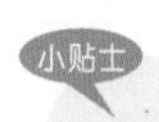

孕期打呼噜可能会发生危险

研究显示，孕期打呼噜也有可能是危险信号。不打呼噜的孕妇中仅有4%会出现妊娠期高血压疾病，而打呼噜的孕妇中有10%会出现妊娠期高血压疾病。对患有妊娠期高血压疾病的孕妇及正常的孕妇所进行的对比研究结果显示，患有妊娠期高血压疾病的孕妇均打呼噜。

打呼噜的孕妇血压也高。据悉，每天打呼噜的孕妇在怀孕前体重偏重，而孕期体重也会大幅增加。从低体重儿的出生比例来看，打呼噜的孕妇为7%、不打呼噜的孕妇为2.6%。

流鼻血

孕期突然流鼻血时也无须过于慌张。这是因血液量增多而出现的现象，在分娩后会自然好转。

为什么会这样

孕期受激素影响，鼻腔内血管扩张，而血管壁较薄容易爆裂引起出血。当孕妇感冒了或处于飞机机舱内等干燥的环境中，会更容易流鼻血。

请这么做

- 流鼻血后要坐下，使头部高于心脏，同时按压出血侧的鼻孔，保持5分钟。
- 两侧鼻出血时，可用拇指和食指捏住鼻翼，朝脸的方向用力压。
- 用冰袋冷敷鼻部或脸颊，使血管收缩，止住鼻血。
- 若想要预防流鼻血，在擤鼻涕时一定要动作轻柔。

- 同时还要多喝水，使鼻黏膜水分供给顺畅。干燥的环境非常容易导致流鼻血，所以冬季室内要使用加湿器，并避免室内温度过高。

牙龈出血

孕期牙龈出血是由于血液量增加而产生的现象，但也有可能是因患有牙龈疾病而出现的症状。

为什么会这样

怀孕后牙龈上的血液量也会增多，导致牙龈容易肿胀，变得更加脆弱、敏感。还容易发炎、出血。

请这么做

- 孕前及孕期接受牙科检查，包括洗牙。
- 用餐后认真漱口。
- 无法刷牙时，用口腔清洗液漱口。
- 用牙线清理牙缝中的食物残渣，每天1次。
- 有口气时，也要刷刷舌头，以帮助减轻口气。

请注意

孕期单纯的牙龈出血并不是什么大事。但牙龈肿胀、疼痛，以及刷牙时频繁出血则有可能是患有牙龈疾病。如果孕期患有牙龈疾病，早产的可能性会增加7倍。这是因为口腔内的细菌会形成前列腺素，造成提前阵痛。因此当牙齿疼痛或口中有异味时，一定要接受口腔检查。即使在孕期也可以安全地接受洁齿、X线、根管治疗等治疗。

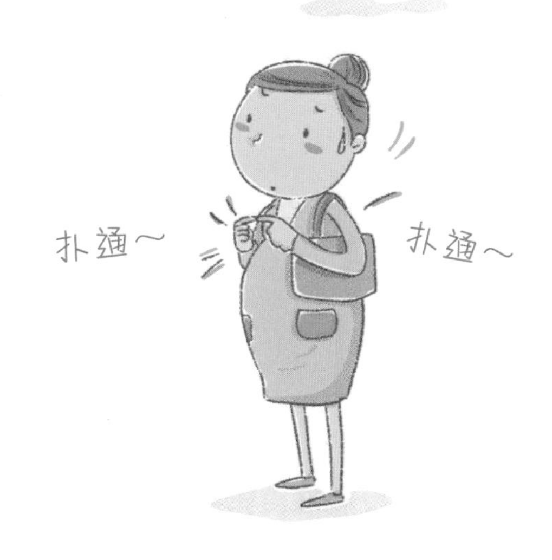

心跳加快、血压下降

怀孕后，心脏会发生巨大的变化。首先就是心率会增快，每分钟增加10～15次；其次是血液量会增加40%左右，导致心脏中泵出的血液量也随之增加，孕前心脏泵出的血液量约为每分钟5升，而到了孕30周时会增加到每分钟7升。由于以上两点因素，怀孕后的心脏会比平时跳得更快、更强烈，因此会出现心跳加快的现象。

有很多孕妇担心孕中期出现的低血压。虽然血液量增多后，血管壁上的压力即血压会随之上升，但孕期身体分泌的激素会导致血管壁松弛，从而令血压降低10毫米汞柱（1.33千帕）左右。由于血管壁的松弛现象发生在血液量增多之前，所以血压会出现暂时性下降。

从孕早期到孕中期都会出现低血压，但到了孕晚期，血压会逐渐恢复到平时水平。另外，孕妇的各种心脏变化在孕28～32周时会比较明显。

第2章

肌肉松弛引起的症状

怀孕后，子宫会逐渐膨胀，为了在怀孕期间给胎儿提供一个良好的空间，子宫部位的肌肉变得松弛，以防止子宫收缩过快。而且，其他需要收缩的肌肉也会在一定程度上放松，从而导致各种问题。下面就让我们来一起看下肌肉松弛所引起的症状以及缓解办法吧。

烧心（反流性食管炎）

烧心是因胃酸反流到食管而出现的症状，在孕妇中十分常见。其刺痛感主要集中在心口处到喉咙下方，有灼热感。这是由于食管对胃酸的防御能力要弱于肠胃，反应较为敏感。该症状从孕中期开始出现，在分娩后消失。

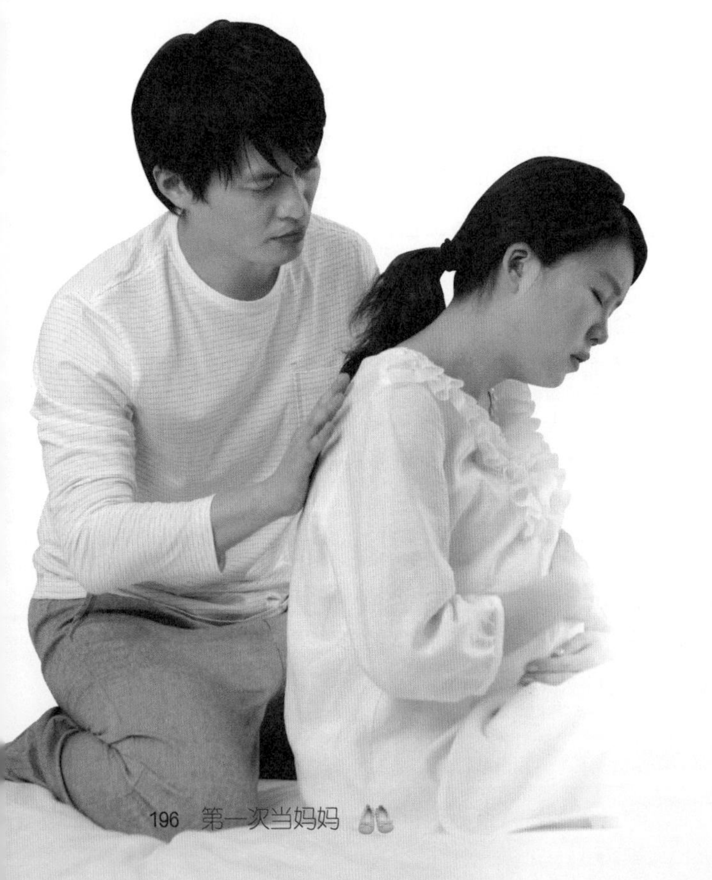

为什么会这样

怀孕过程中，逐渐增加的黄体酮激素具有放松子宫肌肉的作用。正是由于这种激素的存在，子宫才不会收缩，从而让胎儿健康地成长。

但问题是，子宫以外的其他肌肉也会受到黄体酮的影响。黄体酮会使食管和胃脏之间的括约肌变得松弛，导致胃酸反流到食管，让孕妇产生不适的胃灼热现象。

同时，随着胎儿的成长而逐渐变大的子宫会对肠胃造成压迫，从而使这种不适随着胎儿的成长变得愈发严重。

小贴士

胃溃疡与反流性食管炎的区分

若疼痛出现在心口下或上腹部中线周围，则为胃溃疡；若疼痛出现在心口处或咽喉附近，则可怀疑是反流性食管炎。同时，如果是在饭后出现相应症状，则为反流性食管炎；如果在饭后随着胃酸被中和，不适症状有所好转的话，那么就是胃溃疡。

请这么做

- 少食多餐。
- 辛辣食物、酒类、咖啡饮料、脂肪多的食物、快餐及生冷食物都会促进胃酸分泌，尽量避免食用。
- 就餐时不要大量饮水。虽然孕期每天需要喝8～10杯的水，但不要在就餐时饮用，可选在两餐之间。
- 就餐后嚼口香糖可分泌唾液，中和胃酸。
- 睡觉2～3小时前不要吃东西。
- 躺卧时将头部和肩部抬高，防止胃酸反流到食管。
- 就餐后不要立刻躺下，至少过2小时后再躺下。
- 孕期也可以服用抗酸剂，症状严重的话要咨询医生。

屁多

孕期随着激素的增加，肠胃蠕动变慢，从而导致肠内细菌作用于食物上的时间变长，许多废气更容易在肠道内积聚，因此孕妇放屁的次数会增多。

为什么会这样

食物进入到人体后，为了将其消化，肠胃的肌肉会进行收缩及松弛。然而怀孕后，在激素的影响下，血管壁和子宫肌肉会变得松弛，使肌肉无法正常回缩，从而导致食物在胃肠中停留的时间变长，因此会出现消化不良、饱腹感、腹胀、打饱嗝儿、便秘、频繁放屁等症状。

据说大肠蠕动变慢的原因是为了给胎儿稳定地提供营养。消化不良以及从孕早期就开始出现的饱腹感均属于因大肠蠕动

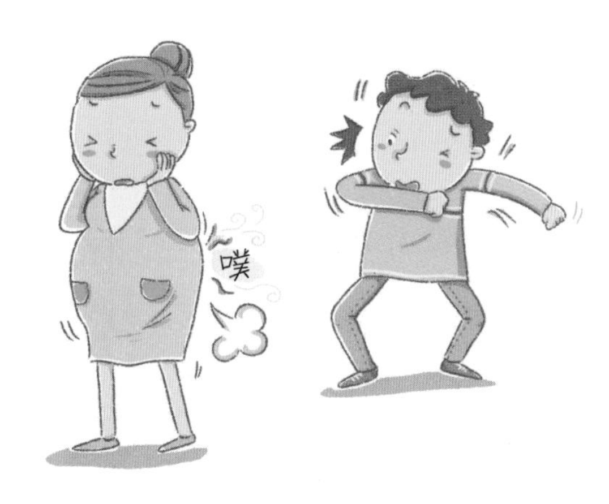

变慢而产生的现象。

请这么做

- 不喝碳酸饮料及果汁。
- 吃东西时尽量不说话。
- 尽量不嚼口香糖。
- 多吃富含膳食纤维的食物，多喝水，防止便秘。

便秘

孕期便秘可能是消化器官松弛导致消化变慢造成的，也有可能是怀孕后不经常运动造成的。在分娩后，便秘症状通常就会消失。

为什么会这样

怀孕后，在激素的影响下，大肠的蠕动变慢，从而导致食物通过胃肠时所需的时间增加。而随着食物在大肠中的长期停留，水分被吸收，就会产生较难排出的硬便。孕妇在孕早期有可能会因孕吐问题而无法进食足够的食物，从而使大便量减少，产生便秘问题。同时，随着孕期的发展，变大的子宫会压迫大肠，导致大便不

畅，这也会出现便秘问题。此外，由于怀孕而导致运动量减少或服用补铁剂也都是便秘可能产生的原因。

孕期便秘的概率为早期40%、中期30%、晚期20%，越接近孕晚期，便秘现象越少。

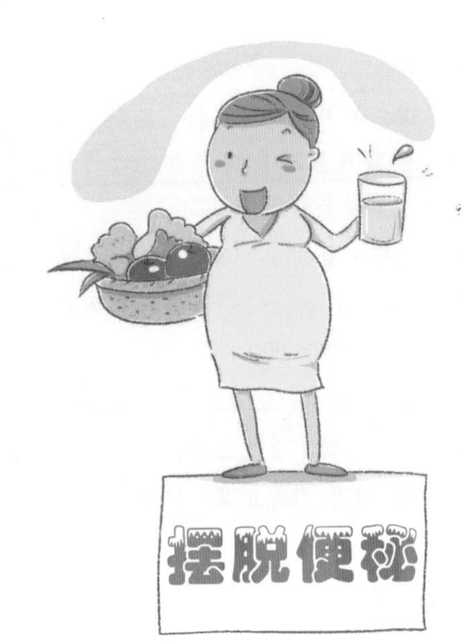

请这么做

- 多吃蔬菜、苹果、香蕉、草莓、海带、李子、猕猴桃、红薯等富含膳食纤维的食物。尤其是吃苹果时要连皮一起吃。铁和膳食纤维较多的西梅汁对孕妇也有好处。
- 有规律地进行散步、游泳等运动，每次30分钟，每周进行4次以上。
- 早晨起床后立即喝一杯温牛奶或温水，以刺激大肠蠕动。
- 平时多喝水。每天在两顿饭之间喝两杯水，每天喝8杯（2升）即可。
- 在孕期也可以适当服用便秘药。若便秘严重，一定要服用药物，不要忍耐。

错误知识

孕期便秘严重也不能吃通便药。

如何服用补铁剂而不便秘

医生指导

怀孕期间，孕妇一定要吃补铁剂，但补铁剂也有一定的副作用，比如便秘、腹泻、下腹疼痛、恶心等。当出现便秘时要检查以下事项。

- 孕妇服用补铁剂的推荐剂量为30毫克，若补铁剂服用量过多，则容易出现便秘。所以要检查一下自身服用的剂量是否超出推荐剂量。可以查看药瓶上的成分表，确认其中的含铁量。若自身服用量大于30毫克，则需要减少服用量。若补铁剂服用量正常，但服用后仍产生便秘，则将服用量减少到推荐量的一半，之后再慢慢增加服用量。
- 食物中含有的铁质不会引起便秘。红肉（牛肉、猪肉）、大豆、海鲜等食物中含铁较多。
- 服用液体补铁剂发生便秘的情况较少。可在刚开始时服用较少剂量，待身体适应后再慢慢增加服用量。
- 慢慢溶解的补铁剂（常称为缓释片）对肠胃的刺激小，可减少便秘的产生。
- 多运动，多喝水，多吃富含膳食纤维的食物。

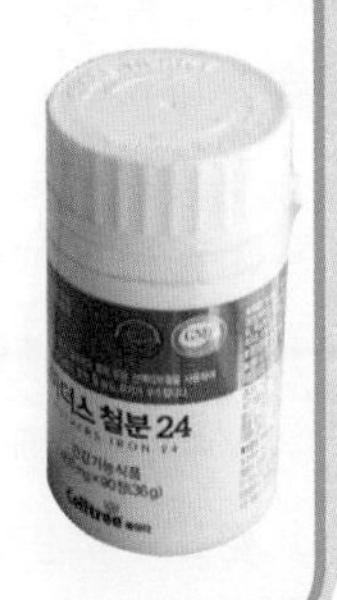

第3章 血流异常导致的症状

随着胎儿的成长，子宫也在慢慢变大，而变大的子宫会挤压体内的血管，产生静脉曲张、痔疮、水肿等症状。合理的运动或伸展体操可促进血液流动，能在一定程度上缓解不适。这些症状主要发生在子宫变大的孕晚期，在分娩后会自然消失。

水肿

大多数孕妇在靠近孕晚期时会逐渐出现手脚等处的水肿现象。晚上双腿会出现水肿，而在睡觉起床后双腿上累积的水分又重新流到上身，从而出现脸部或手部的水肿。即使手部水肿不严重，手指活动也不如以前灵活。

孕晚期出现的双腿水肿是妊娠期高血压疾病吗？其实，大部分的孕妇都会在孕晚期出现身体水肿的症状，如果只是单纯的水肿，并不属于妊娠期高血压疾病。

为什么会这样

怀孕后，体内滞留水分较多，增加的水分主要用来增加血容量，以帮助孕妇应对分娩时的子宫出血，避免休克。

怀孕后血容量会增加40%，而血液中的大部分成分都是水，随着血液的增加，血管内的水分会渗出血管，因此容易造成水肿现象。水肿主要出现在下肢，这是因为多出的水分在重力的作用下沉积在脚上和腿上造成的。

水肿的另一个原因就是增大的子宫会压迫静脉，造成静脉回流变缓，从而出现了水肿。

请这么做

- 孕晚期采用侧卧位，可促进血液循环，防止水肿。由于下腔静脉位于身体右侧，所以最好采取左侧卧位。
- 尽量把双脚抬高。当坐在书桌前的时候，可在脚下放一个脚凳，或将双脚放在书桌上。
- 不久坐，不久站。
- 多喝水也能减少水肿。
- 游泳、散步等规律性运动也会起到缓解作用。

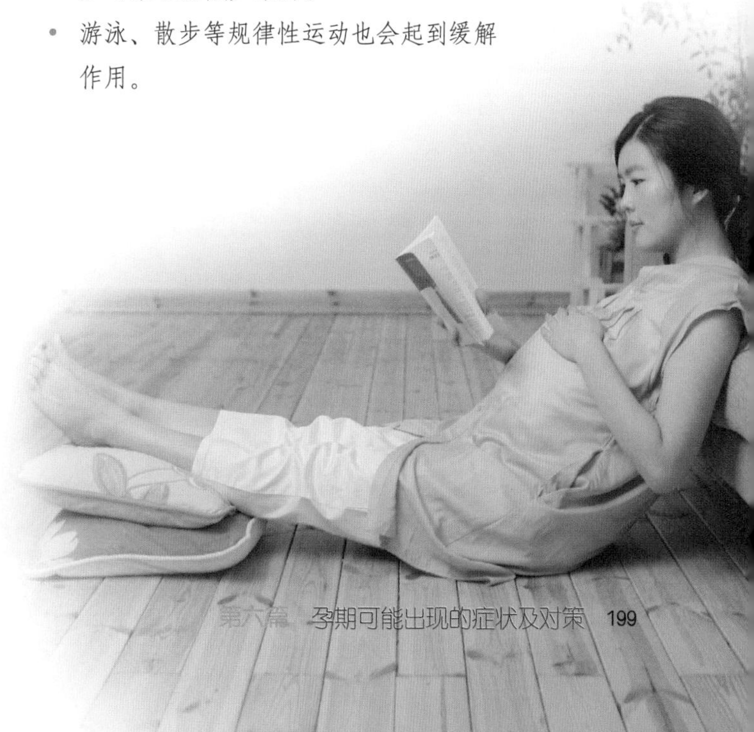

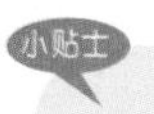

孕期睡觉要采取左侧卧位

孕期采取左侧卧位有助于促进血液循环，而顺畅的血液循环会使大量血液流向子宫，有助于胎儿的健康。此外左侧卧位还有助于预防水肿，不会轻易产生孕期容易出现的腿麻等问题，同时它也有助于缓解腰痛。如果无法长久保持左侧卧位，也可采用自身感觉舒适的卧位，但要注意保证左侧卧位的时间。

痔疮

痔疮是在孕妇身上出现的常见症状，主要是因子宫变大产生腹压造成的。

为什么会这样

痔疮是在肛门上产生的静脉血管瘤，这是一种很常见的症状，大约有10%的孕妇会受此困扰。出现痔疮后，肛门会瘙痒、疼痛。

孕期出现痔疮是因子宫增大引起腹压上升造成的。肛门处的静脉血管壁很薄，容易出现膨胀、水肿、疼痛等症状。如果有便秘问题还会因此刺激静脉血管，甚至导致血管破裂，造成肛门出血。即便没有便秘问题，孕妇也会产生痔疮。

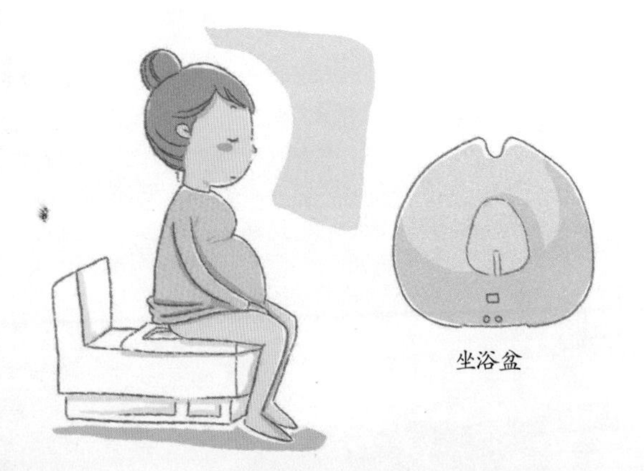

坐浴盆

请这么做

- 改善饮食生活。多吃富含膳食纤维的水果和蔬菜，在吃汤菜、水泡菜等菜肴时，养成只将汤中的蔬菜捞出食用的习惯。面食中的膳食纤维较少，会使大便量减少，因此不要过多食用。
- 坐浴有助于缓解疼痛。在浴盆中接好38℃的热水，浸泡肛门15分钟。孕期有可能因腹部变大而导致难以曲腿坐浴，因此也可将坐浴盆放在坐便器上进行坐浴。坐浴盆可在网上购买。
- 改变排便习惯。在坐便器上久坐会增加肛门受到的压力，使痔疮恶化，所以在有了便意时要立即解决，不可硬忍，同时大便时也不要用力过大。
- 不要在某一位置久坐。
- 凯格尔运动有助于促进肛门周围的血液循环。
- 冰袋有助于减少疼痛。
- 大部分孕妇的痔疮现象会在产后好转，因此孕期可不进行痔疮手术。

静脉曲张

当皮肤下方的静脉出现膨胀、水肿、血管变青时即为静脉曲张，主要出现在小腿上，另外在外阴部或其他地方也会出现。大部分静脉曲张无症状，孕期出现的静脉曲张会在分娩后消失。

为什么会这样

逐渐变大的子宫会挤压腹中的大静

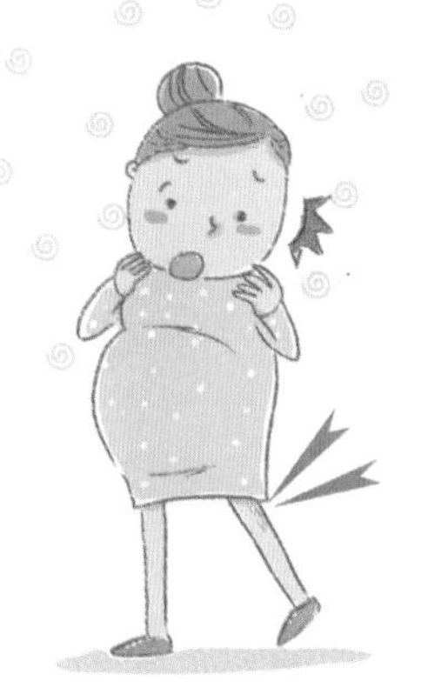

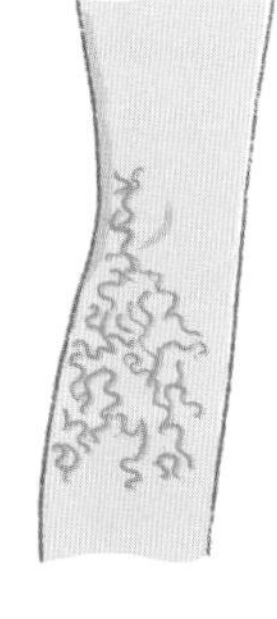

腿部静脉曲张

脉，影响下肢血液的回流，使腿部静脉中的血液无法流向心脏，引起血管扩张，从而出现静脉曲张。

请这么做

- 每天进行规律的运动，可促进腿部血液流动，有助于预防及治疗静脉曲张。
- 避免以同一姿势久站或久坐。
- 坐着时将腿部稍稍抬高。
- 翘二郎腿会阻碍血液流动，要禁止。
- 由于下腔静脉位于身体右侧，因此最好采取左侧卧位，可在双腿之间夹个枕头。平卧时在双腿下方放置一个枕头。

抽筋

50%的孕妇曾经在孕晚期睡觉时出现过腿部抽筋的症状。

为什么会这样

这与在传统蹲便器上久蹲后出现的腿部抽筋是一个道理。增大后的子宫会挤压腹部血管，使流向小腿的血液量减少，造成小腿肌肉强烈收缩，出现瞬间的疼痛。抽筋主要在凌晨2～5时发生，大部分孕妇会因此而在睡梦中醒来。

很多孕期抽筋现象是由于血液循环障碍产生的，小腿上出现的抽筋可以通过小腿拉伸运动来预防。

请这么做

- 睡觉时侧卧，可促进腿部血液循环。
- 对经常抽筋的小腿肌肉进行拉伸运动，每天2～3次，每次30秒。
- 睡觉前进行小腿肌肉拉伸运动，可预防抽筋。面墙而站，用手推墙，臂肘弯曲，双腿呈弓箭步姿势，脚后跟紧贴地面，保持20～30秒，同时拉伸小腿，使小腿产生被拉拽的感觉。

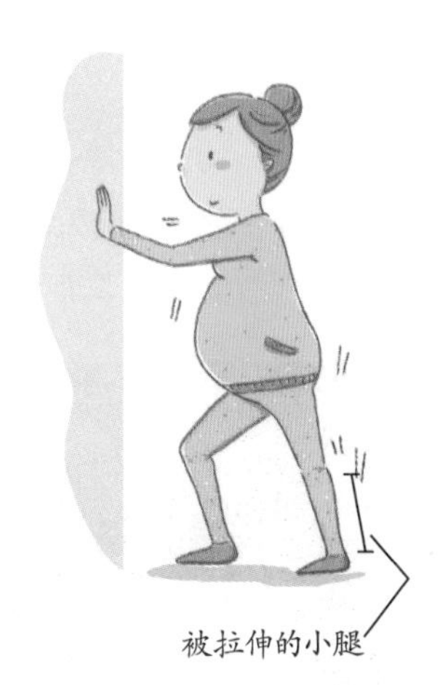

被拉伸的小腿

医生指导

睡觉抽筋时可进行拉伸

夜间睡觉时出现抽筋也不要惊慌，按照以下步骤进行拉伸运动即可。躺下，将双腿朝屋顶方向抬高，手掌用力将脚趾向小腿一侧按压。刚开始会疼痛，但随着抽筋的缓解，疼痛感也会消失。

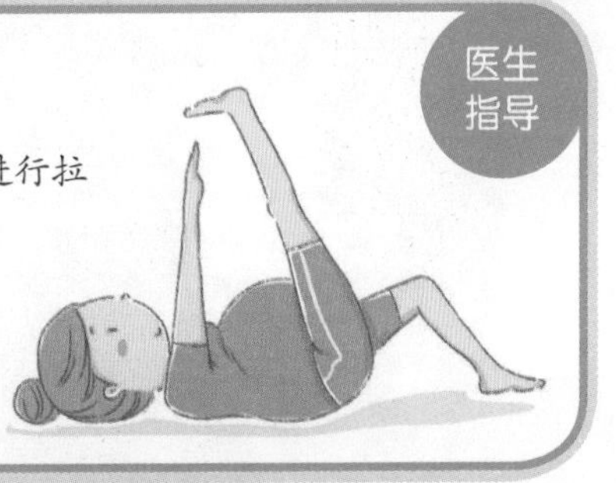

第4章 受激素影响产生的症状

怀孕后胎盘中会产生激素。激素的作用在于维持妊娠，并且会逐渐增多。受这种激素的影响，孕妇会出现孕吐、乳房疼痛、长黑斑、痤疮等问题。其中，孕吐和乳房疼痛最先出现。这些症状在分娩后会自然消失，因此孕妇不要有压力，要享受美好的孕期时光。

头发增多

很多孕妇都感觉自己怀孕后头发变得繁密了，然而事实上并不是头发变多，而是头发掉落减少了。

通常，90%的头发处于会持续增长的生长期，剩余的10%左右则处于不会增长的休息期。过了休息期，头发会自然脱落，一般人每天会脱落100根头发。

怀孕后，处于生长期的头发会增加，而处于休息期的头发会减少，相应地，每天脱落的头发数量也会减少，所以孕妇会感觉到发量变多。与此相反，产后处于休息期，头发数量会增多，所以头发会大量脱落。

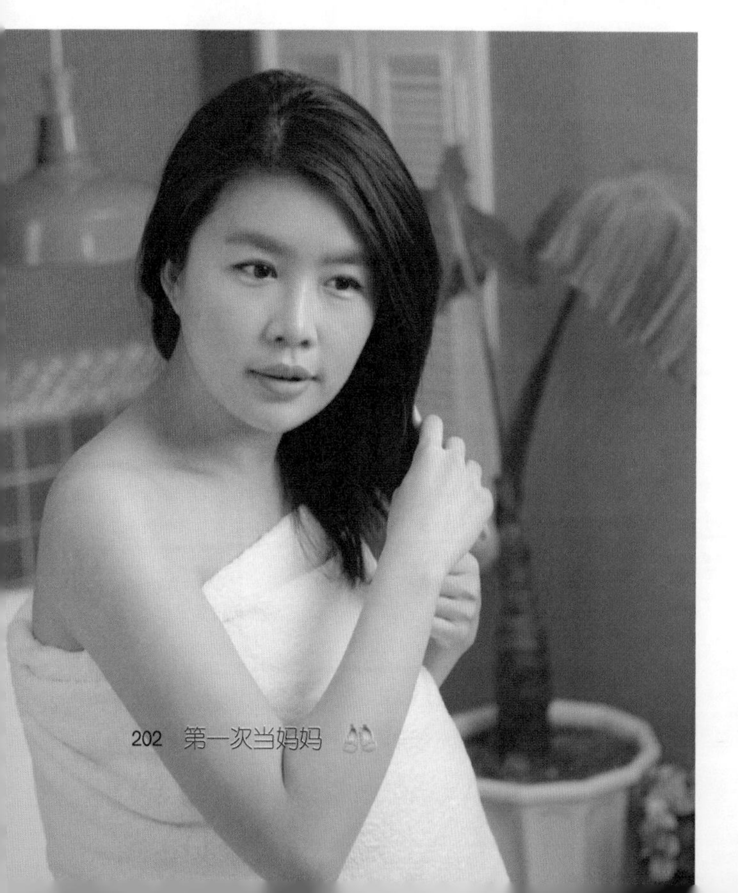

孕吐

孕吐是怀孕的一大信号，孕妇在孕吐时所承受的痛苦很难用语言表达。大约有70%的孕妇会经历孕吐，早的话会在孕5周开始出现，平均持续1个月，大约过了孕14周以后会结束，也有较少的孕妇会持续到孕20周。

关于孕吐的误解及真相

孕吐严重时会在孕期一直持续

过了孕20周以后，孕吐几乎都会消失。孕中期若出现反流性食管炎，可能会有烧心的感觉，并再次出现恶心的症状，这会被误认为是孕吐。实际上，孕吐并不会在10个月的孕期中一直持续。

为了孩子，即使吃不下去也要吃

如果孕妇在怀孕前身体是健康的，

那么无论孕吐再怎么严重，胎儿也是健康的。甚至还有报告显示，孕吐会减少自然流产及胎儿畸形发生的概率，所以孕吐对胎儿的健康没有任何影响。孕8周左右，胎儿的大小约为2厘米，此时胎儿所需的营养较少，孕早期一个巧克力派就足以提供胎儿一个月成长所需的营养。

没有孕吐现象的话可以多吃

即使没有孕吐现象，也不要暴饮暴食。孕早期的食量要保持怀孕前的水平。

即使有严重孕吐也不能随便吃

孕早期无须担心胎儿的营养问题。孕吐时孕妇只要吃自己喜欢吃的东西即可。如果想吃泡面或喝可乐，也是可以的，但不宜多吃。也有些孕妇在一个月内一直吃乌冬面。

孕吐结束后为了补充营养，要多吃

大部分孕妇在孕吐结束后会觉得自己亏欠腹中的孩子，想要补充孕吐期间内自己未能吃下的食物。然而如果突然吃很多东西，体重就有可能会急剧增加。如果孕妇想要健健康康地度过孕期，就要在孕吐结束后注意体重的管理，防止体重增加过多。

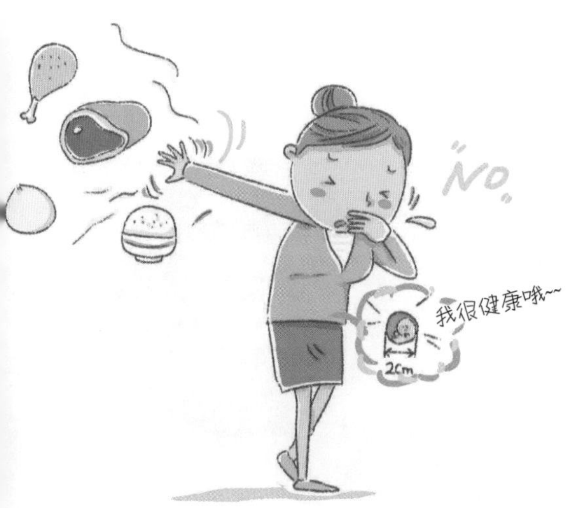

分泌很多唾液是不正常的

唾液变多主要发生于孕早期，有孕吐症状的孕妇容易出现唾液变多。之所以如此，是因为孕妇因孕吐反应而无法吞咽唾液的原因。

请这么做

- 胃部空着会加重孕吐，而少食多餐能让少许食物残留在胃肠中。平时可以在床头下面放些饼干或零食，在早晨起床前吃一点。无味的薄脆饼干也很有帮助。
- 吃饭时喝水会让肚子觉得更饱，应在两餐之间喝水。
- 避免进食油腻、油炸、重味或辛辣的食物。也有人说味道酸的食物有助于减少孕吐现象。
- 生姜可缓解孕吐问题。喝生姜茶、生姜汁、生姜蜜，吃生姜糖、生姜切片等都会起到缓解作用。如果在市场上买不到的话，可以在网上购买。
- 防孕吐手环可以刺激手腕周围的压力点，减少孕吐问题。据说70%的使用者都看到了疗效。可以在医院或药店等场所可以购买。
- 从怀孕前开始吃含有B_6的孕妇维生素药物可减少孕吐的发生。孕期也要服用维生素B_6，每天25毫克，分3次服用。
- 当因孕吐出现严重缺水而致口干舌燥时，也可输液，能让孕吐现象好转。

- 可以让医生开具缓解孕吐的药物，症状严重时无须忍耐，可适量服用药物。
- 孕早期不要吃补铁剂。
- 做瑜伽、游泳、散步等运动可缓解孕吐症状。
- 外出时准备好防孕吐工具，包括塑料袋、湿巾、卫生纸、水、牙刷等。

请注意

当因孕吐导致体重下降2～5千克，24小时内未饮水或进食，长时间没有小便或小便颜色为深黄色时，要立即到医院就医。

痤疮

怀孕后会出现新的痤疮，从孕早期开始出现，分娩后消失。

为什么会这样

孕期雄性激素会增加，激活皮肤的皮脂腺，所以会在脸部长出新的“痘痘”。

请这么做

目前还没有方法可以预防痤疮的出现，一旦长出“痘痘”，最重要的是防止因皮肤感染而产生疤痕。

- 用无刺激性的香皂或洁面产品轻轻洁面，每天大约2次，避免频繁洁面。
- 保湿剂或化妆品要使用无油的产品。
- 用搓澡巾搓脸会导致痘痘恶化，所以洗脸时要轻轻揉擦脸部，擦脸时也要用毛巾轻轻吸干水分。
- 出现“痘痘”后不要用手挤，以免引起感染，留下疤痕。
- 皮肤暴露在阳光下会使“痘痘”恶化，因此要避免阳光直射。
- 绝对不可以服用治痤疮药物罗可坦。因为孕妇服用罗可坦可能会引发胎儿先天畸形，若怀孕前服用罗可坦，需要在停止服用后至少1个月才能备孕。
- 不要服用四环素抗生素。虽然四环素常用于治疗“痘痘”，但它不仅会使

小贴士

孕吐时的刷牙方法

有孕妇抱怨说，因为孕吐严重，每天连刷牙都很费力。很多孕妇在刷牙时都会出现恶心或呕吐的症状。因孕吐而难以刷牙时，可参照以下方法，会有所帮助。

- 刷舌头时，伸出舌头用力刷可减轻恶心症状。
- 饭后过段时间再刷牙。
- 用盐水漱口会使口气清新。
- 试着仅用水刷牙或使用无香型儿童牙膏。
- 刷牙时出现恶心症状时，缓慢地深吸气，在心中默数5个数后再呼气。

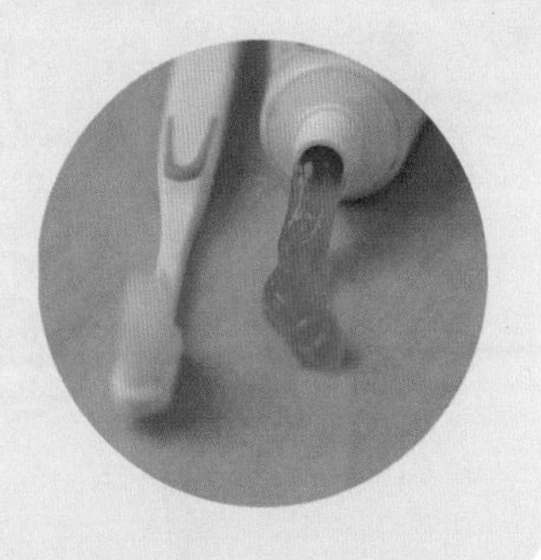

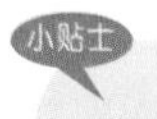

胎儿的骨骼发育速度放慢，令胎儿的牙齿变色，而且还可能会给孕妇带来严重的疾病。不过，孕妇可以在医生的指导下服用其他抗生素，如克林霉素、红霉素等。

妊娠斑

怀孕后，孕妇的皮肤会稍稍变黑，尤其是皮肤本就黑的孕妇更容易变黑。像乳头、肚脐、外阴部等本来有些发黑的部位和腹股沟、腋窝等皮肤重叠的部位也会因黑色素的沉淀而变黑。变黑的皮肤在分娩后会恢复到原来的状态，但乳头、大阴唇则不会恢复。

孕妇中大约有一半以上的人会在面部长斑。妊娠斑主要出现在眼周、颧骨以及脸颊，偶尔会显现出面具形状，因此也被称为“孕妇面具”。如果皮肤暴露于阳光下更容易出现妊娠斑，但在分娩后过几个月会消失。

请这么做

紫外线会使妊娠斑加重。即便是阴天或待在阴凉处、车中时，也最好涂上SPF30左右的防晒霜来抵御紫外线。上午十点到下午两点之间紫外线最强，因此避免在该时间段外出也是一个不错的方法。

乳头、乳房疼痛

乳头、乳房疼痛会使孕妇不喜欢和丈夫同房，因为乳头即便只是被衣服刮碰也会疼痛，而乳房也因增大而变得敏感。这是一种常见的症状，在80%～90%的孕妇身

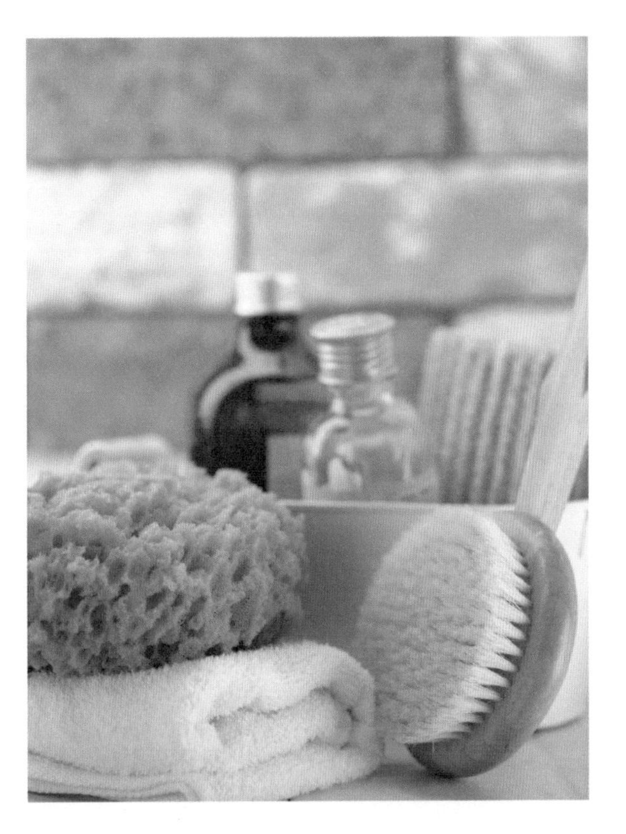

上出现。

乳房的变化是怀孕后最先出现的症状之一。也有些女性因为感觉到自己的乳头或胸部的疼痛与平时不同而想去就医，但在去医院前才知道自己已经怀孕了。在孕4月后，乳房疼痛的症状会消失。

孕期的乳房变化

怀孕3个月时，乳房开始变大，并在分娩前一直持续变大。如果是头胎，乳房的变化一般会比较大，大约会增大一两个罩杯。随着乳房皮肤的松弛，乳房还会发痒，有的人还会出现妊娠纹。

为使宝宝能够吮吸，乳头也会变大，同时颜色也会慢慢变深。乳头周围的乳晕会变大，颜色会变黑。据说乳头和乳晕变黑的原因是为了让视力较弱的新生儿轻松

找到妈妈的乳头。

请这么做

为了防止乳房下垂，孕妇要一直戴孕妇专用胸罩，直至乳房恢复到怀孕前的大小。若不戴胸罩，变大的乳房会在重力的影响下而下垂。

乳头分泌物

孕20周以后，挤乳头时会出现黏稠的分泌物，有时不挤也会自然流出分泌物。孕9个月左右，泛着淡黄色光泽的液体会在一侧或两侧乳头中出现，这也是大部分孕妇都会出现的症状。也有的孕妇在分娩前并不会流出这种分泌物，如果没有出现时，也无须担心产后没有母乳。

错误知识

孕期要好好按摩乳房，这样才能在产后有充足的母乳。

蒙氏结节是位于乳晕处呈结节状隆起的皮脂腺，它的分泌物能起到保护作用，防止乳头、乳晕受到细菌等的威胁。清洁乳晕时，使用流动的清水要比香皂好。

乳头凹陷的孕妇也可以进行母乳喂乳，因此在分娩前不进行校正也无妨。无须为了在产后有充足的母乳而在孕期进行乳房按摩。

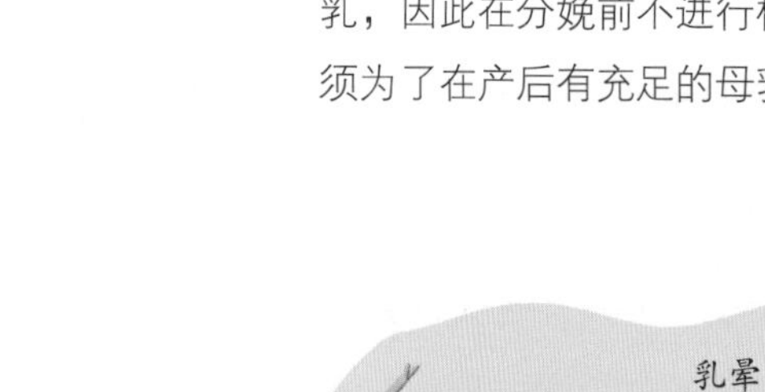

乳头变黑，乳晕变大

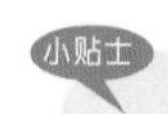

孕期出现的妊娠线

妊娠线是指从肚脐下面到耻骨部位正中央出现的黑线，在分娩后会消失。

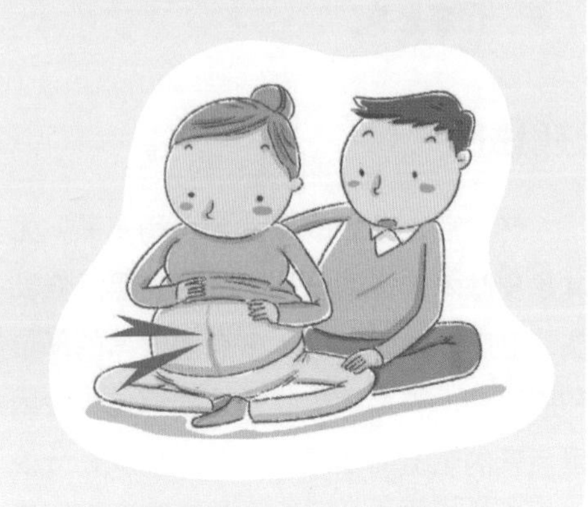

乳晕凸起

经常有孕妇对自己乳晕周围出现的类似于痘痘的凸起而感到惊慌。乳晕上存在有4～28个的小突起，也就是蒙氏结节，它属于与乳管有关的皮脂腺的一种，会在孕期及哺乳期变大，用肉眼可以看到。

第5章

体重增加导致的症状

随着胎儿和子宫的变大，孕妇的体重也在增加，从而增加了骨盆的负担，出现腰痛、骶骨痛、耻骨痛等症状。同时，随着脂肪的大量堆积，孕妇还会出现打呼噜的症状。虽然孕期的体重增加是正常现象，但若体重急剧增加，最终遭罪的还是孕妇自己。所以应该在10个月的孕期内努力保持正确的姿势以及合理的体重。

很多孕妇都抱怨，怀孕后骨盆部位出现了疼痛与不适的感觉。根据疼痛部位的不同，骨盆处的疼痛大体上可分为腰痛、骶骨痛、耻骨痛。腰痛通常指腰部疼痛；骶骨痛是指臀部内侧或大腿内侧后方疼痛，在走路、爬楼梯时，在椅子、床上坐下时，或在提重物时及坐在桌前弯腰时，常会感觉到疼痛；耻骨痛也很常见，大多感觉到骶骨痛的孕妇也会出现耻骨痛。

腰痛

腰痛是孕期很常见的症状，70%的孕妇都经历过。为了预防及治疗腰痛，可以采取姿势矫正、拉伸、运动等方式。

为什么会这样

腰部因肚子变大而向后弯

随着胎儿的成长，子宫会逐渐变大，使孕妇的身体重心向前移动。孕妇为了支撑自己的肚子，会经常把腰部向后弯，从而使脊柱严重向后弯曲，造成腰痛的症状。

平时，依靠腹肌和腰肌可以将腰部扶正，但由于肚子变大，腹肌会变得松弛，而松弛的腹肌无法将身体扶正。其结果就是，背肌承担了扶正身体姿势的作用，因而引发了腰痛。

孕期变大的胸部也是出现腰痛的原因之一。胸部变大使肩膀前倾，从而导致了腰痛症状。如果怀孕后腰部屈曲没有发生变化，腰痛也不会出现。

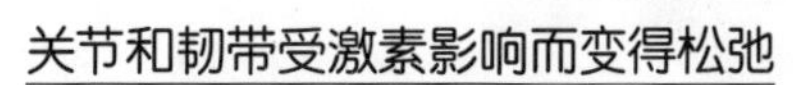

关节和韧带受激素影响而变得松弛

怀孕后，胎盘上会产生一种叫做松弛素的激素。受这种激素的影响，骨盆关节和韧带会变得柔软、松弛，使骨盆容易张开，有助于胎儿在分娩时顺利通过产道，但同时也容易给柔软、松弛的

小贴士

产后3个月要注意关节问题

大约产后3个月起，分娩时曾经松弛的韧带会逐渐恢复原状，如果在此期间过度使用关节或关节使用不当，就可能损伤韧带。关节韧带所带来的疼痛会持续较长时间，因此产后调养时要多加注意。

关节和韧带造成损伤。其结果就是孕妇会出现腰痛、耻骨痛、骶骨痛等骨盆疼痛症状。

错误的姿势会引发腰痛

久站或在房间地板上以同一姿势久坐，都会对腰部造成压力。另外，坐在椅子上时若只是坐一点，腹部会向前挺，腰部悬空，也会给脊柱造成很大伤害。因此坐在椅子上时，臀部一定要尽量靠后，背部也要挺直。

预防并治疗腰痛的姿势

- 坐着时背部不要弯曲。最好坐在能良好支撑背部的椅子上，在靠椅背前垫上靠垫或枕头，臀部要靠近靠背。坐着时将双脚放在稍高的位置上，会令腰部舒适。当需要一直坐着时，可以以10分钟为间隔做骨盆倾斜运动，每次10下。
- 躺着或睡觉时最好侧卧。睡觉时将膝盖弯曲，然后在双腿之间放上松软的枕头，就不会给腰部造成压力。在增大的肚子下垫一个枕头或是使用孕妇专

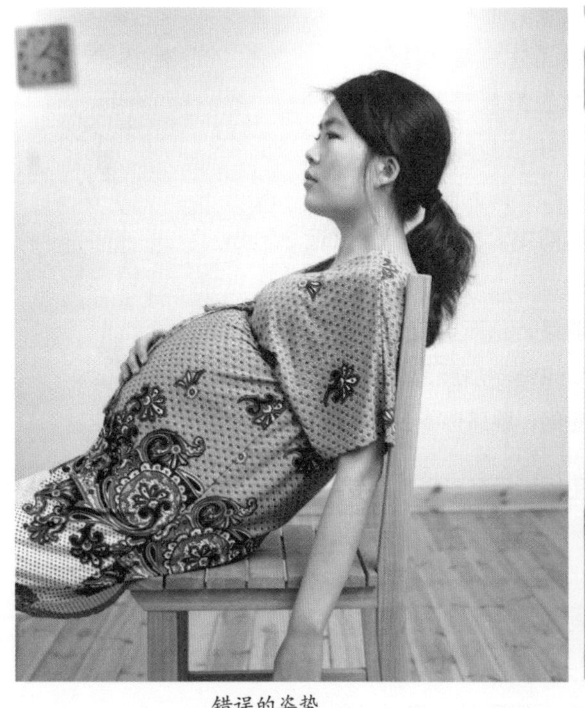

错误的姿势

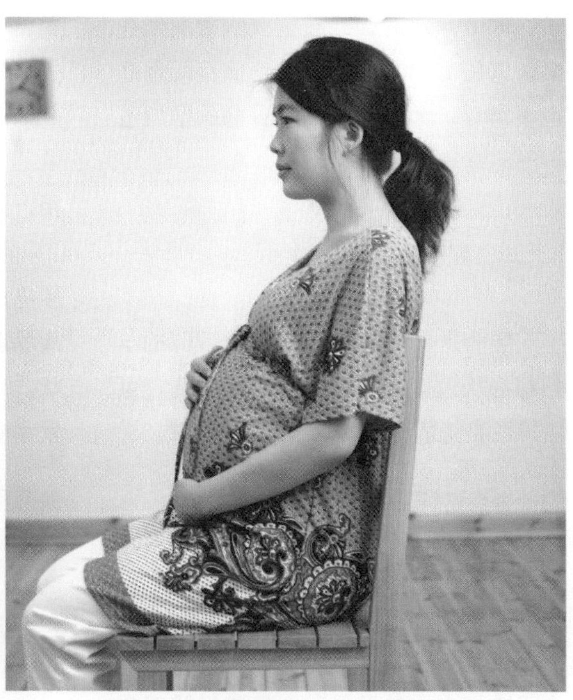

正确的姿势

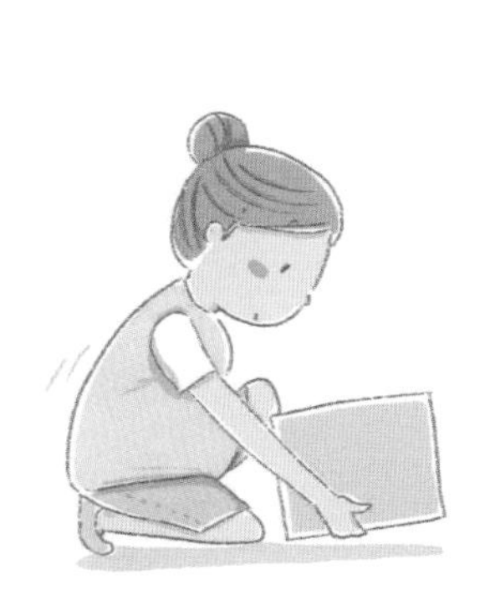
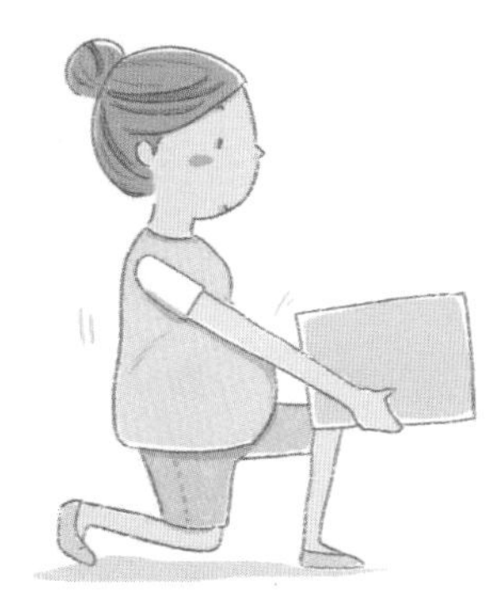
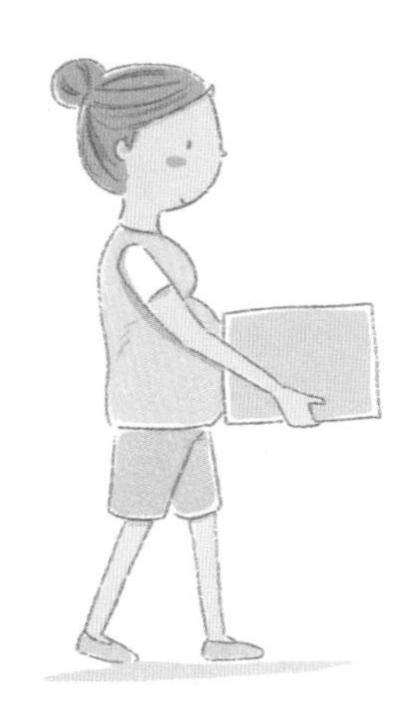

用枕也有帮助。

- 使用孕妇骨盆带有一定缓解作用。
- 穿舒适的低跟鞋。站着时想象自己的后脑勺上有一根绳子拉拽着自己，挺起胸站直，就可以使脊柱、骨盆以及腹肌准确地将腰部扶正。站立时要经常变换姿势，当需要久站时，可以在一个较低的脚蹬上交替搭上双脚，缓解腿部疲劳。
- 拿东西时，不要使用腰部或背部的力量。要弯下膝盖，向物品靠近后将其拿起。已经有了一个孩子的孕妇，想要抱孩子时也不要直接弯腰将孩子抱起，而是要引导孩子走到自己的膝盖前再将孩子抱起。

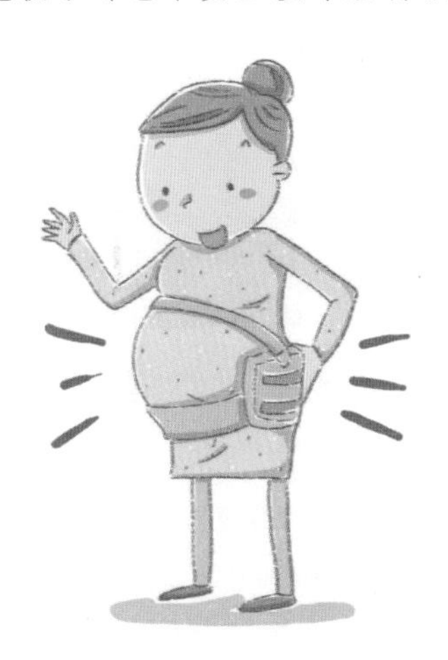

- 在床上躺着的孕妇直接坐起时，会给腰部造成压力，所以起身时，要将身体侧转，通过手部用力起身。需要翻身时，首先收缩下腹和盆底肌肉，弯曲膝盖，接着将头转向想要移动的方向，并将胳膊伸过去，之后再转双腿。在床腿上绑一根绳子可以帮助到腰痛的孕妇，不管是坐在床上、躺在床上或者在床上起身时，都可以使用绳子。

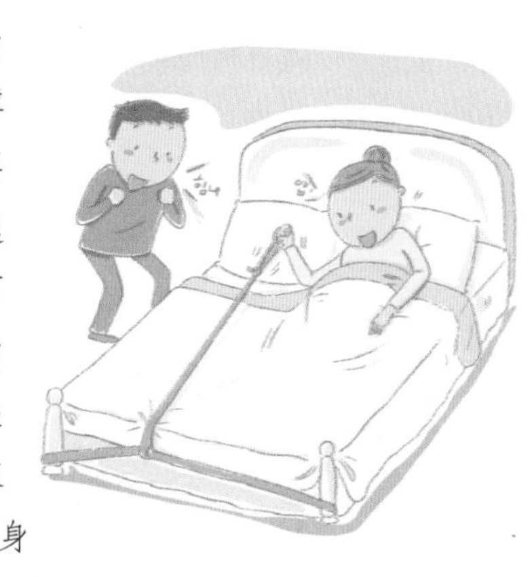

预防并治疗腰痛的运动

- 进行规律性的散步、游泳等运动，每天30分钟，每周5次，有助于预防及治疗腰痛。
- 每天规律性地进行猫伸展式运动。这

一动作是缓解孕妇腰痛的典型瑜伽姿势，可增强腰部力量，柔软脊柱。

- 做骨盆倾斜运动。不管是站着、坐着还是躺着都可以做，为了预防腰痛，从孕早期开始就要坚持做这项运动。

卧式骨盆倾斜运动

躺下，弯曲膝盖，将一只手垫在腰下。腰椎的自然弯曲会使后背下部微微抬起，但可通过收缩腹肌，使后腰部紧贴地面。保持该动作5秒，之后放松腰部，回到初始姿势。如此反复练习10次。该运动也具有按摩腰部的作用。

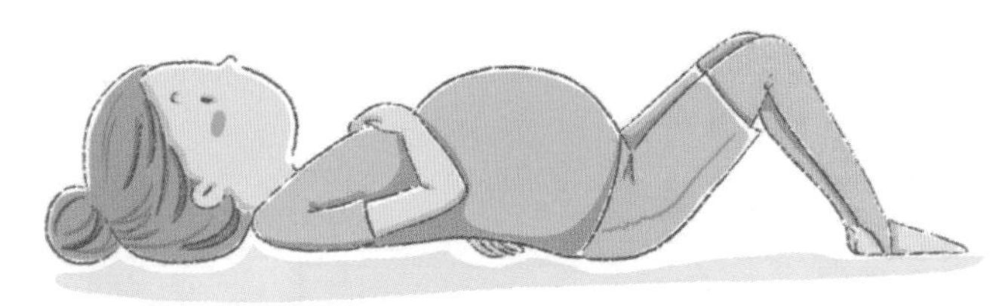

卧式骨盆倾斜运动

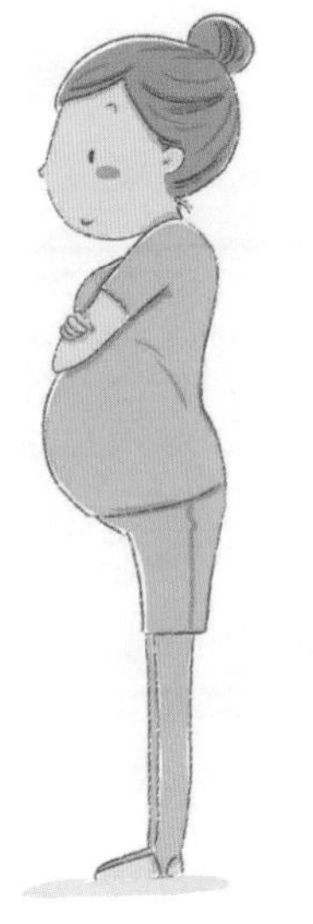

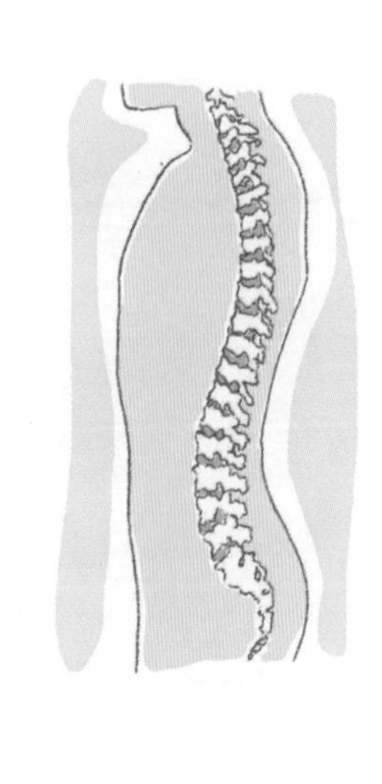

立式骨盆倾斜运动

立式骨盆倾斜运动

如果卧式骨盆倾斜运动做起来比较困难，也可以改做立式骨盆倾斜运动，但这比卧式更累。背部贴墙而站，此时腰部和墙面会有一两拳的间隔。然后将上半身挺直，将腰部向后贴，并向上提臀，以减少臀部与墙面之间的距离。保持该姿势持续数秒，然后回到初始姿势。如此反复数十下。可以在有空时就做立式骨盆倾斜运动。

坐式骨盆倾斜运动

与立式骨盆倾斜运动的方式相同，但须坐在椅子上进行。

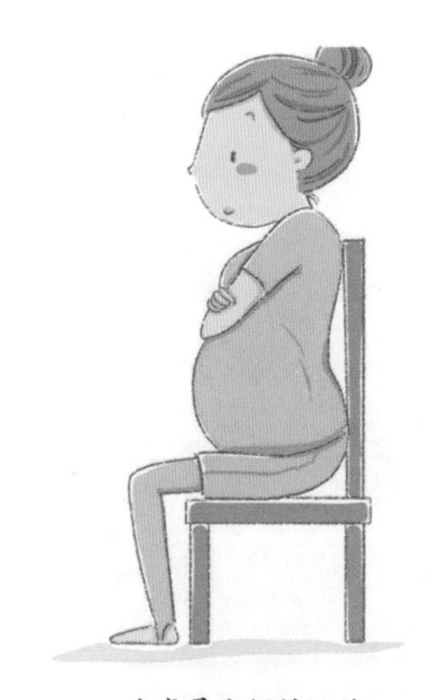

坐式骨盆倾斜运动

耻骨痛

耻骨痛在孕早期也会出现，但主要发生在孕中期以后。很多情况下，首次怀孕时患有耻骨痛的孕妇在第二次怀孕时出现耻骨痛的时间会更早，并且也更严重。很多孕妇会在耻骨和腹股沟处出现痛症的同时，伴有骶骨痛和腰痛的症状。双腿分开时、走路或活动时、爬楼梯时或在床上翻身时，疼痛感都会变严重，就连半夜想上厕所都很难从床上起身。

为什么会这样

怀孕前，耻骨是紧密联接在一起的，怀孕后受激素的影响，耻骨联合处会逐渐分开，韧带也随之松弛，从而出现痛症。

请这么做

唯一的应对方法就是不要刺激耻骨。

在床上

- 侧卧睡觉时在肚子下面垫一个枕头，有助于缓解疼痛。
- 侧身睡觉时在两个小腿之间放一个枕头。枕头不要放在大腿内侧之间，否则会使骨盆张得更开，令耻骨部位变得更加疼痛。
- 在床上移动时或翻身侧躺时，双腿与骨盆保持平行移动。

活动时

- 上车或下车时，双腿如同绑在一起般移动，避免使双腿持续分开的动作。
- 站着时，要保持双腿承担的体重负荷相同，不可将体重放在一条腿上。
- 爬楼梯时，一级一级向上迈台阶。
- 活动时动作要慢。
- 穿衣、脱衣时坐在椅子上进行。例如，穿裤子时可坐在椅子上，将双腿伸进裤子后再起身提裤子。站着穿衣、脱衣时有可能会出现疼痛感。
- 佩戴骨盆带可以牢牢地固定骨盆，有助于缓解耻骨痛。
- 在逛超市、市场时，购物车中不要放太多重物。

运动时

- 游泳可缓解耻骨痛，但不要仰泳。游泳时在水中会感觉很舒适，但从泳池中出来时需要注意。
- 骨盆倾斜运动、猫伸展式运动、凯格尔运动都会起到帮助作用，尤其是凯格尔运动可以减少骨盆负重。

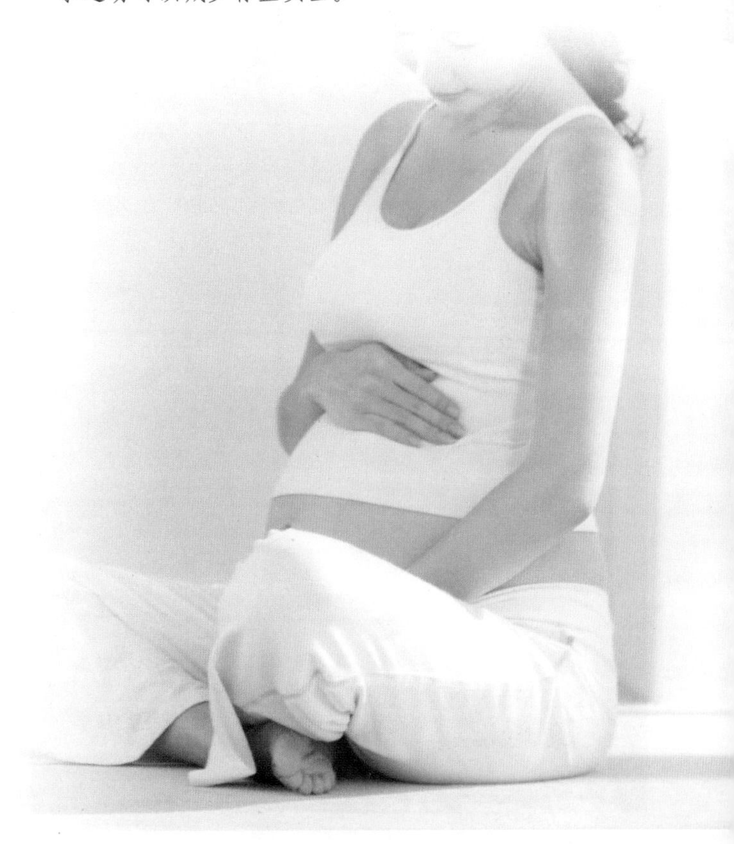

第6章 其他可能出现的症状

怀孕后，仅凭着腹中怀有孩子这一个原因，孕妇就会出现很多症状。随着胎儿的逐渐长大，孕妇会出现呼吸困难或肋骨疼痛等症状，但这些症状都会在分娩的同时消失。胎动与这些症状不同，它能直接感受到腹中胎儿，因此可以看成是一种让人喜悦的症状。

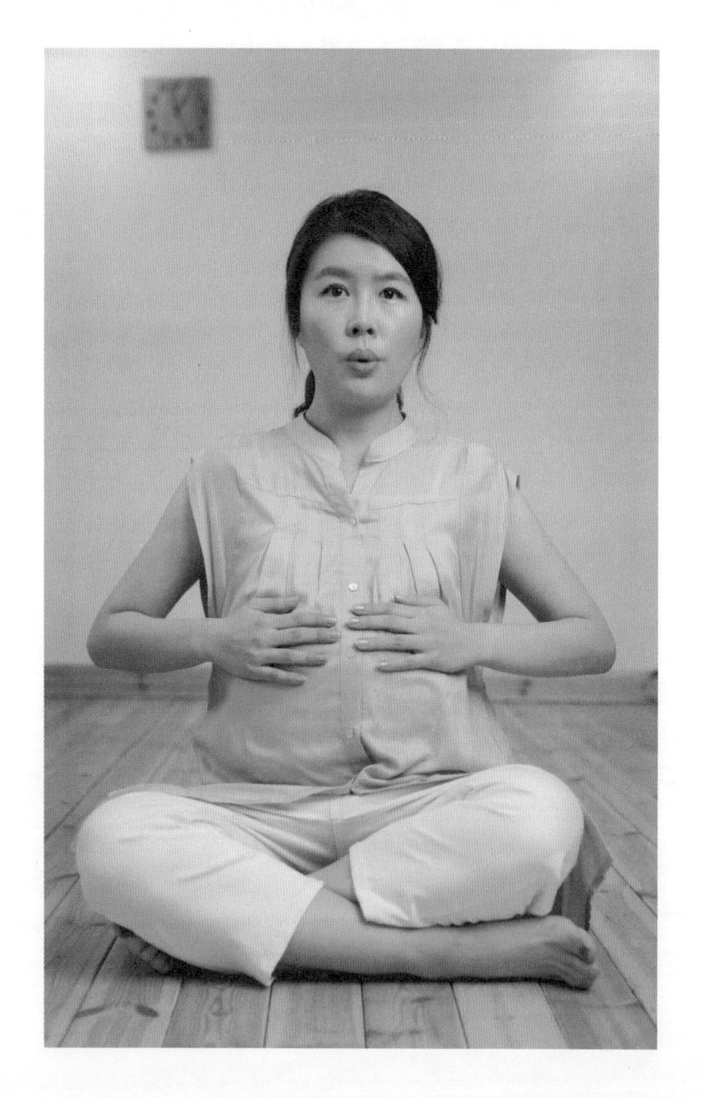

孕中晚期呼吸困难

孕中晚期会感到呼气急促、气喘、呼吸变得困难。此时孕妇会因怀疑自己肺部或心脏出现疾病而感到担心，其实这些都是正常症状。

为什么会这样

原因有两点。第一，随着胎儿发育而变大的子宫会压迫孕妇的腹部，导致肺部容积变小；第二，怀孕后孕妇的氧气需求量增加。通常，孕妇需要吸入更多的氧气以保障胎儿对氧气的需要，而只有增加呼吸次数，才能在呼吸时吸入更多的氧气，从而对胎儿进行充足的供氧。由于以上两点原因，孕妇才会感觉到呼吸困难、呼吸急促，该症状待孕期最后一个月胎儿进入骨盆中后便会好转。

请这么做

按以下方法变换姿势，可起到帮助作用。

- 保持正确的姿势。坐着或站着时将背部挺直，将肩部向后倾，可使肺部容

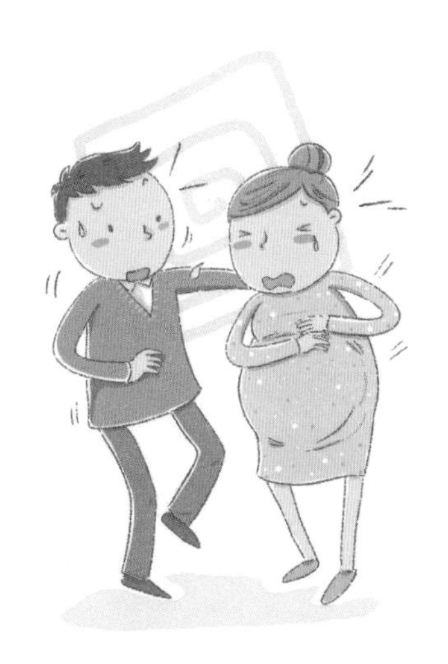

积增大。

- 睡觉时使用孕妇专用枕或多个枕头侧卧睡觉，可以使呼吸更加顺畅。

肋骨疼痛

这是随着胎儿的成长而可能出现的症状，待孕晚期胎儿下降到骨盆后，疼痛感就会减少。

为什么会这样

当胎儿随着自身的成长而将双腿伸向妈妈的肋骨下方，或者当变大的子宫压迫到肋骨时，孕妇就会感觉到疼痛。这种症状主要发生在子宫变得非常大的孕晚期。

请这么做

- 改变姿势，引导胎儿移动位置，可以减少疼痛。
- 在疼痛部位贴暖贴也是一种有效的方法。
- 按照图中的姿势做胸部伸展运动，会起到帮助作用。
- 坐着时将背部挺直，在背后放一个枕头会更加舒适。
- 躺卧时，朝肋骨不疼的一侧躺卧。

小腹疼痛

从孕早期开始，孕妇就会有小腹发沉、紧绷、发酸、疼痛等症状。随着子宫增大，包裹着子宫的薄膜也在逐渐膨胀，因而会有小腹的不适感，这种疼痛常出现在子宫所在的小腹正中央或肋下。

小腹疼痛从孕早期到孕晚期会不时地出现，但大部分是暂时性的，会很快消失，如果伴有出血一定要到医院就医。

即使是出现在孕早期的轻微小腹疼痛，如果疼痛感能马上消失，则意味着胎儿是健康的，无须担心。

孕早期需要到医院就医的情况

出血时要到医院就医。但出血是一种常见的情况，因此无须担心，要以轻松的心态接受检查。

孕中期以后需要到医院就医的情况

孕20周以后，如果在1个小时内肚子经常发紧或疼痛次数超过4次，或有出血症状，一定要到医院就医。因为这有可能是早产阵痛。

腹部瘙痒

孕期随着肌肉的膨胀，皮肤会变得紧绷并出现瘙痒症状。腹部膨胀得最大，瘙痒症状也比较明显，这种瘙痒会扩散到臀部、胸部、胳膊等部位，同时也有可能会全身发痒。不过，瘙痒症状在分娩后都会消失。

请这么做

- 洗热水澡或泡澡会使皮肤变得干燥，瘙痒更加严重。
- 洗澡后擦干身体时要轻轻吸干水分。若是只擦干头部而不擦去身体水分，也会起到帮助作用。
- 频繁洗澡会流失身体的水分和油分，因此洗澡不要过于频繁。
- 洗澡后即时擦拭保湿剂也是一个不错的方法，含有燕麦成分的保湿剂具有十分不错的保湿效果。
- 穿宽松的棉质衣物，减少对皮肤的刺激。
- 当身体感觉到热时，瘙痒症状会更加严重，因此要保持身体凉爽。
- 也可在孕期使用炉甘石洗剂或类固醇乳液。炉甘石洗剂无须处方单，可以直接在药店购买，涂抹后会稍微显现出灰色。

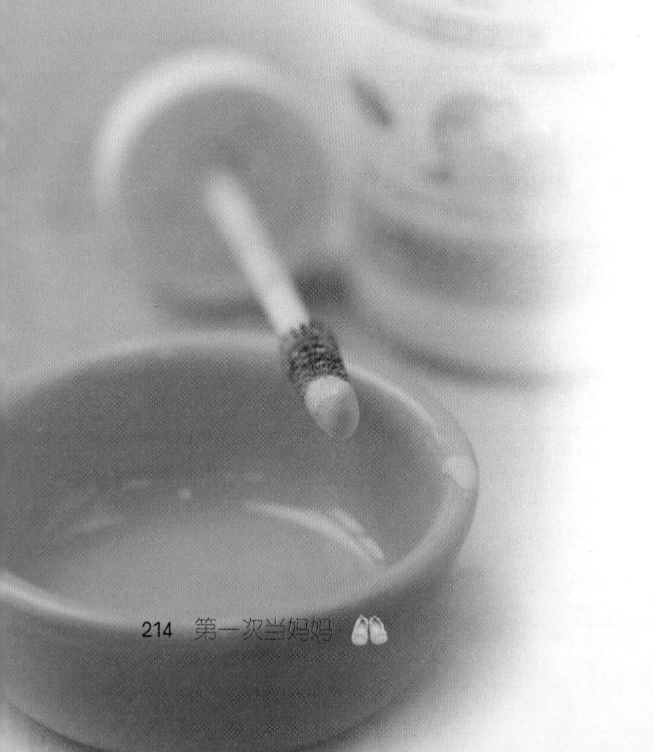

妊娠纹

不幸的是，目前还没有能够100%预防妊娠纹的方法。由于妊娠纹受遗传因素的影响最大，因此即使努力地涂抹妊娠纹预防霜，也难以防止妊娠纹的产生。孕前或孕期保持正常体重的苗条孕妇也可能出现妊娠纹。

为什么会这样

逐渐膨大的腹部会导致皮肤的弹力纤维和胶原纤维裂开，从而出现妊娠纹。妊娠纹从腹部急剧变大的孕6个月开始出现，主要集中在脂肪较多的腹部及胸部，显现出泛着红光的稍微陷下去的线条。

分娩后，妊娠纹会变成白色或银色，并且随着时间的变化越来越淡，但是不会完全消失。若痕迹过重，可在产后接受激光治疗或涂抹用于去除妊娠纹的乳霜，可起到一定的帮助作用。

请这么做

由于皮肤组织有先天遗传性，所以如果孕妇的母亲在孕期出现过妊娠纹，那么孕妇自己也很有可能出现妊娠纹。以下的方法能够稍微减轻妊娠纹。

- 孕期体重的急剧增加更容易产生妊娠纹。想要防止妊娠纹的产生，就要注意在孕期保持体重的合理增加。
- 干燥的皮肤弹性小，容易出现大量妊娠纹。可涂抹护肤乳、护肤霜、妊娠纹预防霜等保湿剂，但即使从孕早期就开始涂抹专业的妊娠纹预防霜，也并不会改善肌肤的弹性，因此无法完美地预防妊娠纹。

- 多吃水果、蔬菜，多喝水，并适时补充复合维生素。

胎动

通常过了孕20周后，孕妇会感觉到胎动。随着胎儿的成长，胎动会越来越明显。胎动是一件幸福的事，它能让孕妇真正感受到自己已经怀孕了。在与丈夫一起感受胎动的同时，夫妻可以共同体会对宝宝的疼爱。

随着孕期的发展，胎动会逐渐明显

初次胎动时，孕妇可能只是感觉到肚子里发出像腹胀或饥饿时的“咕噜咕噜响”的声音，或者是如同用羽毛划过般的瘙痒感。第二次怀孕的孕妇会更早感觉到胎动，大约过了16周以后就有所感觉。这是因为这些孕妇已经在第一次怀孕时感觉过胎动，所以自身能够区分出大肠蠕动与胎动的差别。

刚开始胎动时，每天大约能感觉到数次，但也会在某一天完全感觉不到胎动。小宝宝的手脚活动是无法强烈地敲打子宫壁的，只有胎儿用全身撞击子宫壁时，妈妈才能感觉到“胎儿在活动”。

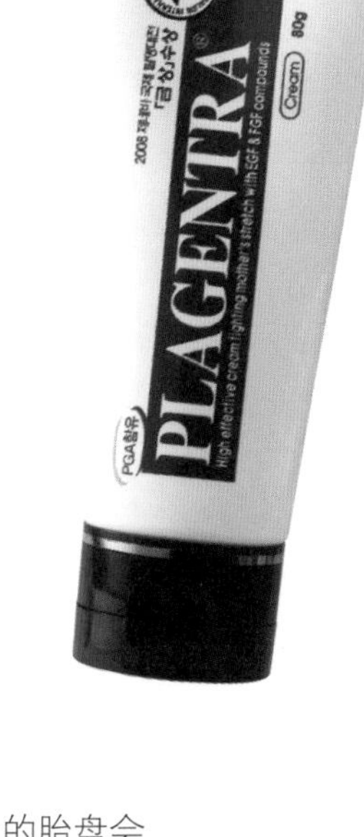

随着孕期的发展，胎儿的手脚会越来越强力地触碰子宫，所以妈妈感受到胎动次数也在逐渐增多。此时爸爸把手放在妈妈的肚子上时，也会感受到胎动。不过，胎儿的心脏搏动，爸爸和妈妈是无法感受到的。

孕28～32周是胎儿最为活跃的时期，过了这一时期，胎动的次数会逐渐减少。

过了孕30周，随着胎儿的成长，胎盘也会逐渐增大。增大的胎盘会向子宫的左边或右边倾斜，而胎儿则会在没有胎盘的地方安置自己，因此很多孕妇通常只在一侧感受到胎动。

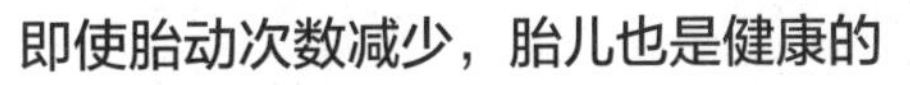

即使胎动次数减少，胎儿也是健康的

若孕妇能经常感受到胎动，意味着胎儿在子宫中正在健康地成长。如果对胎儿的活动比较担心的话，准妈妈可以停止活

小贴士

胎儿打嗝是为肺呼吸做准备

过了孕7个月以后，胎儿会打嗝，而孕妇也会感受到胎儿的打嗝。胎儿为什么会打嗝呢？胎儿随着自身的成长，膈肌也会发育，在神经刺激下，膈肌会收缩，而这就是打嗝。呼吸是通过膈肌的收缩和松弛进行的，而胎儿的打嗝正是为了对从子宫中出来后将要进行的呼吸做准备。同时这种打嗝也意味着胎儿正在健康地成长。

子宫中的胎儿会在膈肌的收缩和松弛的作用下像呼吸一样来活动肺部。肺部进出的不是空气，而是羊水。羊水中含有让肺部成熟的物质。早产时胎儿可发生的最大的问题就是无法通过肺部正常呼吸。

动，躺下来将注意力放在胎儿的活动上。若胎儿每小时能活动4次，准妈妈就可以放心了。大部分孕妇所感受到的胎动比自己想象的还要活跃。

若胎动不明显，孕妇可以到医院接受胎心监护，以确认胎儿是否健康，胎心监护大约需要20分钟。需要注意，胎儿也会在子宫中睡觉，而此时是没有胎动的。

出血

孕早期出血是比较常见的情况，大约每两名孕妇中就有一名会有出血症状。早期即使有出血现象，胎儿也是健康的，无须太过担心。胎儿畸形或自然流产的可能性也较小，因此孕妇可安心地接受超声检查。让人感到不安的孕早期出血症状，大部分在过了孕12周后会停止。

如果没有出血，就可以安心了吗？其实，胎儿即便已经在子宫内自然流产，也可能没有出血现象。因此，不管有没有出血，孕妇都要按照约定好的日期接受检查，查看胎儿是否健康地成长，这点非常重要。

因着床而出现的出血症状

着床出血是在受精后的10～14天，也就是月经日的前几天，因受精卵在子宫内着床而出现血迹，一般比月经量少，在

超声检查可以显示胎儿的丰富表情

胎儿在子宫中眼睛是睁开的吗？事实上，子宫里很暗的，即使胎儿睁开眼睛，也什么都看不见。同时，胎儿的正前方被子宫壁遮挡，所以几乎是看不见任何东西的。

胎儿的眼睛主要是闭着的，但偶尔也会眯缝眼睛，活动眼球，通过超声检查可观察到胎儿活动眼球的样子。

在异相睡眠（REM sleep）的状态下，胎儿做梦时眼球也会乱转。过了孕7月后，妈妈能够感觉到胎儿正在做梦的原因正是因为胎儿眼球的活动。

胎儿也会打哈欠，并且与我们平时的打哈欠几乎是相同的。进入最后一个月后，胎儿也会做出类似于吮吸乳头的动作。胎儿似乎吃饱了在用舌头将乳头抵出来的样子、嘴角上扬微笑的样子，都可以通过超声检查看到。

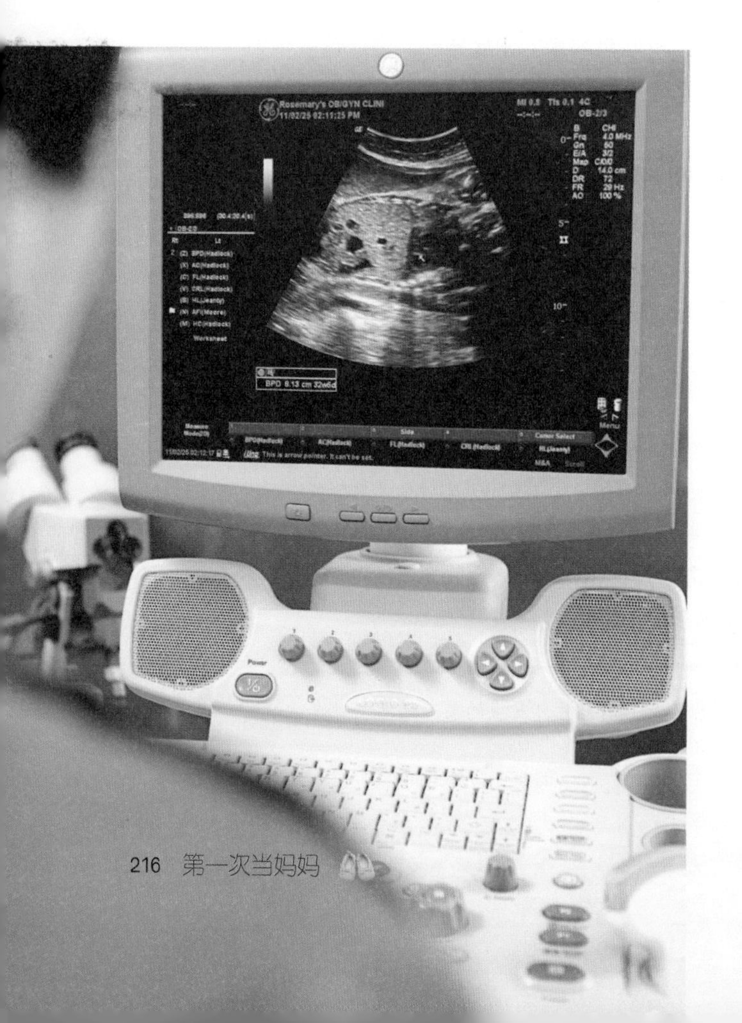

很短的时间内以淡粉红色出现。这是少数孕妇会经历的正常现象。

请这么做

即使看到出血，也无须请假休息或住院。在家中静养或点外卖等减少自己活动的行为，并不会减少自然流产的概率。其实，按照平时活动量的80%进行活动，并不会对胎儿产生太大的影响，因此孕妇可以在合理的范围内继续工作。孕早期50%以上的自然流产都是由于胎儿畸形造成的，即便孕妇保持静养、不去活动，也不会阻止流产的发生。

见红后，孕妇不要惊慌，即使未到约定好的日期，也要立即去医院检查胎儿发育是否正常。孕6周左右，可以通过超声看到胎儿，还能听到胎儿的心跳声。

如果过了孕10周后有出血症状，并且在超声检查中发现了胎盘剥离，最好采取静养的方式。当然此时也要避免同房。

12周以后发现出血时一定要就医

过了孕12周就到了稳定期，此时几乎不会发生自然流产，也不会经常出血。发现出血时，一定要到医院就医，找到出血原因，以防意外。因为这有可能是早产阵痛、前置胎盘引起的出血。

阴道分泌物增多

若阴道分泌物有异味或阴道口瘙痒则是有炎症的表现，需要到医院接受治疗。阴道分泌物随着孕晚期的临近会逐渐增多，若阴道分泌物无恶臭气味，也不瘙痒，就没什么问题。

增多的阴道分泌物可抑制细菌繁殖

女性妊娠后，阴道分泌物会增多，这种分泌物一般称为“白带”，为此很多孕妇担心自己有了炎症或者出现了羊水。怀孕后白带增多是因为子宫腺体分泌增多造

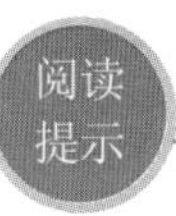

孕妇的肚子大小与胎儿大小无关

人们通常会认为孕妇肚子的大小就是胎儿的大小，然而事实并非如此，二者之间并不一定成正比例。怀孕前肚子上就有很多肉且肚子比较大的孕妇，在怀孕后肚子会变得更鼓、更明显。而且，即使胎儿的大小相同，个子矮的孕妇的肚子看上去也要比个子高的孕妇更为明显。

肚子的大小和胎儿的性别也没有任何关系。有传言说，如果怀的是男宝宝，肚子就更大，怀的是女宝宝则肚子就会小一些，这种说法是错误的。虽然男孩在出生时的体重普遍要比女孩重100克左右，但这并不能证明怀男宝宝的孕妇肚子更大。

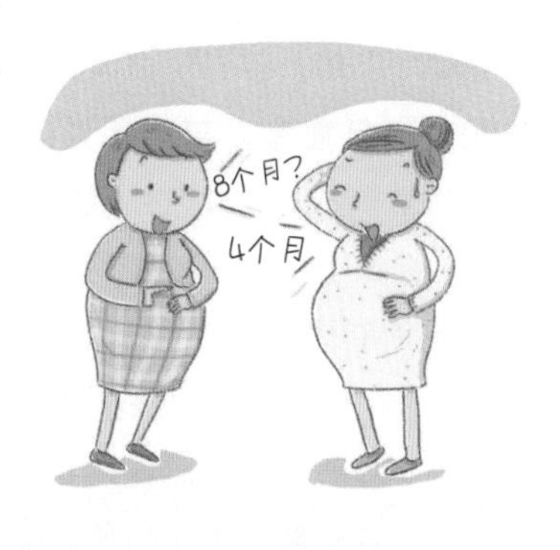

成的。如果是乳白色的无味白带，或即使有味道也并不难闻，则属于生理上的正常现象。白带由宫颈内的分泌物及阴道良性细菌组成，这些细菌可以保持阴道内部的弱酸性环境。

白带会随着孕期的进行而增多，有的孕妇因为白带太多每天须更换两三次内裤。增多的白带可以抑制阴道内病菌的繁殖，保护胎儿和子宫，因此没必要烦恼。

错误知识
女性想要变得干净就应使用高质量的洁阴洗液。

洁阴洗液的用途是清洗阴道内部

很多女性发现，在使用洁阴洗液（女性私处清洗液）后，白带还是很多，异味也并没有消散。实际上，洁阴洗液的用途并不仅仅是清洁外阴，还可冲洗阴道内部。这就像我们的口腔若出现异味时，需要用牙刷刷牙或漱口才能解决一样，对于因阴道内部炎症而出现的阴道炎，如果只清洗外阴，那么使用再好的洗液也和用水清洗没有太大差别。当然，在具体使用洗液时要听从医生的建议。

念珠菌性阴道炎可简单治疗

怀孕后受激素的影响，阴道内部环境更适宜念珠菌生长，因此容易出现阴道炎。患有念珠菌性阴道炎（也称“霉菌性阴道炎”）后，会出现白色乳酪样白带，外阴发红且瘙痒，甚至痒到连走路都吃力。如果孕妇发现自己外阴瘙痒严重，很可能就是患上了念珠菌性阴道炎。

大约有25%的孕妇阴道内部有念珠菌，15%的孕妇患有念珠菌性阴道炎。念珠菌性炎症不会伤害胎儿，并且治疗上也很简单，在医院放入阴道栓药或涂抹外阴止痒软膏即可。念珠菌性炎症是因怀孕而产生的，在分娩后会自然好转。

细菌性阴道炎必须要到医院接受治疗

阴道内寄生着各种有益菌和有害菌，其中的有益菌占有绝对优势，所以正常情况下，阴道内是没有炎症的。然而，如果有益菌的数量减少，而有害菌的数量增加，孕妇就会因为菌群平衡失调而引起阴道炎。这就像只有存在很多警察才能保持良好的社会秩序一样，如果警察的数量减少，那么流氓和小偷群体就会增多，社会就会因此混乱。

细菌性阴道炎是指本来不应该存在的细菌在阴道内部大量繁殖，主要症状是出现带有恶臭味的白带。最近的研究结果显示，这种细菌性阴道炎与羊水早破、先兆流产、早产有关。所以白带有异味时一定要到医院接受治疗。

尿失禁

尿失禁是指大笑时、用力时、打喷嚏时或者咳嗽时等，出现的无意识的小便行为。尿失禁常发生在孕晚期，是由于变大

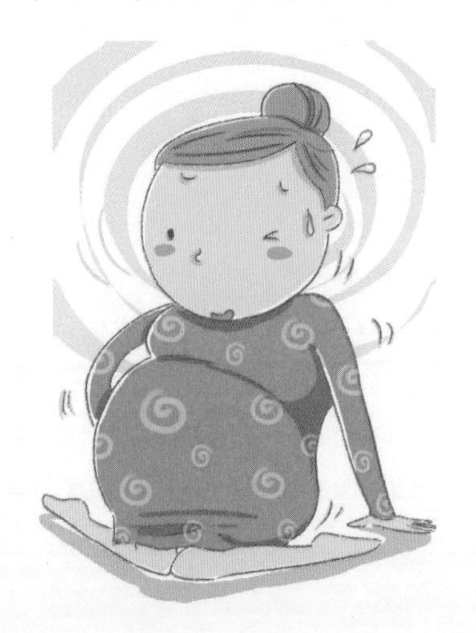

的子宫和胎儿的头部挤压膀胱造成的。

孕期出现的尿失禁现象大部分会在分娩后消失。如果分娩后也一直持续尿失禁，通常是由于分娩时尿道周围的肌肉过于松弛造成的，大部分在产后6周内会出现好转。分娩前和分娩后进行凯格尔运动也能在一定程度上预防及治疗尿失禁。

因膀胱受到压迫而经常小便

怀孕后随着子宫的增大，所有器官都会受到挤压。膀胱受此压迫，存尿量变少，于是很多孕妇出现了尿频的症状。

由于孕妇夜间躺在床上睡觉时，双腿或双脚中积累的水分会随着血管聚集到肾脏及膀胱中，因此常会在夜间起夜。

手指疼痛

腕管综合征是那些经常使用电脑或其他反复使用手和手腕的人容易出现的问题，其实它在孕妇中也普遍存在。如果患上腕管综合征，可能手腕、手掌、手指都会感觉到刺痛、麻木或灼痛，手好像不是自己的一样，一般会同时出现在两只手上。大部分的孕妇虽然不会出现手肿的症状，但却有手肿的感觉，常难以用力，严重时会导致手腕无力，无法握拳，难以提起物品。

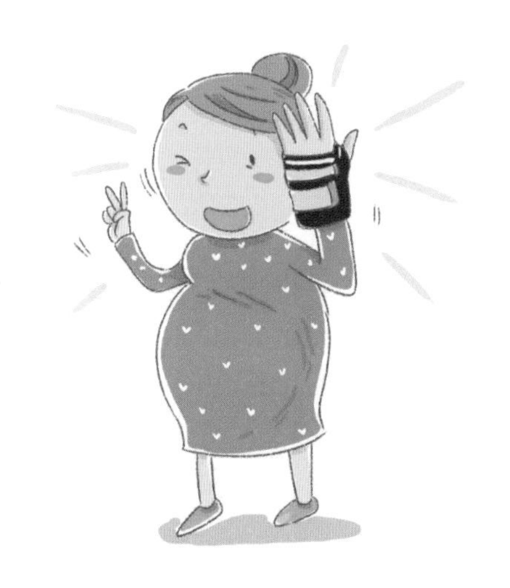

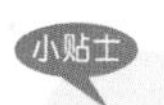

小贴士

怀孕后为什么容易健忘

孕期因健忘而痛苦的孕妇出乎意料得多。她们很容易忘记东西、忘记约定，大部分孕妇都会出现反应慢、难以集中注意力等现象。这与月经来临前的症状类似，其实是由于激素的变化而出现的暂时性症状。

想要减少健忘，就要养成随时将待做事项及重要事情记到本子上的习惯，对任何事情都不要太急躁。另外，减轻生活压力也是孕妇改善健忘的不错方法。

为什么会这样

腕骨和韧带之间的狭窄空间内有神经经过。孕期尤其是孕中期以后，孕妇的体内会滞留大量液体，这些液体会跑到狭窄的空间里挤压神经，从而出现手腕疼痛的症状。这并不是神经出现的异常，通常在分娩后会随着水肿的消退而自然消失。

请这么做

- 使用护腕可以固定手腕，防止手腕前后弯曲，通过加大手腕里的空间来防止疼痛。睡觉、打字、读书等活动容易加重病情，所以最好能佩戴护腕。
- 避免反复使用手部力量。
- 早上起床后晃动双手，可以消除疼痛及发麻的感觉。大部分孕妇在睡觉时会弯着手腕，因此容易在早上出现发麻、疼痛或没有知觉的症状。

请一定要记住

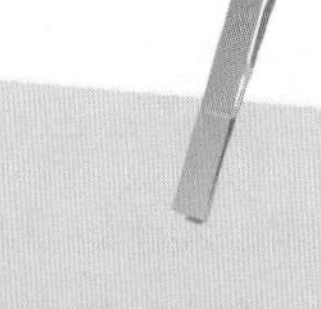

妊娠期的症状及对策 **概要一览**

腹痛

腹痛是怀孕后的常见症状之一，有时是持续性的疼痛，有时则像痛经一样疼痛。这种症状是由于子宫逐渐变大带来的生理性腹痛，从孕早期到孕晚期都可能出现。如果没有出血或者疼得不太严重，一般就没有问题。

出血

在孕早期，大概每2名孕妇中就有1名会有出血症状。由于血量较少，所以虽然是红色的血，但却以黑色或褐色的分泌物呈现。即使出现红色血液，大部分也不会有太大问题，因此无须太过担心，当然最好尽快到妇产科检查一下胎儿是否安全。

孕吐

大部分孕妇都会经历孕吐，平均持续1个月左右。由于孕早期胎儿需要的必需营养较少，所以即使孕妇食量不大也不会给胎儿造成任何影响。如果孕吐严重，有时也会接受输液治疗。

严重眩晕

孕早期，很多孕妇会有眩晕的感觉。这是由于孕期在激素的影响下，血管会变得松弛、扩张，血液会按照重力的方向更多地流向子宫，而相对流向脑部的血液量就会减少，从而使孕妇感觉到眩晕。在孕中期及孕晚期，扩张的血管中会充满血液，所以眩晕症状会自然消失。眩晕并不是贫血造成的，它会随着时间的流逝而逐渐好转。

严重头痛

孕早期由于血液量的增加，周围血管会出现膨胀，从而引发头痛。大部分孕我们已经在本章中了解到孕期身体会出现的症状以及应对方法。
下面让我们再来确认一下那些必须要记住的内容。

妇在孕5月后头痛的症状就会消失。如果头痛严重，可服用泰诺缓解。

经常流鼻血

随着血液量的增加，鼻腔内的血管扩张，因而孕妇会经常流鼻血。同样的原因，在刷牙时也容易牙龈出血。这是怀孕带来的正常生理现象，无须太过担心。

反酸、烧心

怀孕后，在激素的影响下，食管和胃之间的括约肌很容易松弛。因此本来应该存在于胃中的胃酸会反流到食管中，出现以反酸、烧心为主要症状的反流性食管炎。此时可以少食多餐，就餐后2个小时内不要躺卧。

便秘

便秘是一种很常见的症状，在30%~40%的孕妇身上都出现过。常吃富含膳食纤维的食物，多喝水，适当运动，有助于缓解便秘。便秘严重时，也可以进行灌肠或肛门用药。

身体水肿

到了孕中期，随着血液量的增加，身体也会出现水肿现象。因为血液中有很大一部分是水分，水分会在体内大量滞留，造成身体水肿。受重力影响，腿脚处更容易水肿，而且夜间的水肿症状要比早上明显。即使身体出现水肿，也并不一定是妊娠期高血压疾病，所以不要过于担心。

气喘、呼吸困难

氧气不仅仅是孕妇呼吸时的必需品，也是胎儿生存的重要条件。为了获取更多的氧气，孕妇每次呼吸时需要大口吸进氧气，同时增加呼吸的次数，所以很多孕妇会感觉到呼吸急促、呼吸困难。

第7篇

高危妊娠的预防方法

高危妊娠，是指孕妇以及胎儿都有一定的危险性，可能导致难产或严重威胁孕妇生命的妊娠。高龄产妇、妊娠期高血压疾病、妊娠糖尿病、早产阵痛、双胎妊娠等情况都属于高危妊娠。

高危妊娠的孕妇要比其他孕妇更加小心、谨慎。从孕早期开始就要管理好体重，并认真接受产前检查。只要多加注意就可以减少危险性，防止出现严重的并发症，从而实现健康分娩。

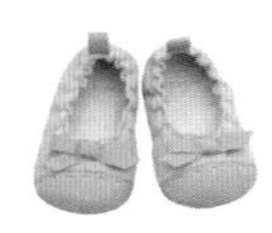

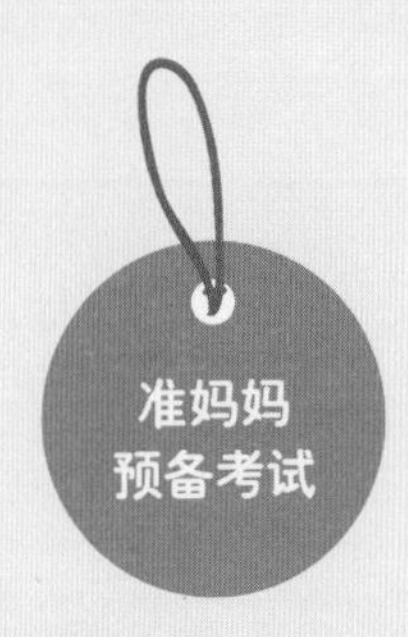

你了解多少呢？

怀孕时出现的所有症状都必须要接受治疗吗？

1. 下列哪项不属于高危妊娠
   ①孕妇年龄为35岁以上
   ②患有妊娠期高血压疾病
   ③有水肿现象
   ④患有妊娠糖尿病
2. 以下对高龄孕妇妊娠及分娩时危险原因的说明中，哪项是错误的
   ①唐氏综合征等胎儿畸形率增加
   ②自然分娩困难
   ③年龄越大，孕妇越敏感
   ④易出现妊娠并发症
3. 以下对妊娠糖尿病的说明中，哪项是错误的
   ①妊娠糖尿病是指怀孕前患有的糖尿病在孕期也会继续出现
   ②可以接受胰岛素注射
   ③不会出现口渴、尿频、饥饿等糖尿病症状
   ④产后糖尿病就会消失
4. 下列哪类孕妇不容易出现妊娠糖尿病
   ①35岁以上的孕妇
   ②怀孕前就肥胖的孕妇
   ③孕期体重增加过多的孕妇
   ④身高超过170厘米以上的孕妇
5. 以下哪项不属于妊娠糖尿病给胎儿造成的影响
   ①胎儿体重过重
   ②剖宫产的可能性大
   ③生出的宝宝易患小儿肥胖或糖尿病
   ④可能会畸形
6. 下列症状中不属于早产的是哪项
   ①腹部发紧，每小时达4次以上
   ②阴道出血
   ③尿频
   ④流出水一样的分泌物
7. 下面哪种不属于引发早产的原因
   ①孕期压力过大
   ②患有细菌性阴道炎
   ③孕期经常吸烟或饮酒
   ④每天散步30分钟
8. 孕期因口臭、牙龈出血易产生什么症状
   ①早产
   ②妊娠纹
   ③前置胎盘

④妊娠糖尿病

9. 最危险的妊娠并发症是什么

①早产

②妊娠纹

③贫血

④细菌性阴道炎

10. 以下对妊娠期高血压疾病的说明正确的一项是

①妊娠期高血压疾病在孕早期也会出现

②它是一种在孕晚期血压突然升高的疾病

③患有妊娠期高血压疾病时，孕妇会很危险，但胎儿是健康的

④它是一种病毒性疾病

11. 哪项是预防妊娠期高血压疾病的最好方法

①吃清淡的食物

②努力保持孕期正常的体重增加

③少喝水，防止身体水肿

④孕晚期保持静养

12. 关于妊娠期高血压疾病的诊断方法中，正确的一项是

①通过脚和脚踝的水肿程度

②通过血压测量及蛋白尿检查

③通过夜间睡觉双腿抽筋的次数

④通过孕期体重的增加量

13. 对同卵双胞胎的说明中，哪项正确

①和遗传因素有关系

②产妇年龄越大，越容易出现

③根据种族的不同，会出现差异

④与遗传因素、产妇年龄、种族无关

14. 下面对双胞胎孕妇营养摄取的说明中，哪一项是错误的

①一定要吃补铁剂

②每天喝两杯左右的牛奶

③每天吃产前维生素、ω-3脂肪酸

④孕妇体重增加的合理限度为30千克左右

15. 下面哪一项不属于双胎妊娠时可能会出现的并发症

①妊娠期高血压疾病

②早产

③贫血

④生育畸形儿

答案：1.③ 2.③ 3.① 4.④ 5.④ 6.③ 7.④ 8.① 9.① 10.② 11.② 12.② 13.④ 14.④ 15.④

第1章

35岁以上的高龄妊娠

现在的年轻人结婚年龄越来越晚，女性生育头胎的年龄也在逐渐增加。不仅有很多女性在30多岁才生育头胎，而且35岁以后才生育头胎的女性也呈增长趋势。即使过了35岁，如果产妇身体健康，也是可以顺产的，但是其出现危险情况的可能性也会增大。下面我们就来看看为什么高龄妊娠是危险的，以及高龄孕妇应该怎样健康地度过10个月的孕期。

错误知识
高龄产妇一定要剖宫产。

高龄妊娠增多的原因

年龄超过35岁的怀孕，被称为高龄妊娠，在所有的孕妇中约有15%的人群属于高龄妊娠。

高龄妊娠的日益增多，离不开社会的发展。随着社会的发展，越来越多的女性参与到社会活动中，职场女性也在逐渐增多，从而使女性结婚的年龄越来越晚，怀孕的年龄自然也会往后推迟。

同时双薪夫妻也越来越多，有更多的夫妻希望在经济稳定后再要孩子，这也是高龄妊娠增加的原因之一。

另外，有很多家庭选择追生二胎。但其中有些女性再生育时年龄已经超过了35岁，属于高龄产妇，使得高龄产妇比例增加。

为什么高龄产妇分娩时更危险

与35岁以下的产妇相比，35岁以上的产妇在怀孕及分娩时发生危险的概率要高。不过，即使是35岁以上，如果妈妈身体健康也大多可以分娩出健康的宝宝，当

医生指导

高危妊娠是可以预防的

大部分孕妇都会健康地度过孕期，不会出现太大问题。虽然每个人都有出现危险的可能性，但给妈妈及胎儿带来严重问题的情况还是很少见的。

那些给孕妇和胎儿带来严重影响的妊娠情况被称为高危妊娠，大约有20%的孕妇会出现这种情况。典型的高危妊娠包括高龄妊娠、妊娠糖尿病、先兆流产、妊娠期高血压疾病、双胎妊娠等情况，随着孕期的进行，任何孕妇都有可能出现早产、妊娠糖尿病、妊娠期高血压疾病等问题，所以，最重要的是能够多加注意，提前做好妊娠并发症的预防工作。

然也可以自然分娩。

35岁以上怀孕会有哪些不利因素

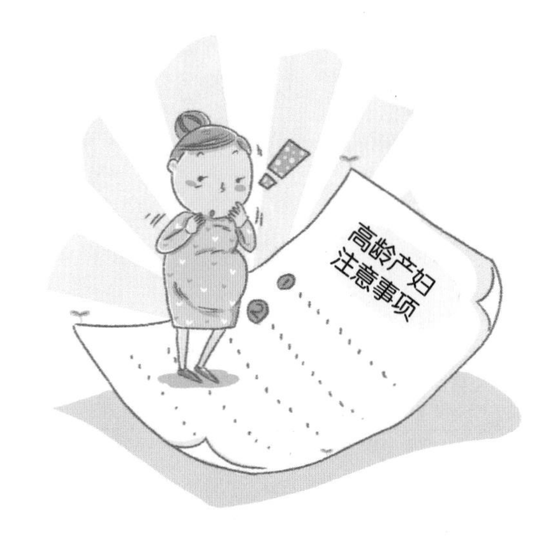

怀孕概率降低

女性年龄越大，排卵越不顺利，从而使备孕需要花费更多的时间。

孕前患有成人病的可能性大

35岁以上的孕妇很有可能已患有糖尿病、肥胖、高血压等成人病，而患有成人病的孕妇出现妊娠糖尿病及妊娠期高血压疾病的概率足足是健康孕妇的2倍。

妊娠并发症的发病率高

妊娠糖尿病、妊娠期高血压疾病、先兆流产等妊娠并发症的发病率较高。

胎儿患唐氏综合征的概率及自然流产的可能性增大

35岁以上的孕妇由于年龄增大，卵子老化，染色体容易出现异常。其结果就是排出的卵子容易在细胞分裂时出现问题，自然流产或唐氏综合征胎儿的发生率会增高。40岁以上的孕妇分娩出唐氏儿的概率是30岁孕妇的9倍。

剖宫产的情况较多

孕妇年龄越大，出现妊娠并发症（妊娠期高血压疾病、前置胎盘、妊娠糖尿病等）及双胎妊娠的概率就越高。同时若孕期出现妊娠并发症，则剖宫产的可能性也较高。

此外，产妇的年龄越大，产道的伸缩性及弹性就越小，骨盆的柔软性也越弱。这就像皮肤的弹性会随着年龄的增长而下降一样，年龄越大，子宫口和产道就越不容易张开，从而使阵痛和分娩的时间增长，增加了因难产而进行剖宫产的可能性。据美国统计的剖宫产率显示，35岁以上的头胎产妇剖宫产概率为35%以上，非头胎产妇（有分娩经历的产妇）的剖宫产率为25%以上。

双胎妊娠增多

阅读提示

男人的生育能力与年龄有关系吗

电视上总能看到，有些男性因生育出孙子辈的孩子而自豪。通常都说年龄大的女性不容易怀孕，那么，男性上了年纪后还具有生育能力吗?

专家认为，男性在上了年纪后生育能力会下降。精子之间为了与卵子相遇会展开激烈的竞争，需要经历一段艰难的过程，因此高龄男性导致女性怀孕的情况是很少见的。不仅如此，男性在上了年纪以后，精子质量容易出现问题，可能导致胎儿的染色体缺陷。

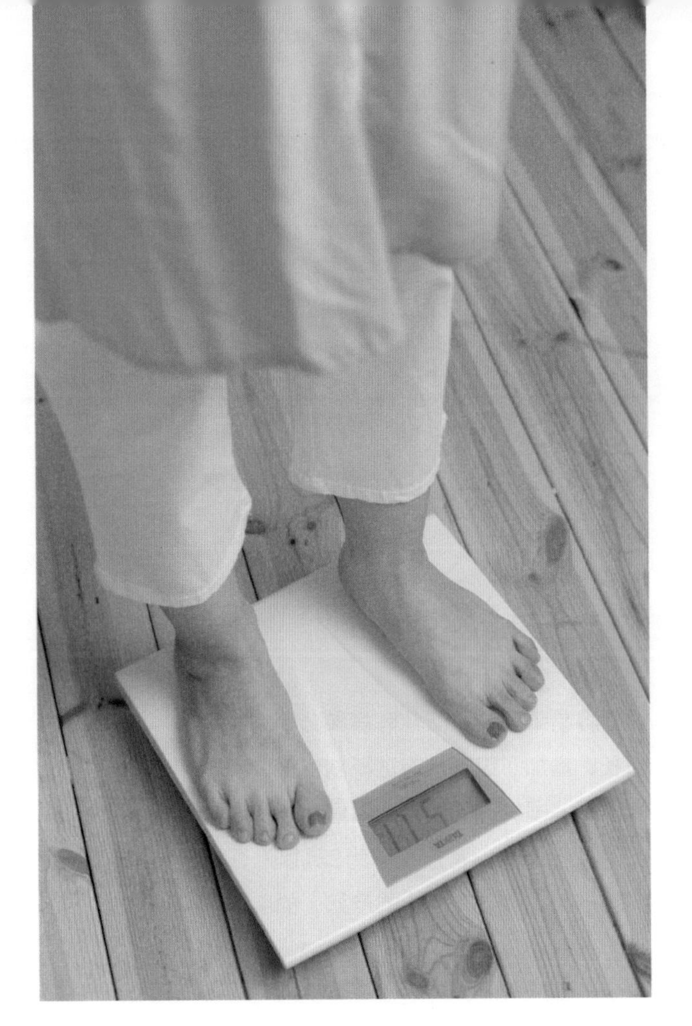

怀孕后认真做好产前检查也很重要。因为产检不仅能够预防妊娠并发症，而且能够通过及早发现来预防孕期可能会出现的问题。产妇年龄越大，胎儿畸形的概率也越高，而定期的超声检查有助于及时发现胎儿的畸形。尤其是一定要接受羊水检查，它可以发现发病率较高的唐氏综合征等染色体异常疾病。

比任何事情都要重要的是要在孕期保持合理的体重增加。如果孕妇因为怀孕的不易而一味静养、不运动，那么最终很容易导致体重增加过多，从而出现妊娠期高血压疾病、妊娠糖尿病、胎儿过重等妊娠并发症。所以孕妇一定不要忘记在孕期保持合理的体重。

即使是35岁以上的孕妇，如果能通过健康又正确的习惯来安全度过孕期，那么大部分都会在无妊娠并发症的情况下自然分娩。因此即使你是高龄产妇，也无须过度地担心。

高龄产妇由于怀孕成功率较低，因此通过促排卵或试管婴儿技术受孕的可能性较大。而促排卵和试管婴儿技术会增加双胎妊娠的发生率。双胎妊娠出现妊娠并发症及剖宫产的可能性较大。

高龄产妇一定要做的孕期功课

35岁以上的女性如果想要怀孕，最重要的是要做好备孕工作。检查自身是否患有糖尿病、高血压等疾病，若患有疾病，则要在治疗后再备孕。

体重过高或过低也会在怀孕及分娩时出现各种问题。如果自身的体重与正常体重相比过高或过低，那么最好等恢复正常体重后再备孕。

高龄产妇的孕期守则

- 认真接受产前检查。
- 孕期保持合理体重。
- 一定要接受唐氏筛查、羊水检查等胎儿畸形检查。
- 关注血糖、血压指标，接受妊娠糖尿病、妊娠期高血压疾病等妊娠并发症的检查。

第2章 孕期才会出现的妊娠糖尿病

妊娠糖尿病，顾名思义，是指因妊娠而出现的糖尿病。怀孕后，胎盘分泌多种激素的水平逐渐增高，这些激素具有较强的抗胰岛素的作用，影响到胰岛素的分泌。年龄大于35岁的孕妇、体重过重的孕妇以及有糖尿病家族病史的孕妇更容易出现妊娠糖尿病，大多孕妇可以通过饮食和运动来调节血糖。下面就让我们来一一解答大家关于妊娠糖尿病的各种疑惑。

糖尿病就是尿液里有糖存在

进食后，食物中的葡萄糖会被吸收进入血液，而胰脏中的胰岛素可以将血糖传输到各个器官吸收利用。此时如果胰岛素分泌不正常，血糖不能被代谢掉，就会令血液中滞留大量的葡萄糖，这些葡萄糖最终会通过尿液排出体外。这就是所谓的糖尿病。

糖尿病分为1型糖尿病（小儿糖尿病）、2型糖尿病（成人糖尿病）、妊娠糖尿病3种，它们的共同点是血液中存在非常多的葡萄糖。1型糖尿病是指胰脏完全失去了产生胰岛素的功能，患者常常是儿童，成年人也偶有发生；2型糖尿病是指胰脏中虽然会分泌胰岛素，但作用却大打折扣，因而血糖容易增高，患者多是成年人；妊娠糖尿病是指怀孕前血糖正常，而在怀孕后却出现了高血糖的现象，分娩后血糖指数会自然好转。

高龄妊娠易出现妊娠糖尿病

怀孕后，母体为了维持妊娠，保证胎儿的血糖供应，胎盘会分泌出多种激素来对抗胰岛素，从而使孕妇的血糖上升，出现了妊娠糖尿病。也就是说，为了让胎儿能够自主稳定地接受葡萄糖供应，孕妇血液中葡萄糖的利用在下降。

妊娠糖尿病在胎盘变得更大、激素也变得更多的孕中期出现，孕妇可在孕24～28周进行妊娠糖尿病筛查。出现妊娠糖尿病以后，胰脏为了降低孕妇血液中的葡萄糖量，会生产出更多的胰岛素，但是却无法降低血糖。

年龄大于35岁、怀孕前肥胖或孕期体重增加过多、有家族糖尿病病史、以往妊娠时患有妊娠糖尿病、生育过巨大胎儿（体重大于4千克）等状况的孕妇，更容易出现妊娠糖尿病。

妊娠糖尿病的筛查方法

患上糖尿病以后会出现口渴、嗓子干、尿频等“多渴、多食、多尿”的症状，但妊娠糖尿病却没有这些症状。孕妇可通过医院的产前检查进行妊娠糖尿病的筛查。

错误知识
吃大量水果时会出现妊娠糖尿病。

孕24～28周，孕妇可通过50克的葡萄糖试验来筛查妊娠糖尿病。孕妇无论是否已经吃过东西，均要喝下50克的葡萄糖，在1小时后进行血液检查，当血糖值≥140毫克/分升（7.8毫摩/升），则怀疑患有妊娠糖尿病。此时应再进行100克的糖耐量试验，根据结果即可确诊是否患有妊娠糖尿病。

妊娠糖尿病的发生率为1%～6.6%，其中80%以上属于单纯的妊娠糖尿病，剩下的则是孕前就存在糖尿病只是在孕期才发现。

妊娠糖尿病对孕妇和胎儿的影响

对孕妇的影响

若孕期出现糖尿病，不仅容易让孕妇患上妊娠期高血压疾病，还会令胎儿体重超过正常标准，增加了难产或剖宫产的概率。而且，即便是自然分娩，由于胎儿体形较大，分娩时也容易导致阴道过度伸张或撕裂伤。

妊娠糖尿病在产后会自然消失，但再次怀孕时也容易复发，同时产后20年内患上糖尿病的可能性也有50%左右。正因如此，患有妊娠糖尿病的孕妇在产后也一定要保持运动和饮食的平衡，管理好体重，预防糖尿病的发生。

对胎儿的影响

患有妊娠糖尿病的孕妇所分娩出的胎儿体形较大。因为母体的胰岛素不能通过胎盘，但是大量的血糖却能通过胎盘而到达胎儿体内，刺激胎儿产生大量的胰岛素，胎儿处在高血糖的环境下，会将这些糖转化为多余的脂肪和蛋白质，导致胎儿变成巨大儿。

分娩时，巨大儿在通过相对较窄的产道时也有可能受伤。出生后，新生儿也可能因胰岛素过高而出现低血糖，若不及时治疗，稍有不慎甚至会造成脑损伤。

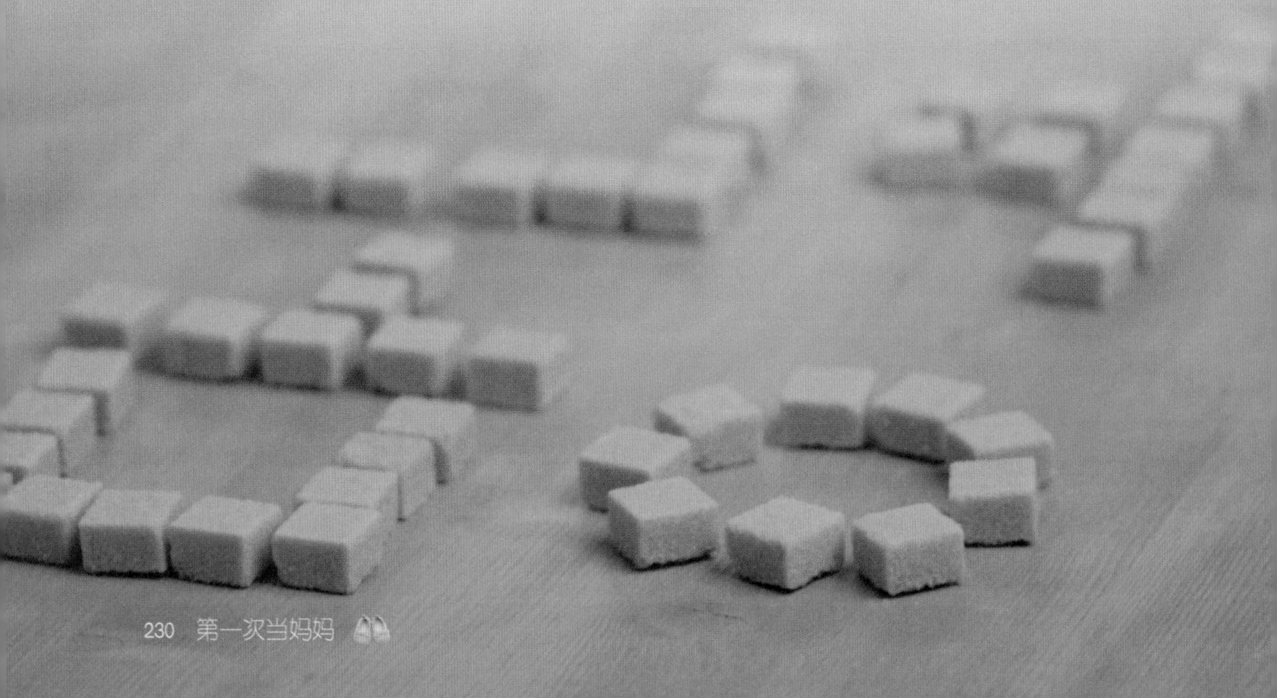

胎儿会健康地成长吗

对于患有妊娠糖尿病的孕妇而言，如果胎儿体形较大，将来出生后患上小儿肥胖及小儿糖尿病的概率较高。

如果孕妇疏忽了糖尿病的治疗，那么妈妈的疾病也会传给孩子，孩子有可能因为妈妈的问题，一生都需要与肥胖进行艰难的斗争。因此，孕妇的身体健康与孩子未来的健康有着密切的关系。

通过饮食和运动来调节血糖

妊娠糖尿病治疗的目的是保持正常的血糖值。每天要多次检查血糖，如果空腹时血糖较高，分娩后几年出现糖尿病的可能性较高，如果餐后血糖较高，则孕期出现并发症的可能性高。

妊娠糖尿病无须注射胰岛素或服用降糖药，大部分通过饮食及运动来调节即可。重要的是要认真接受产前检查，并努力通过饮食及运动来控制体重。

请这样用餐

被确诊为妊娠糖尿病的孕妇在饮食上应选取低脂低热量的食物。脂肪的摄取量不超过每天所需热量的30%，并尽量避免吃肉，以含糖量低的水果、蔬菜、谷物为主食。尤其是肥胖的孕妇应制定一份低热量食谱，努力减轻体重。

请这样运动

从孕前到孕后应一直坚持运动，这样可有效降低妊娠糖尿病的发病率。原因在于运动可以减少胰岛素的消耗，促进血

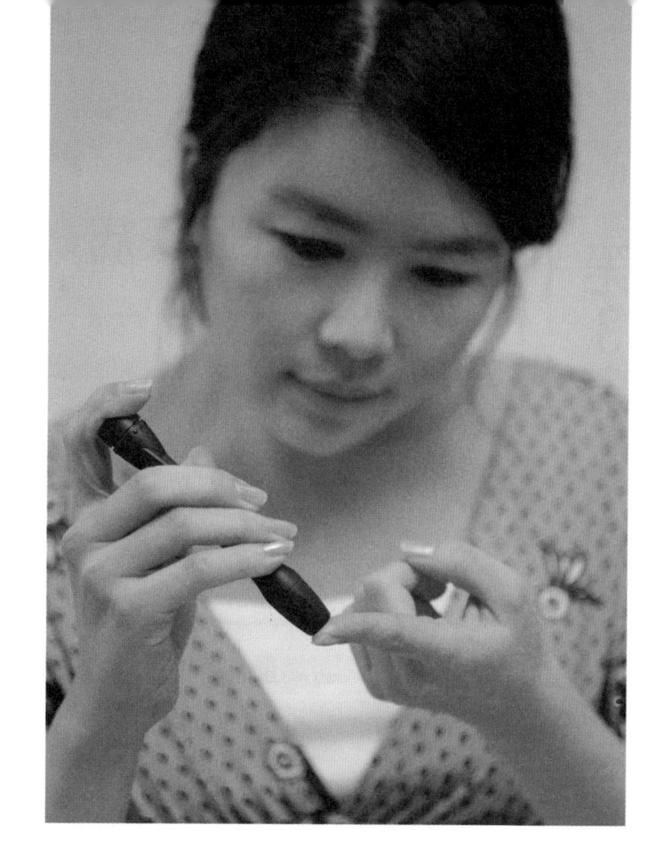

糖的利用。适合孕期的运动有散步、游泳等，最好每天都能坚持锻炼。

妊娠糖尿病可以预防吗

值得庆幸的是，通过合理的饮食和运动来调节体重是可以预防妊娠糖尿病的。从孕前起，孕妇就要通过规律的饮食和运动来保持合理的体重，并在孕期继续保持健康的饮食，即以低脂低热量的水果、蔬菜等为主。同样重要的是，每天还应进行30分钟以上的运动，防止肥胖。

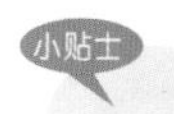

若空腹时血糖高，则复发的危险也高

若空腹时血糖为105~130毫克/分升（5.8 ~7.2毫摩/升），那么43%的孕妇会在20年内出现糖尿病；若空腹时血糖为130毫克/分升以上，则86%的孕妇会在20年内出现糖尿病。

第3章 妊娠期高血压疾病——妈妈和胎儿的大敌

怀孕后，女性的身体会出现各种变化。其中有些变化是有益的，也有些变化会对身体带来危害。孕晚期因血压突然上升而导致的妊娠期高血压疾病就属于后者。妊娠期高血压疾病虽然在分娩后可自然好转，但在孕期它却像一枚定时炸弹，对胎儿和孕妇都十分危险，可以说它是威胁孕妇和胎儿健康的共同敌人。下面就让我们来了解下妊娠期高血压疾病的症状及预防方法。

什么是妊娠期高血压疾病

在过去，妊娠期高血压疾病被认为是一种在孕妇血液中发现毒性物质的疾病。至今妊娠期高血压疾病的准确原因仍未被发现，但人们都知道它是一种因妊娠而产生的疾病，也是一种在血管收缩的同时会发生血管损伤的疾病。

错误知识

若脚和脚踝水肿严重，则患有妊娠期高血压疾病。

妊娠期高血压疾病是指孕20周后随着血压的上升而出现的高血压、全身水肿、蛋白尿症状。由于它是一种因妊娠而产生的疾病，所以产后随着血压恢复正常，蛋白尿也会自然消失。

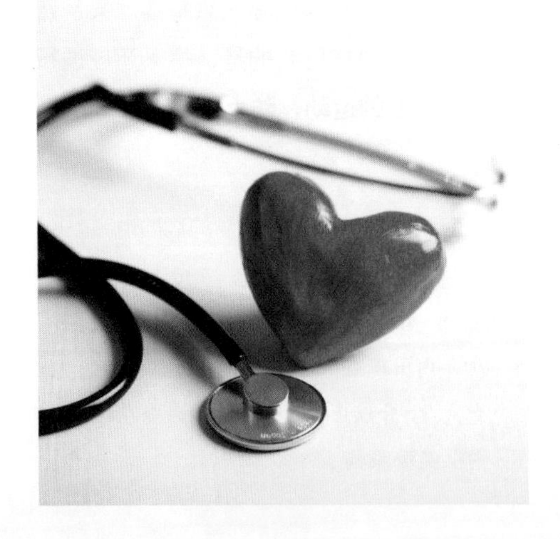

通过检查血压和蛋白尿来诊断

患上妊娠期高血压疾病以后，最先出现的症状就是血压升高。由于孕妇的血压本来就不是固定的，所以通常都会进行多次测量。若血压上升到140/90毫米汞柱（18.62/11.97千帕）以上，则可怀疑患有妊娠期高血压疾病。

第二个症状就是蛋白尿。高血压和蛋白尿同时出现的情况被称为妊娠期高血压疾病。孕期出现严重水肿或每周体重增加1千克以上时，要检查血压和蛋白尿，如果两项均为阳性，则为妊娠期高血压疾病。约有5%的孕妇会患上妊娠期高血压疾病。

如果不到医院接受检查是很难知道自己患有妊娠期高血压疾病的。因为即使血压升高或有蛋白尿，自身也不会有任何症状。手脚和脸部水肿是孕期常见的症状，与妊娠期高血压疾病无关。对于非常严重的妊娠期高血压疾病，自身也可以察觉到，但早期的妊娠期高血压疾病大部分都是无法察觉的。当然，只要孕妇认真做好产检，在早期就可以发现妊娠期高血压疾病。

容易发生妊娠期高血压疾病的情况

年龄大、肥胖、双胎妊娠以及患有妊娠糖尿病的孕妇患上妊娠期高血压疾病的可能性较高。不过，如果能在孕期保持正常体重，就能在一定程度上预防妊娠期高血压疾病。

妊娠期高血压疾病对胎儿的影响

孕妇一旦患上妊娠期高血压疾病，动脉血管会收缩，流向胎盘的血液量会减少，导致胎儿的体形比正常的胎儿小。妊娠期高血压疾病的患病时期非常重要。若在胎儿几乎已经完成发育的最后一个月患病，不会给胎儿带来任何问题；但若在孕8个月左右患病，考虑到孕妇和胎儿的健康，一般不建议继续妊娠，因为妊娠状态下无法对妊娠期高血压疾病进行治疗。

为了治疗妊娠期高血压疾病，即使胎儿没有完全长大，有分娩早产儿的危险，也要进行分娩。所以，若在胎儿几乎已经完成发育的孕晚期患上妊娠期高血压疾病，也算是不幸中的万幸了。

妊娠期高血压疾病对孕妇的影响

在孕妇可能会出现的疾病中，妊娠期高血压疾病是最危险的。如果能在妊娠期高血压疾病早期就及时发现，治疗起来是很容易的。但是若放置病情不管，导致病情加重，则有可能出现胎盘早剥、凝血功能障碍、妊娠子痫等严重疾病。

妊娠期高血压疾病在产后会自然消失

妊娠期高血压疾病的终极治疗方法就是分娩。由于其发病的原因就是妊娠，所以只有结束妊娠，才能治疗。无论是剖宫产还是自然分娩，只有把孩子生出来以后病情才会好转。产后即使不采取任何措施，血压也会自然降低，从而使可能会给孕妇带来的危险也随之消失。

当因妊娠期高血压疾病而提前分娩时，有些孕妇会担心宝宝太小，认为宝宝应该在子宫里再待段时间，然而从患上妊娠期高血压疾病的那一刻起，胎儿就无法正常成长了。此时，在子宫外培养胎儿要更好。孕8月后，一般每两周就要进行一次产前检查，到第十个月每周都要检查，其原因之一就是为了能尽早发现妊娠期高血压疾病。

妊娠期高血压疾病的预防方法

为了防止出现高血压，有的孕妇在孕期吃清淡的食物，并保持静养，但即使这样，也无法阻止妊娠期高血压疾病的发生。不过，若能在孕期保持合理的体重，则可在一定程度上预防妊娠期高血压疾病。

同时，一定要在约定好的日期到医院接受检查，这样即使出现妊娠期高血压疾病也能及早发现。及时发现也是一种保护孕妇免受妊娠期高血压疾病危害的有效方式。

第4章 早产——最重要的是预防

所有的孕妇都希望能够平安度过10个月孕期，生出健康的宝宝。如果意外早产，不仅妈妈会惊慌失措，出生后的宝宝也可能会出现健康问题。虽然随着医学技术的发展，很多情况下早产儿也可以健康地生存下来，但我们还是要尽量预防早产的发生。下面就让我们来看一下早产的征兆及预防方法。

错误知识
若肚子下垂，则有可能早产。

早产容易引发严重的并发症

早产是指在孕20～37周分娩胎儿的情况，它经常发生，约占10%的比例。近年来，随着高龄产妇的增加，妊娠期高血压疾病及因试管婴儿而导致的双胎妊娠也在增多，因此早产儿的发生率也在上升。

我们偶尔会在电视上看到几百克的胎儿活下来或五胞胎健康成长的新闻，但这只是早产中极少的一部分。许多早产的宝宝，即使活下来也可能会出现影响一生的后遗症。同时，早产的孕妇在下一次妊娠时发生早产的可能性较大，这一问题在新生儿死亡原因中占到70%。

早产宝宝易生病

因早产而出生的新生儿，首先在费用上比较大。因为早产儿需要在育婴箱中生活一段时间，各种检查和治疗也多于正常婴儿，所以花费的资金较多。而妈妈因产后无法作为一个母亲与孩子共同生活，会出现各种不安，或担心宝宝有问题，或因负罪感等而变得抑郁。同时，由于母子间需要暂时分开生活，妈妈也难以用母乳哺育宝宝。

早产儿主要是通过静脉提供各种营养素。如果宝宝无法吃到初乳以及之后的母乳，很容易患上疾病。所以，妈妈若难以直接母乳喂养，也可以通过吸乳器挤出母乳后放在冷冻室中冷冻，等宝宝出院后再食用。

另外，早产儿出生时可能会发生低体重、呼吸困难、脑瘫等致命的健康问题，且生长发育缓慢，有时即使能够长大，也会影响其日常生活及学校生活。

导致早产的几大常见因素

早产非常容易再次发生，因此有早产史的孕妇再次出现早产的可能性较高。高龄妊娠、双胎妊娠、不认真接受

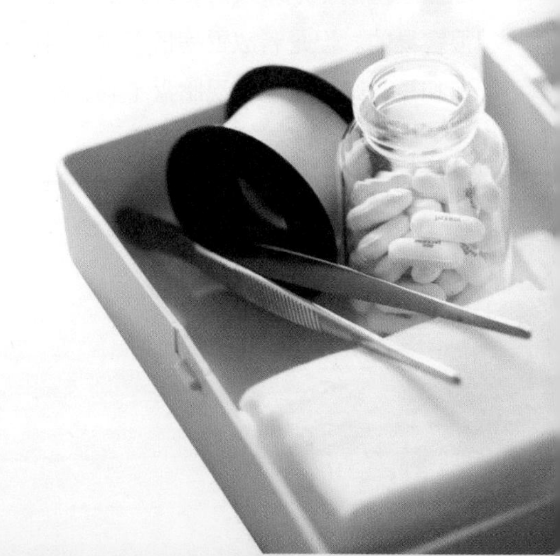

产前检查、患有妊娠期高血压疾病、孕前体重过低或过重、孕期体重增加过少或过多的孕妇，早产的风险会更高。如果孕妇的压力过大，或者孕期依旧饮酒、吸烟，也容易引起早产。

早产的另一个原因就是孕妇有细菌性炎症，尤其是有细菌性阴道炎、无症状细菌尿、牙周炎的症状时，有可能提前分娩。除了前面提及的原因以外，还有很多早产的发生是不明原因的。

一定要知道的早产症状

早产阵痛没有特别明显的症状，而且有时孕妇也感觉不到。由于症状较弱，因此很多孕妇会在自己不知道的情况下将其忽视，等最终到医院时才发现分娩已经进行了一段时间。所以孕妇有必要提前了解下早产阵痛的症状。

早产阵痛的症状

子宫收缩后，会感到肚子变硬或发紧，出现类似于痛经的症状。当子宫每10分钟收缩1次以上或每小时收缩4次以上，下腹部感觉充满压力或感到胎儿已下降到骨盆中，并常伴有出血或流出水一样的分泌物时，一定要到医院检查。

出现早产阵痛时的应急措施

如果肚子和平时不一样，经常腹胀发紧，要先停下手中正在做的事情，喝3杯水（500毫升）后以左侧卧姿静躺1个小时。若症状仍未好转，则有可能是早产阵痛，要到医院就医。

阵痛不消失时

如果阵痛不消失，就一定要到医院就医。孕34周前可接受医生开具的抑制阵痛的药物，为了促进胎儿的肺部发育，要注射类固醇激素。过了孕34周，胎儿的肺部已发育完全，足以在外部生活，因此可以不注射类固醇激素。

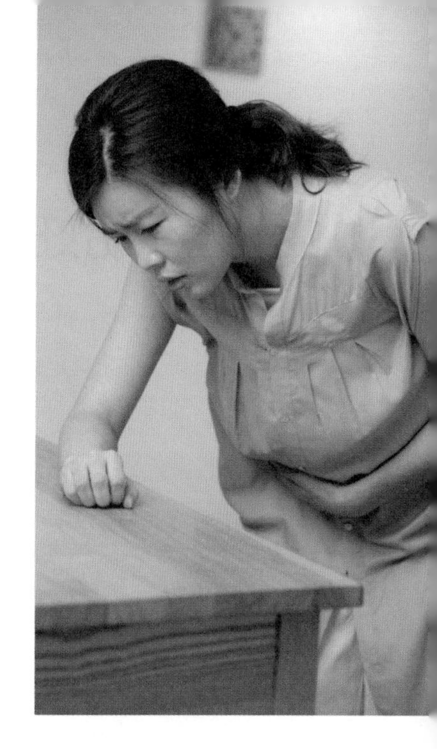

早产的预防方法

有很多早产是没有原因的，因此也就没有能够100%预防早产的方法，最好的方法就是平时多加注意。

首先，孕期要认真接受产检，不要落掉每一次检查。即使是自己觉得不重要的小症状，最好也要咨询医生。同时也要注意牙齿的健康，刷牙时使用牙间刷精心护理牙齿，有必要的话也可接受口腔治疗。

此外，怀孕后阴道分泌物会增多，若分泌物有异味，就一定要接受治疗。平时要服用叶酸及孕妇专用维生素，均匀摄取铁、钙、蛋白质等营养成分。孕妇还要记住，健康的饮食习惯也是一种预防早产的方法。

通常发生在孕34～37周的早产是不会有任何问题的，无须过于担心。总之，孕妇既要准确了解早产阵痛症状，也要努力保持心情的平静，减少压力。

第5章

双胎妊娠——双倍的快乐与危险

大部分初次妊娠的孕妇在诊室中听到"恭喜你，是双胞胎"这样祝福的话语时，都会十分开心。尤其是怀上龙凤胎的孕妇，一次分娩就能得到儿女双全的快乐。然而双胎妊娠绝不是想象中的那样简单，孕妇很容易在孕期出现妊娠并发症，而且陷入危险状况的概率也较高。

快乐双倍，危险也双倍

现代社会，由于晚婚晚育而导致生育质量下降，去医院接受不孕不育治疗的夫妻逐渐增多，相应地，双胎妊娠的孕妇也随之增多。很多女性由于之前怀不上孩子而难过，当最终怀上双胞胎后，因为这一次分娩就能得到两个宝宝，所以会感到十分开心。可与此同时，妊娠的危险性也随之增加。在韩国，双胎妊娠约占新生儿的1%，但却在低体重儿中占到14%，在新生儿的死亡原因中也高达11%。由此可以看出，双胎妊娠的风险确实很大。

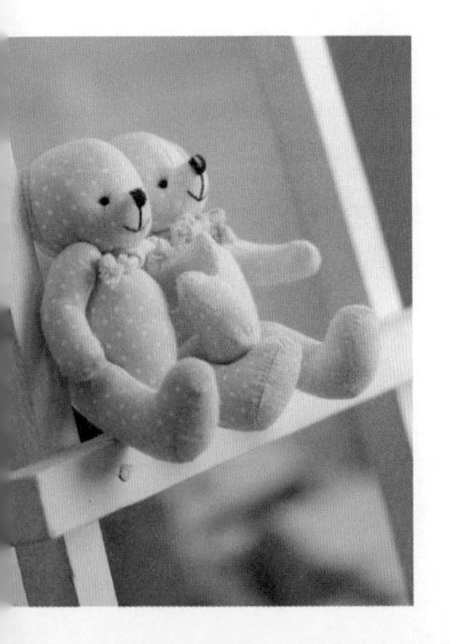

引起双胎妊娠的原因有很多，除了年龄、种族、促排药物以外，家族史也会对其产生影响。

双胎妊娠的最大特点就是有两个胎儿，因此孕妇的肚子会鼓得很大，孕33周时的肚子大小几乎相当于正常孕妇临盆时的肚子。肚子大大鼓起后，孕妇更容易出现阵痛，这就增加了早产的风险。此外，双胎妊娠的孕妇也容易出现贫血、羊水过多、妊娠期高血压疾病、产后出血等疾病。

怀上双胞胎以后，孕妇从孕早期开始，疲劳感及孕吐就很严重，她们比正常的孕妇更加辛苦。随着孕期的发展，肚子鼓得更快、更大，皮肤会松弛很多，会出现裂开的纹路。

此外，两个胎儿在狭窄的子宫中共同发育，这会导致胎儿无法正常成长。所以在双胎妊娠的情况下，胎儿的体重较轻，新生儿死亡率也较高。

可自然分娩，但通常会剖宫产

双胎妊娠可以在孕6周通过超声来确认。双胞胎与单胞胎的分娩日期不同，单胎妊娠一般在孕40周左右分娩，而双胎妊娠则将预产期定在孕37周左右。不过，双胎妊娠的孕妇到了孕33周，肚子的大小就几乎与单胎妈妈临盆时的相似。由于肚子太大，50%的双胞胎妈妈在孕37周前就会出现阵痛。

可根据医院政策、产妇及胎儿的状态确定分娩的方式，可以剖宫产，也可以努力尝试自然分娩。其实，如果两个胎儿的胎位好，可以尝试自然分娩，但通常胎位都不适合自然分娩，所以现实中双胎妊娠主要通过剖宫产的方式分娩。

双胎妊娠时的注意事项

双胎妊娠时容易发生贫血、妊娠期高血压疾病、妊娠糖尿病、早产、产后出血等严重的并发症，因此在孕期要格外注意。双胎妊娠的孕妇有必要了解以下事项。

要认真接受产前检查

双胞胎孕妇的产前检查次数多于普通的孕妇。这是因为双胎妊娠时容易出现贫血、妊娠期高血压疾病、妊娠糖尿病、早产等问题。同时由于子宫中有两个胎儿，超声有可能显示不清楚，所以需要进行更多的超声检查。孕妇到了约定的日期时，一定要去医院接受检查。

吃得更多

双胞胎孕妇每天应多吃600千卡热量的食物。虽然很难在每天准确计算热量后再吃东西，但可以根据体重的增加情况来判断热量的摄取是否合理。每天喝两杯牛奶补钙，并且一定要服用孕妇维生素与叶酸。在孕12周以前，坚持每天服用0.8毫克的叶酸。同时由于孕期很容易发生贫血，因此从孕5月起就要保证每天摄取60～100毫克的补铁剂。除此之外，每天还要补充ω-3脂肪酸，防止早产。当然，充足的水分也必不可少，最好每天能摄入2升左右的水分（包括牛奶或果汁）。

小贴士

同卵双胞胎与异卵双胞胎

同卵双胞胎是指一个卵子和一个精子相遇受精后分裂成了两个受精卵，它的出现与遗传、种族、年龄以及生育能力无关。

异卵双胞胎是指排出的两个卵子同时受精，产生了两个不同的受精卵。虽然也是双胞胎，但其外貌、性别有可能不同。它和种族、遗传因素以及生育能力有关，年龄越大、或年龄超过35岁以上、以及有双胎妊娠史的家庭中，更容易出现异卵双胞胎。

孕24周后，要努力防止早产

过了孕24周，为了防止早产，双胞胎孕妇要保持静养。禁止劳累的体力劳动，并且最好避免同房。

在孕24周以前，可遵循基本准则来进行瑜伽、散步、游泳等运动。但在孕24周之后，运动时就要格外小心了。为了防止早产，孕妈妈要缩减运动量、运动强度以及运动时间。另外，也最好不要进行1小时以上的远距离旅行。上班时要随时休息，防止劳累。

孕期体重增加15～20千克为宜

若孕前体重正常，则孕期体重增加15～20千克较为合适；若孕前体重过低，体重也可以增加得更多；若孕前体重过重，则体重应增加得少一些。

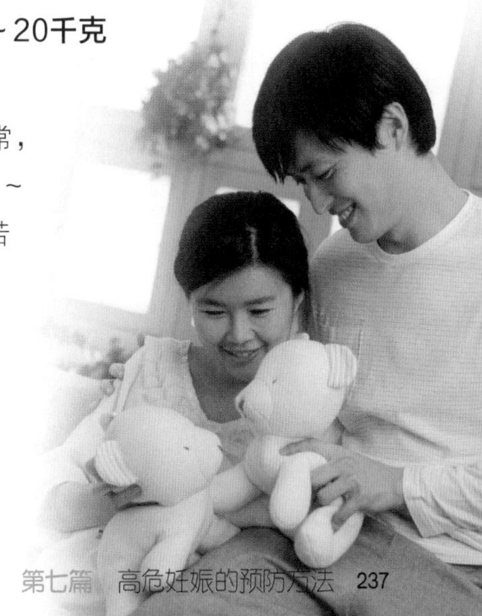

请一定要记住

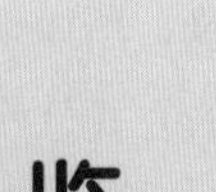

高危妊娠的安全预防方法 **概要一览**

妊娠中存在着高危妊娠

高危妊娠是指怀孕或分娩时有可能发生危害孕妇及胎儿健康的妊娠情况。通常35岁以上的孕妇或患有妊娠糖尿病、妊娠期高血压疾病、先兆流产、双胎妊娠等情况的孕妇被划分到高危妊娠中。

即使是高危妊娠，也有相应的预防方法

近来，35岁以上的高龄孕妇呈增加趋势。高龄产妇之所以危险，是因为她们更容易出现妊娠糖尿病或妊娠期高血压疾病等妊娠并发症。同时还容易发生自然流产，出现唐氏综合征等胎儿畸形问题，而且增加了分娩时的剖宫产概率。

有可能出现高危妊娠的女性在怀孕前就要针对血压、血糖、肥胖等自身健康情况进行检查，有计划地进行备孕。怀孕后要认真进行羊水检查、精密的超声检查等胎儿畸形筛查。如果能认真接受产前检查，就能提前发现妊娠并发症并给予及时治疗，所以无须过于担心。

妊娠糖尿病在产后会消失

妊娠糖尿病是在孕期激素的影响下出现的，大部分会在产后好转。妊娠糖尿病没有特别的症状，在孕24~28周通过糖尿病筛查可被发现。

妊娠糖尿病可导致胎儿偏大，这会增加剖宫产的概率。宝宝在长大后患小儿糖尿病或小儿肥胖症的概率较大，而妈妈也有可能在10年后患上糖尿病。想要预防糖尿病，就要通过饮食调节以及坚持运动来管理好体重，防止体重增加过多。

孕晚期要注意妊娠期高血压疾病

妊娠期高血压疾病主要在孕晚期出现，其主要症状是高血压、蛋白尿。对于

我们已经在本章中了解了什么是高危妊娠以及怎样预防高危妊娠。
下面就让我们再次确认一下那些必须要记住的内容。

这种症状，本人是很难发现的，因此在孕晚期一定要更认真地做好产检工作。趁早发现，才可以做出及时应对。

孕妇年龄大、孕前肥胖、孕后体重增加过多等原因，都会造成妊娠期高血压疾病的出现。预防此病最重要的就是在孕期防止体重增加过多。分娩后，妊娠期高血压疾病会自然好转。

早产阵痛的症状

早产是指在孕20~37周分娩。大约有10%的孕妇经历过早产阵痛，因此有必要事先了解早产阵痛的症状，提前接受检查。

一些孕妇的子宫收缩表现为“腹痛，肚子发硬、发紧”。若1小时内肚子发紧的次数超过4次以上，则可看作是早产的先兆。有出血或羊水破裂时也一定要接受检查。此外，有时会出现胎儿头部在自己的下腹或骨盆中挤得满满的感觉。遇到肚子经常发紧时，可以试着喝500毫升水，然后静养30分钟，若肚子仍继续发紧，则要到医院就诊。

双胎妊娠使危险性增高

双胎妊娠几乎会出现所有的妊娠并发症，如先兆流产、低体重儿、妊娠期高血压疾病、妊娠贫血、剖宫产、产后出血等，所以更要多加小心。

双胞胎孕妇要认真接受产前检查，并要注意准确摄取营养，一定要服用补铁剂。在过了28周之后，为了预防早产，最好保持静养。

第8篇

安全分娩

怀孕后，妈妈在欣喜的同时，也会对即将到来的分娩感到恐惧：自己能否自然分娩？是否可以忍受阵痛？分娩过程会不会发生危险？

对分娩恐惧的原因之一，就是不知道在分娩过程中会发生什么。如果能够提前了解应对阵痛的方法，以及自然分娩所需的准备，就能减少恐惧，增加对自然分娩的自信。

下面就让我们来了解一下与宝宝相遇的最后一个关口——分娩。

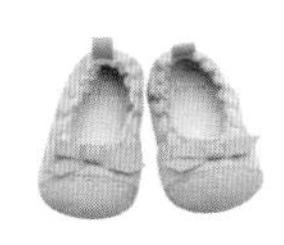

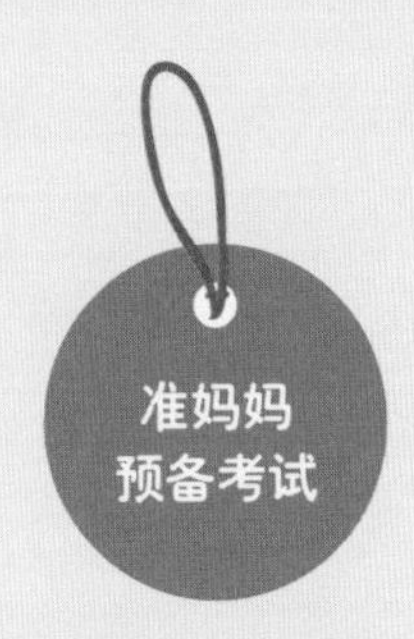

你了解多少呢？

为了宝宝，无论阵痛有多疼，都必须要忍着吗？

1. 下面对见红的说明中错误的是哪项
   ①用于堵住子宫口的宫颈黏液栓流出体外
   ②阵痛临近的信号
   ③出现见红时一定要马上去医院
   ④未出现见红时，也可能会发生阵痛
2. 哪种情况一定要去医院就医
   ①出现阵痛后，保持静躺可让阵痛消失
   ②腹部以4～5分钟为间隔，发生规律性的疼痛
   ③下腹疼痛
   ④阵痛间隔不规律
3. 以下关于阵痛时可以采取的姿势，哪项是错误的
   ①最好保持平卧
   ②最好右侧侧卧
   ③如果在进行无痛分娩，最好慢慢散步
   ④产妇以舒适的姿势静养
4. 初产妇的子宫扩张从30%到100%所需的平均时间是多少
   ①3小时
   ②7小时
   ③15小时
   ④72小时
5. 初产妇从宫口全开到分娩所需的平均时间是多少
   ①10分钟
   ②20分钟
   ③50分钟
   ④4小时
6. 子宫口扩张3厘米左右才建议就医。对此原因的说明中哪项是错误的
   ①便于医生内诊
   ②为了无痛分娩
   ③宫口开至3厘米前出现的可能是假阵痛
   ④宫口开至3厘米前去医院，使用催产素的可能性增加
7. 以下哪项的用力方法是正确的
   ①用力10秒以上
   ②用力时不可出声
   ③用力时呼气
   ④无法用力时也一定要勉强用力

8. 哪项不属于勒博耶分娩法

①宝宝出生后，马上将宝宝放在妈妈怀中让其吮吸妈妈的乳头

②宝宝出生后马上剪掉脐带

③宝宝出生时分娩室灯光要调暗

④分娩室中的人都要保持安静

9. 对第一次分娩与第二次分娩的对比说明中，哪项正确

①无论是第一次还是第二次都没有差异

②第二次会早于预产期分娩

③第二次分娩时，阵痛及分娩要比第一次顺利

④第二次怀孕，几乎不会出现孕期腰痛、耻骨痛问题

10. 最好在子宫口扩张到何种程度时实施无痛分娩

①10%

②20%

③30%

④60%

11. 以下不属于无痛分娩副作用的是哪项

①低血压

②剖宫产

③头痛

④恶心

12. 无痛分娩中的麻醉注射会对胎儿产生什么影响

①胎儿也被麻醉，在出生后不会哭

②阵痛时间增长，胎儿可能会发生危险

③不会危害胎儿

④剖宫产的可能性增大

13. 以下对剖宫产的说明中错误的是哪项

①与自然分娩相比，剖宫产发生出血或感染的危险性更大

②剖宫产后，过了3天左右才可以洗澡

③即使进行剖宫产，也可以母乳哺乳

④如果想要自然分娩，则无须了解剖宫产相关知识

14. 剖宫产可以进行几次

①1次

②2次

③3次

④只要腹腔内没有粘连，就可进行多次

15. 以下对阵痛时的饮食说明哪项是错误的

①有阵痛时，在家中吃大量食物后去医院

②若阵痛较弱，可以摄取适当的食物

③可以吃粥、零食、糖果、巧克力等

④如果不饿的话，无须勉强吃东西

答案： 1.③ 2.② 3.① 4.② 5.③ 6.① 7.③ 8.② 9.③ 10.③ 11.② 12.③ 13.④ 14.④ 15.①

第1章 提前了解产前阵痛

对于分娩的恐惧是孕妇诸多担心中的一种。分娩会有多疼？分娩时会出现什么事情？自己是否会正确用力……这些问题会让孕妇心里非常不安。然而若能准确了解阵痛和分娩的相关知识，就能消除这些担心。尤其是若能事先了解阵痛，将有助于孕妇掌握需要到医院就医的时机以及分娩时的姿势等相关知识。

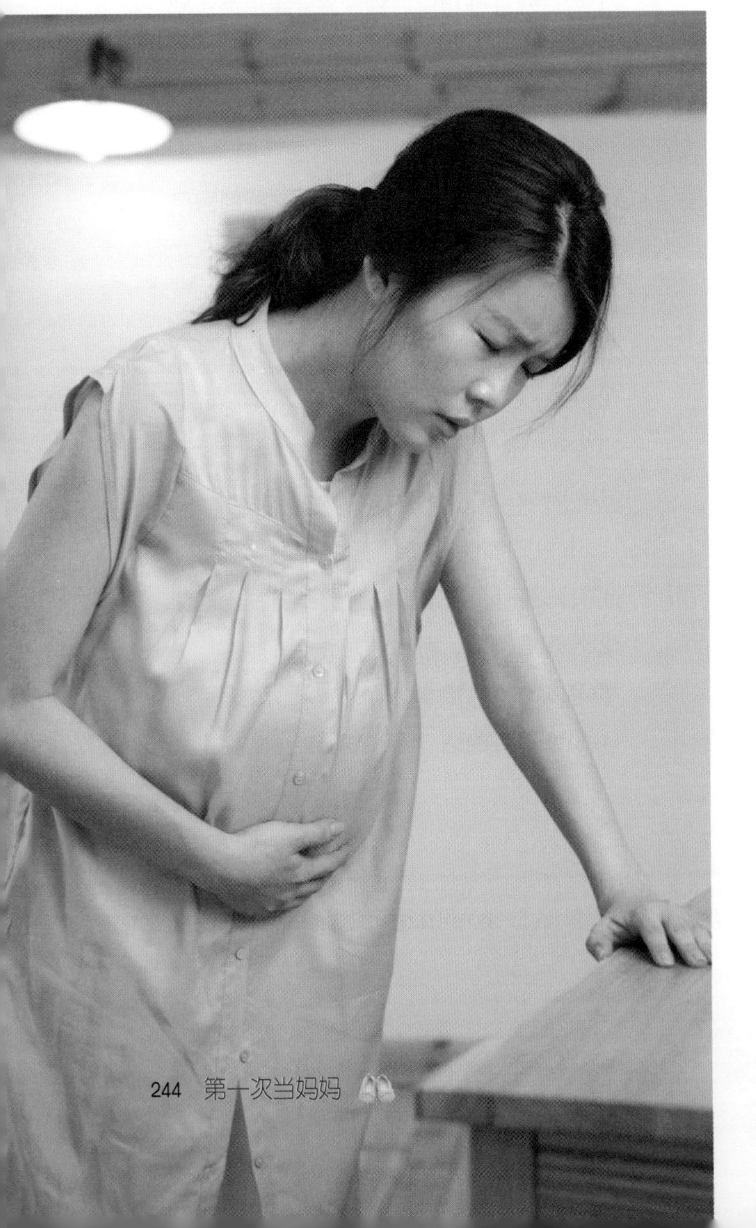

真正的产前阵痛是什么感觉

每个孕妇所感受到的阵痛症状均不相同，有的是如痛经般的绞痛感，有的像腹泻时肠道蠕动的感觉，有的好似肠中胀气的感觉，还有的只是单纯性肚子发紧的感觉，等等。

如果把子宫比喻成一个倒放的收缩力较强的瓶子，瓶嘴就相当于子宫口（宫颈管）。在临近分娩时，原来紧闭的瓶嘴会张开，挤压瓶子上方，将瓶中的宝宝推到子宫口，而阵痛就出现在这一过程中。

刚开始阵痛时，通常先从腰部或下腹部出现不适或较轻的疼痛。阵痛分为假阵痛及真阵痛（一般被称为阵痛），先出现的是假阵痛，然后才出现真阵痛。学会区分这两种阵痛是相当重要的。

阵痛的确认方法

- 将手掌放在肚子上，检查子宫收缩放松的程度。
- 确认阵痛的频率、持续时间以及静养或静躺后阵痛是否消失。

阵痛来临的四大征兆

阵痛并不是在某一瞬间突然开始的，而是在几周前就已经有了征兆。孕妇最初会感觉到胎儿在向下坠，而后又像假阵痛那样肚子发紧，当破水（羊膜破裂羊水流出的现象）后，真正的阵痛才开始。在正式的阵痛来临前会出现以下4种症状。

胎儿向下坠

临近分娩时会感觉肚子像要掉了一般向下坠，呼吸变得舒适，吃饭也更加轻松。这是因为胎儿进入骨盆后，不会再挤压妈妈的膈肌，从而使孕妇的呼吸变得舒适，同时也不再压迫肠胃，所以孕妇吃饭时也变得舒服许多。但是，胎儿下降到骨盆后会压迫膀胱，导致孕妇出现尿频，给生活带来不便。

流出带有血色的黏液（见红）

妊娠期间用于堵塞宫颈管的子宫颈黏液栓脱落。这种黏液栓可在孕期保护胎儿免受阴道内部细菌伤害，在阵痛来临的几个小时前或几天前流出，黏液里也会掺杂一些血液。见红是阵痛马上要开始的信号，通常过几小时或一两天后阵痛就会来临。但是也有不出现见红而阵痛就来临的情况。

假阵痛来临

无痛的宫缩被称为“假阵痛”。假阵痛是子宫肌肉为了应对分娩而做出的收缩练习，它会随着预产期的临近而逐渐频繁，强度也会随之增强，偶尔会出现疼痛感。

阵痛前开始见红

宫颈黏液栓

假阵痛很容易被误认为是“真阵痛”，有相当多的孕妇因为假阵痛到医院就医后又重新返回到家中，甚至还有孕妇反复进出分娩室。

假阵痛与真阵痛的差别

与真阵痛相比，假阵痛最大的差别就是阵痛的间隔大。阵痛间隔是指从一次阵痛开始到下次阵痛开始之间的时间。假阵痛的阵痛间隔没有规律性，而真阵痛的阵痛间隔是一定的，并且逐渐变短。真阵痛的持续时间为30秒以上，且持续时间逐渐增长，最长可持续75秒，同时会随着时间变得越来越有规律性，即便孕妇变换姿势阵痛也不会消失。

在阵痛的强度上，假阵痛会保持一定的强度或消失不见，但真阵痛会随着时间而逐渐增强；假阵痛主要是下腹疼痛，而真阵痛时整个腹部都会疼痛；假阵痛在睡觉或做其他事情时疼痛会消失，但真阵痛会持续疼痛。

孕妇自己认真感受一下疼痛感，就能够判断出是需要马上就医还是过段时间

错误知识
白天活动时羊膜更容易早破。

假阵痛与真阵痛的差别

	假阵痛	真阵痛
阵痛间隔	不规律	有规律
阵痛强度	保持或变弱	更强
部位	下腹	整个腹部
静卧时	阵痛消失	阵痛不会消失

再去。对于假阵痛，可在家中等待一段时间，等真阵痛来临时再到医院就诊。

流羊水

羊水中大部分是胎儿的小便，无味，略微呈现出黄色。胎儿会喝掉羊水将其消化，然后通过小便直接尿到羊水中，再随着吞咽喝进肚子里，未被消化的羊水残渣会在分娩后通过胎便排出。

很多孕妇担心自己外出或上班时，万一遇到破水了不知道该怎么办，其实羊水几乎不会突然流出，大部分是在家中或睡觉时出现破水的。

有1/4的孕妇会突然破水，开始阵痛，有3/4的孕妇在开始阵痛后才出现破水或干脆没有破水。如果不知道流出的是不是羊水，可以脱下内裤，将下体擦干后坐在洁净的干毛巾上，静坐10分钟。若毛巾的一部分变湿润，则说明破水了。

破水意味着临近分娩

医生也会故意把羊膜弄破。将未出现破水的孕妇人工破水后，可以通过观察羊水的颜色来检查胎儿的健康状态，以提前分娩时间。如果子宫口扩张5厘米左右时出现了破水，分娩时间则会提前1～2小时。

> **需要立刻就医的情况** 医生指导
>
> - 流出羊水时。
> - 出现了引起走路困难或说话困难的持续阵痛时。
> - 以4～5分钟为间隔的规律性阵痛持续30分钟以上时。
> - 二胎及其以上的孕妇分娩进展更快，因此当出现以4～5分钟为间隔的规律性阵痛时要马上去医院。

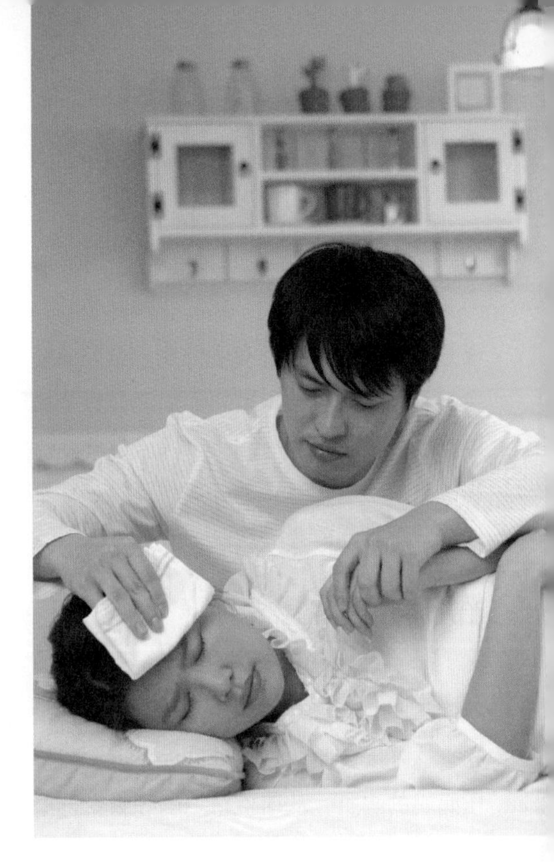

破水后阵痛会自然来临

一般情况下，破水后12小时内，阵痛会自然来临。有的孕妇在流出羊水后会马上开始阵痛，但也有的会随着时间而逐渐出现阵痛。虽然可以使用催产素来进行诱导分娩，但很多情况下是在破水后6～12小时待出现自然阵痛后，再决定是否进行诱导分娩。孕妇流出羊水后，为了防止发生细菌感染，就不再经常进行内诊了。

进入分娩室后会做哪些事

阵痛开始后到医院就医的孕妇可通过内诊和胎动检查来决定是否住院。

接受内诊

正如内科医生必须准备听诊器一样，内诊对于妇产科的医生而言是相当重要的。通过内诊可以了解分娩的进程及距分娩所需的时间。

内诊是指用食指和中指来确认子宫口扩张程度的方法。虽然产妇会有一定程度上的不适，但可以通过呼气放松来使内诊更加顺利。在接受内诊时，若子宫口开至3~4厘米，则须入院。在分娩室中一般每两小时进行一次内诊。

胎心监护

胎儿安全（胎动）监护的目的有两个：一是确认胎儿能否承受阵痛时的压力，二是确认阵痛的时间间隔。

胎儿在无阵痛时会健康地待在子宫中，但在开始阵痛后也会感受到压力。胎儿挤进狭窄的产道后，在几个小时的时间内只能下降一小段距离，因此其头部会因受到妈妈坚硬的盆骨挤压而变长。同时用于供给胎儿营养成分的脐带也会受到挤压，使氧气无法顺利供应。受到这样的压力后，胎儿的心率可能会加快，也可能会变慢。为了观察胎儿是否可以忍受住这种压力而进行的检查就是胎心监护。当不实施胎心监护时，每30分钟就要确认一次胎心率。

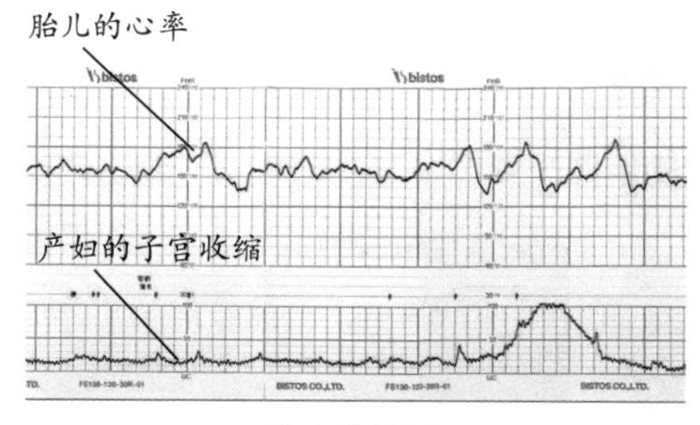

胎心监护图

灌肠

分娩的过程中，产妇有可能会排便。宝宝出生后，胎儿可能会因妈妈的大便而发生感染，所以要事先通过灌肠来清便。而且直肠位于产道后方，灌肠也有助于加宽产道。

剃毛

外阴部下方的部分阴毛要剃除，在剖宫产时也无须将所有阴毛剃除。

提前熟悉分娩室，可减少恐惧感

医生指导

分娩室旅行是指在分娩前事先到自己要生孩子的地方进行观察。通过分娩室旅行，可以让妈妈熟悉分娩室，减少陌生感，使分娩时的恐惧感降到最低。让责任护士了解自己的名字与外貌，使彼此相互了解，这点也很重要。这样就可以更加舒适地分娩。同时，准备好巧克力等食物，事先将孕产期告诉给责任护士，也是一种不错的方法。此外，提前熟悉夜里开始阵痛时需要去的医院环境，也可以减轻不安感。妈妈们还要记住分娩室的直通电话，以便在夜间出现阵痛时进行咨询。

静脉注射

产妇在进入分娩室后禁止进食并开始接受静脉注射。1升的注射液中约含有一碗饭左右的葡萄糖，因此即使不吃饭也不会感觉到饥饿。在打催产针的情况下也需要输液。

使用催产素

催产素的作用，是在阵痛较弱或没有阵痛时用于加强阵痛。当然它对胎儿是安全的。

可以缓解阵痛的姿势

出现阵痛时无须在床上静躺，可以看电视、看书或散步。

没有哪个姿势可以让阵痛完全消失。出现阵痛后，采取自身感觉舒服的姿势即可，通常侧卧的姿势最为舒适。产妇在接受了无痛分娩术后，最好能和丈夫一起在医院走廊散散步。

在阵痛的过程中可以走路或采取靠坐、蹲坐等姿势。经常变换姿势能缓解阵痛，也可以配合着宫缩来晃动身体或弯曲膝盖以帮助减轻阵痛。

从阵痛到分娩所需的时间 医生指导

对于进展顺利的初产妇，子宫口开至3～4厘米后，过3～4小时即可分娩。但进展稍缓的产妇，也有需要历时12小时的情况。

站起来走路

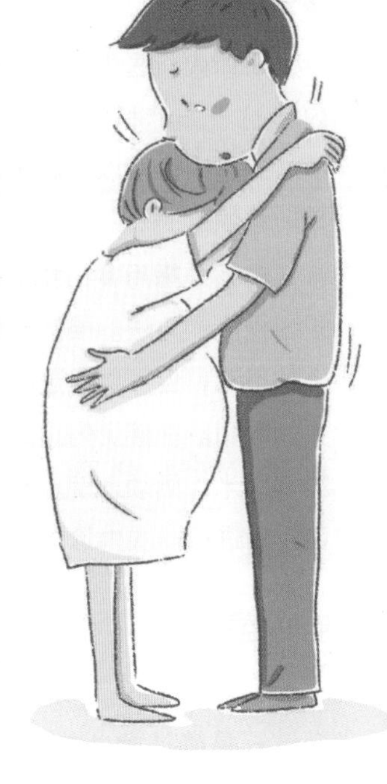

站立可缓解阵痛初期的疼痛。出现阵痛后，产妇可以将身体依靠在丈夫身上或将身体靠在固定的物体上，将双手绕在丈夫的脖子上晃动身体，此时丈夫最好抚摸妻子的后背。

站立时受重力影响，会使胎儿的头部朝下，因此可缩短分娩时间。

手扶地板，双膝跪地

这是让很多产妇都感觉到舒适的姿势之一。由于不会给脊柱施加压力，因此可减轻腰部疼痛感，同时宝宝也可在骨盆中自由旋转。这一动作可缓解经常出现的如扭伤般的腰部疼痛。

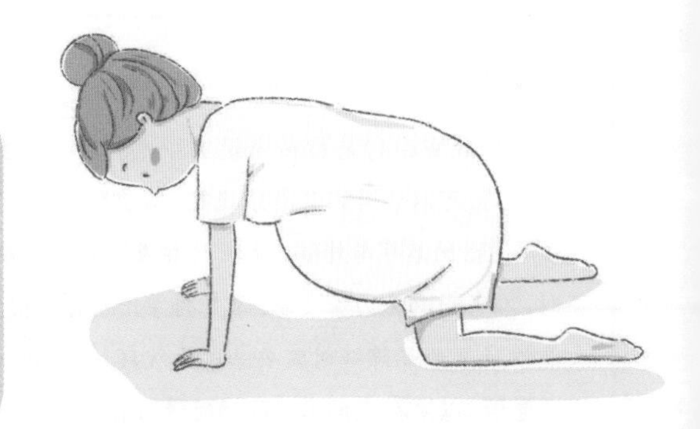

跪坐

当腰部严重疼痛时可以在地板上放一个坐垫跪下，将身体依靠在椅子上、床上或分娩球（瑜伽球）等物体上，使腰部负荷减少，从而减轻腰部疼痛。

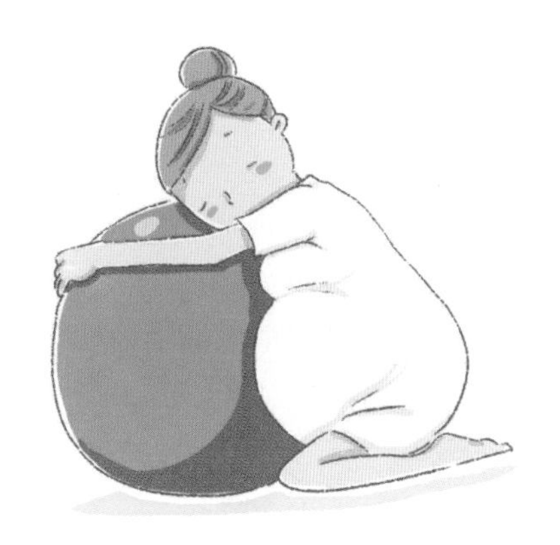

蹲坐

蹲坐可使骨盆张开得更大，加宽骨盆内的空间，易于胎儿的旋转，在用力时也会有帮助作用。

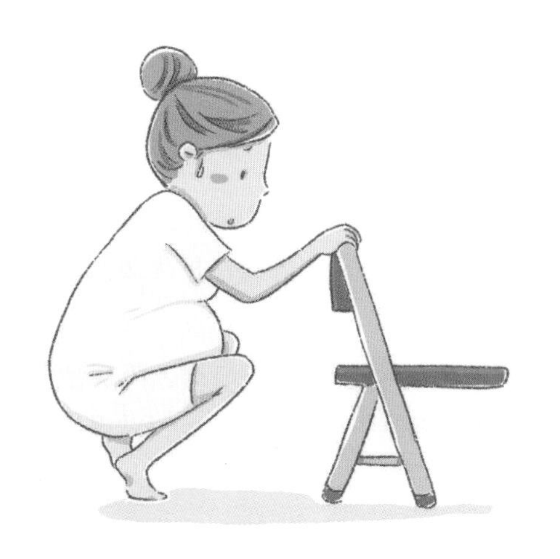

保持坐姿

如果产妇想要坐下，那么丈夫可以站在产妇的身后来支撑产妇的体重。也可以在椅子的靠背上放一个枕头，如同坐在马鞍上一样跨坐。此时，最好丈夫能够按摩产妇的后背。

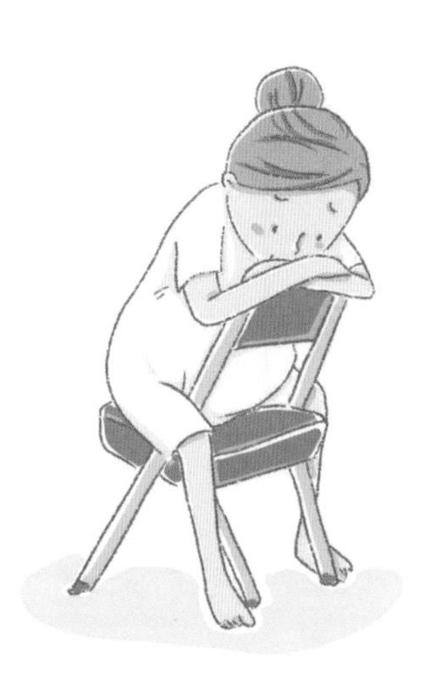

靠坐在床上

将病床的一半立起后依床而坐也是一个不错的方法。每次出现阵痛时抓住膝盖前方，向体侧拉拽或将身体前倾。

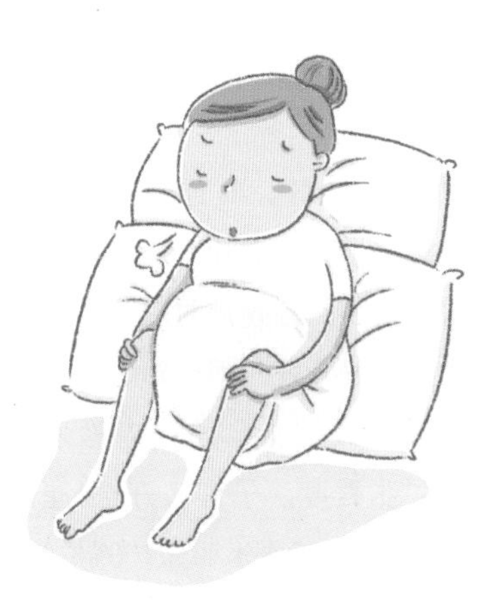

侧卧

侧卧是大部分产妇都感觉舒适的姿势。在双腿间夹一个枕头，可减少胎儿重量对产妇背部造成的挤压，减轻腰部疼痛。与平卧姿势相比，侧卧能使更多的血液供应给胎儿，所以是一个很好的姿势。

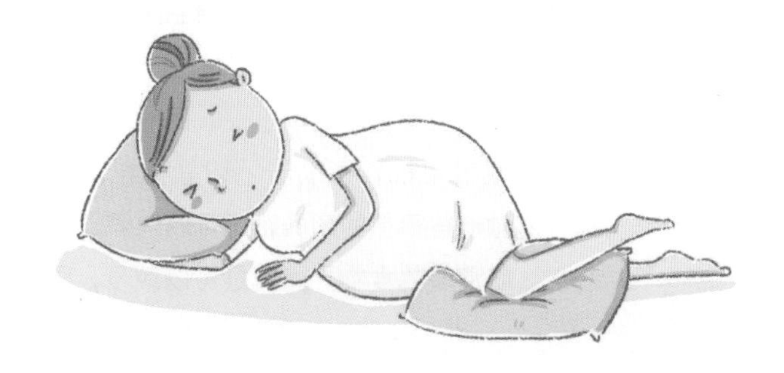

第2章

分娩——终于要和宝宝见面了

正式的阵痛开始后，与宝宝相见的时刻就越来越近了，不过并不是一出现阵痛就能马上娩出宝宝。根据产妇体质和分娩经验的不同，分娩所需的时间也不一样。而且分娩时间会依据宝宝出生前产妇的用力方式而出现差异，因此提前练习分娩用力会对分娩起到帮助作用。

从阵痛到分娩需要一些时间

从开始阵痛到完成分娩所需要的时间是无法预测的。各个产妇均不相同，有的人只需要1小时，而有的人需要24小时。初产妇由于宫颈管和产道的弹性小，不容易松弛，因此分娩用时较长。而有分娩经验的经产妇分娩时间相对较短。

错误知识
子宫口100%扩张时，马上就会娩出宝宝。

责任医生或护士会通过内诊来判断子宫口的扩张程度。子宫口开至1厘米叫做10%扩张，开至10厘米叫做100%扩张。

阵痛频繁时再去医院

大部分初产妇在子宫口开至3厘米时就会到医院就诊，而从规律阵痛出现到子宫口开至3厘米，少则需要几小时，多则需要几天，所以，产妇在此之前要一直在家等待，等阵痛变得频繁时再到医院。

阵痛开始后，产妇会因担心阵痛马上就要变得严重而感到不安。此时可以听音乐或看电视，有助于消除紧张感。也可以做一些简单的家务，还可以洗澡、喝水、吃清淡的食物。尤其是可以散步，这

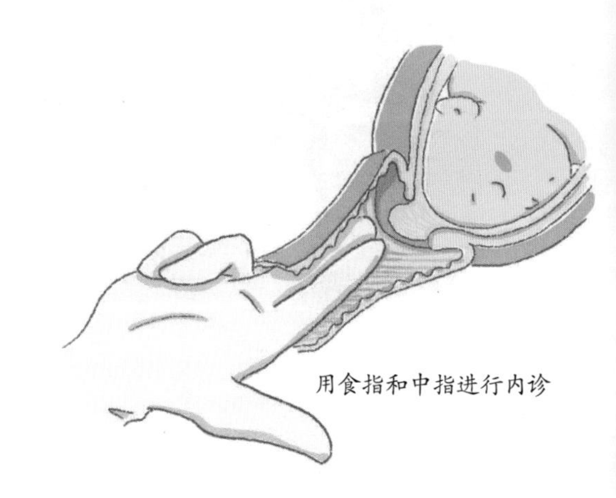
用食指和中指进行内诊

是战胜阵痛最好的方法。即使阵痛间隔很长、进展很慢，也要耐心等待。

若在子宫口开至3厘米前就到了医院，则会等待很长时间才会分娩。无痛分娩也需要子宫口开至3厘米以上才可以进行。所以，如果可以忍耐的话，就在家中等待，不要太早到医院。因为在子宫口开至3厘米前，阵痛都是微弱的、没有规律的。

当宫口开至3厘米左右时，阵痛会变得严重，在家中难以忍受，此时就需要入院。从这一刻开始，子宫口扩张加快，大约每小时会张开1厘米左右。

阵痛后会感觉到恶心，神经也变得敏感，同时还不喜欢说话，想要安静。此时若能将房间光线调暗，就可以让产妇舒适一些。在阵痛的过程中虽然走路会很

累，但由于重力的原因，走路会促进胎儿下降，所以最好还是多散散步。即使小便困难，也要保证每1～2小时小便一次，并在宫缩的间隔之间留意子宫的松弛。要在心中想着“痛苦不会持续太久的”，下定决心努力坚持。

初产妇的宫口从3厘米到全部张开平均需要7小时（1～20小时），而有分娩经验的产妇平均只需4小时即可。

即使宫口全开，也不会立即分娩

子宫口全开后，阵痛的间隔不到1分钟，阵痛最多会持续90秒。随着胎儿头部的下降，产妇会感觉到自己自然而然地向肛门的方向用力。从此刻开始，产妇就需要用力将胎儿向外部推动。子宫口全开后，在1～2小时内会分娩。

宝宝出来以后，一般在10分钟以内胎盘也会脱落排出。有时会出现产后出血，而医生也会对会阴部进行缝合，但由于是在麻醉状态下进行的，所以妈妈不会感觉到疼痛。同时医护人员还会对产妇进行按摩，以使松弛的子宫尽快回缩。

学会正确用力

在宫口全开之前，产妇没有可以促进提前分娩的事情要做，只要忍受住阵痛即可。但当宫口全开以后，胎儿的头部会挤到妈妈的骨盆中，若在其中停留的时间过久，胎儿也会很累。在子宫口全开以前，无须妈妈的努力，子宫也会自然回缩，慢慢向下推动胎儿，但在子宫口全开以后，

小贴士

宫口全开后的平均分娩时间

- 首次分娩的产妇：50分钟
- 有分娩经验的产妇：20分钟

妈妈就需要配合着宫缩来用力。也就是说，当产妇感到阵痛时需要用力，通过腹压来推动宝宝。

在子宫口全开的状态下，胎儿若在骨盆中长时间停留可能会发生危险。产妇需要正确用力，快速分娩。子宫口全开后，如果经过2～3小时仍未娩出宝宝，则须进

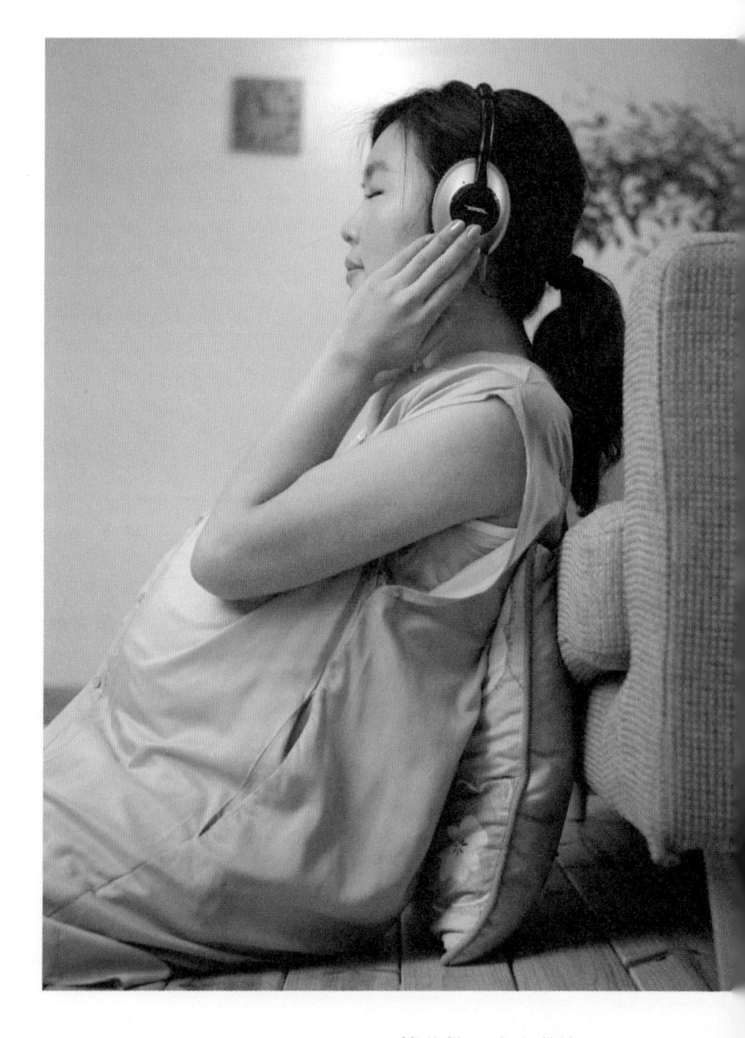

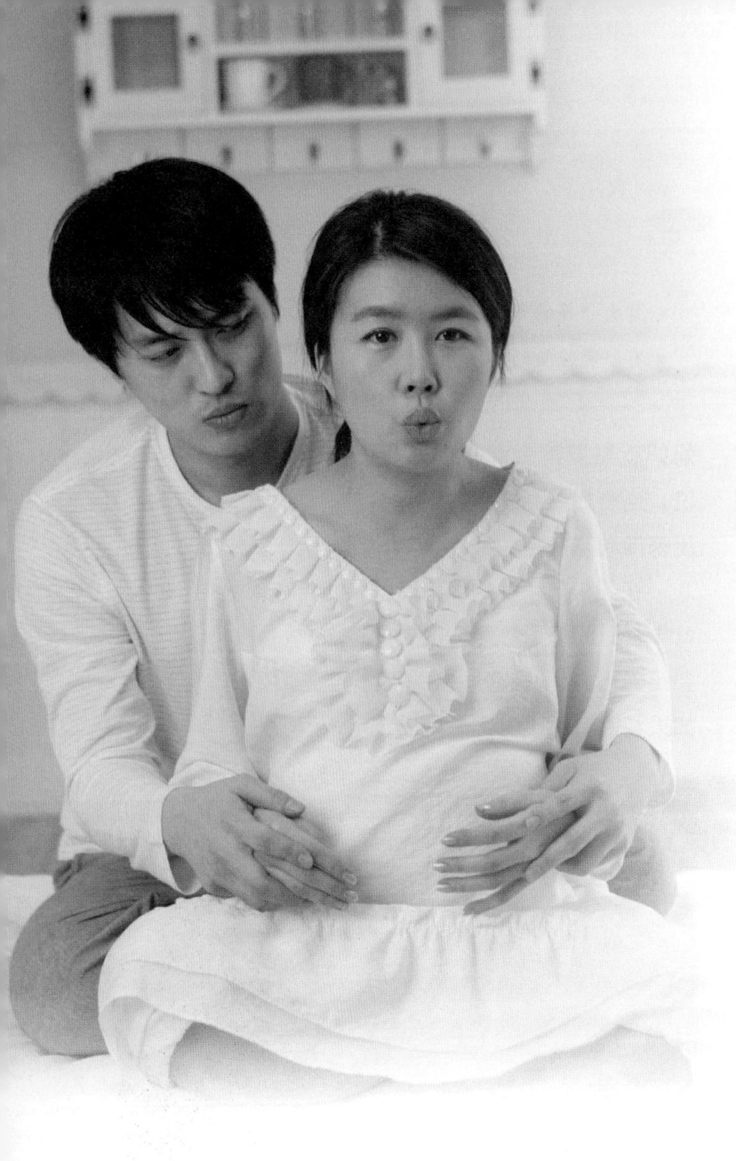

行剖宫产手术。

在自发用力之前一直等待

无痛分娩的产妇在子宫口完全张开前不会感觉到疼痛，但在子宫口全开后会感觉到断断续续的宫缩，此时，在宫缩的同时用力即可。如同进行腹式呼吸一般，憋住气收紧腹部的肌肉，然后努力向肛门处用力。

无论是无痛分娩还是正常分娩，都要在感到自发用力之前避免用力。世界卫生组织建议，最好不要长时间憋气用力，要自然地用力。

平时练习用力的好方法

在每天一次的大便时练习，会起到很大的帮助作用。将练习方法粘贴在卫生间门上，每次坐在马桶上时就可试着练习。

腹式呼吸

腹式呼吸是通过移动膈肌来进行呼吸的方法。与胸式呼吸相比，腹式呼吸可在身体中呼进呼出更多的空气。其方法就是深吸一口气，使腹部尽可能地鼓起。实际分娩过程中，可在阵痛开始时先深吸一口

自发用力与强制用力

	自发用力	强制用力
用力时期	感觉到体内力量时用力	未感觉到力量时也用力
呼气	不要憋气，即使憋气也不要憋太长时间	深吸气，强制憋气的同时用力
用力方法	吸气或出声用力	闭嘴用力
用力时间	10秒以下短时间用力	用力10秒左右

气，然后慢慢呼气，如此反复，使肚脐部保持收缩。

呼吸的同时用力

在呼吸的同时用力，可稍微发出声音，同时收缩腹部肌肉，保持5秒。

放松肛门处肌肉

大便时进行收缩腹部肌肉、放松肛门周围肌肉的练习。肛门打开的同时产道也被打开。

胎儿会旋转着出来

骨盆的入口处横径较长，而出口处的前后径较长。同时，胎儿的头部是前后径较长，而肩部的横径较长。在孕期最后一个月，大部分胎儿的头部会朝向妈妈的左侧或右侧肋下，而在诞生的瞬间，则会头朝着妈妈肛门的一侧出来。在分娩的过程中，胎儿会顺着妈妈骨盆的形状旋转着出来。等头部出来后，胎儿会再次转换方向，慢慢露出肩膀，这样的旋转可以帮助胎儿使横径较长的肩部从前后径较长的骨盆出口处出来。肩膀出来以后，胎儿的身体也就能轻松从产道中娩出。

医生指导

分娩时强制用力并不好

下面是分娩室经常出现的情况。

“现在子宫口全部张开了。您需要准确用力，这样宝宝才能快点儿出来。”大概是由于无痛分娩的药力还在，产妇无论怎样也使不上力气。尽管如此，护士却在旁边说只有用力才能顺利生出孩子，一直强调着让产妇强制用力。“要领是这样的。弯曲双腿，把下巴伸向胸部，大吸一口气，在憋住气的情况下用力。我数10个数，我们一起用力。”产妇会憋气用力，直到护士数完10个数，并且在短呼一口气后再次吸气，用力。

虽然无痛分娩手术可以轻易使子宫口张开，但有的产妇可能因未能自发用力，而是强制用力，从而导致分娩时特别困难。强制用力时间过长还会导致产妇面部毛细血管破裂，使面部和眼白上方出现红点，就像拳击手面部被打得鼻青脸肿一样。

强制用力能够将分娩时间缩短10分钟左右。但由于产妇的骨盆肌肉突然松弛，日后可能会出现尿失禁或造成夫妻生活中的性欲下降。同时，由于产妇憋气10秒再用力，还有可能使胎儿患上低氧血症。

胎儿娩出的顺序

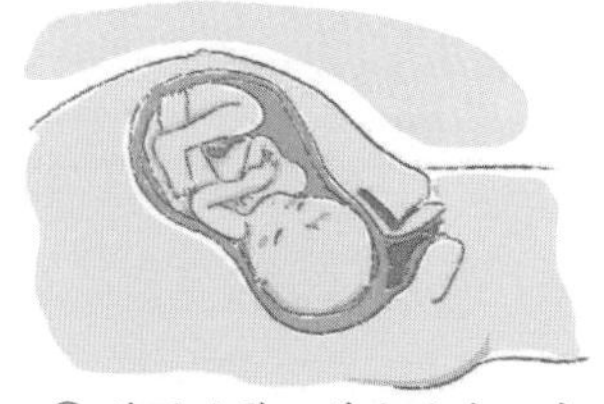
① 羊膜破裂，羊水流出，出现规律性的强宫缩

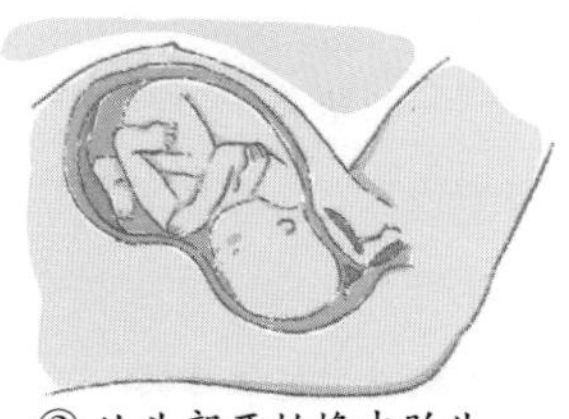
② 从头部开始娩出胎儿

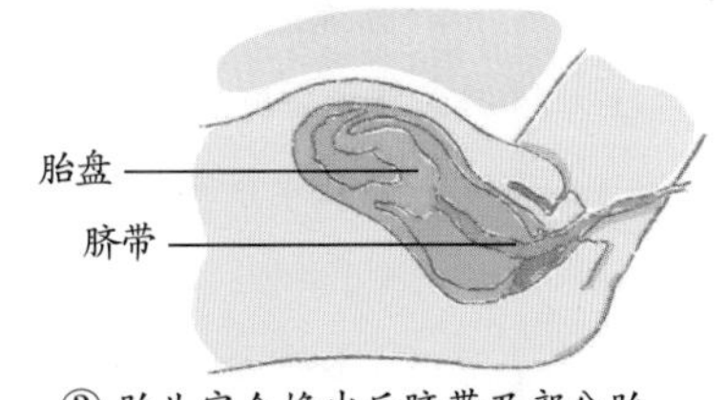

③ 胎儿完全娩出后脐带及部分胎盘也会相继排出

小贴士

胎脂可以保护胎儿的皮肤

在子宫内部，胎儿的身体被一种叫做胎脂的油性成分所覆盖。我们在浴池中泡澡时间过长时，手指尖和脚趾尖会变得皱巴巴，而胎儿因为有了胎脂，即使在妈妈的肚子中待了10个月，皮肤也会不变皱。

胎脂从孕20周开始会像芝士一样包裹住胎儿的皮肤，防止胎儿脱水。胎脂的数量随着孕晚期的临近而减少，在孕40~41周时几乎全部消失不见。

通过胎脂也可以判断妊娠的周数。若胎儿的身体上有很多胎脂，说明怀孕周期在39周之前。

会阴侧切是怎么回事

医生为了拓宽分娩通道将阴道和肛门之间的会阴部切开2～4厘米，这就是会阴侧切。由于在手术之前进行了局部麻醉，所以产妇不会感到疼痛。即使在未麻醉的情况下切开，由于受到胎儿头部的压迫，多数产妇也不会有所感觉，感觉不到疼痛。切开会阴可以加快分娩进程。

分娩后缝合会阴部时，使用的是可吸收线。在前12小时可用冰袋减少会阴缝合部位的水肿及疼痛，之后的一天内则可用暖贴按摩，然后用吹风筒的热风吹干。

胎盘排出后还会继续宫缩

分娩结束后，子宫内剩余的胎盘在5～10分钟后会自然脱落排出。胎盘连接着胎儿和子宫，为孕期的胎儿提供营养。胎盘还产生多种维持妊娠的激素，是一个重要器官。分娩后胎盘就没有用处了，因此会从子宫中自然脱落。

胎盘排出后，子宫还会继续收缩，宫缩的目的是为了让血管受到压迫而止血，一般在产后1～2天会出现产后宫缩痛。分娩后，医生和护士会按摩子宫，并向血管注射宫缩剂以促进宫缩，这样做的最终目的就是帮助止血。

医生指导

入院后，请试着这样拜托医生

- 阵痛中请不要经常内诊。
- 如非必要，请不要提前弄破羊水。
- 分娩时请不要强求我用力。
- 请在分娩后过5分钟再剪掉脐带，并让胎盘自然脱落。
- 请让我分娩后立刻喂宝宝吃母乳。
- 剖宫产时，请给我脊柱麻醉，而不是全身麻醉，并且剖宫产孩子出来以后请让我看看孩子。手术后请让我能够在术后恢复室抱着宝宝喂母乳。
- 住院时请安排母婴同室，并请护士经常过来协助喂母乳。

第3章

自然分娩

身体健康的妈妈认为，为了自己和宝宝理应选择自然分娩。然而，虽然希望能够自然分娩，但却不是谁都能达成的。10个月的孕期状态也决定着自然分娩的成功与否。下面就让我们来仔细看一下想要自然分娩的妈妈应该做哪些努力吧。

错误知识
谁都可以自然分娩。

分娩是一件很自然的事

当在医院中听到“恭喜！您怀孕了”的瞬间，是否有妈妈会想到以后生产时用剖宫产呢？无论是谁，都想要通过自然分娩生出健康的宝宝。但是在临近分娩的产妇中，能够为了自然分娩而一直坚持努力的人却并不多。

如果想吃树上成熟的柿子，与那些坐在树下张着嘴等待柿子掉下来的人相比，有很多人会选择直接架起梯子爬到树上去吃。为了吃到柿子，他们需要跑去借梯子并为此流下汗水。而自然分娩也一样，为了能够自然分娩，妈妈们也需要学习，也需要运动。

有分娩经历的孕妇中不乏一些经历过自然分娩的人，她们在分娩上更简单一些。这是因为有自然分娩史的孕妇，在第二次分娩时除特殊情况外一般都可以轻松实现自然分娩。而这也成为首次分娩的孕妇坚持自然分娩的理由。

自然分娩的优点

- 自然分娩恢复快，住院时间短，费用少。同时，在分娩后几个小时即可走路，也能自己小便。会阴部的伤口仅为2～4厘米，一周后即可愈合。
- 出血少。自然分娩时的出血约为剖宫产的一半，因此对产妇的身体伤害也相对较小。
- 产褥期感染小。与剖宫产相比，自然分娩的皮肤切开部位较小，因此感染的危险性也较小。
- 并发症少。产后出血、产褥期感染、羊水栓塞、泌尿系统损伤等产后并发症也少于剖宫产，因此分娩后产生痛苦的概率较低。
- 母乳喂养成功率高。剖宫产手术会导致腹部疼痛，难以立即进行母乳喂养，而手术后与孩子分离的时间也较长。与此相比，自然分娩在分娩后可以直接抱孩子，也可以直接喂宝宝吃母乳，有助于母子间建立深厚的精神纽带，从而提高母乳喂养的成功率。

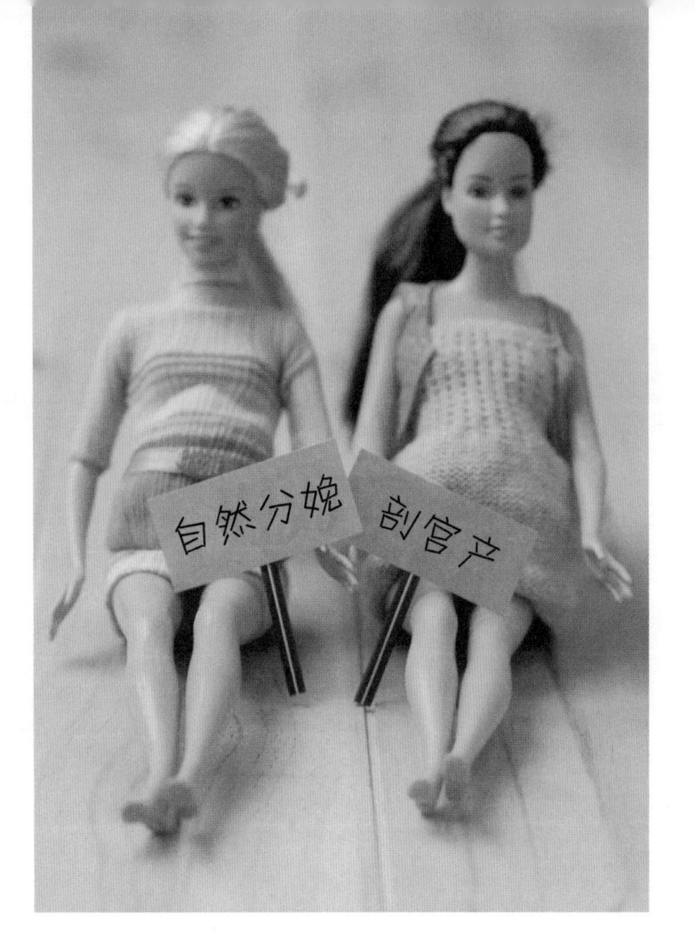

- 在自然分娩的过程中，胎儿的身体挤进产道后会停留7～8个小时。与此同时，积累在胎儿肺部与支气管中的羊水或异物会自然排出，以便于胎儿在出生后顺利呼吸。而剖宫产并不经历这一过程，所以在出生后可能会发生新生儿呼吸困难。
- 每个女性都拥有自然分娩的权利。剖宫产手术是剖开自己的身体，用手将宝宝取出。而自然分娩虽然过程痛苦，但在分娩成功时，会得到用任何东西都交换不来的自豪感与成就感。此外，自然分娩最富有魅力的因素就是将来分娩第二个宝宝时会更加容易。

自然分娩的缺点

自然分娩的典型缺点就是会阴撕裂及分娩过程的痛苦。另外，产后阴道会变宽，与剖宫产相比更容易出现尿失禁。分娩时间越长，越容易出现尿失禁。

如果自然分娩后因阴道松弛而感到苦恼，可以通过凯格尔运动来恢复。坚持锻炼，能让产后松弛的阴道肌肉变得紧实。

让自然分娩变得困难的情况

到底是选择剖宫产还是自然分娩？也许早已注定。就像人的样貌和性格是天生的一样，有的人怀孕后会长妊娠纹，有的人则不会长妊娠纹，子宫口的扩张也是如此。有的人分娩时宫口容易张开，而有的人则困难些。决定自然分娩有三大要素：胎儿的体重、产妇的体重与骨盆的大小、医生的决定。

即使努力也无法自然分娩的情况

产妇的年龄　产妇年龄越大，宫颈及产道越不容易扩张，因此剖宫产的可能性较大。

产妇的身高　产妇个子越小，骨盆越小，自然分娩越困难。

骨盆的大小及子宫口的伸缩性　这些因素早已确定。

通过努力可以进行自然分娩的情况

妊娠周数　妊娠周数越长，剖宫产的可能性就越大。但是在孕晚期通过主治医生对宫颈部的按摩可以在某种程度上使阵痛尽早开始。

产妇的体重　产妇的体重和胎儿的体重有着密切的关系。胎儿越重，产妇体重增加得越多，剖宫产的可能性也越大，因此要注意体重的增加。

过去的自然分娩

仅仅在几年前，大部分产妇在分娩时还是在手上扎着针、半靠在病床上躺着待产，即使想要见丈夫或自己深爱的家人，也不能见到。由于分娩室是禁止外部人员出入的区域，因此产妇需要自己战胜孤独的苦痛。

胎儿也是如此，过去的10月期间本来一直待在安静的地方，某一天却突然被推到这个骚乱、明亮的世界上。在适应这个世界前，原来在妈妈肚子里用于接受氧气供应的脐带也被剪掉，并接受到出生后的首次暴力——被医生倒提双腿、托起臀部。紧接着进行的“粗鲁”的新生儿检查也会使宝宝被不安和恐惧所笼罩着，未能见到与自己有着情感交流的爸爸妈妈，就要立刻被送到新生儿室隔离。这种经历会对最为敏感以及处于需要被精心呵护时期的宝宝造成很大的伤害。

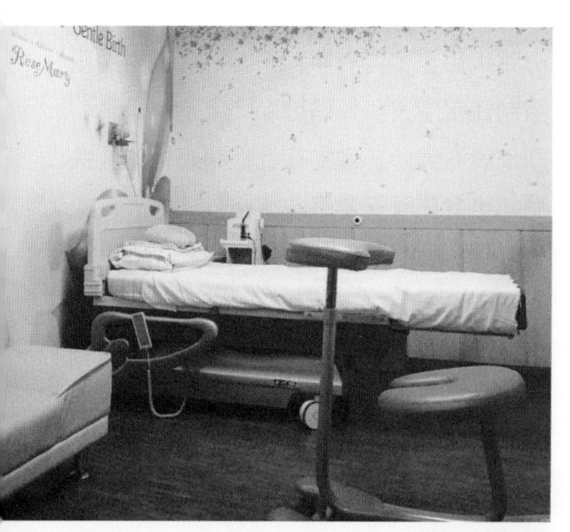

家庭分娩室

阅读提示

宫颈按摩可诱发阵痛

孕38周后，每周内诊进行宫颈按摩可以诱发阵痛的出现。通过这种方式，大约50%的产妇在2~3天内会开始自然阵痛，可大大降低剖宫产的可能性。

现在的自然分娩

现在的家庭分娩室里面是什么样的呢？产妇随着阵痛逐渐频繁，会陷入到十分不安的状态中，但如果丈夫可以在7～8小时的时间里一直在旁边握着自己的手、揉捏着自己的腿，产妇就会得到些许安慰。即使没穿内衣，除了丈夫以外，也没有其他陌生人在场，因此无须担心会被别人看到。

幸亏有了无痛分娩，产妇才可以在没有太大痛苦的前提下与丈夫一起看电视、在卫生间里洗漱，这些都会让产妇的心情变得好起来。当开始出现恶心、腰疼时，可以依靠在瑜伽球上休息，也可以打开音乐，在房间里散步。

到了分娩的时候，之前用于感受阵痛的病床就会变成一个分娩台。尽可能地将灯光调到最暗，打开舒缓的音乐。妈妈在宝宝出生后，可以马上抱宝宝，抚摸宝宝的后背，喂宝宝吃母乳。而丈夫则可以将宝宝的样貌用相机留存。丈夫也可以剪掉宝宝的脐带，给宝宝洗澡，洗澡时还可以拜托护士拍一张合影留念。

勒博耶分娩法

“胎儿在出生的瞬间是幸福的吗？”法国的勒博耶博士怀着这样的疑问创造了勒博耶分娩法，力图为产妇和胎儿创造最为自然的分娩环境。该方法并不是以医院、医生或护士为中心，而是以产妇和胎儿为中心进行分娩，带有尊重胎儿人权的含义，目前很多医院在分娩中都采用了这一方法。勒博耶分娩法让丈夫参与到阵痛及分娩的过程中，不仅使产妇能够在丈夫的鼓励下分娩，而且也使胎儿出生的瞬间变成了一个平静祝福的时刻。

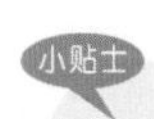

爸爸妈妈一起庆祝宝宝的出生

事先准备好宝宝出生后说给他/她听的话。因为有很多爸爸妈妈在宝宝出生时过于开心，以至于连话都说不出来，所以不妨提前准备一些说给宝宝的话。例如“我爱你，宝宝。为了从妈妈的肚子里出来，你辛苦啦。以后爸爸会经常和你玩”“谢谢你能健康地出生”“希望你健健康康地长大”等。此时，之前在妈妈肚子里经常听爸爸妈妈说话的宝宝就会竖起耳朵、睁大眼睛认真倾听。

勒博耶分娩法的五大原则

看见宝宝头部时将分娩室调暗

妈妈的子宫是黑暗的，如果胎儿突然来到明亮的地方会感到光线刺眼，一时无法将眼睛睁开。但如果周围环境较暗，宝宝出生后就可以立刻睁开双眼。

分娩室中的人要小声说话

胎儿在子宫中听到的都是细微柔和的声音，如妈妈的心跳声、肠胃的蠕动声等似潺潺溪水般的平静声音。然而在娩出的瞬间，宝宝所听到的都是打雷般的声音，这会使宝宝产生压力。因此医生和护士等人都要尽量轻声轻语，产妇在分娩的瞬间也尽量不要高声喊叫。

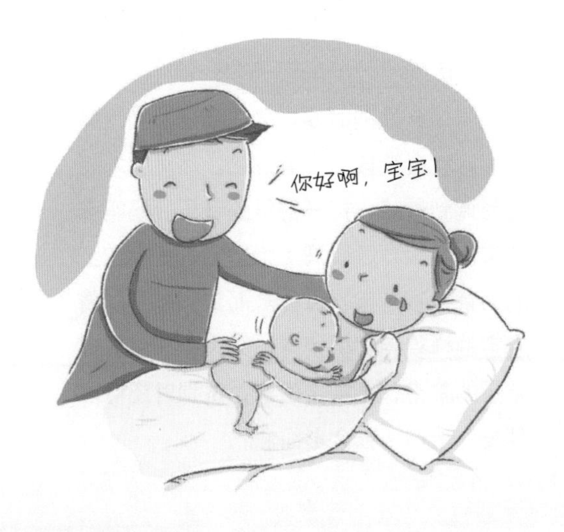

分娩后立刻将宝宝放到妈妈的肚子上

分娩后第一次抱到宝宝的瞬间，大部分妈妈都会感慨万千。宝宝出生后，要将宝宝立刻放到妈妈的肚子上，让妈妈抚摸宝宝。宝宝闻到妈妈的味道，听到妈妈的心跳声后会变得安静，不要打宝宝的屁股强制让宝宝哭。妈妈可以给宝宝喂母乳，即使没有乳汁，宝宝在吮吸到妈妈的乳头后，也会更有安全感。

5分钟后爸爸将脐带剪掉

宝宝起初在妈妈肚中时通过脐带呼吸，但出生后通过肺部呼吸。刚把宝宝放在妈妈肚子上时，不要剪掉脐带，因为此时宝宝仍会继续从子宫中接受氧气供应，这有助于宝宝顺利适应肺部呼吸。大约5分钟后，宝宝熟悉了肺部呼吸，脐带上的

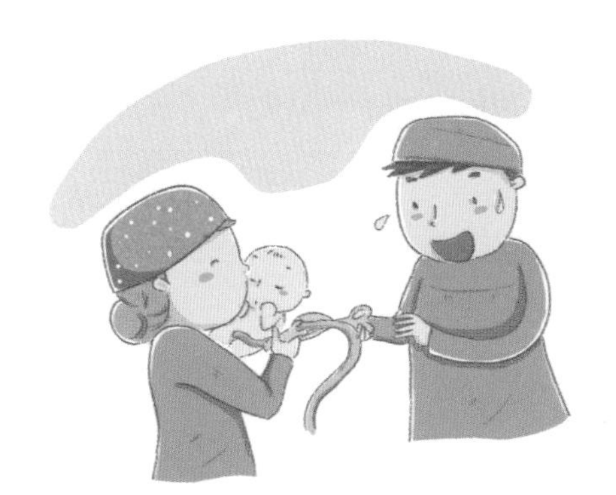

血液循环会自然停止，此时爸爸就可以剪断脐带了。

当宝宝从妈妈的身体中娩出后，短时间内还在通过脐带接受血液供应。分娩时晚剪脐带3分钟左右，会给宝宝多供应80毫升的血液。这相当于多给宝宝供应了50毫克的铁，而铁量充足可以防止幼儿期出现贫血问题。此外晚点剪脐带也会使胎盘更容易排出，对产妇也更有利。

爸爸用热水给宝宝洗澡

剪断脐带后，将宝宝放到与其体温相似的37℃的温水中泡澡。当宝宝处在与子宫类似的环境中时，可以使分娩时变得僵硬的身体放松，还可以防止因子宫内外的重力差而使宝宝产生混乱。爸爸给宝宝洗澡可以让宝宝停止哭泣、睁开双眼。妈妈可以在爸爸给宝宝洗澡的时候握着宝宝的手。

分娩后对宝宝的处理

分娩后，宝宝会与爸爸妈妈相处10～20分钟，然后就被转移到新生儿室进行其他处理，之后再回到妈妈所在的家庭分娩室中。此时会停留更长时间，可以在这段时间喂母乳，也可以见下爷爷、奶奶、外公、外婆。

新生儿室中对宝宝的处理

- 肌肉注射维生素K，防止脑出血。
- 测量血压、体温、心率。
- 向眼中滴入抗生素软膏，预防新生儿眼部疾病。
- 接种乙肝疫苗。
- 新生儿反射检查。
- 莫罗反射检查。莫罗反射是把宝宝放在垫子上平躺，抓住宝宝的胳膊提起后突然放下，此时宝宝会出现类似于鼓掌的反应，在宝宝头部上方突然大声鼓掌也会出现类似的反应。
- 巴宾斯基反射检查。巴宾斯基反射是轻轻挠宝宝的脚掌时宝宝会出现脚拇趾向脚背方向弯曲的反应。与正常成人的反应相反。
- 觅食反射检查。用手指触碰宝宝的脸颊，宝宝的头部会转向手指。

医生指导

水中分娩有感染的危险

水中分娩，顾名思义，就是在水中进行阵痛和分娩。在美国等医疗费昂贵的国家，当产妇无法到医院分娩时，助产士会到家中帮助分娩。此时由于没有其他能够抑制阵痛的方法，所以要到浴缸中分娩。

然而据美国妇产科学会会刊显示，与普通分娩相比，水中分娩的危险性较高。因为分娩时产妇的肛门会张开，若在水中分娩，胎儿有可能因妈妈的大便而感染细菌。同时，出生后的婴儿有可能因在水中发生窒息而造成致命性的脑损伤。此外，产妇需要在热水中待30分钟以上，也会很辛苦。

由于这几点因素，近来实施水中分娩的医院并不多，虽然说水中分娩具有抑制阵痛的效果，但随着无痛分娩的大众化，其必要性也在大大降低。

第4章

剖宫产

剖宫产是指通过手术将产妇的肚子和子宫切开分娩出宝宝的分娩方式。有的孕妇从一开始就计划进行剖宫产，也有的孕妇是在意料之外的情况下被迫选择了剖宫产，所以临产的妈妈最好能事先了解剖宫产的相关知识。通常在判定剖宫产要比自然分娩对胎儿和妈妈更有利时，才会建议施行。

为什么选择剖宫产的人越来越多

据美国统计，1970年有6%的产妇通过剖宫产分娩，2005年为30%。而中国的剖腹产率为46.5%，是世界上剖宫率最高的国家之一。在巴西，有的地区产妇剖宫产率甚至高达90%。

目前，全球大部分国家都在因剖宫产率的增加而苦恼。世界卫生组织（WHO）认为，合理的剖宫产率为10%，而大多数国家均远远高于该数值。

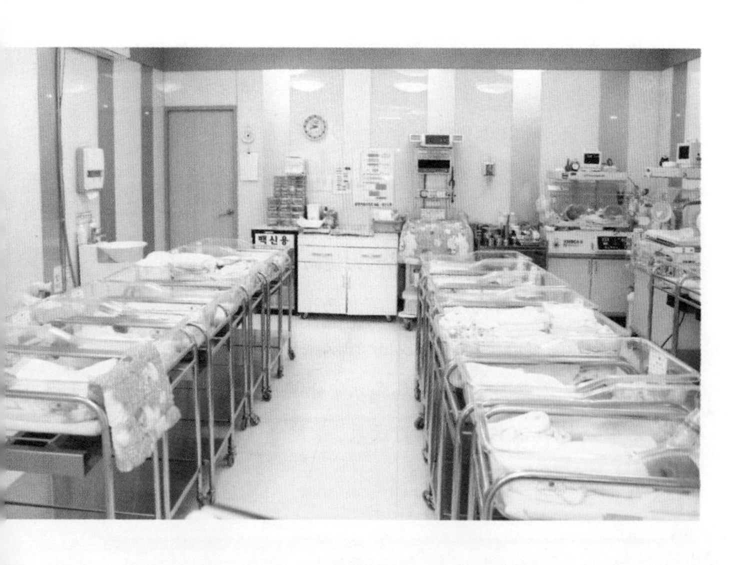

剖宫产增加的原因

虽然大多数产妇都不希望进行剖宫产手术，但目前的剖宫产率仍高于过去，当剖宫产率增加到15%以上时，将得不偿失。剖宫产率之所以增加，有下面几个原因。

初产妇剖宫产率增加

人们对剖宫产的抵触感减少，初产妇中选择剖宫产的增多。

高龄妊娠增加了产妇的平均年龄

很多高龄初产妇由于不孕、妊娠情况不好等原因，而选择通过人工受精孕育了多胞胎，因此剖宫产率很高。同时高龄孕妇易出现妊娠期高血压疾病、妊娠糖尿病等并发症，这也导致了剖宫产率的增加。

肥胖孕妇增加

孕期体重过度增加的产妇越来越多，胎儿也因此偏大，这会增加难产的风险及剖宫产的概率。

医疗诉讼增加

因医疗诉讼的增加，相比于更有负

担的医疗行为，医生会优先考虑实施较为安全的手术。其结果就是在面对难产或臀位双胞胎的情况时，阴道手术助产减少了，大部分会选择剖宫产。

孕产妇的要求变高

更多的孕产妇担心正常分娩会造成骨盆肌肉异常而要求进行剖宫产。

VBAC（剖宫产后阴道分娩）实施率低

目前，经历过剖宫产的产妇再次分娩时尝试阴道分娩的比例只有3%。曾经一度在美国占据30%的VBAC近来逐渐减少，原因之一就是这种分娩所需承担的风险使可实施相关手术的医院在减少。

自然分娩的产妇也要了解剖宫产

想要自然分娩的产妇很少会再考虑剖宫产，但是约有1/4的产妇会在分娩中接受紧急性剖宫产分娩手术。

也就是说，相当多的剖宫产手术是在意料之外的情况下突然进行的。此时的产妇并没有与家人商量的机会，所以当听取医生提议进行剖宫产手术时，压力会很大。正因如此，产妇在分娩前都应了解一些剖宫产的相关知识。

很多人担心剖宫产手术对宝宝和产妇不好。其实，对于大部分宝宝和产妇而言，剖宫产是没有危险的。当然，与自然分娩相比，剖宫产出现的副作用及并发症较多。术中出血及感染、术后疼痛、住院时间长等原因使剖宫产对产妇更不利一点，而且经历过剖宫产的女性在下次分娩时出现前置胎盘的案例也很常见。

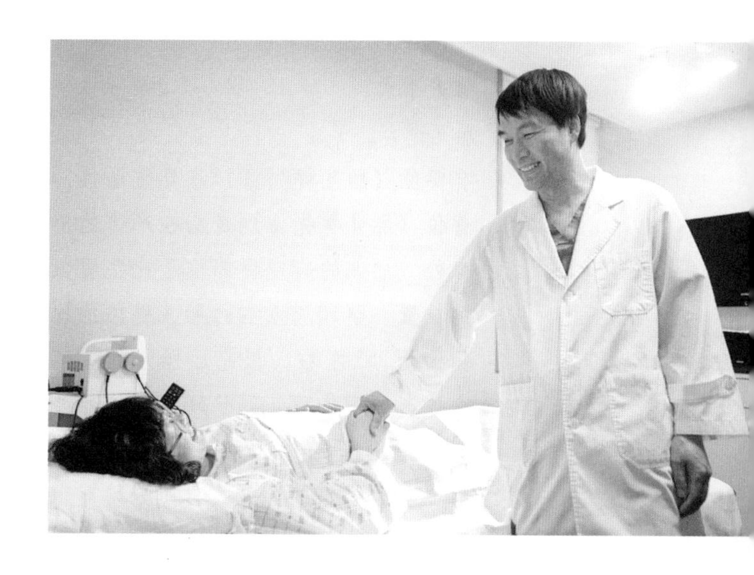

需要剖宫产的情况

剖宫产有两种，一种是事先计划好的剖宫产，另一种则是在自然分娩时发生危及胎儿或产妇安全的情况时采取的紧急性剖宫产。

实施计划剖宫产的情况

计划剖宫产是指在前置胎盘或重复剖宫产等情况下事先确定好分娩日期后进行的剖宫产手术，大部分剖宫产会在预产期的10天前进行。此时胎儿已经发育成熟，提前分娩日期也可以防止产妇出现阵痛。这种情况下，产妇和家人已做好所有准备工作，因此对手术几乎不存在抗拒性。以下情况需要实施剖宫产手术。

- 之前通过剖官产手术分娩。
- 之前接受过子官肌瘤摘除手术。
- 双胎妊娠。根据胎儿的胎位、体重、妊娠周数的不同，也可以考虑自然分娩。不过，当子官中存在两个以上胎儿时，或其中一个胎儿可能为臀先露时，为了确保安全，常常需要采用剖宫产手术。

- 胎儿过大。
- 有臀位（胎儿臀先露）等异常胎位。臀位（胎儿臀先露）是指在产道的出口处，胎儿的脚或臀部位于比头更低的位置。孕30周左右的胎儿臀位的比例约为15%左右，但此后胎儿的头部会逐渐向下移动，到孕38周左右胎儿臀位比例降为7%左右，分娩时则为3%～4%。臀位的胎儿在自然分娩时很有可能受伤，因此要通过剖宫产手术分娩。若在臀位的情况下尝试自然分娩，则很有可能会使脐带下滑到宫颈部，造成胎儿供氧中断的危险，同时还有可能出现胎儿身体顺利娩出，但头部却无法顺利娩出的情况发生。
- 产妇患有严重疾病。当产妇患有糖尿病、心脏病、肺病、高血压等疾病时，很多情况下会进行诱导分娩。但诱导分娩时宫颈口不易扩张，因此剖宫产分娩的比例较高。
- 有前置胎盘、胎盘早剥等胎盘异常问题。前置胎盘是指胎盘横挡住产道，在这种情况下试图自然分娩可能会因大出血而导致产妇死亡。胎盘早剥是指胎盘在分娩前就从子宫壁上剥离。若对提前剥落的胎盘置之不理，就会阻断胎儿的氧气供应，因而需要立即采取诱导分娩。
- 羊水过少：当子宫内的羊水过少时，试图自然分娩可能造成胎儿供氧不足。

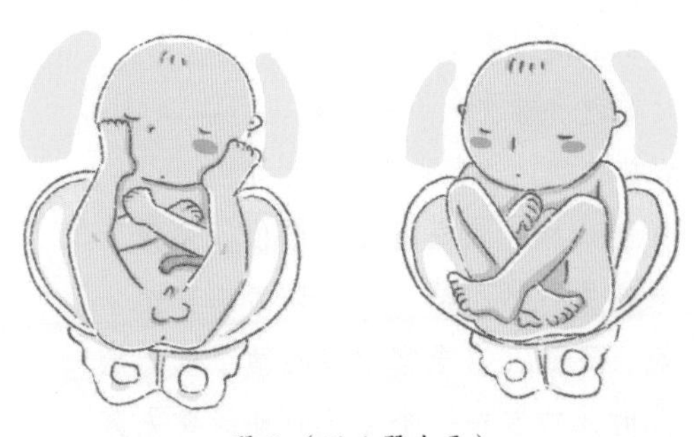

臀位（胎儿臀先露）

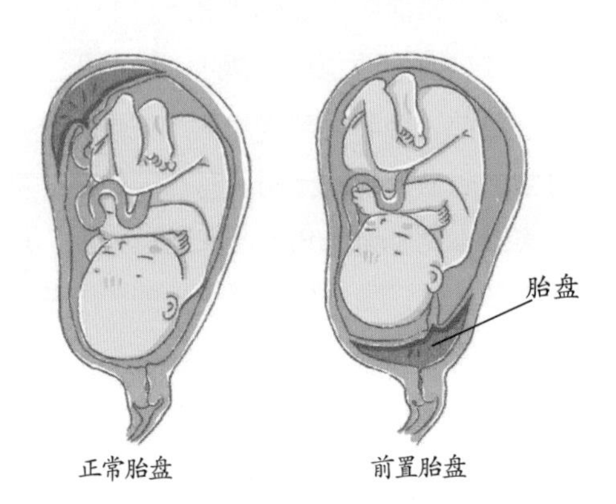

正常胎盘　　前置胎盘

实施紧急剖宫产的情况

即使在孕期内已计划好要自然分娩，但在分娩时也可能会出现必须剖宫产的情况。为了保护产妇及孩子的生命健康，遇到下面几种情况就需要进行紧急剖宫产。

分娩异常　因分娩异常而进行剖宫产的情况很常见，其比例约占所有剖宫产手术例数的1/3。年龄较大的产妇，其产道（宫颈部和骨盆处的肌肉和软组织）会随着年龄的增长而变硬，弹性也随之下降。当胎儿从产道中娩出时很有可能造成分娩困难，从而需要进行剖宫产。越是没有分娩经验的高龄产妇，实施剖宫产手术的可能性就越大。与此相应地，有生育经验的妈妈在生第二个宝宝时更容易分娩，因为这时的产道更容易扩张。此外，当阵痛较弱或因胎儿头部大于妈妈骨盆而导致无法进入到骨盆中时，也难以采用自然分娩。

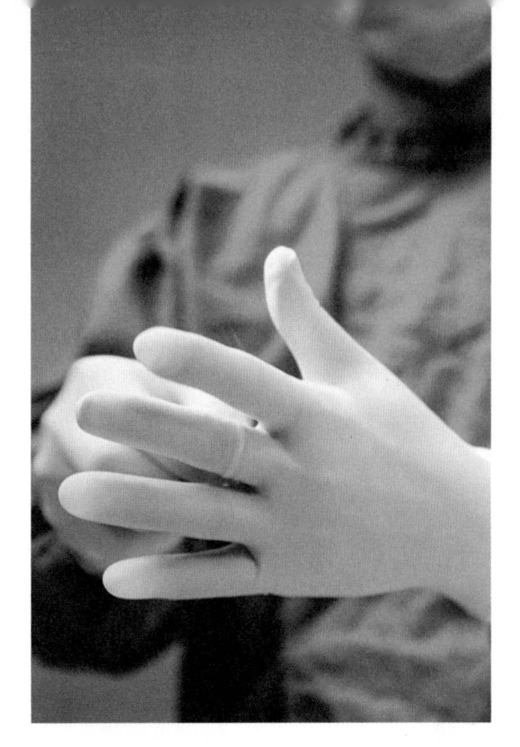

阵痛中胎儿的心率不正常 阵痛过程中，胎儿供氧不足，心率变慢。例如，脐带受到挤压或胎盘未发挥其自身功能时，氧气或营养无法传输给胎儿，胎儿的心率就会变慢。心率变慢可能是暂时的，也有可能是胎儿的头部在骨盆受到挤压造成的，这就需要医生进行准确的判断了。

剖宫产手术的优点和缺点

剖宫产的优点

- 不存在阵痛所带来的痛苦。
- 在难产、巨大儿、臀位、胎儿窘迫、前置胎盘等紧急情况下可以挽救产妇和胎儿的生命。
- 可防止出现自然分娩时发生的骨盆底肌肉损伤等问题，且在分娩后阴道不会松弛。
- 可按自己的意愿确定手术日期，可选择吉日或丈夫休假时分娩。

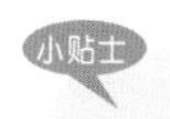

剖宫产的手术日期最好在预产期前10天

剖宫产手术的日期最好选在预产期的前10天左右，比该日期早3天或晚3天都可以。如果为了选个黄道吉日而将分娩日期定在比预产期太晚或太早的那天，可能会危害产妇或胎儿的健康。

在手术的时间上，选择有较多医生和护士的白天要好于夜间，以免发生意料之外的紧急情况。最为适宜的日期和时间最好与主治医生商量后再确定。

剖宫产的缺点

- 手术后经过5天左右才可正常走路。
- 手术后无法立即喂母乳，且在分娩后需要一直待在病房，与宝宝在一起的时间较少，难以喂宝宝吃母乳。
- 手术后会留下疤痕。
- 再次分娩时实施剖宫产的可能性要大于自然分娩的女性。
- 出现肺栓塞的可能性是自然分娩产妇的3～5倍。
- 出血量是自然分娩的2倍。出血量约为1升左右，因此需要输血的情况多于自然分娩。
- 自然分娩时，分娩过程中会给胎儿施加压力，可使胎儿肺部和支气管中积累的羊水及异物自然排出，但剖宫产分娩时需在分娩后人工吸出异物。
- 虽然安全，但毕竟是手术，所以也伴随着一定的危险。
- 产妇可能会出现情绪上的失落感。剖宫产分娩的最大缺点就是产妇的情绪状态，因无法积极参与到分娩的过程中，产妇会出现失败感。本来在孕期内已计划好自然分娩并也为之努力了，但最终却采取了剖宫产，产妇会觉得以前的努力白费了、很荒唐，这些都会对今后的育儿产生影响。手术后的几天时间一直持续的疼痛感也是另一种痛苦。

错误知识
胎儿偏大时一定要进行诱导分娩。

提前体验剖宫产

麻醉

剖宫产时有3种麻醉方法：脊髓麻醉、硬膜外麻醉和全身麻醉。脊髓麻醉是在剖宫产时经常使用的一种方法，通过向脊椎周围的脊髓液中注入药物来麻醉；硬膜外麻醉是在无痛分娩时主要使用的麻醉方法，注入药物15分钟后即可手术；全身麻醉是在完全无意识的状态下进行麻醉，在剖宫产时不常使用。

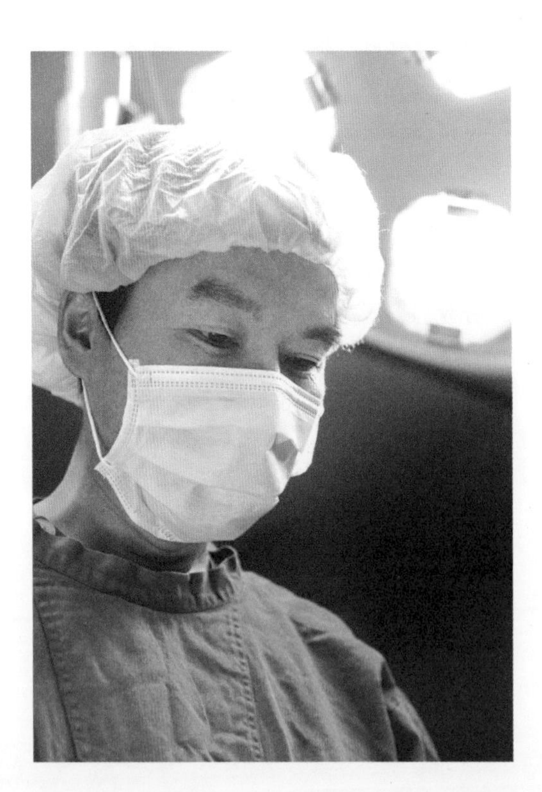

剖宫产手术中最常使用的是硬膜外麻醉（45%）和脊髓麻醉（45%），这两种方法均属于局部麻醉，被麻醉者不会丧失意识，在剖宫产手术后，可以立即看宝宝。

手术

手术前剃除部分阴毛，插上尿管，并调整手术显示屏，不让产妇看到手术部位。手术开始后5分钟左右宝宝就会出来，如果在此之前不想听到手术器具的声音，可以听着音乐等待宝宝的降临。约30分钟后，手术结束，产妇在监护人的陪伴下转移到术后恢复室中恢复。

恢复

手术后，产妇在术后恢复室停留1小时，之后被转移到病房。手术后可以喝少量水，肠道排气后可以吃东西，大部分产妇在手术次日起就可以吃固体食物。

手术12小时后可以慢慢练习走路。

最好在术后24小时内进行2次起身练习，并从术后第2天起试着自己走路。

尿管可以在术后12小时摘除，但大部分在次日清晨摘除。感到手术部位发痒时不要用手挠，可以涂抹软膏缓解。

手术后第三天就可以洗澡，第五天时可以拆线，但是为了少留些瘢痕，最好在出院1周后再拆线。（编者注：我国目前多采用可吸收线缝合，无需拆线）

剖宫产后阴道分娩

剖宫产后阴道分娩Vaginal Birth After Cesarean（简称VBAC）是指之前接受过剖宫产手术的女性再次妊娠时通过自然分娩的方式娩出孩子。美国自从1965年首次试行VBAC以来，VBAC比例曾达到30%的最高值，但由于其存在着多种危险因素，到2005年时已减少到5%。

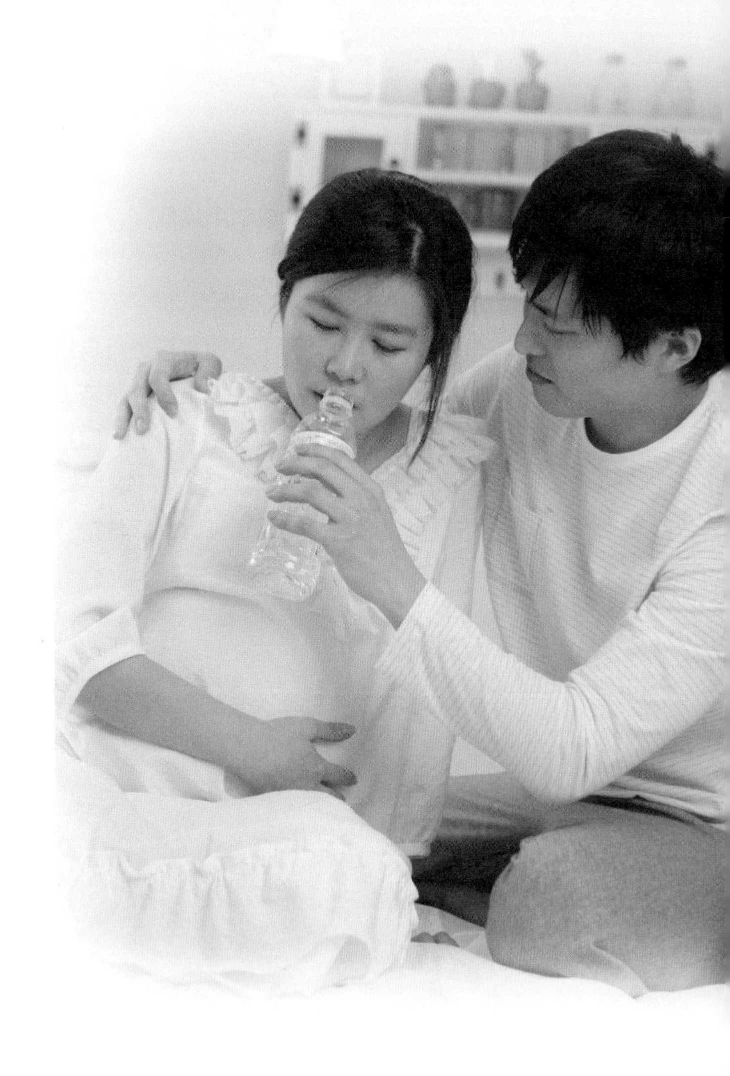

VBAC的成功率

有自然分娩史、在孕37～40周开始阵痛、胎儿较小的产妇，进行VBAC的成功率较高，而40岁以上、超过预产期、胎儿较大或有过宫口全开后接受剖宫产手术的产妇，进行VBAC的成功率小。

上次剖宫产手术的原因也影响着VBAC的成功率。曾因胎位异常而进行剖宫产的产妇，成功率为90%，因头盆不称而进行剖宫产的产妇，成功率为70%。而且胎儿

胎儿偏大就必须进行诱导分娩吗

医生指导

初产妇不容易进行诱导分娩。因为诱导分娩花费的时间长，产妇用的力气大，阵痛出现后有时又会消失。因此，即使胎儿偏大，也不会轻易进行诱导分娩。

通常，从预产期到来之后的10天内，产妇会等待自然阵痛的来临。但若预产期过了10天还没有分娩的征兆，就会考虑诱导分娩。诱导分娩会使初产妇的剖宫产的可能性增加2～3倍，因此要慎重决定，不过如果无限期地等待下去，对胎儿也不好。实际上，到了孕42周还未出现阵痛的产妇约占7%，从预产期开始计算，2周后胎儿的死亡率会增加1倍，因此分娩日期最好不要超过预产期2周。过了预产期后，最好每周按照约定好的时间去医院检查2次。

此外，当产妇出现妊娠期高血压疾病、羊水过少等继续妊娠会给妈妈或胎儿带来危险的疾病时，也会进行诱导分娩。

与此相反，也有适合诱导分娩的情况，当子宫口柔软，而且已经张开一定程度，实施诱导分娩就比较容易。

越大、产妇越胖，成功率越低。

VBAC的优点

由于不再进行手术而直接进行自然分娩，所以那些伴随着手术出现的感染、出血、并发症等情况的发生率较低。而且，产妇康复快，住院时间短，可以用较低的费用分娩。分娩后还可以立即与宝宝接触，在心理上会更有满足感。

VBAC的缺点

VBAC的失败率为30%左右，失败时会选择剖宫产，这种紧急剖宫产要比计划剖宫产更危险。实施VBAC分娩时发生子宫破裂（之前的手术部位在VBAC时出现破裂）的可能性为1%，子宫破裂的案例中约有20%会对胎儿造成脑瘫等永久性损伤。

子宫破裂本身并不具有太大的危险性，但在发现子宫破裂到实施紧急剖宫产这段时间里，可能会出现危险。因为子宫破裂后腹部会滞留大量的血液，此时需要马上实施手术，但无论手术多么迅速，也需要10～20分钟以上。子宫破裂后会出现严重的并发症，尽管发生概率低但仍有出现的可能，因此目前实施VBAC的医院很少。同时为了确保随时可以进行紧急剖宫产手术，麻醉科医生需要24小时在医院常驻，这在现实中也会遇到很多困难。

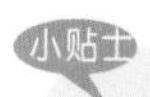

剖宫产能避免尿失禁吗

自然分娩后发生尿失禁的概率约为剖宫产的2倍。然而随着年龄的增长，这两种分娩方式所造成的尿失禁发生概率几乎相同，因此不需要为了防止尿失禁而实施剖宫产。

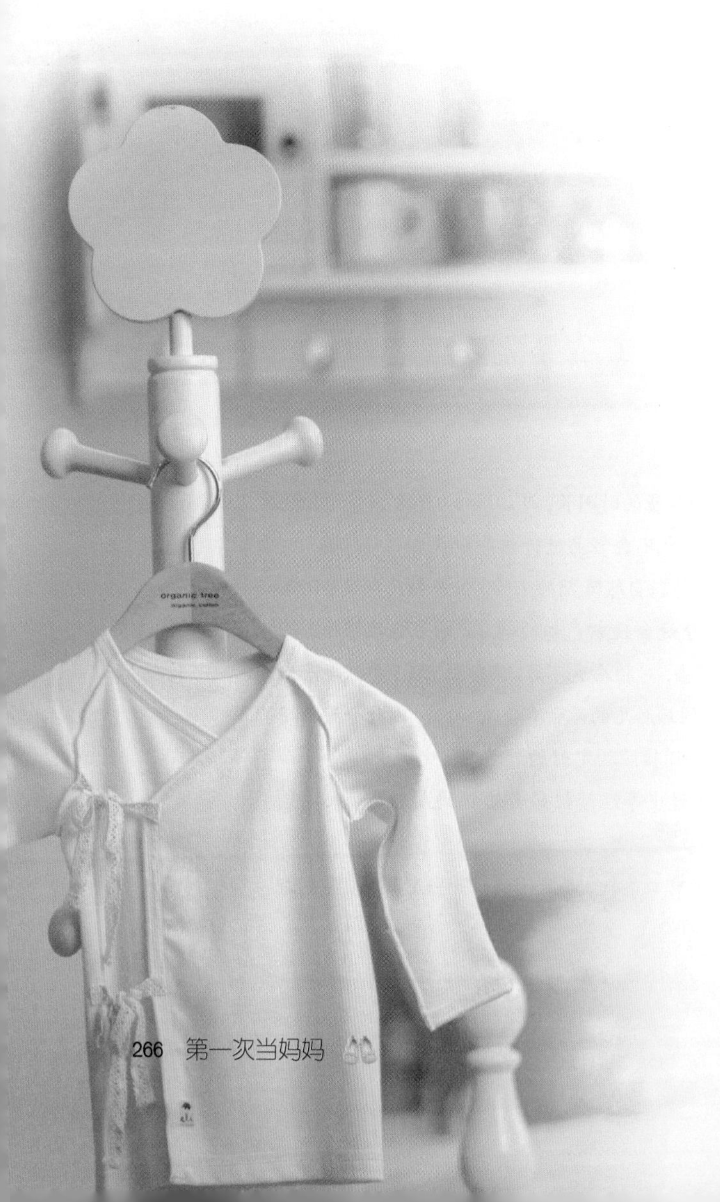

第5章 无痛分娩

为了逃避可怕的阵痛，很多孕妇想选择无痛分娩，但又出于一些安全上的担心而有点儿犹豫。她们担心无痛分娩会发生后遗症，也担心会给胎儿造成伤害。不过，这些不过是因为不了解而产生的杞人忧天的心理。无痛分娩其实是一种对产妇及胎儿都很安全的分娩方式，在全球被广泛使用。

分娩之痛，其实可以避免

古代有这样一种说法，“肚子越痛，生出的孩子越珍贵”，这是对分娩痛苦所进行的美化。我们的祖先认为，分娩是一种不可避免的痛苦，为了让产妇能够忍受痛苦而将其赋予了积极的含义，这也是祖先们的智慧。然而，现在不再需要这种将分娩痛苦美化的说辞，因为已经有了可以减少痛苦的无痛分娩。女性无须因恐惧分娩的痛苦而决定婚后不生孩子，也没有必要怀着恐惧的心理来度过本应是快乐的孕期。科学技术的发展使得处理疼痛的医学技术也在一同发展，无痛分娩是一种对产妇及胎儿都十分安全的手术，目前已经普及，在全球被广泛使用。

分娩的阵痛比癌症晚期的疼痛还要痛

人体的任何一个部位受伤时都会感觉到疼痛。根据受伤部位和受伤程度的不同，疼痛也分了不同的强度，而阵痛时所感受到的疼痛被归到非常疼痛的级别。

据有关调查显示，分娩的疼痛感要远远强于摔伤、扭伤、刀伤、骨折、牙痛、关节痛及癌症晚期疼痛。对于分娩进程已经进行了30%的初产妇而言，这种极度的疼痛会持续8小时左右。

错误知识
如有腰痛，则无法进行无痛分娩。

减轻阵痛的无痛分娩

无痛分娩，顾名思义，它是一种可减少阵痛时疼痛感的分娩方式。在产妇脊柱间隙插入一根非常细的胶管，持续向其中注射镇痛剂，用于麻醉疼痛神经。无痛麻醉有脊髓麻醉与硬膜外麻醉两种，通常采用硬膜外麻醉，因此无痛麻醉也被称为硬膜外麻醉。产妇在分娩过程中的疼痛分为宫缩疼痛、宫口扩张疼痛、产道打开时的疼痛，而在无痛分娩的情况下这些疼痛会减轻甚至消失。

麻醉部位

实施硬膜外麻醉后，被注入药物的部位下方即肚脐下方会被麻醉。为达到对分娩的最小影响，所用药物很少，因此产

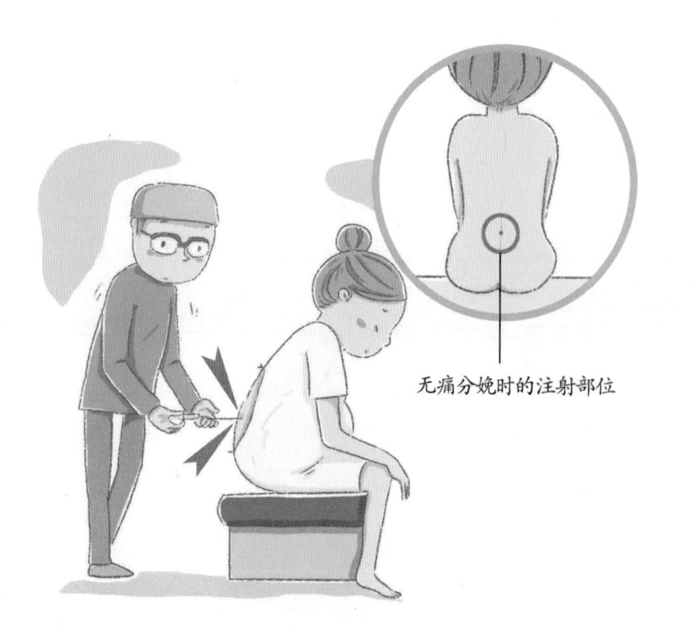
无痛分娩时的注射部位

妇可以走路，在分娩时也可以用力。同时麻醉药不是通过血管吸收的，所以产妇可以保持意识清醒。

无痛分娩的优点

很多产妇都担心无痛分娩会留下后遗症，然而严重后遗症的情况很少出现，大部分出现的都是头痛、恶心等轻微的副作用。无痛分娩具有以下优点。

- 不会对分娩感到恐惧和不安，在10个月的孕期内可以快乐地等待分娩。
- 可以顺利地忍受早期阵痛。无痛分娩在子宫口开至3～4厘米时进行，产妇可以在脑海中想着“再忍一会就进行无痛分娩了”来顺利地挺过早期阵痛。子宫口开至3～4厘米后，真正难以忍受的阵痛才会来临。
- 许多孕妇因受不了那瞬间的阵痛而希望接受手术，如果进行了无痛分娩，不会出现因无法战胜阵痛而进行紧急性剖官产的情况。
- 可以更好地用力。没有进行无痛分娩时，产妇为了挺过6～7小时的痛苦阵痛而筋疲力尽，等最后真正需要用力的时候却没力气了。无痛分娩可以让产妇在宫口扩张期舒适地等待，待宫口全开需要用力时再集中全身力气。
- 无痛分娩在需要转到紧急剖官产时也十分有用。为了实施剖官产手术，无须再次进行麻醉，直接利用先前插入的管子注入药物即可。
- 无痛分娩的效果会一直持续到分娩后。大部分产妇在分娩后由于会阴切开部位疼痛而无法正常走路。此时如果再注射一次无痛药物，就会大大减少会阴部的疼痛感，易于产妇的活动。
- 对于分娩会留下幸福的回忆，而不是痛苦的回忆。在见到宝宝的瞬间，充满了与宝宝相遇时的喜悦之感，而不是因饱受长时间的苦痛而打碎了这一美好的瞬间。同时，也不会对分娩留下痛苦的印象，在下次分娩前能够以舒适的心态度过10个月的孕期。

无痛分娩可能会出现的问题

由于是无痛分娩，所以不会出现产妇死亡的情况。每1万名产妇中有3名，即0.03%的比例会发生严重的副作用，这种比例可以说是相当安全的。不过，无痛分娩也存在着几个缺点。

- 分娩时间可能会延长。无痛分娩会导致分娩时间平均延长1小时。但据研究显示，若在宫口开至4厘米后实施无痛分娩，其分娩时间与正常分娩时间并无太大差异。

- 使用催产素的可能性增加。接受无痛分娩以后，有可能出现宫缩变弱的情况，此时可使用催生素来促进宫缩。
- 阴道手术助产及切开会阴的可能性增大。子宫口全部张开后分娩时间延长，但此时若产妇无法准确用力，则需要运用器械帮助胎儿娩出，同时也可能需要将会阴部切口变得更大。
- 难以用力。有的产妇在无痛分娩后会失去知觉，不能正常用力。即使投入同量药物，不同的人也会出现不同的反应，有的人药效显著无法感受到宫缩，有的人则因腹肌及骨盆肌肉失去力气而导致无法正常用力。为了防止实施无痛分娩后产妇无法自发用力，在麻醉时只会使用少量药物。虽然无痛分娩的产妇感觉到的阵痛较为微弱，但可以通过肛门周围的压迫感受到用力的时机，等宫口全开后，会自然用力，所以大部分情况下也不难用力。
- 可能会出现低血压。为了防止低血压，在采用无痛分娩时要开放静脉输液。
- 由于无痛分娩时所用的药物作用，产妇可能会感觉到恶心。不过，即使未进行无痛分娩，也可能因为阵痛而出现恶心的症状。
- 根据个人体质的不同，即便是采用了无痛分娩也可能无法止住疼痛或者只是轻微减少了疼痛。因为每个人的脊柱结构都不相同，药物有可能无法完全浸润脊髓中的神经。无痛分娩后，当导管松动脱离原位置时也会出现这种情况，此时变换导管的位置即可。
- 无痛分娩后可能会导致腰痛，但大部分

错误知识

采用无痛分娩后不能走路。

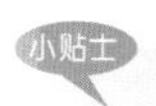

减轻阵痛的拉梅兹呼吸法

如果既不喜欢分娩时令人恐怖的阵痛，也不喜欢使用麻醉剂，那么可以尝试用自然疗法来减少阵痛。自然疗法可以在不使用药物、不实施医疗行为的前提下，促进产妇体内分泌出大量用于减轻疼痛的内啡肽物质。拉梅兹呼吸法是其中最常见的减缓阵痛的方法，其优点是可以集中精力呼吸，在阵痛时分散注意力，还可以给产妇及胎儿传输充足的氧气。产妇最好在分娩前就能通过分娩教室等场所提前学习并掌握相关知识。

第一阶段：慢慢呼吸

口鼻慢慢深吸一口气，之后再用嘴慢慢呼气，呼气的速度相当于平时的一半。

第二阶段：变形呼吸

减少呼吸量，加快呼吸速度，可根据阵痛的有无来调节呼吸的频率。

第三阶段：固定模式呼吸

当阵痛到达最强时开始以固定模式呼吸，并以快于平时的速度呼气，按照“哈-哈-哈-呼”或“嘿-嘿-嘿-呼”的频率，有节奏地配合呼吸。

都是暂时性的，几天内即可消失。如果在几年后出现了腰痛症状，常被人们称为“无痛分娩后遗症”，但事实并非如此，即便不实施无痛分娩，产妇也可能在几年后出现腰痛。

- 无痛分娩后出现严重头痛的产妇每100人中有1～2人，一般平均4天后会消失。

错误知识
无痛分娩对胎儿有害。

关于无痛分娩的几点疑问

所有人都可以无痛分娩吗

很多妈妈都会问：“我平时腰疼，可以无痛分娩吗？”

正在出血、有出血倾向、有脊柱疾病、做过脊柱手术、脊柱侧凸严重的产妇等人群都难以接受无痛分娩，但之前出现过腰痛或目前也有腰痛以及有坐骨神经痛、腰间盘突出的产妇是可以接受无痛分娩的。无痛分娩是在与腰椎间盘或腰痛部位无关的地方注入麻醉剂，因此不会出现问题。也就是说，除了0.1%的特殊情况以外，任何人都可以接受无痛分娩。

应该什么时候实施无痛分娩

在正式的阵痛来临后才会进行无痛分娩，也就是说，当出现以5分钟为间隔的规律性阵痛，且宫口已开至3～5厘米时，就可以采用无痛分娩了。

当然，如果在此之前产妇就已无法忍受，也可以提前进行无痛分娩。

子宫口开至3厘米前不进行无痛分娩的原因

- 子宫口开至3厘米前出现的阵痛很可能是假阵痛。大部分产妇可以忍受假阵痛，因此没有必要非得去医院。
- 可能会导致阵痛停止，而若要使已经停止的阵痛重新出现，就要使用催产针，这会增加剖宫产的可能性。
- 若无痛分娩过早进行，相对来说会增加分娩前的阵痛时间。随着时间的进行，插着麻醉剂的软管可能脱离原来的位置，从而使镇痛效果失效。同时，软管还有可能脱离原位置后进入到血管中。

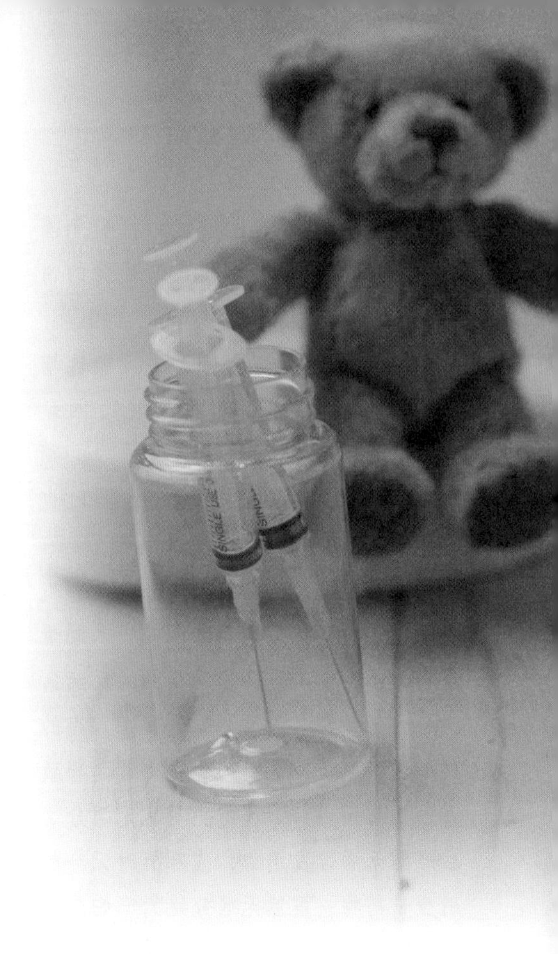

无痛分娩的步骤有哪些

无痛分娩时需要在脊柱间隙中插入针头，产妇们对此也许会感觉到恐惧。如果能提前了解无痛分娩的步骤，就能缓解这种恐惧。

- 手术时必须坐着或侧躺。
- 对注射麻醉药的部位进行消毒。
- 通过纤细的注射针进行局部麻醉。此时会感觉到些许刺痛，类似于3秒钟左右的臀部注射疼痛感。无痛分娩的疼痛感也仅此而已。
- 局部麻醉后插入注射针，这时会感觉到类似于气袋破裂时的发闷沉重感，但不疼。
- 插入注射针后，再插上精细的导管，通过导管注入药物。药物注入有两种方法，一种是每当药效降低时分次注入，一种是一点点连续注入药物。

无痛分娩时的感觉是怎样的

药物被注入后，从腿到脚底会感觉到发麻。此后肚子的疼痛会逐渐开始减弱，约过15分钟疼痛几乎消失。骨盆下方抽筋般的感觉在逐渐加强，脚底以上的下半身部位几乎都被麻醉。虽然脚可以活动，但并不会有特殊的感觉。

无痛分娩真的不疼吗

无痛分娩后，有的产妇完全感觉不到阵痛，有的产妇则仍旧有疼痛感。

实施无痛分娩后能够感觉到阵痛的产妇为7%左右。这是因为无痛分娩中只使用少量药物，腿部仍可以活动，所以会感受到些许阵痛。通常注射麻醉药后15分钟，疼痛会消失，仅能感受到子宫部位的压迫感。

对胎儿没有伤害吗

如果是向肌肉或血管内注射镇痛剂，药物会通过血液对胎儿产生影响。同时产妇注射镇痛剂后，若在药效失效前分娩，则可能造成新生儿呼吸异常。不过，无痛分娩时注入的麻醉药不会被吸收到产妇的血管中，药物也就不会传输给胎儿，更不会对胎儿带来任何影响。

所有医院都能够进行无痛分娩吗

并不是所有医院都能够进行无痛分娩。一定要事先向医院询问好是否可以无痛分娩、是否设有麻醉科医生。最好选择夜间也可进行无痛分娩的专业妇产医院。

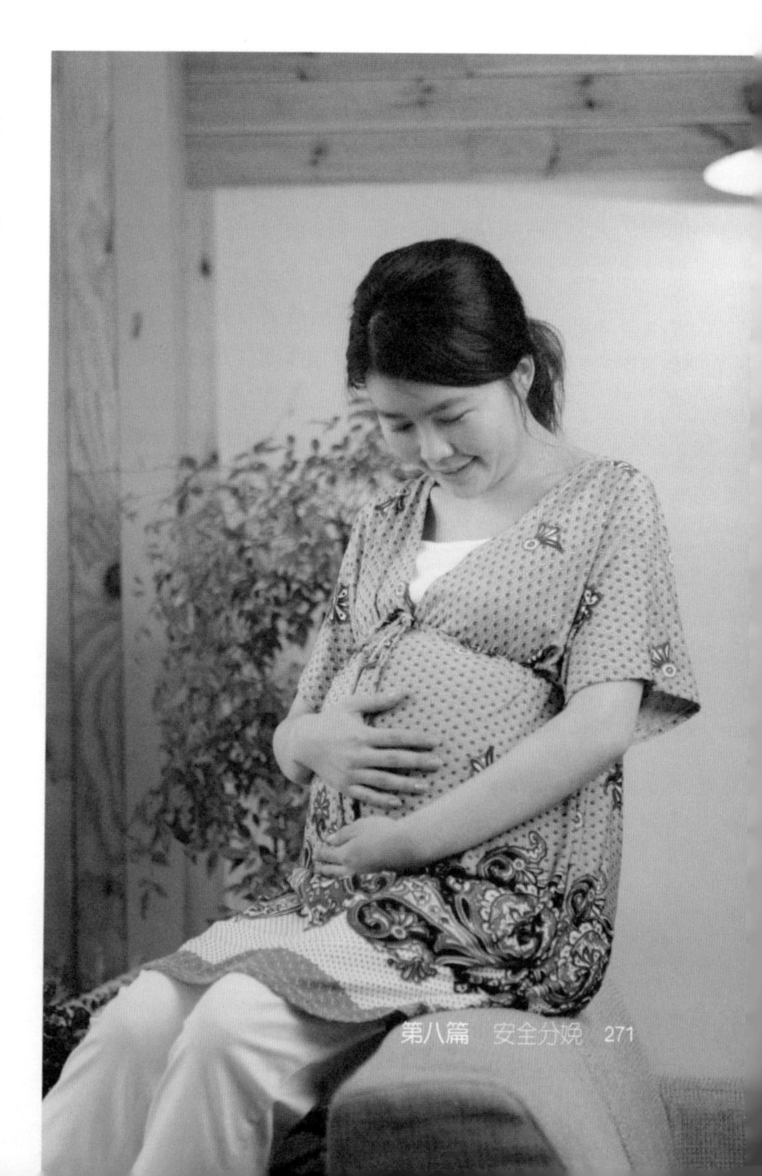

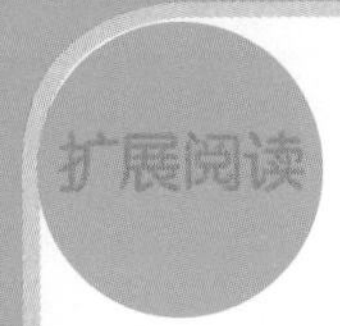

避免剖宫产，妈妈要这样做

大部分产妇都不希望剖宫产。实际上，很多妇产科专业医生也认为，近乎一半以上的剖宫产都没有必要进行。下面就让我们来看一下怎样通过产妇和医生的努力来避免剖宫产吧。

到剖宫产率低的医院找剖宫产手术少的医生

- 各医院的剖宫产率存在很大差异，要选择剖宫产率低的医院。通常，对于相同的妇产科来说，专业妇产医院的剖宫产例数要少于小医院。
- 要注意主治医生的选择。并不是每个医生都是相同的，即使是在同一个医院，也要找那些致力于自然分娩的医生。可以通过分娩室的护士询问哪个医生的剖宫产例数少，也可在网上论坛里打听产妇比较喜欢的医生。所有妇产科医生的实力都存在个人差异，性格也均不相同，因此即使是在同一个医院，也要注意主治医生的选择。

向主治医生表达自己想要自然分娩的信念

- 从孕早期开始，就向主治医生表达自己一定要自然分娩的意愿。向其表述自己不想要手术的意向，并咨询自然分娩的方法。优秀的主治医生通过一张超声图像即可确认宝宝的健康情况，而且还会告诉孕妇为了自然分娩需要做的事情。
- 如果医生说非得要做手术，那么就要询问是否真的有必要做。如果是因为宝宝太大或分娩的进展较为困难而必需要剖宫产的话，也要再次询问是否一定要这么做，再次向医生表达自己想要自然分娩的信念。超声上的胎儿体重和实际的胎儿体重会出现5%~10%的差异。
- 有些孕妇想要自然分娩的信念格外强烈。她们会认为，无论怎样主治医生都要帮助自己，而看到这种相信医生并听从医生的孕妇，医生也愿意尽自己所能来帮助，这也是人之常情。

认真接受定期检查，保持正常体重

- 认真接受每月定期检查，可以预防妊娠期高血压疾病、妊娠糖尿病、巨大儿等问题，同时还可以增加自然分娩的可能性。

- 留意体重的增加。剖宫产的原因中最常见的就是胎儿大于产妇骨盆。也就是说，胎儿的体重是影响剖宫产的重要因素。胎儿的体重与产妇的体重成正比，若希望自然分娩，重要的是在孕期保持合理的体重。

避免诱导分娩

诱导分娩是使用引发阵痛的药物人为地产生宫缩，它不会自然出现阵痛，因此产程容易变长，最后实施剖宫产的概率较高。

子宫口开至3厘米前无须入院

在子宫口开至3厘米前，大部分产妇宫缩较弱，进展较慢。在注射了使这种较弱的宫缩变强的宫缩剂后，宫缩就会加强并持续更长时间，这会增加出现胎儿窘迫而实施剖宫产的可能性。胎心监护也是如此，虽然胎心监护能够查看胎儿健康状态，但同时也增加了剖宫产的概率。

此外，产妇若较早地进入分娩室这一相对陌生的环境中，容易产生不安感，从而使宫缩变弱，分娩进展变慢。如此一来，在医院停留的时间增长，最终增加了剖宫产的概率。据统计，入院待产时间越长的产妇，实施剖宫产手术的可能性越大。

不提前实施无痛分娩

出现假阵痛时进行无痛分娩会使阵痛变慢或消失。如果阵痛未来临，就可能人工注射宫缩剂，从而增加了剖宫产的可能性。

阵痛过程中也要常喝水、多活动

虽然不能明确地判断出哪个姿势可以减少剖宫产的可能性，但有研究显示，在阵痛过程中不时地走路、蹲坐、靠坐等变换姿势可加快分娩的进程。而输液、胎动检查等会妨碍到产妇的活动，因此如非紧急情况，最好晚些时间再输液。

阵痛中也可以吃东西。入院时可以准备绿茶饮料、糖果、巧克力、清凉饮料等，在必要的时候吃一些，这会对之后的用力起到帮助作用。正式的阵痛开始前，也可以吃些米粥等软质食物。

请一定要记住

安全分娩 **概要一览**

了解正式阵痛来临前的症状

- 感到胎儿在向下坠。
- 流出混有血水的黏液（见红）。
- 出现假阵痛。
- 流出羊水。

区分假阵痛和真阵痛

阵痛是宝宝来临前的信号，然而在假阵痛出现时不需要去医院，最好在家中等待下次阵痛的出现。即使真阵痛来临，离真正的分娩也需要一些时间。当孕妇察觉到腹部闷痛时，最好能区分出是真阵痛还是假阵痛。

- **假阵痛：**阵痛间隔不规律。疼痛部位主要在下腹疼痛，当静躺不再活动时，痛感减少。
- **真阵痛：**阵痛间隔规律。整个腹部而不是某一部位疼痛，静躺时阵痛也不会消失。

初产妇分娩还需要一段时间

当阵痛开始后，产妇会觉得宝宝马上就要出生了，但是在子宫口开至3厘米前最好还是静静在家等待，等宫口开至3厘米时再去医院。一般即使宫口已经开至3厘米，直到开至10厘米前平均还需要7小时左右。同时，即使宫口全开，在娩出宝宝之前也需要再用1个小时。所以初产妇在宫口开至3厘米到了医院后，直至娩出胎儿仍需等待8个小时。

孕期进行用力练习

子宫口扩张之前，子宫会一边收缩一边慢慢推动胎儿，当子宫口完全张开以后，胎儿的头部会挤到妈妈的骨盆中。如果胎儿在这里长时间停留，也会感到很累，所以妈妈需要配合着宫缩用力。

为了能在分娩时准确用力，孕妇平时就要多练习用力。与胸式呼吸相比，腹式呼吸可在肺部呼进呼出更多的空气，有助于分娩。可以每天在卫生间时配合着腹式呼吸，进行收缩腹肌、放松肛门周围肌肉的练习，肛门打开的同时产道也被打开。

在本章，我们已经了解了安全地进行自然分娩和剖宫产的方法。让我们再次确认一下那些必须要牢记的要点吧！

勒博耶分娩法

- 勒博耶分娩法可以给产妇和胎儿创造最自然的分娩环境。
- 看见宝宝头部时将分娩室调暗。
- 在分娩室中悄声说话。
- 宝宝出生后立刻将宝宝放到妈妈怀中，让其吮吸奶头。
- 5分钟后，爸爸将脐带剪断。
- 爸爸在热水浴缸中给宝宝洗澡。

了解避免剖宫产的方法

- 到剖宫产率低的医院分娩。
- 选择建议自己自然分娩的主治医生。
- 主治医生确定后，向其表明自己一定要成功自然分娩的信念。
- 坚持认真接受产前检查。
- 孕期管理好体重，使体重合理增加。
- 如非必要不进行诱导分娩。
- 在子宫口开至3厘米前不去医院。
- 希望无痛分娩的产妇在子宫口开至3~4厘米后再进行。
- 阵痛的过程中经常活动。
- 产妇不主动要求剖宫产手术。当必需进行手术时，再次询问是否一定要做手术。
- 要坚定自身想要自然分娩的信念。

无痛分娩对胎儿及产妇都是安全的

大部分产妇会在专业妇产医院实施无痛分娩，但也有产妇因一些误解而反对无痛分娩。其实，几乎所有的产妇都可以进行无痛分娩，而手术后多数不会感觉到阵痛。通常在宫口开至3厘米以上才使用纤细的针实施麻醉，这对胎儿和产妇都是安全的。

第9篇

不可忽视的产后调理

生完宝宝后，大部分妈妈想着终于要否极泰来了。然而痛苦真的结束了吗？事实上，有更多的妈妈认为，孕期的生活要好于产后。因为在产后，妈妈需要做的事情会更多。本来身体就虚弱，还要照顾宝宝，很多妈妈都不知道自己一天天是怎么过来的。如果想要更好地照顾宝宝，就不能忽视产后调理，只有自己身体好了，才能为宝宝撑起整个世界。

下面就让我们来了解一下如何在产后健康坐月子、尽快恢复身体吧！

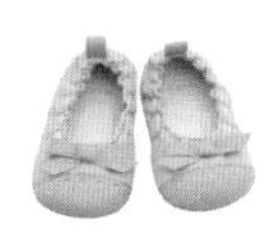

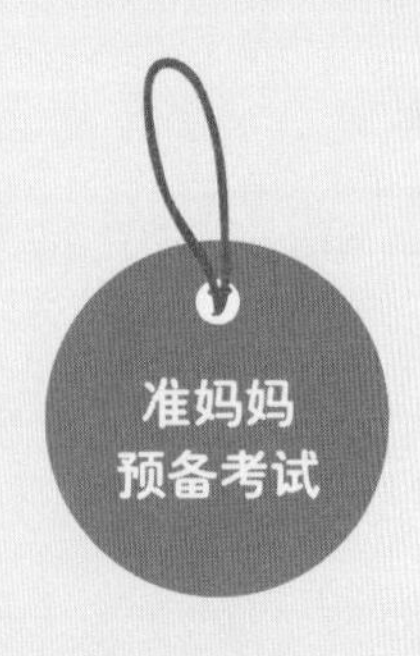

你了解多少呢？

产后调理决定着产妇的健康状态，产后调理时只要休息就行吗？

1. 让子宫和阴道恢复到孕前状态的产褥期，一直持续到产后几周
   ①4周
   ②6周
   ③8周
   ④12周

2. 哪项对产后宫缩痛的说明是错误的
   ①这是分娩后子宫缩小引起的现象
   ②母乳喂养会加重疼痛感
   ③分娩次数越多，疼痛越严重
   ④分娩后持续1～2周

3. 以下对尿失禁的说明中，错误的一项是
   ①因分娩造成骨盆底肌肉松弛而出现的症状
   ②越肥胖、分娩次数越多，越易出现
   ③凯格尔运动有助于治疗尿失禁
   ④剖宫产不会出现尿失禁

4. 下列用于尽快消除产后水肿的方法中，哪项是错误的
   ①饮食清淡
   ②穿厚重的衣服排汗
   ③将腿抬高，消除腿部水肿
   ④多喝水，通过尿液排出钠

5. 分娩后，哪种情况需要到医院就医
   ①产后不易消肿
   ②头发大量脱落
   ③3周后仍然出血
   ④阴道分泌物增多

6. 以下产后调理的方法中，哪项是正确的
   ①夏天也要穿厚厚的内衣
   ②多吃有营养的月子餐，促进体力恢复
   ③尽量不活动，应充分休息
   ④自然分娩的妈妈在分娩当天可洗澡

7. 以下对剖宫产产后调理的说明中，正确的是哪项
   ①手术后2～3天再走路
   ②2周后再洗澡
   ③剖宫产手术后的产妇也可以喂母乳
   ④24小时内要静躺

8. 哪项是预防产后出现关节痛的方法
   ①避免冷风、冷水，预防产后风
   ②尽量不久站、不长时间走路

③避免跪坐的习惯

④蹲坐运动有帮助作用

9. 以下对自然分娩的产妇说明中，错误的一项是

①可以立即洗澡

②产后3周都可能出现恶露

③不能吃冷食

④尽量快速走路

10. 以下对分娩后乳房疼痛的说明中正确的是

①首次喂母乳时若乳房较硬，应先吃药

②宝宝吃完奶以后，将乳房中剩下的乳汁完全挤出，以减轻疼痛

③用冷毛巾按摩，有助于减轻疼痛

④疼痛持续6个月～1年

11. 以下哪项对分娩后出现的关节痛的说明是错误的

①分娩后出现关节痛是由于孕期分泌的松弛激素造成的

②松弛激素除了骨盆以外，还可以使双臂及双腿上的其他关节变得柔软

③松弛激素的影响约持续1年左右

④错误的母乳喂养姿势会影响关节痛

12. 哪项是预防产后肥胖的好方法

①为了消除水肿而排汗

②吃南瓜提取物

③母乳喂养

④一定要吃养生食物

13. 世界卫生组织（WHO）建议孩子出生后持续几个月的母乳喂养

①1个月

②2个月

③3个月

④6个月

14. 产后首次同房最好从什么时候开始

①3周后

②6周后

③8周后

④12周后

15. 母乳喂养期间，最好不要用的避孕方法是哪种

①避孕套

②口服避孕药

③节育环

④体外射精

答案：1.② 2.④ 3.④ 4.② 5.③ 6.④ 7.③ 8.③ 9.③ 10.② 11.③ 12.③ 13.④ 14.② 15.②

第1章

正确进行产后调理

在安全结束困难的孕期及分娩过程后，又有一个新的课题等待着产妇，那就是产后调理。若产后调理得不好，可能会给女性带来一生的痛苦。虽然所有产妇都知道产后调理的重要性，然而若是听取过去不科学的产后调理方法或网上流传的错误信息，最终会对身体造成伤害。只有用科学的知识调理身体，才能重新找回孕前的健康状态。

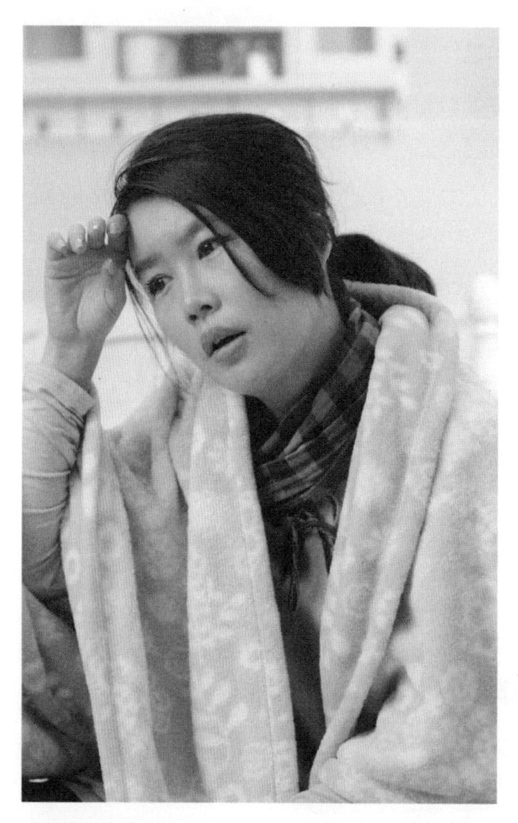

产后调理，要讲科学

时代在变迁，固守着古代产后调理方法的国家并不多。产后避免冷食、注意保暖、不要经常活动、多吃适合产后的食物等，这些从古代流传下来的产后调理指南就如同一个不成文的规定，被遵守到现在。然而，这些指南是否适合生活在完全不同环境中的现代产妇呢？下面就让我们来看一下，在格外严格与独特的传统产后调理方法中，我们应该汲取的经验及所做的改善。

在温暖的环境下可以洗澡

古人认为，产后若吹到凉风，凉风就会侵袭入骨，出现骨头和关节怕凉、疼痛的产后风。因此古代尤为强调，产后三七日（3周）内要避免身体接触到凉风、凉水。这种想法很大程度上源于过去人们的居住环境。古代的居住环境很容易从外面吹进凉风，也很难在寒冷的冬天里洗澡，因此禁止产妇洗澡。而今天，产妇都生活在温暖的房间中，因此就没有必要再禁止洗澡了。

当然，让身体保暖也是有好处的。分娩后，由于身体排出了羊水和血液等，产妇会感觉到寒冷，而保持身体温暖可以放松分娩时变得紧张的肌肉。

在美国、加拿大或欧洲的西方国家，是没有这种传统的产后调理的。那里的产妇分娩后1小时就可以喝凉水，同时也可以去洗澡。

自然分娩者可在分娩当天洗澡

阵痛和分娩的过程就如同经过了一条让肉体和精神双重痛苦的通道。分娩后洗澡不仅可以清洗掉分娩时沾到的血液及羊水，而且还可以清洗掉汗液，让产妇产生愉快的心情，有助于放松紧张感。

分娩后若未出现眩晕症状，也可以在病房中进行简单清洗。出现眩晕的产妇，可以让其他人帮忙洗澡。自然分娩的产妇在分娩当天就可以洗澡，但剖宫产的产妇须在分娩后3天才可以。

3~4周后可以泡澡

产后，阴道会持续排出含有血液、坏死蜕膜组织的恶露，产妇应在恶露现象结束后再泡澡。一般在产后3～4周后就可以泡澡了，此时自然分娩的产妇会阴缝合处已干净愈合，而剖宫产的产妇腹部伤口也已全部愈合。

一直休息会使产后恢复变慢

在传统的产后调理中，产妇被要求除了喂母乳及吃饭的时间外，禁止其他活动，尤其是产后3周之前严禁外出。这是因为，几十年前很多产妇在下地劳作时生了孩子，有的产妇在分娩第二天还要继续劳作。为了保护产妇的健康，就有了禁止其外出或做家务的传统。

不让产妇活动的另一个原因是为了预防感染。过去的分娩中，不存在切开及缝合会阴这一过程，在分娩时会阴容易被撕伤，而过去又没有抗生素，所以伤口部位常在几个月内反复化脓、愈合。

但是，若是现在仍旧强制产妇长时间内不去活动，可就变成了一种痛苦。这会使产妇体力下降，产后恢复放缓，甚至还可能出现静脉血栓等致命的并发症。

医生指导

为什么分娩后肚子还是鼓鼓的

观察那些分娩后一两天的产妇，你会发现很多人的肚子依然是鼓鼓的，有的产妇甚至会产生“难道肚子里还有一个宝宝”的怀疑。产后腹部若想恢复到原来的状态，需要很长一段时间。首先孕期松弛的腹部肌肉重新恢复弹性需要花费一段时间，而子宫回缩恢复到原来的大小也需要一个月左右。

产妇的体重在分娩后会立刻减少3～4千克，但这其中包括3.2千克的婴儿体重、1千克的胎盘重量、以及羊水和血液等其他物质的重量。但也有产妇分娩后体重未发生变化，这多是由于产后水肿导致的，随着水肿的消除，体重也会逐渐减轻。

错误知识

产后调理的过程中不可以吃冷食、硬食。

适当的运动可促进快速康复

如果长时间休息会使肌肉退化，导致肌肉力量下降，以至于稍微活动或抱抱孩子就感到疲劳。虽然产后需要充足的休息，但2～3天后可以慢慢开始做家务。适当的运动会使妈妈的心情变好，增加自信心，同时对缓解便秘及预防血栓也有良好效果。

即使在月子中心坐月子，也不能只是过于舒适的静养。如果每天只是在月子中心躺着休息，那等到突然回到家中做家务时，身体会吃不消。即使家中雇佣了月嫂，产妇也需要适当活动身体，这样才能够为将来自己带孩子做好准备。

若是在家中坐月子，产后1周可在家人帮助下做些简单家务，但不要开车。产后3周可以做相当于平时80%的家务量。

产后症状调理方法

医学上一般将产后的6周称为产褥期。这一时期之所以重要是因为这是产后子宫和阴道恢复到孕前状态的关键时期。子宫从产后开始收缩，2周后进入到骨盆内部，6周时几乎与孕前大小相同。

正如怀孕时会突然出现的孕吐、眩晕等症状一样，随着产后孕期激素的急剧减少，在6周的产褥期内也会出现产后抑郁症、尿失禁、乳腺炎等新的问题。

产后宫缩痛

产后子宫也会收缩，因此，产妇会出现阵发性的腹痛。产后的宫缩是为了防止子宫出血而产生的正常现象，一般被称为产后宫缩痛或子宫收缩痛。越是有分娩经历的产妇，疼痛得越严重。母乳喂养会让疼痛加重，因为宝宝吸吮乳头时会令催产素分泌增多，从而刺激子宫收缩，降低产后出血的发生率。

随着时间的流逝，产后宫缩痛会逐渐

阅读提示

国外也会坐月子吗

不仅仅是美国等西方国家，即便是与我们距离较近的日本也没有坐月子一说。那里的大部分产妇在自然分娩后2～3个小时就可洗澡，而剖宫产的产妇在2～3天后也可以洗澡。

在这些国家，虽然丈夫也会请1周左右的生育假来帮助产妇，或是雇佣护理人员来协助母乳喂养，但是没有月子中心或月嫂。

因此，关于不同于这一文化的西方人是否真的会在年老后出现关节痛的问题，我们也有必要进行下比较。

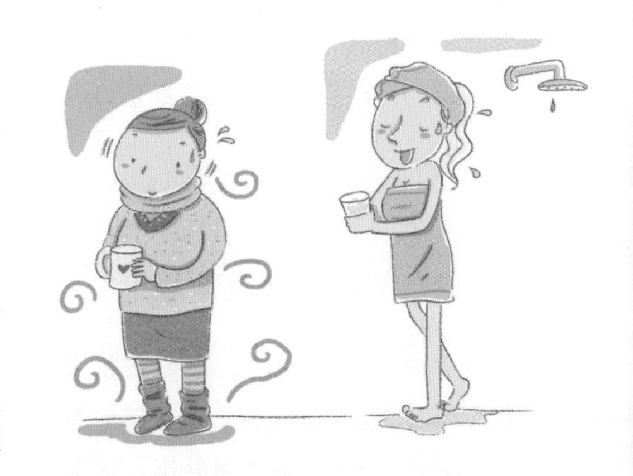

东方的产后调理和西方的产后调理

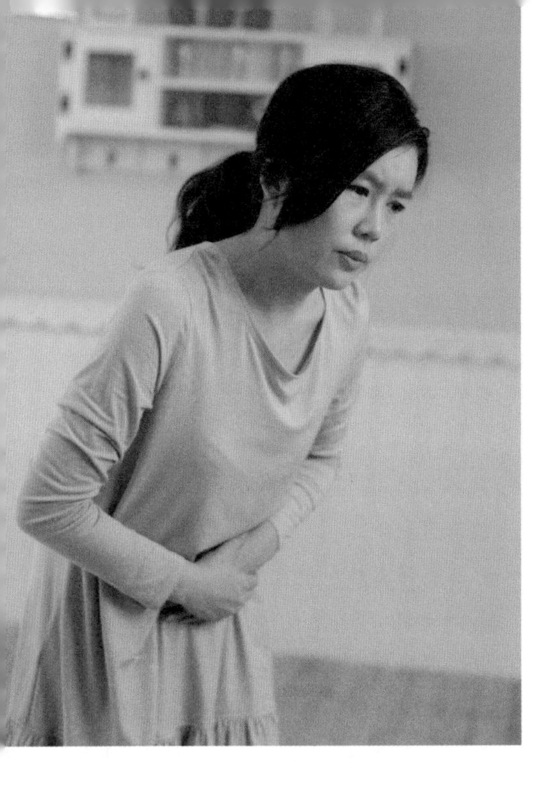

好转，大约在第三天时消失。通过这一过程，孕期松弛的子宫在产后6周几乎恢复到了孕前大小。

请这么做

如果产后宫缩痛很严重，可在开始喂母乳前排空膀胱，并在喂母乳30分钟前服用镇痛剂。大部分镇痛剂不会通过哺乳对宝宝产生影响，但也要在咨询医生后根据医生的处方选择能安全服用的药物。

恶露

分娩后，子宫中的胎盘残物等组织会慢慢排出，导致阴道分泌物增多，这种分泌物就被称为“恶露”。产后几天排出的恶露，因其中混有血液，故而呈现出红色。过了3~4天后，颜色逐渐变浅，呈现出稍带有光泽的粉红色。到了10天后，颜色会从黄色逐渐变成类似于白色。恶露在分娩后会持续4~6周。

请这么做

恶露出现时使用卫生棉条可能会发生感染，因此要使用卫生巾。不过，卫生巾也不要长时间使用，应经常更换，以免引起外阴瘙痒。平时要注意保持阴部干燥，发生瘙痒时可涂抹皮肤软膏。

会阴疼痛

自然分娩时，很多情况下会将会阴切开2~4厘米后再分娩。因此多数产妇会在分娩后因为会阴疼痛而无法走路，坐着时也会出现严重不适。由于会阴缝合部位可能因阴道分泌物、小便、大便等受到污染，因此要多加注意，防止会阴部出现炎症。

用于缝合会阴部的手术线会自然融化或脱落，无须特意将其去除。通常建议在分娩1周后到医院就诊，确认会阴部是否愈合。

错误知识
会阴部切开处的手术线应该去除。

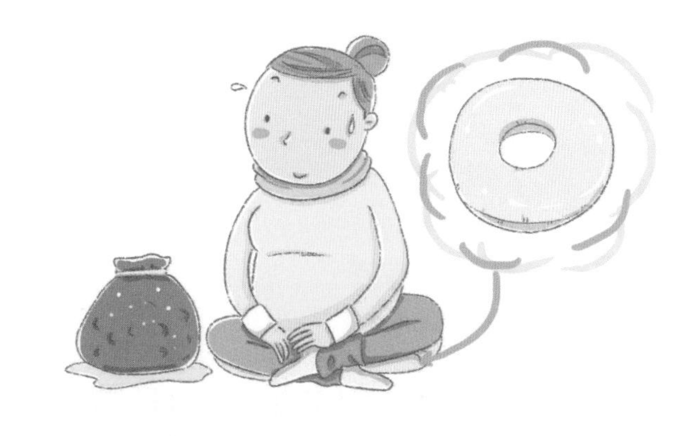

请这么做

分娩后产妇的会阴部会发生某种程度的水肿，这是由于分娩时的用力造成的。此时在会阴部放上冰袋，可改善水肿。为了减缓会阴部的疼痛和水肿，可以在12

小时内经常对会阴部进行冰敷，每次稍敷片刻即可。

若通过冰敷或坐浴也无法减轻肛门或会阴部的疼痛，可以用含有镇痛剂成分的喷剂喷或涂抹软膏。也可以准备一个坐垫，专门在坐着的时候使用，有助于缓解不适感。

减轻会阴部疼痛的坐浴

坐浴可防止会阴切开处的炎症，减轻伤口刺痛，也有助于预防痔疮。坐浴时不一定非得使用洗液，但医院开具的洗液中含有抗生素成分，可预防伤口破裂或流脓。出院回家后也需要坐浴，记得用吹风机完全吹干。分娩后，大约需要坐浴1周左右。

- 分娩后过12个小时开始坐浴，用热水清洗会阴部。
- 用香皂洗手后，在温水中放入含有抗生素成分的坐浴液溶解，每天坐浴2～3次，每次5分钟。
- 大便后也一定要坐浴，小便后用清水洗净即可。

便秘、痔疮

住院过程中的灌肠、阵痛过程中的禁食及剖宫产手术等均会造成便秘。无痛分娩时使用的药物也会使大肠蠕动变慢。有些产妇会因痔疮或会阴切开术所引起的疼痛而无法大便。此外，服用补铁剂或镇痛剂也会引起便秘。产后大肠功能恢复到孕前状态，大概需要3～4天。

孕期因痔疮而痛苦的女性，80%会在分娩后的3个月内好转。

请这么做

- 多喝水。每天尽量喝够6～8杯水。
- 摄入富含膳食纤维的食物。常喝西梅汁有助于缓解便秘，因为西梅中含有大量膳食纤维和铁，对孕期及产后的女性都有益处。
- 无论是剖宫产还是自然分娩，都要尽早开始走路，这样可以促进大肠蠕动恢复到原来状态。
- 养成按时排便的习惯也很重要。有便意时要立即解决，不要忍耐。如果3天后仍未排便，可以使用口服药或药栓，这些药在哺乳期使用也是安全的。

尿失禁

尿失禁是指不分时间、不分场合而出现的无意识的小便症状。阴道、膀胱和肛门周围的骨盆肌具有防止小便流出的作用，但其在分娩时会过度松弛，因此产后会出现尿失禁的现象。

孕期出现的尿失禁在产后大部分会自

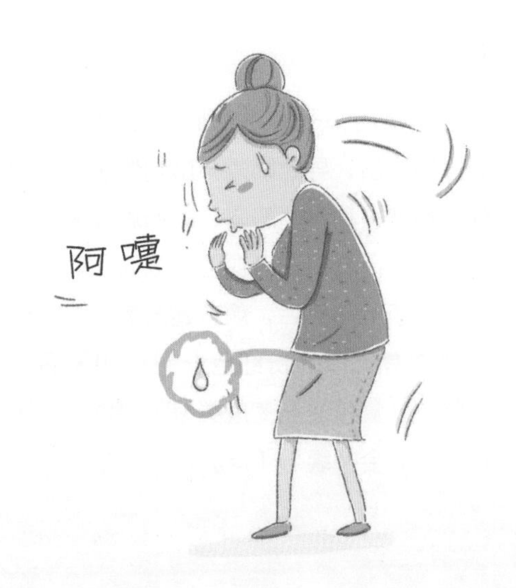

然好转，但孕期有尿失禁的妈妈产后再次出现尿失禁的概率较高。对一小部分的妈妈而言，虽然孕期没有尿失禁，但也会在分娩后出现，尤其是自然分娩的产妇尿失禁的概率要高于剖宫产的产妇，而肥胖产妇和经产妇尿失禁的发生率也相对更高。

孕期出现的尿失禁大部分会在产后3个月消失。尿失禁也可能在几年后出现，因为这毕竟也是一种常见的生理老化的现象，所以年纪大了更容易发生。

请这么做

在膀胱充满尿液前经常小便，并少吃含有咖啡因的食物。

最重要的是做凯格尔运动。凯格尔运动可在一定程度上预防孕晚期及分娩后的尿失禁，可以使分娩后松弛的阴道肌肉重新变得紧实。

其方法是：用力收缩肛门周围5秒后再放松5秒，每次20下，每天5次。刚开始不要太勉强，若感觉到吃力可以从1～3秒的收缩和放松开始，逐渐增加时间。

产后抑郁

分娩后3～5天，大约70%的产妇会出现产后抑郁。分娩后急剧减少的激素是发生产后抑郁最主要的原因。照顾婴儿的重压感和自己身体变化所引起的悲伤情绪等心理因素，因喂奶而产生的睡眠不足和会阴部疼痛等肉体上的不适，都会令产妇出现抑郁。产后抑郁会导致情绪起伏加重，使产妇感觉到恼火、不安、悲伤等，她们会经常哭泣，还会对孩子产生厌烦情绪。

幸运的是，大部分产妇的抑郁会在2～3天消失，但轻易流泪等情绪起伏可能会持续数周。绝大多数的产妇能够轻松挺过产后抑郁，但也有10%的产妇症状严重，可持续几个月。

请这么做

对于产后抑郁，需要将其看作一种情绪上的生理现象。此时产妇需要丈夫绝对的关心和疼爱，与父母或朋友聊天也会起到很大的帮助作用。同时也要充分的休息，最好每天进行30分钟左右的散步。症状严重时不要犹豫，要及时寻求精神科医生的帮助，接受抗抑郁药物的治疗。

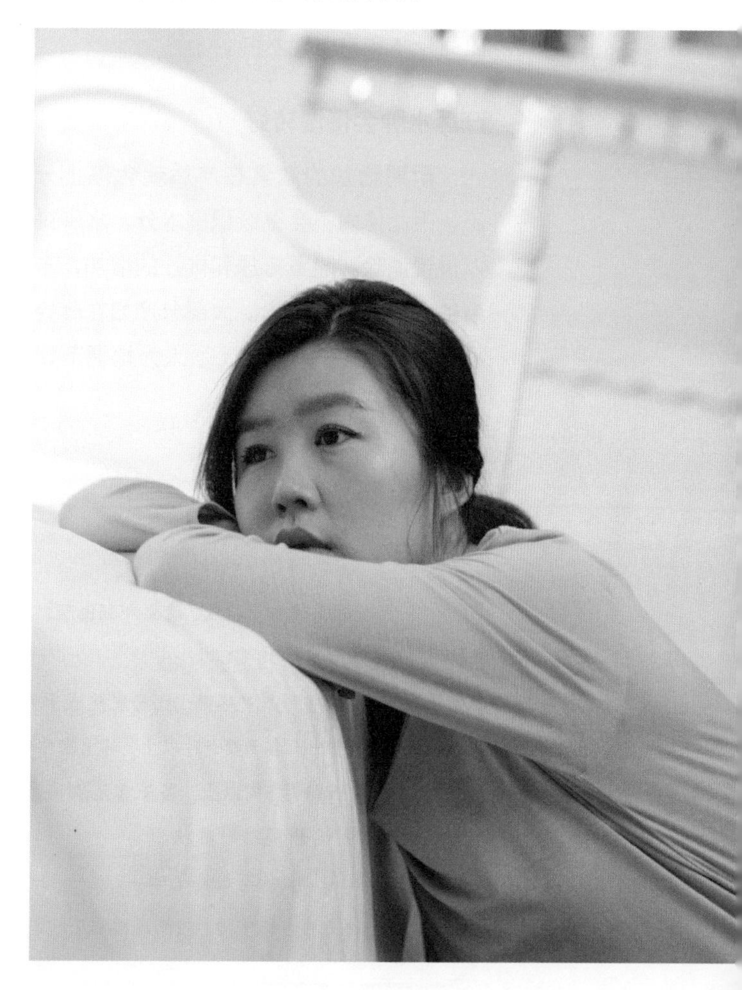

产后水肿

许多产妇都很讨厌产后水肿。因为她们认为，若是水肿放任不管就会造成产后肥胖，所以为了消除水肿会做很多努力。

错误知识
只有消除产后水肿才不会出现产后肥胖。

产后身体水肿的原因

怀孕晚期，孕妇在孕激素的影响下，体内会积聚大量水分以应对产后发生的出血。剖宫产手术后接受的静脉注射也是水肿的原因之一。静脉注射的药物中含有防止产后出血的催产素，而催产素在帮助宫缩的同时还会使水分无法通过小便排出，因此身体容易出现水肿。

产后水肿会慢慢转好

孕期增加的激素在产后就会停止分泌，因此体内不会继续积聚水分，水肿得以慢慢消除。随着排尿和排汗的增加，多余的水分会自然排出。大部分产妇在分娩后2周就会消肿，因此无须人为地调节饮食、服用药物或故意排汗等。

尤其是如果产妇穿着厚厚的衣物或在炎热的地方强制排汗，容易造成脱水，精神也会委靡不振，若是为了补充精力而暴食，那减肥就更加困难了。

需要再次强调的是，产后水肿与产后肥胖无关。

请这么做

- 吃清淡的食物。
- 将腿抬高，可有效帮助消肿。
- 多喝水。每天喝8杯以上的水，可以促使更多的钠排出体外。

乳房疼痛

产后初次母乳喂养时，乳房发硬、发热、有点疼都是正常的。在开始分泌乳汁时，乳腺之间的组织会出现水肿、疼痛，但在2周内就会消失。

有的产妇乳房会出现严重的疼痛和水

医生指导

产后一定要到医院就医的情况

产后若出现如下症状，请立即到医院就医，不要延误。

- 持续发热38℃以上。
- 乳房感到严重疼痛。乳房发热或触碰时有疼痛感。有发红或发硬的地方。
- 严重出血持续2小时以上，甚至需要每小时就换一次卫生巾，或出现血块。
- 出血持续3周以上。当子宫无法恢复到原来的状态或部分胎盘未能剥落导致有残留时，会出现这种症状。
- 阴道分泌物有恶臭气味。
- 小便时感到吃力、灼热或疼痛。

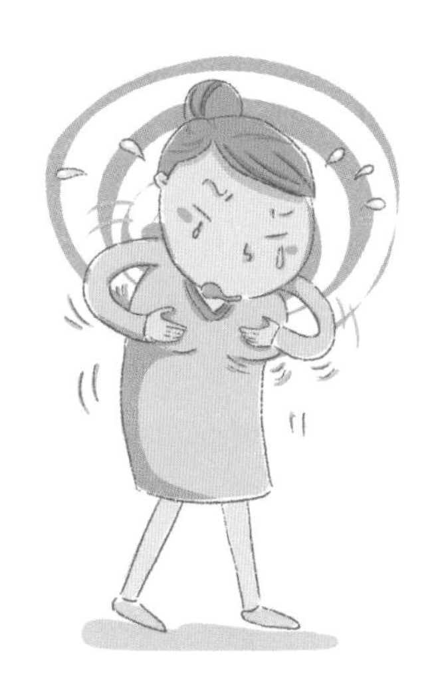

肿，这多是分娩时的静脉注射所致。催产素的抗利尿作用和孕期过度潴留的水分也有可能引起疼痛。

如果乳汁淤积，乳房就会发硬，挤压时也没有乳汁流出，此时只要将乳房内的乳汁全部排空，就能有源源不断的乳汁了。

请这么做

- 乳房发硬时要挤出乳汁。只有将宝宝吃剩下的乳汁完全挤出才能减轻疼痛。
- 洗热水澡时挤出乳汁或用热毛巾热敷乳房后轻轻按摩，有助于减轻疼痛。

腹部的妊娠纹、脱发

孕期的妊娠纹在分娩后会变成柔和的银色。对于失去弹性的腹部，通过腹部肌肉锻炼就可以恢复到孕前状态。

孕期在激素的影响下，处于成长期的头发要多于休息期的头发，因此头发看上去要比平时茂密，而分娩后这种情况会出现逆转，导致头发大量脱落。不过，分娩后6个月头发会重新正常生长。

剖宫产产后调理 剖宫产的恢复期较长。虽然每个人的恢复速度不太一样，但一般早起、早运动的人恢复得更快。即使做过手术，如果可以活动的话，最好还是要多活动。

剖宫产后最好也要走路

做完手术从麻醉中醒来后，即使是躺着也要一点点活动双臂和双腿。同时，建议手术12个小时（编者注：国内通常建议24小时）后下床走路活动。虽然，每次活动时伤口都会疼痛，但是为了快速恢复身体健康一定要坚持做些简单活动。

刚开始走路时，产妇可能因为眩晕而感到吃力，但也要慢慢练习。早日下床活动能够加强血液循环，同时还有助于伤口愈合，帮助肠蠕动和泌尿系统恢复。如果手术后尚未排气、有腹部胀痛感时，走路

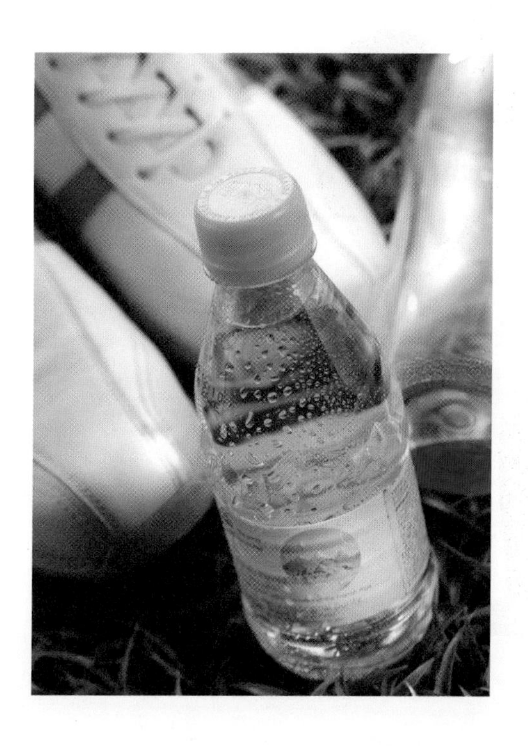

也可促进排气。

此外，手术后尽早活动、走路，也可以预防手术后出现的致命性并发症——静脉血栓，走路还可以帮助尽早拔掉导尿管。

未拆线时也可以洗澡

手术后缝合的伤口外部皮肤在3天左右就会愈合。即使手术部位沾到水，伤口也不会有任何问题。而且现在使用的都是防水纱布，所以更加安全。术后2天就可以在家人的帮助下洗头，3天后可以在贴有防水纱布的情况下洗澡。

不要提重物或刺激伤口

剖宫产的恢复时间比自然分娩长，因此在医院停留的时间也较长。根据医院政策的不同，出院时间也会有所差异，但一般在5天左右出院，出院4～6周后身体会恢复到孕前状态。

出院后，最好不要在家中进行会给伤口带来刺激的活动，也不要提重物。同时要均衡摄取多种饮食，尽量多吃富含膳食纤维的食物。在手术部位没有完全愈合的状态下，大便时常难以用力而且也会感到疼痛，所以这个阶段一定要预防便秘。多摄取富含膳食纤维的食物能够促进排便，平时产妇可以常吃水果、蔬菜，还要注意多喝水。

请注意

若伤口缝合处变得红肿或流脓，则一定要咨询专业医生，接受诊查。此外由于腹部肌肉仍然较弱，因此产后4周的时间内不要提比婴儿还要重的东西。

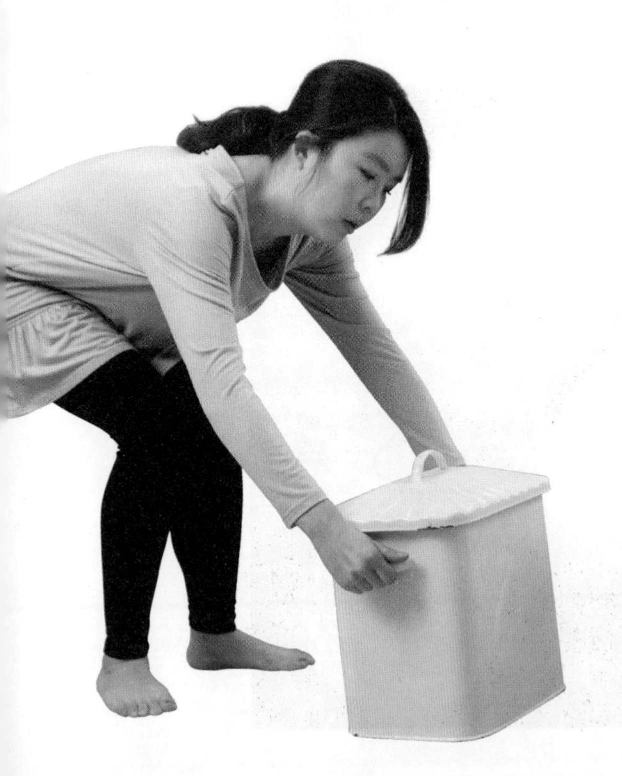

多散心，防止出现抑郁症

很多产妇容易对自己经历过的剖宫产手术有消极的认识，也可能是因无法按照自己意愿自然分娩而感到恼火。一旦周围有人询问“剖宫产的决定是不是太轻率了”或是“下次还能自然分娩吗”，自己就会觉得分外失落。

然而，全球每4名产妇中就有1人是剖宫产，在韩国剖宫产也是一件很常见的事情，剖宫产率达33%。所以重要的并不是自己的分娩方式，而是宝宝已经健康地生出来了。一定要记住，采用剖宫产是为了产妇和胎儿的健康。产妇平时要经常和身边的人聊天，防止因为剖宫产而患上抑郁症。

第2章 预防产后关节痛

人们常说，如果在产褥期吹到凉风或用冷水洗澡，就会使凉气进入到体内，出现令全身刺痛、骨关节疼痛的产后风，而且坐月子时的错误调养方式会造成一辈子的骨关节刺痛。但是，这样做真的会导致产后风吗？下面就让我们来了解一下导致产后风的原因及其预防方法。

产后关节痛的原因

产后关节痛的真正原因是孕期分泌的一种叫做“松弛素（relaxin）”的激素。松弛素能够促进分娩，令骨盆关节韧带在分娩时松弛，以使胎儿顺利娩出。问题是这种激素并不是选择性地只作用于骨盆周围的骨关节，而是作用于全身所有关节，因此随着骨盆等骨关节之间韧带的扩张，孕妇会出现疼痛感。

妇女在产后期间，由于身体激素的变化，会导致骨盆关节等关节处像螺丝一样变得松弛。松弛素的影响会持续3个月左右，因此在产后3个月的时间内都要注意别做过多家务，防止身体受伤。

产后关节痛的主要部位出现在腰部、骨盆、膝盖及手腕周围，这是因为产妇在照顾婴儿的过程中常会过度使用这些部位。韧带的疼痛感在久站、长时间走路及以弯曲的姿势长时间工作时，都会加重疼痛，但坐着或躺着时疼痛会好转。妈妈们只有真正理解包括韧带疼痛在内的各种产后疼痛，才可以预防关节痛。

腰痛

进入孕晚期后，70%的产妇都会出现腰痛。相比于孕期的腰痛，产后出现腰痛的情况并不多，有时臀部也会疼痛。

孕期腹部和乳房增大，导致身体重心前移，为了保持平衡，腰部常要向后弯曲，这一姿势就会引发腰痛。而且，孕期变大的子宫会令腹部的肌肉变得松弛无力，而腰部的肌肉却过度紧张，这

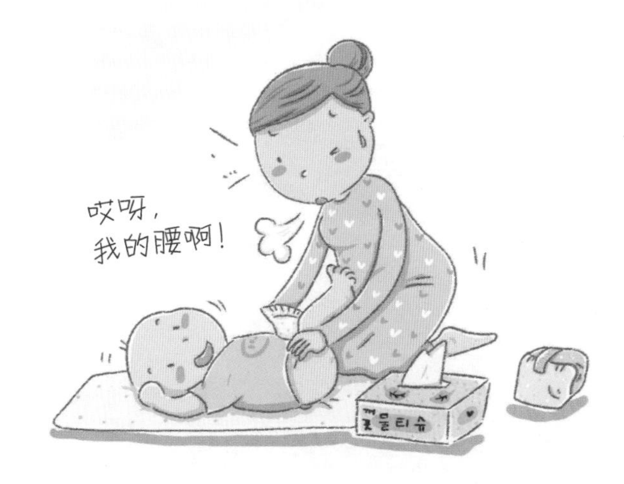

也是引发腰痛的原因。此外，臀部韧带松弛后，孕妇在翻身或做其他动作时，两块骨头的结合部位会裂开，此时疼痛就会扩散到双腿多个部位。

扩张的骨盆得不到及时恢复，也会出现产后腰痛。哺乳时过度低头和过度弯腰等姿势也是导致腰痛的原因之一。

请这样预防

产后经过一段时间恢复，疼痛感会减弱，但也要注意在生活中采取正确的姿势，并注意体重的管理及腰痛的预防运动。平时可采取保护腰部的姿势，常做骨盆倾斜运动也有助于预防腰痛。

值得注意的是，在将地板上的宝宝抱起时，腰部会大幅度弯曲及挺直，脆弱的韧带会因此受到损伤，所以要尽量让宝宝睡在婴儿床上。

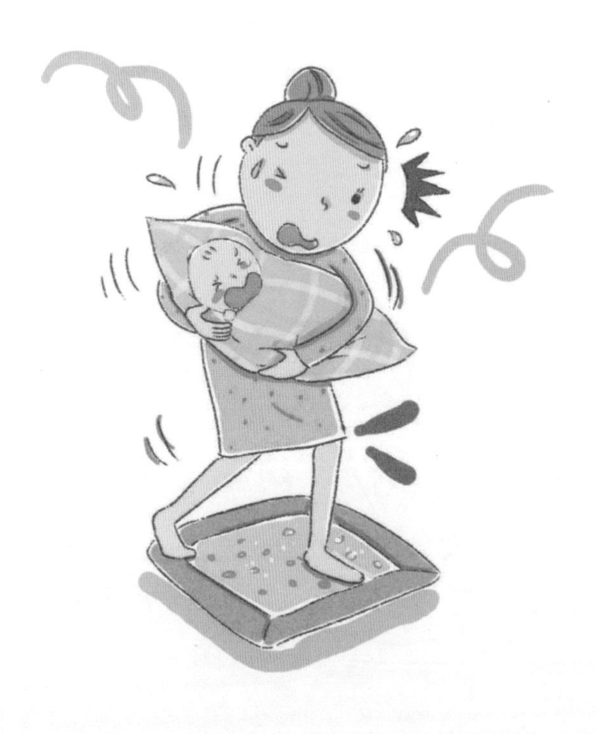

膝盖疼痛

孕期分泌的松弛素除了作用于骨盆以外，也会对腿部其他关节产生作用，使关节变得柔软、松弛。这种影响会持续到产后3个月，所以产妇常会因此感到疼痛。

尤其是在爬楼梯时膝盖疼痛会比较明显，而下楼又要比上楼时严重。这是因为上楼时的负荷相当于体重的4倍，而下楼时的负荷相当于体重的8倍。

蹲坐的动作与爬楼梯类似，也就是说当产妇重复进行蹲下抱孩子再起身的动作时，相当于将自身体重8倍左右的压力作用到了膝关节上。

请这样预防

使膝盖韧带过度拉伸的动作，都会给膝盖韧带带来很大刺激。因此应避免屈膝、蹲坐、用膝盖爬行等动作。让宝宝使用婴儿床、给宝宝洗澡时站着洗，这些都可以预防膝盖疼痛。

手腕疼痛

分娩后，很多产妇会抱怨自己的手腕疼，最典型的就是患了手腕腱鞘炎，也就是从手腕延伸到大拇指的筋腱出现了炎症。手腕腱鞘炎主要是由于反复使用手腕造成的，右利手（俗称右撇子）主要出现在右手、左利手（俗称左撇子）主要出现在左手。

产妇之所以会经常出现这种症状，是因为在母乳喂养或照顾宝宝时反复过度地使用了手和手腕。抱孩子时大拇指长时间保持弯曲的状态，因乳汁过多而需要用手挤出乳汁，一手扶地起身或给孩子洗澡时支撑孩子头部，这些重复的动作都会造成手腕疼痛。

通常，如果产妇在弯曲手腕或弯曲大拇指时出现了疼痛，就可怀疑是腱鞘炎。可以服用消炎药物或将手腕固定，也可进行局部注射治疗。

手腕发麻现象

孕期的手腕发麻，是由于手腕部位因水肿挤压到神经而出现的，在分娩后大部分会转好。而分娩后出现的手腕发麻现象是由于喂母乳、用手拧衣物、抱孩子时过度使用手腕或手腕长时间弯曲造成的。因此应努力使手腕保持水平姿势，不要经常弯曲。

脚底疼痛

孕期或产后可能会出现脚底疼痛，这是由于双脚承受着产妇的所有体重造成的。若想要减轻疼痛，最好穿上能够减少冲击的软鞋，并经常做脚部的伸展运动。

怎样预防产后关节痛

医生指导

孕期松弛的韧带和关节在产后会恢复到原来的状态，完全恢复需要花费3～5个月。因此在该时期最好不要以弯曲的姿势喂母乳，也不要侧躺睡觉。这些姿势会使分娩时张开的韧带扭曲，造成严重的骨盆疼痛或腰痛。

产后为了重新恢复到健康的身体状态，在3个月左右的时间内要保持均衡的饮食、充足的休息、适当的运动和正确的姿势。同时也要禁止过度的运动，保护关节和韧带。产后若错过这一时机，有可能会导致年老后韧带疼痛的复发。

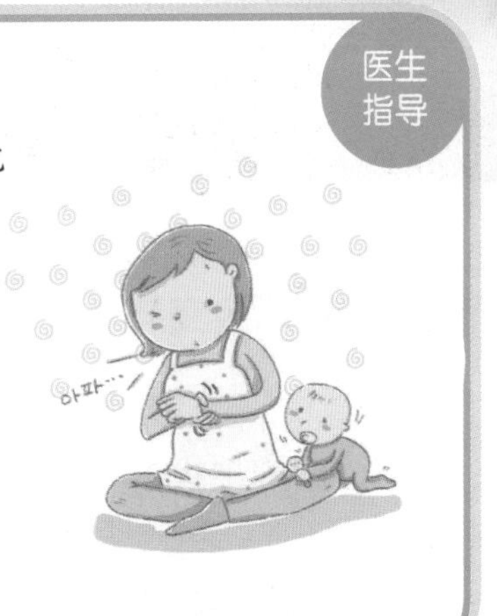

第3章 产后瘦身

有很多女性因为怀孕、分娩、照顾宝宝而忙得不可开交，当突然有一天发现自己走样的身材时就会心生自卑，被抑郁而笼罩。其实，产后肥胖并不是单纯的外貌问题，随着年龄的增长，它还会引发各种疾病。产后对身材的管理关系着妈妈剩余人生的健康，而产后6个月就是妈妈管理身材的黄金期。

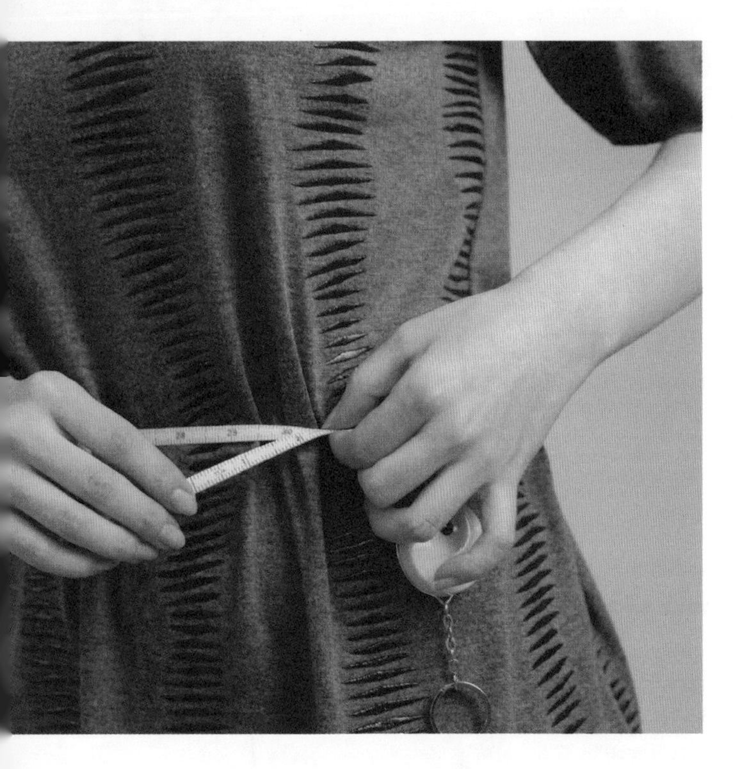

为什么产后会变胖

分娩后，孕期增加的体重下不来，依旧保持原来的状态，这被称为产后肥胖。人们一般认为，产后肥胖是由于产后水肿而造成的，但这种想法是不正确的。产后水肿的原因是水分，随着时间的流逝，身体会自然消肿。导致产后肥胖的“元凶”有下面几种。

孕前肥胖

孕前肥胖是产后肥胖的原因之一。孕前体重正常的产妇在分娩后体重会快速降低。

孕期体重增加过多

“孕期要吃两人份的东西”，这种说法很荒谬。孕早期几乎不存在需要额外摄取的热量，孕中期和孕晚期也只要多摄取300千卡即可。孕期的体重增加是决定产后肥胖的重要因素。

传统的产后调理文化

“多吃、少活动”的产后调养习惯也是引起产后肥胖的一个原因。分娩后，为了自己的健康和顺利地母乳喂养，产妇需要摄取高热量的食物（猪蹄汤或鲤鱼汤），在月子中心调理时，每天会吃5顿饭。同时有很多产妇因为担心会出现产后风而完全不活动身体。像这种多吃、不活动的习惯，自然就会让产妇长胖。

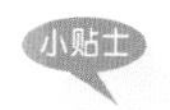

产后水肿和肥胖不是一回事

那些生完宝宝后变胖的妈妈常会辩解：“这不是长肉，而是产后水肿消肿比较慢。”产后肥胖真的是由产后水肿造成的吗？

产后水肿的原因是水分过多。有些水肿严重的人用手按压脚踝时会出现皮肤凹陷，这种凹陷还会保持一段时间。体内多余的水分会通过小便或汗液等慢慢排出，身体也会随着时间的流逝而自然消肿。

与此相反，产后肥胖如其字面之意，就是肥胖的意思。产后采用多吃、不活动的调养方法，长时间保持静养，这都会使脂肪积聚，最终导致肥胖的出现。相比于每天吃5顿对身体有益的食物，还不如通过适当运动和合理营养来防止产后肥胖。

不喂母乳

孕期正常的体重增加量为10～12千克。这其中的3千克是孕妇自身的脂肪，是为了产后的母乳喂养而囤积的营养。孕期囤积的适量皮下脂肪是哺乳期重要的能量来源，然而对于不喂母乳的产妇来说，这些脂肪只能保持原样。

产后肥胖会导致各种疾病

肥胖不仅会让妈妈看上去不再漂亮，而且还会引发与肥胖相关的多种健康问题。虽然在分娩后立刻患上肥胖相关疾病的可能性不大，但15～20年后因肥胖并发症而痛苦的概率却很高。其中包括中年肥胖、成人病、腰痛、退行性关节炎（上了年纪因膝盖疼痛而痛苦的女性很多）、癌症（身体越胖，癌症发生率越高）等典型的并发症。

而尤为注意的是，如果孕期体重过度增加，乳腺癌的发生率也会增高。孕期体重增加15千克以上的产妇比合理增加体重的产妇发生乳腺癌的概率要高。有统计显示，分娩后发生乳腺癌的概率与孕期的体重增加有着很大关系，而与产后的体重增加无关。因此，不仅产后减肥是一件非常重要的事，在孕期也要管理好体重，让体重的增加保持在合理范围内。

现代社会，“肥胖”不仅仅指体形肥胖，它也被看作是一种疾病。这是因为高血压、糖尿病、高脂血症等代谢疾病均与肥胖有着密切关系。即使是出于防病这一目的，产妇们也一定要积极对待产后肥胖。

错误知识

产后调养的根本就是要多吃、多休息。

产后体重管理越早开始越好

产后6个月内一定要做好体重管理，因为过了这段时间体重就不会再继续减轻了。产后前3个月是恢复到原来状态的最佳时期，之后体重减轻的速度会明显放慢。

因妊娠而增加的体重若保持6个月以上，身体就会自动将该体重默认为是本

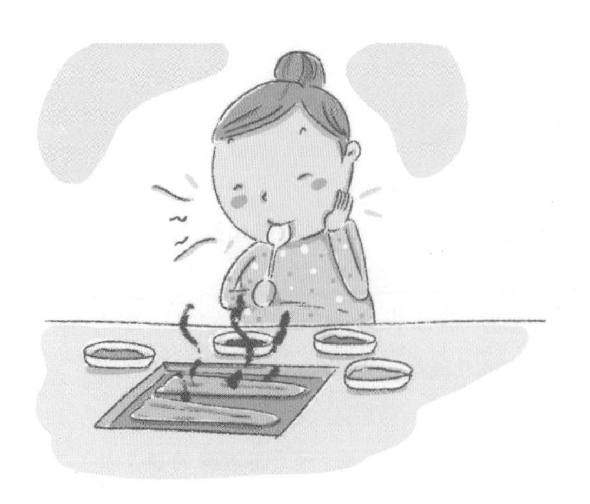

来的体重，从而促使新陈代谢为了维持这一体重而发生变化。产后6个月内若能通过运动、饮食、母乳喂养等方法来减轻体重，那么无论之前体重是多少，都能恢复到孕前的身材。

产后的营养管理

错误知识
产后不需要吃补铁剂。

人们都鼓励产妇在分娩后多吃、多休息，认为这是在为产妇着想。这种说法其实跟过去产妇在分娩后吃不好、休息不好的现象有关。不过，现在时代已经改变了，产后的调养方法也应该改变，其中最重要的就是吃什么、吃多少、怎样吃。为了找回孕前健康美丽的身材，产妇第一步要做的就是正确的营养管理。

不多吃补养食物

生完宝宝并不代表饮食方式就一定要变得特殊，保持孕前的饮食方式即可。尤其是不喂母乳的产妇，每天摄取的热量应与孕前相同。

我们传统坐月子的特点就是多吃、多休息，但是如果过量食用油腻的黑鱼或牛蹄汤等高热量食物，就会增加产后肥胖的可能性。

均衡饮食

- 与节食相比，均衡饮食更为重要。早餐一定要吃，可通过高蛋白、低脂肪的食物来限制热量。
- 摄取复合碳水化合物。单一的碳水化合物会使血糖快速升高后又快速降低。糙米、全麦、燕麦等食物中含有复合碳水化合物，这些复合碳水化合物中的维生素及矿物质较为丰富，可长时间保持能量。
- 多吃水果和蔬菜，通过低脂牛奶、鱼类、无皮鸡肉、花生等摄取蛋白质。
- 食用富含铁的肉类和鱼类、肝、菠菜，预防贫血。
- 食用富含钙的乳制品、大豆或黄绿色蔬菜、海藻，预防骨质疏松症。

多喝水

母乳喂养的产妇更要多喝水。

产后瘦身的原则

减肥是有原则的，即少吃、多运动。

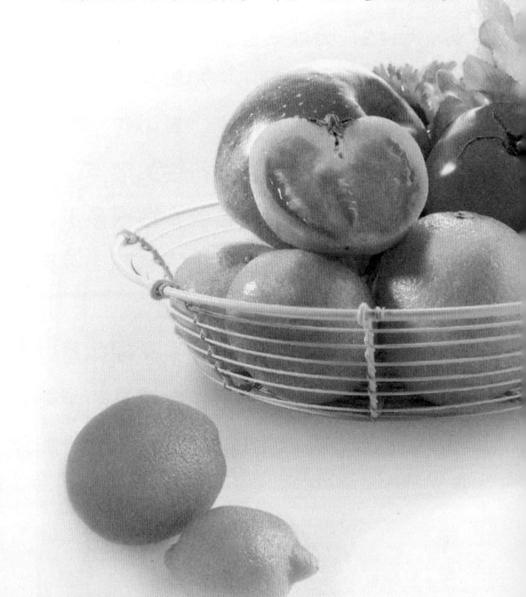

不过，产后一两个月内不应该减肥。

产后因为出血，伤口也尚未愈合，如果想要恢复身体，就需要摄取适当的营养。一旦减少热量的摄取，加上挑食偏食，会使产妇没有力气，在照顾孩子的时候也更容易疲劳。另外，这时候减肥也会使母乳的质量下降。当然，这也并不意味着产后就要多吃。如果是母乳喂养的妈妈，饮食上要比平时多摄入500千卡的热量，非母乳喂养的妈妈只需保持孕前的饮食量即可。

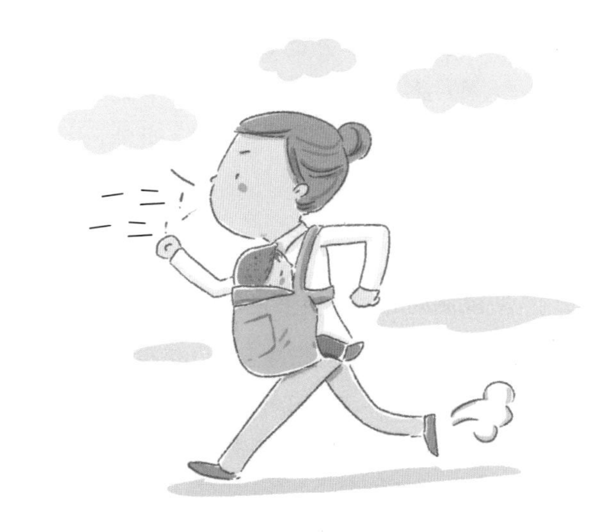

保证充足的睡眠

研究结果显示，每天睡眠时间少于5小时的人要比睡够7小时的人更不容易减肥。这是由于睡眠不足的人体内会分泌出应激激素皮质醇，使体重增加。

仅通过喂母乳，1个月就可减重2千克

在喂母乳的情况下，身体每天的热量需求比孕前多500千卡。也就是说喂母乳期间如果饮食量与孕前相同，每天就会多消耗500千卡热量。按照这种方法计算，1周就会多消耗3500千卡热量，这相当于可使体重减轻0.5千克左右的热量。这样估算下来，仅通过喂母乳，1个月即可减轻体重2千克体重。

不过，妈妈也不能因为自己喂母乳就暴饮暴食，否则体重是绝对不会减轻的。对于平时身体健康的人，即使喂母乳期间吃得不多，也不会影响母乳的质量。

产妇要避免为了减轻体重而挑食的习惯。在母乳充足的情况下，最好在几个月后再开始低热量的节食活动。因为过早开始瘦身，会减少母乳量，并且会使产妇更容易疲劳。

此外，也没有必要对于肚子减不下去而过于焦急。有可能需要花几个月才能使体重恢复正常。毕竟肚子是在10个月内一点一点变大的，要想恢复到原来状态也需要一些时间。产后恢复所花的时间，每个产妇均不相同。孕期体重增加较多的产妇想要恢复到原来状态需要花费的时间多一些，而孕期体重增加不超过12千克且坚持喂母乳的产妇则会更快恢复。

警惕体重的突然下降

每周减肥量不可超过0.5千克以上。体重的突然下降会使产妇体内脂肪中溶解的二氧化苯等毒素顺着血液流到母乳中。如果每月减肥量控制在2千克以下，就不会对母乳或宝宝产生影响。

产后运动的方法

产后较早开始运动，可以轻松地恢复

到孕前体重，并重新找回之前的体力和肌肉力量。运动还会使心情变好，让产妇轻松克服压力，预防产后抑郁。此外，运动还有助于促进身体的血液循环，预防血栓，快速消肿，还有防止便秘的效果。

错误知识
产后过6周再开始运动。

能活动的话就要多活动

分娩后若想恢复身体，仍需要补充很多的能量。过去的人们都建议产妇在产后6周内不要运动，也是由于这个原因。

然而在时代变迁的今天，应该鼓励产妇在可以活动的情况下马上活动。自然分娩的产妇可以在分娩后立即开始运动。当然这并不是指粗暴剧烈的运动，让别人扶着走路2~3分钟也是一种运动。运动时不要勉强自己，最好在身体允许的范围内慢慢活动。

从轻运动开始

运动再怎么好，也不能勉强，应在充分休息再开始。先从轻运动开始，然后再一点点增加运动强度和时间。以稍快的速度走路或伸展也是非常好的运动方式，快走可预防血栓等严重并发症，但产后3个月内关节韧带仍然较为松弛，所以要避免突然的大量运动。

运动30分钟前喂母乳

有人说，不能在喂母乳前运动。有研究显示，运动后会产生乳酸，而乳酸会改变母乳的味道，宝宝有可能会不喜欢吃。不过，在运动后1个小时左右，母乳会重新恢复原来的味道。

由于这个原因，妈妈最好在喂母乳后过30分钟再运动。这时宝宝肚子饱了，可以自己玩，而妈妈胸部的重量也变轻了，可以更加舒适地运动。

对于此时运动的强度没有要求，即使是激烈的运动也不会使母乳量或母乳成分发生变化。但在运动中需要穿运动内衣，以支撑起增大的乳房。

寻找与宝宝一同运动的方法

产后，妈妈的个人生活模式必须跟着宝宝的节奏走，因此会觉得非常忙碌。但尽管如此，也总能挤出些运动的时间。即使每次10分钟，每天只有3次，那算下来一天也可以运动30分钟。

比如，可以用婴儿背带抱着宝宝进行箭步或深蹲运动，或者拿着矿泉水瓶做手臂运动。也可以抱着宝宝跳舞或走路，还可以推着跑步专用婴儿车跑步。此外，趁着宝宝睡觉的功夫，妈妈也可进行卷腹、俯卧撑等运动。只要有想做运动的信念，在生活中总能够找到可以这样的机会。

适当的运动会使产妇变得健康，而这也是对宝宝最大的礼物。只有妈妈健康幸福，宝宝也才能变得健康聪明。

适合在产后1个月内做的运动

凯格尔运动是最适合在产后做的运动，可以促进会阴肿胀处的血液循环，帮助快速消肿，还可以预防尿失禁。做的时候像停止小便一样每次憋住5秒钟、放松5秒钟，反复5次。每天抽空进行。

腰部运动 为了支撑孕期变大的肚子，腰部承受了很大的压力，在分娩后很容易累到。因此要经常做可以加强腰部肌肉的超人姿势。

仰卧起坐 帮助产后松弛的腹部重新变得结实。剖宫产的产妇最好在产后6周再开始做。

卧式骨盆倾斜运动 有助于预防及治疗孕期与产后的腰痛。（参照p210）

俯卧撑 坚持做俯卧撑，可加强上肢力量，有助于照顾孩子，还可使胸板挺直，端正体形。

走路 以每小时5～6千米的速度走路。一定要在进行热身运动后再走路，从10分钟开始，逐渐增加速度与距离。

适合在产后1个月后做的运动

产后1个月，恶露基本消失了，这时可以开始进行游泳、健身、长走等运动。刚开始运动时不要勉强，要一点点调节运动的强度与时间。

万步行 1万步相当于7千米左右，大约需要走路2小时。

游泳、骑自行车、跑步 对提升心率、减轻体重有效。每次30分钟以上，每周3次以上。

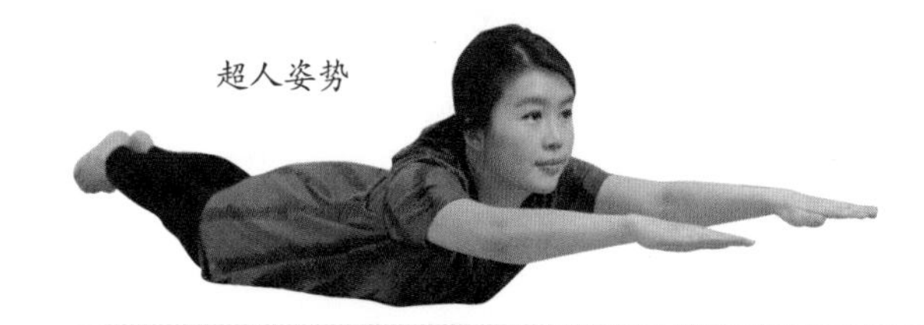
超人姿势

母乳喂养能让妈妈快速瘦身

医生指导

母乳喂养对于宝宝和妈妈的身心健康有着无可取代的作用。怀孕后，妈妈的体重会大幅增加，在增加的12千克的体重中，胎儿的体重、羊水等纯粹与怀孕有关的重量为9千克左右，那么剩下的3千克是什么呢？

其实，3千克左右的体重是作为脂肪囤积在孕妇体内的，其中蕴含着母乳喂养的秘密。妈妈体内积蓄的脂肪是母乳喂养时的应急粮食，身体正是通过消耗这些额外的脂肪，才得以产生足够的乳汁。

所以，对于那些不喂母乳的产妇而言，她们在孕期增加的脂肪就不容易减掉。而喂母乳的产妇为了分泌母乳需要消耗更多的热量，因此会更快地减轻体重。

若想在产后快速恢复苗条身材，就一定要坚持母乳喂养。喂母乳的妈妈每天可额外消耗500千卡左右的能量，同时，加上合理的节食和运动，就可以很快恢复到原来的体重。

第4章

产后性生活

产后由于育儿的疲劳，很容易使产妇的性欲下降。同时，对会阴部疼痛的恐惧感、对性生活不感兴趣等因素也会给产后首次同房带来困难。另外，喂母乳的产妇会出现阴道干涩，使同房变得更加困难。下面就让我们了解一下进行产后健康幸福的性生活所要了解的知识，以及从首次产后同房到下次怀孕所需的时间和相关的避孕措施等知识。

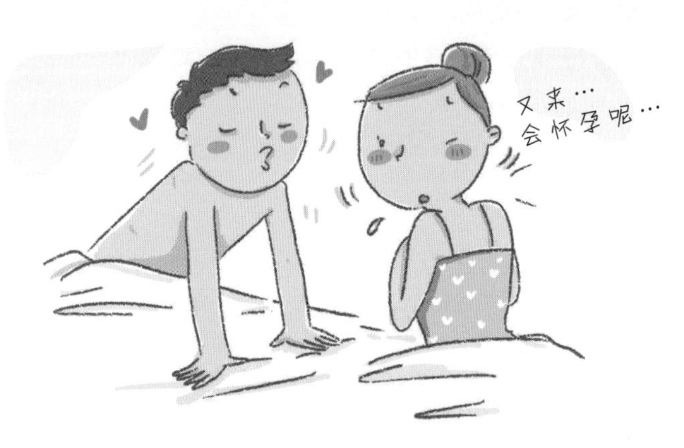

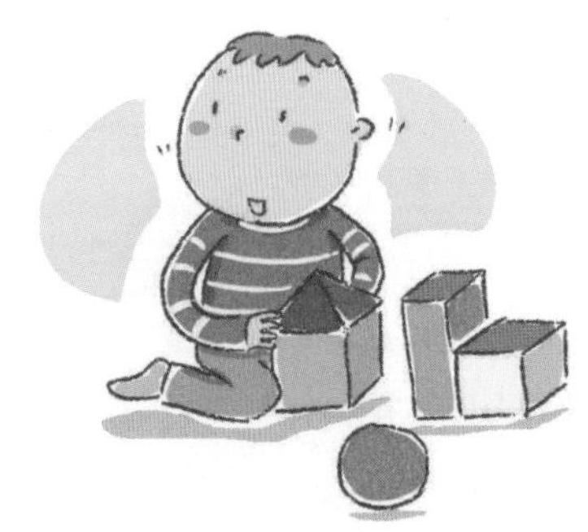

错误知识
在产后首次月经前同房是不会怀孕的。

产后首次同房的时间

产后的夫妻同房时间一般在产后1～12周之间，平均时间为产后5周。但最好产后6周后再同房，因为此时的子宫、阴道以及会阴部的伤口几乎全部愈合并恢复。

自然分娩后松弛的阴道无法恢复到原来的状态吗？虽然可以实施缩阴手术，但也很难恢复。不过，产妇可以通过凯格尔运动提升阴道收缩力。产后坚持做凯格尔运动会使松弛的阴道收缩力重新复原。在阴道变紧后同房，不仅仅是丈夫，产妇自己也会更容易感觉到高潮。

产后首次同房时，最好就考虑制定下次的怀孕计划。

产后7～10周迎来月经

月经的恢复时期与婴儿喂养方式有关。大部分产妇在产后7～10周来月经，但完全母乳喂养的产妇也可能在1年半左右才来月经，因此月经的恢复时间是无法准确预测的。但产妇一定要记住的是，即使不来月经也有可能怀孕。

产后12周左右恢复排卵

每天喂母乳7次以上，每次15分钟，这会导致排卵延后。然而即使是完全喂母乳的产妇，在产后12周时也有可能排卵。而奶粉喂养的产妇，排卵的时间会更早。排卵有可能在月经恢复之前就已开始，也可能出现不排卵就来月经的情况。大约有5%的产妇在产后未恢复月经的情况下再次受孕。即便是完全喂母乳的妈妈，在1年内怀孕的概率也达4%左右。因此无论是否母乳喂养、月经是否恢复，在同房时都存在怀孕的可能。如果尚不希望怀孕，就一定要采取避孕措施。

不同喂养方法的产后排卵时间

	奶粉喂养	母乳喂养
月经开始时间	6～12周	36周
首次排卵时间	4周	12周
平均排卵时间	8~10周	17周

产后如何避孕

产后最头疼的事情莫过于尚未有怀孕计划却再一次受孕了。由于对第一个宝宝倾注了大量的感情，匆忙间的第二次怀孕并不会让妈妈很开心。因此，从产后首次同房时起就要认真考虑是否要第二个孩子，并且决定采用何种方法避孕。

所有的避孕方法都有着自身的优点和缺点。没有哪种避孕方法能够做到100%完美无缺。而且每个国家所使用的避孕方法也均不相同。在美国，大多采用口服避孕药或避孕套的方式，输卵管结扎手术也很常见。在韩国主要使用宫内节育器和避孕套。（编者注：中国也多采用这种避孕方式。）

口服避孕药

由于多种原因，很多女性不喜欢口服避孕药，但这种方式在西方国家却大为流行，大概是因为其拥有很多优点。口服避孕药可以抑制排卵，并改变子宫颈黏液，还可以降低输卵管的活动方式，阻碍受精卵着床。

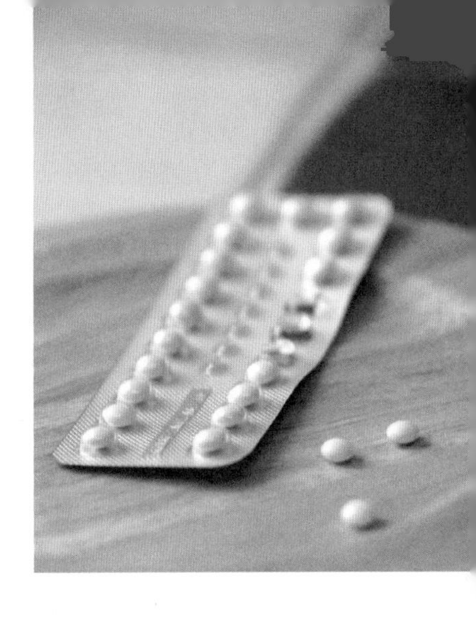

服用时，从来月经之日开始每天服用1粒，连续服用3周，随后停药1周。在忘记吃药时可在第二天补吃2粒。

优点 只要按时服用，就会体现出卓越的避孕效果。除了避孕效果以外，还有其他很多优点，如减少痛经及月经量、减少卵巢癌的发生率等。

缺点 会使母乳分泌量减少，因此哺乳期的产妇不可服用。最常见的副作用就是恶心，在睡觉前服用可解决该问题。有时也会引起体重增加、乳房暂时性胀痛。偶尔还会长“痘痘”，但连续服用时，在2～3个月内“痘痘”即可消失。近年来，市场上也推出了防止体重增加或长“痘痘”的避孕药。

避孕套

购买方便，使用简单，是一种最为大众化的避孕方法。

优点 使用方便，因为不是口服用药，因此对男性和女性均无害处。想用的时候可立即使用，而且还可以防止性病传播。

缺点 每次发生关系时都需要佩戴，脱落时有可能怀孕，也有人因其会使性刺激降低而不喜欢用。

宫内节育器

这是一种将一个小塑料片放到子宫中以阻碍受精卵着床的方法。月经结束后立即手术，也可在产后过6周时放入。

优点 非常简单，1分钟内手术即可结束。一次手术可保持5年以上的避孕效果，摘除后又可以立即妊娠。因术前不麻醉，在放入子宫中时会稍有不适的感觉。

缺点 经期变长，可能会出现痛经。因自然脱落而怀孕的事情虽然少见，但也偶有发生。首次放入宫内节育器后1个月内不会脱落，因此在术后1个月需要再次检查，并在每年的子宫癌检查时再次确认。

曼月乐节育器（左炔诺孕酮宫内节育系统）

曼月乐节育器与普通节育器的形状相似，在节育器上涂有黄体酮，每天会分泌一定量的黄体酮，起到避孕效果。它会使宫颈管黏液变得黏稠，使子宫内膜变薄，从而防止怀孕。

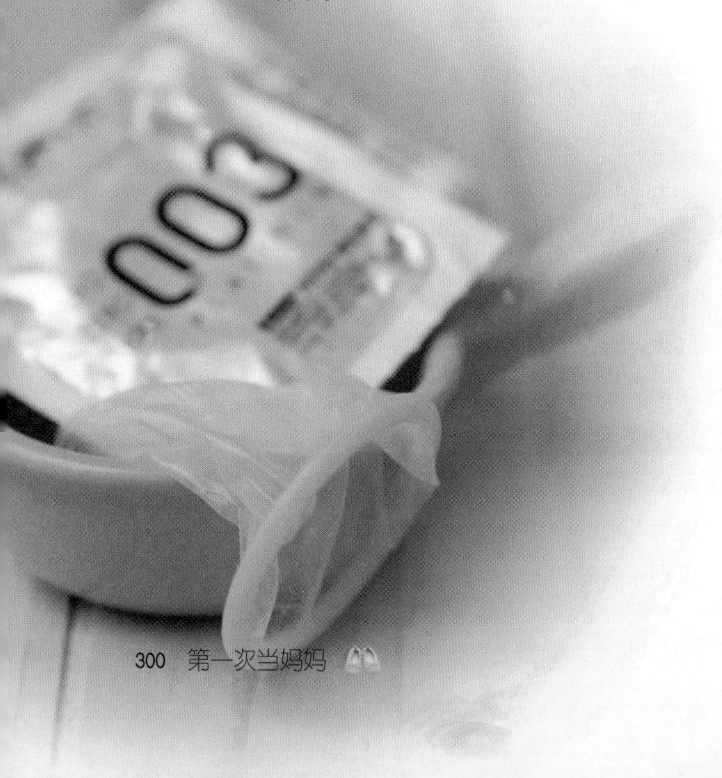

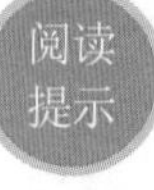

产后阴道干涩怎么办

有很多产妇抱怨在夫妻性生活时阴道瘙痒、灼痛、分泌物较少，这种现象被称为阴道干涩，是由于产后雌激素减少造成的。雌激素可以增加阴道分泌物，保持阴道健康，而当雌性激素减少时，自然就会感觉到干涩。同时，若在未充分兴奋的情况下就同房也会造成性交疼痛。可使用相应的阴道软膏或洁阴洗剂，每周使用3次，有助于缓解症状。

优点 手术后除了起到避孕效果之外，还会减少月经量、缓解痛经。过了6个月后月经几乎全部消失，但这并不是闭经，其他功能均是正常的，只是不来月经而已。摘除曼月乐以后，月经又会恢复正常。

缺点 手术后3~6个月内会持续出血。手术费用是普通避孕环的3倍以上。

皮下埋植避孕依托孕烯植入剂

将长约4厘米的植入剂移植到手臂中，在3年的时间内每天释放出少量黄体酮，以起到避孕效果。

优点 便利，避孕效果好。

缺点 有增加体重和导致不规律出血等副作用。

绝育手术（输卵管结扎手术、输精管结扎手术）

前面所介绍的避孕方法均可以再次怀孕，而绝育手术是一种永久不会怀孕的避孕手段。当然，也有可能再次恢复到原来的状态，但手术时间越长，成功率越低。因此做绝育手术之前应慎重决定。

输卵管结扎手术是将作为卵子通道的输卵管结扎，输精管结扎手术是将作为精子通道的输精管结扎，使其不排出卵子或精子。绝育手术可以在产后6周进行。麻醉后通过腹腔镜实施手术，因此输卵管手术和输精管手术都比较安全的。

优点 手术时间20～30分钟，较为简单。避孕效果也很好。

缺点 由于手术后将无法怀孕，所以一定要与爱人充分商量后再做手术。只有一个子女或年龄较小的女性不建议手术。因为说不定什么时候遇到了一些情况，也许会改变自己的想法。

事后避孕方法

事后避孕方法是指在不避孕的情况下发生性关系后再进行避孕的方法。分为口服药物及放入避孕环两种方式。

在同房后5天内放入宫内节育器，避孕效果为99%。

事后避孕药（紧急避孕药）是一种防止在卵巢中排卵或受精的手段。但在受精卵着床后就会失效，因此要在同房后72小时内服用。

若已经排卵，那紧急避孕药的药效就会减弱，在排卵前服用效果最佳，因此最好在同房后尽快服用。同房后3天内服用避孕药，避孕效果可达90%以上。

服药后，月经量及月经时间不会出现太大差异。但在服用紧急避孕药后再次同房时，也要继续采取避孕措施。若服用紧急避孕药3周后仍未来月经，则要检查是否已经怀孕。

服用紧急避孕药后怀孕的，胎儿畸形的可能性不大。因为避孕药与让已经着床的受精卵在子宫中脱落的堕胎药不同。而且至今服用紧急避孕药的女性很多，在这些女性身上并没有发现严重的并发症。不过，由于这种药含有大量激素，因此服用后会有不规律的出血或恶心等现象，但这些症状都是轻微的。需要注意的是，服用紧急避孕药并不是一种100%完美避孕的方法。

错误知识
紧急避孕药对身体有害。

体外射精也有可能怀孕

男性勃起时会流出一两滴清澈透明的液体。这种清澈的液体可以清洗射精前的尿道，也像女性的爱液那样具有润滑的作用。这种液体中已经有数千条精子存在，因此即使体外射精，也是有可能怀孕的。

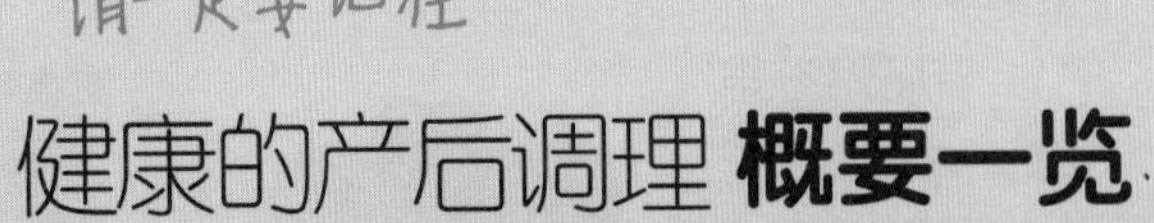

请一定要记住

健康的产后调理 **概要一览**

马上了解产后调理

产后要尽早活动，越早活动越能尽快恢复身体。过度静养有可能会引发静脉血栓等危险的并发症。

在过去，口腔治疗并不是一件容易的事，很多产妇会因为牙齿不好而被告知不要喝凉水、不要吃硬食，不过，现在对于健康的产妇而言，没有理由非得禁止产后吃硬食、喝凉水。

可在产后2~3个小时，在家人的帮助下洗澡。夏天分娩时，若感到炎热，则可以使用电风扇或空调。产后风并不是由于身体受凉造成的。

任何人都会出现产后水肿

很多人都坚信，如果对产后水肿问题放任不管的话就会演变成产后肥胖。其实，产后水肿是一种正常的身体现象，产后2周会自然消失。无须为了消肿而吃特定的食物或强制排汗。

剖宫产后也要多活动

即使接受了剖宫产手术，如果能够活动还是要尽早活动身体。现在的剖宫产手术多采用椎管内麻醉，因此产后恢复较快。

手术12个小时后可练习下床走路，24小时后可慢慢在医院走廊里走路，来回走3~4次。手术3天后可以洗澡或洗头。

了解产后关节痛的原因及预防方法

分娩后，很多产妇都抱怨自己膝盖、手腕关节、腰部疼痛。其原因就是在孕期增加的激素的影响下，关节变得松弛，而育儿和喂母乳的过程中又经常使用关节，从而使关节张力下降而产生疼痛。若想预防产后关节痛，最好不要经常使用关节。经常做腰部伸展运动，避免过度使用手腕。试着改变一下育儿方法也是不错的方法。

我们已经在本章中了解了正确的产后调理方法和成功的母乳喂养方法等知识。下面让我们再来确认一下那些必须要记住的内容吧!

- 将浴盆放到桌子上或使用洗漱台站着给宝宝洗澡。
- 坐在椅子上或沙发上哺乳。在手腕上垫一个垫子,把脚放在脚蹬上,采用使自己身体最为舒适的姿势哺乳。
- 在婴儿床上换尿布,会使妈妈的腰部、膝盖、手腕舒适。

为促进快速恢复，最好进行适当的运动

在传统的坐月子中,产妇被要求除了哺乳及吃饭的时间以外,严禁其他活动。然而,在今天这样的时代,强制产妇长时间不活动本身也是一种痛苦。这会使产妇体力下降,减缓产后恢复速度,还会使肌肉力量下降,以至于稍微活动或抱下孩子就会感到疲劳。

虽然产后需要充足的休息,但在2~3天后还是可以慢慢做些家务的。适当的活动有助于愉悦心情,改善便秘,预防静脉血栓。

即使在月子中心进行调养,也不能只是过于舒适的静养,同样需要活动下身体。若是在月子中心每天都躺着休息,某天突然回到家里做家务时,身体会承受不住压力。产后3周可以做平时80%左右的家务量。

预防产后肥胖

凭借着自己要坐月子这一借口而一味地休息,有可能会引起产后肥胖。产后也要适当运动,而且也不要吃过多的所谓有益于产后健康的食物。少吃一些并不会引起母乳质量的变化。仅仅依靠母乳喂养,每个月就可以减轻1~2千克的体重,因此认真喂母乳也是一种不错的减肥方法。

不想怀孕时就要避孕

产后6周就可以同房。此时要记住的是,即使没有月经也有可能怀孕。即便正在哺乳期,也有怀孕的可能,因此在同房时务必要采用适当的方法避孕。

第10篇

照顾0~12个月的宝宝

作为新手爸妈，你一定会感到照顾宝宝是那么生疏，常常会手忙脚乱。其实没有哪个父母天生会照顾宝宝，一切都是通过爱和努力得来的。

下面就让我们来学习一下喂母乳、抱宝宝、陪宝宝玩、给宝宝洗澡，乃至宝宝生病时的照顾方法吧。熟悉了这些知识，你就能和宝宝一起享受幸福时光。

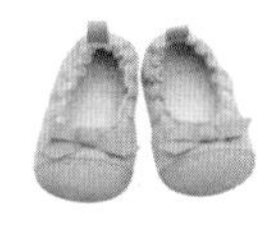

你了解多少呢？
宝宝会是什么样子？怎么喂养和照顾宝宝

1. 胎发在出生后几个月开始掉落
   ①不会掉落
   ②在出生后立即开始掉落
   ③约从出生后3个月开始掉落
   ④约从出生后6个月开始掉落
2. 以下对新生儿特征的说明中，错误的是
   ①囟门在18个月左右自然闭合
   ②出生后6个月时可以看到事物
   ③刚出生的宝宝最发达的感觉是听觉
   ④胎痣应洗掉
3. 以下对新生儿体检的说明中，正确的是
   ①双腿张开90度为正常
   ②出生后要立刻进行体检
   ③刺激新生儿脚部时，不会出现任何反应
   ④新生儿反射能力检查是为了了解新生儿是否患有代谢异常
4. 什么时候进行新生儿BCG（卡介苗）预防接种
   ①出生后立即接种
   ②出生后百日接种
   ③出生后1个月接种
   ④出生后6个月接种
5. 以下哪一项不属于新生儿预防接种时的注意事项
   ①预防接种后当天不可洗澡
   ②接种时间较晚会使病毒防御效果下降
   ③在宝宝健康状态最好时接种
   ④接种后20～30分钟要在医院停留观察宝宝状态
6. 以下不属于国家规定必须接种的是
   ①乙肝疫苗
   ②肺炎球菌疫苗
   ③轮状病毒疫苗
   ④水痘疫苗
7. 新生男宝宝经常出现的疾病是
   ①腹股沟疝气
   ②细支气管炎
   ③鹅口疮
   ④流行性感冒
8. 以下对新生儿黄疸的描述不正确的是
   ①肝功能发育不成熟，很容易出现暂时

性黄疸

②新生儿出现黄疸后要立即停止喂母乳

③严重的黄疸若未得到治疗，有可能引起脑损伤，造成脑瘫

④黄疸是新生儿常见疾病，1～2周内会自然好转

9. 以下对新生儿睡眠的说明中，正确的是

①出生后1个月内的新生儿，平均睡眠时间为每天16～20小时

②新生儿的睡眠时间没有特别的分类

③越是新生儿，越不容易深度睡眠，会被一些声音吵醒

④睡眠时间少的孩子要多哄着睡觉，增加其睡眠时间

10. 下列哪一项不属于新生儿要吃奶的信号

①哭闹

②睁开眼睛探索

③把手放在嘴边揉搓

④活动嘴和舌头，咂嘴

11. 以下母乳喂养方法中错误的是

①每次喂母乳时两侧乳房各15分钟，共30分钟

②白天只睡不醒的宝宝一定要将其叫醒吃母乳

③乳头有伤口时要停止喂母乳，直至伤口愈合

④充分排空乳房，可使乳汁分泌更充沛

12. 下列哪个方法可以增加母乳分泌量

①喝牛蹄汤

②多喝海带汤

③喂母乳后用吸奶器挤出剩余的乳汁

④喝奶粉

13. 以下对尿布的说明中错误的是

①一次性尿布要选用适合宝宝尺寸的

②脱棉质尿布时与脱一次性尿布时的方法相同

③棉质尿布一定要在100℃以上的热水中煮洗

④一般新生儿每天会换20次以上尿布

14. 以下对奶粉喂养的说明中错误的是

①最适宜的牛奶温度是36～37℃

②奶瓶瓶身和奶嘴要分开清洗

③喂奶粉的间隔比喂母乳的间隔时间长

④宝宝吃剩下的奶若未超过30分钟，可以再次加热喂给宝宝

15. 新生儿洗澡时要注意的两点是

①新生儿应每天洗澡

②洗澡水温度以36℃为宜

③吃完母乳之后即可洗澡

④新生儿洗澡最好在10分钟内结束

答案： 1.③ 2.④ 3.② 4.③ 5.② 6.③ 7.① 8.② 9.① 10.① 11.③ 12.③ 13.③ 14.④ 15.②④

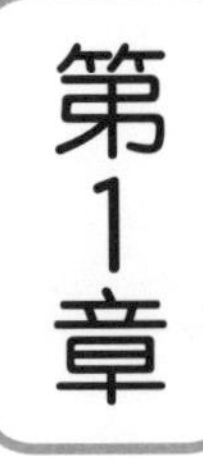

第1章 新生儿的身体特征

刚出生的宝宝全身泛红，头部的大小占到身长的1/4左右。在宝宝出生之前，妈妈一定对宝宝充满了期待，而当分娩后看到汗毛松软、全身发红的宝宝时，很容易感到失望。别担心，过段时间后宝宝就变得漂亮、可爱了。

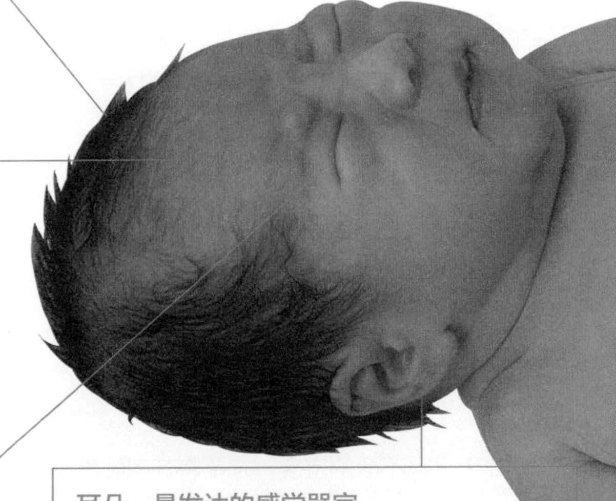

头发：发黑、浓密

宝宝的头发从孕16周起开始生长，到出生时就会变得黑而浓密。在妈妈的肚子中生长出的头发称为“胎发”。胎发从出生后3个月左右开始一点点脱落，与此同时会长出新的头发。

头部：头顶尖、囟门松软

出生时为了通过狭窄的产道，宝宝的头顶会变尖。在新生儿头顶，有松软的囟门，会随着呼吸起起伏伏。囟门会随着骨骼的发育而逐渐变小，到18个月左右会自然闭合。前囟门（大囟门）在出生后满2年左右闭合，后囟门（小囟门）在出生后3个月左右闭合。

眼睛：出生后1～2周起开始识别物体

刚出生的宝宝不能识别物体，只能分辨明暗。无法将双眼完全睁开，眼睛只能眯着一条缝或是看到闪烁发光的物体时如同刺眼了一样闭上双眼。出生1～2周后，宝宝就能在某种程度上识别到物体了。出生后6个月左右，则可以准确地看到事物。

乳房：鼓鼓的、发肿

刚出生的宝宝，乳房鼓鼓的、发肿，摸起来感觉有点像肉疙瘩。有时还会挤出奶水样的液体，但它会自然消失，无须太过在意。

耳朵：最发达的感觉器官

刚出生的宝宝最发达的感觉就是听觉。宝宝的听觉在妈妈肚子里的时候就开始发育了，之所以建议孕期中让胎儿经常听妈妈和爸爸的声音，也是出于这个原因。宝宝出生后，最好经常和宝宝说话、给宝宝听音乐，或用柔和的话语逗宝宝、给宝宝讲故事等。

指甲、脚：指甲长、平足

宝宝的指甲从孕16周开始生长，在出生时已完全长出。指甲过长有可能会使宝宝挠伤脸部，因此要经常给宝宝剪指甲。新生儿大部分都是平足，随着成长开始慢慢走路后，脚掌的形状会发生改变，因此无须担心。

胳膊、腿：保持弯曲的姿势

刚出生的宝宝会像之前在妈妈肚子中那样弯曲着胳膊，紧紧握住拳头，同时膝盖向外侧弯曲。为了让宝宝快速成长，要经常握住宝宝的双腿拉直。

蒙古斑：随着成长而自然消失

在宝宝肩部或背部、臀部、大腿等部位经常会有青块状蓝色痕迹，称为“蒙古斑”。每个宝宝的蒙古斑大小均不相同，但随着宝宝的成长，蒙古斑的颜色会逐渐变浅并自然消失。

皮肤：整体发红

新生儿的整体皮肤发红，被一层灰白色胎脂所覆盖。刚开始泛红光，2~3天后会慢慢显现出黄色。皮肤变黄是由于肝功能未发育成熟而出现的暂时性黄疸，待1~2周后肝功能发育完全后会自然消失。

体温：比成人高0.5℃

宝宝的体温在刚出生时较高，为37~38℃，2~3天后，会稳定在37℃左右，比成人平均体温（36.5℃）高0.5℃。新生儿的体温调节能力发育得不太完全，房间过热会使体温上升、呼吸加快，因此需要多加注意，房间温度保持在22~25℃，湿度保持在40%~60%为宜。

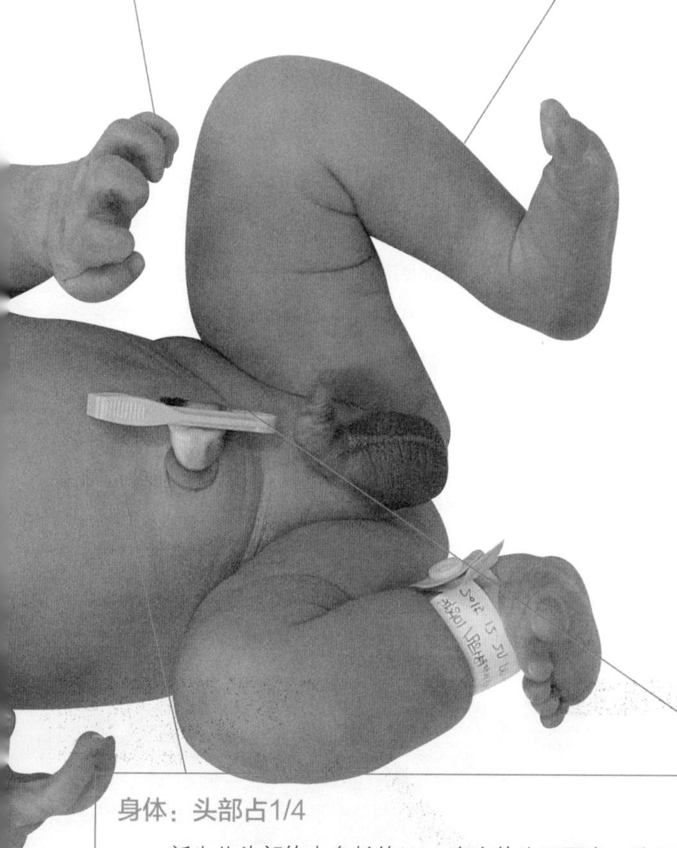

脐带：10天左右脱落

脐带的作用，在宝宝出生时就已经全部发挥完毕。剪断的脐带刚开始是湿润的，但出生后10天左右会变硬、变干，并自然剥落。在脐带脱落前给宝宝洗澡时，要注意防止感染。

身体：头部占1/4

新生儿头部约占身长的1/4。身高约为50厘米，胸围约为35厘米，头围比胸围大1~2厘米或与胸围相同。体重平均为3~3.5千克，出生后第一个月体重增加很快，每周约增加200~300克。但出生后1周内，随着胎便的排出，体重会下降，这是正常现象，无须担心。

第2章

新生儿健康检查

由于新生儿整体的身体功能仍未发育成熟，所以需要特别注意。新生儿要进行基本体检，以确认是否存在健康问题。

出生后立即接受体检

宝宝艰难地通过狭窄的产道，来到了这个世界。首先就要接受为了适应这个世界而进行的基本检查：脐带剪断，留下3～4厘米，然后结扎；擦拭完身上异物后称量体重，并测量身高、头围、胸围；观察整体的身体情况；用听诊器检查心率与呼吸。

错误知识
新生儿的反射能力发育还不成熟。

新生儿反射能力检查

医生在观察完宝宝整体的身体情况后，会进行简单的反射能力检查。即使是刚出生的宝宝，在受到刺激后也会本能地出现反射反应，因此反射能力的正常与否对于判断宝宝的神经和肌肉成熟度十分重要。新生儿的反射反应包括掌抓握反射、莫罗反射、牵张反射、觅食反射等。

掌抓握反射 轻触宝宝手掌，婴儿即紧握拳头；刺激婴儿脚掌时，脚部会弯曲。

莫罗反射 触碰宝宝或将宝宝轻轻举起又放下后，宝宝由于受到惊吓会将双手和双腿向胸部的方向蜷缩，而手部也会做出像抱着某种东西似的动作。

牵张反射 抓住宝宝的双手，做出牵拉的动作，宝宝也会起身用力。这可以用来检查宝宝的肌肉是否能灵活运动。

觅食反射 用手轻轻触碰宝宝的嘴，宝宝会将嘴转向受到刺激的一侧，并张开嘴做

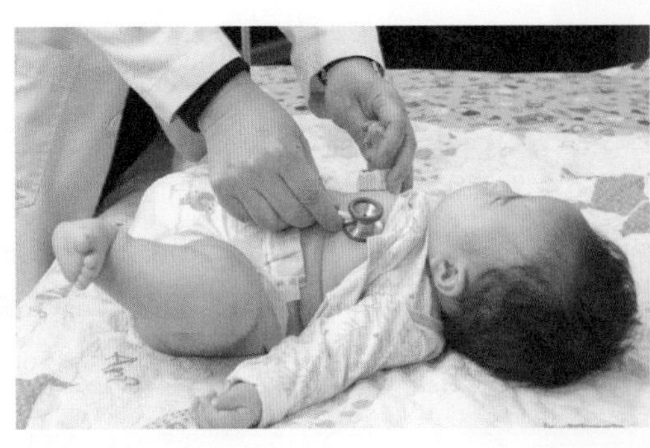
基本检查

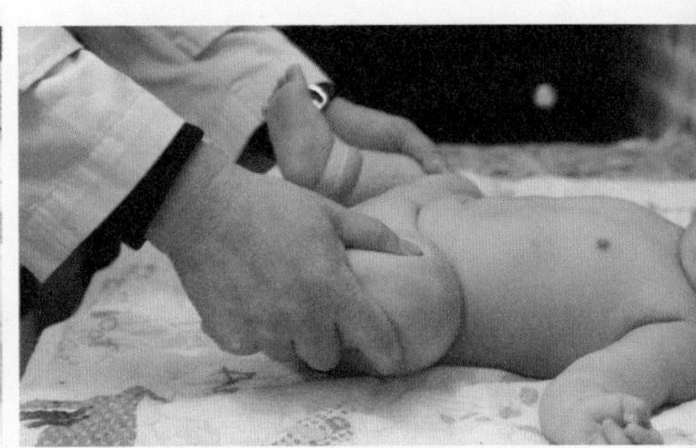
髋关节检查

出吮吸的动作。

髋关节检查

让宝宝平躺，将其双腿抬起呈直角，检查双腿长度是否存在差异。然后将宝宝的双腿张开，若几乎能张开180度即为正常；若双腿无法正常张开或出现声响，要马上接受超声检查。

血液检查

宝宝出生2天后，医生会在宝宝的脚后跟处抽血，检查是否存在代谢性疾病。此时也会同时进行先天性甲状腺功能低下检查。先天性代谢异常或先天性甲状腺功能低下疾病若能在新生儿时期及早发现并得到治疗，尤其是在出生后1个月以内得到治疗，86%左右的宝宝都能正常成长。

婴幼儿发育标准值

男宝宝				年龄	女宝宝			
体重（千克）	身高（厘米）	身高体重指数	头围（厘米）		体重（千克）	身高（厘米）	身高体重指数	头围（厘米）
3.41	50.12		34.70	出生时	3.29	49.35		34.05
5.68	57.70		38.30	1~2个月	5.37	56.65		37.52
6.45	60.90		39.85	2~3个月	6.08	59.76		39.02
7.04	63.47		41.05	3~4个月	6.64	62.28		40.18
7.54	65.65		42.02	4~5个月	7.10	64.42		41.12
7.97	67.56		42.83	5~6个月	7.51	66.31		41.90
8.36	69.27		43.51	6~7个月	7.88	68.01		42.57
8.71	70.83		44.11	7~8个月	8.21	69.56		43.15
9.04	72.26		44.63	8~9个月	8.52	70.99		43.66
9.34	73.60		45.09	9~10个月	8.81	72.33		44.12
9.63	74.85		45.51	10~11个月	9.09	73.58		44.53
9.90	76.03		45.88	11~12个月	9.35	74.76		44.89
10.41	78.22		46.53	12~15个月	9.84	76.96		45.54
11.10	81.15		47.32	15~18个月	10.51	79.91		46.32
11.74	83.77		47.94	18~21个月	11.13	82.55		46.95
12.33	86.15		48.45	21~24个月	11.70	84.97		47.46

第3章 疫苗接种

新生儿出生时体内携带着从妈妈那里获得免疫抗体，但在出生6个月后这些抗体几乎都会消失殆尽。婴儿免疫力低时，很容易患上传染病等各种疾病，因此需要在适当的时间接种疫苗。下面让我们来了解一下新生儿必须接种的疫苗及接种时间、注意事项等内容。

错误知识
低热时也要在规定的日期接种疫苗。

预防接种大体上分为定期接种与临时接种。百白破疫苗、脊髓灰质炎疫苗、风疹疫苗、麻疹疫苗、结核疫苗、肝炎疫苗、腮腺炎疫苗等属于定期接种的疫苗；判断会发生流感、水痘、流行性乙型脑炎、流行性出血热、脑膜炎、肺炎等流行性疾病而接种的疫苗属于临时接种。

接种疫苗后一定要填写到预防接种证中。对于接种后出现的反应等内容，妈妈也要记下来。

在规定的时间接种合适的疫苗

接种疫苗时的注意事项

在规定时间接种　预防接种的原则是在规定的时间接种。预防接种的种类及接种时间可参考从生产的医院出院时所收到的宝宝手册。当宝宝状态不好或因其他个人原因而无法按时接种时，要向医院或保健所等进行咨询。接种时间稍晚或接种间隔延长并不会对疫苗的效果带来太大的影响。

在健康状态好的时候接种　最好在宝宝健康状态好的时候接种疫苗。因为生病时接种有可能会出现副作用或接种疫苗的效果下降。当有感冒、腹泻或发热时，最好延后几天再接种。到了接种那天，还需要在家测量宝宝体温确认是否发热，然后再出门。当宝宝存在药物过敏时，要在接种前提前告诉医生。

接种后要特别留意宝宝的身体状态　接种后2～3天要仔细观察宝宝的身体情况，当发高热或有惊厥的症状时，要马上看医生。接种当天最好避免洗澡、长途旅行及剧烈活动，并让宝宝充分休息。

出现异常症状时要咨询医生　接种后要遵守注意事项，注意防止出现副作用。注射疫苗的部位有可能会变得红肿、瘙痒，宝宝也有可能出现倦怠的症状，这些都属于正常现象。若接种后，宝宝发热达38℃以上，可用温水擦拭宝宝的身体，若发热持续1～2小时以上、宝宝严重哭闹时，就要到医院就医。2个月以上的宝宝可以吃退热药。

小儿疫苗免疫接种表

（中国疾病预防中心免疫规划中心2012年发布）

疫　　苗	接种对象的月（年）龄	接种剂次	备　　注
乙型肝炎（乙肝）疫苗	0、1、6月龄	3	出生后24小时内接种第1剂，第1、2剂间隔≥28天
卡介苗	出生时	1	
脊髓灰质炎（脊灰）减毒活疫苗	2、3、4月龄，4岁	4	第1、2剂，第2、3剂间隔≥28天
百日咳-白喉-破伤风（百白破）联合疫苗	3、4、5月龄，18~24月龄	4	第1、2剂，第2、3剂间隔≥28天
白喉-破伤风（白破）联合疫苗	6岁	1	
麻疹-风疹（麻风）联合疫苗	8月龄	1	
麻疹-流行性腮腺炎-风疹（麻腮风）联合疫苗	18~24月龄	1	
流行性乙型脑炎（乙脑）减毒活疫苗	8月龄，2岁	2	
A群脑膜炎球菌多糖疫苗	6~18月龄	2	第1、2剂间隔3个月
A群C群脑膜炎球菌多糖疫苗	3岁，6岁	2	2剂间隔≥3年；第1剂与A群脑膜炎球菌多糖疫苗第2剂间隔≥12个月
甲型肝炎（甲肝）减毒活疫苗	18月龄	1	
乙脑灭活疫苗	8月龄（2剂），2岁，6岁	4	第1、2剂间隔7~10天
乙脑灭活疫苗	18月龄，24~30月龄	2	2剂间隔≥6个月

＊ 此表原为韩国的“小儿疫苗接种表”。现更换成适合中国儿童的由中国疾病预防控制中心免疫规范中心官方发布的“小儿疫苗免疫接种表”。

＊ 当无法按照标准接种时间接种疫苗时（延迟接种、不接种等），会导致下次的预防接种日期变更，因此详细的预防接种日期要与相应的诊所及医院确认。

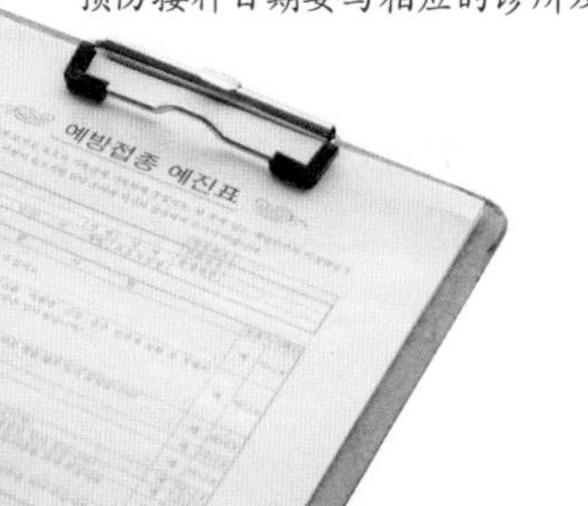

第4章

新生儿常见疾病

新生儿的某些机体功能尚未发育成熟，抵抗力弱，因此容易患病。特别是在夏冬之际容易感冒或患上过敏性皮炎等。若能事先了解这些疾病的原因、症状及治疗方法等知识，就能及早发现疾病，并有效预防。此时的宝宝还无法用言语表达，因此一切状况都需要妈妈精心观察。

新生儿黄疸

新生儿肝功能发育不成熟，很容易出现暂时性黄疸，也称为生理性黄疸。新生儿黄疸是大部分婴儿会出现的症状，随着肝功能的发育完全，出生后1～2周会自然消失，因此无须过于担心。吃母乳的宝宝也可能出现黄疸持续10天以上的情况，此时要暂停喂母乳。但母乳性黄疸并不是因母乳不好而造成的，因此待宝宝症状好好转后可以继续喂母乳。

如果黄疸在宝宝出生后24小时内出现。或持续10天以上，黄疸数值超过15毫克/分升（0.83毫摩/升），则要怀疑是病理性黄疸。若宝宝的手掌、脚掌均发黄，则需要到儿科就医，根据发病原因及发病程度接受治疗。严重的黄疸若未得到及时治疗，有可能造成脑损伤，严重的还会导致小儿脑性瘫痪。

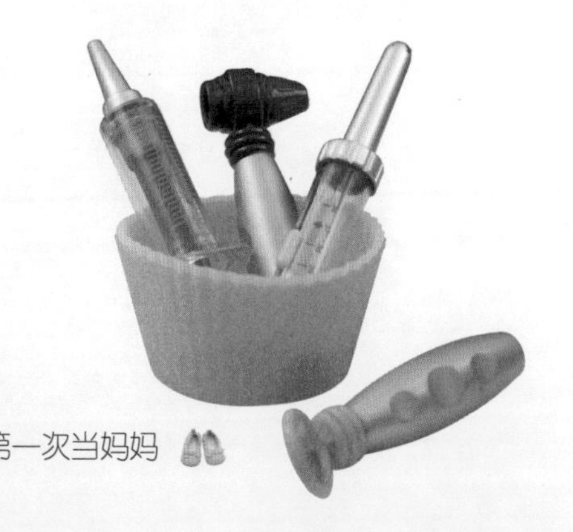

肚脐发炎

婴儿的脐带在出生后1周左右会自然干燥、脱落。从脐带脱落至肚脐完全愈合至少还需要10～20天。此时若护理不当有可能会引发炎症，因此要精心护理。为了预防肚脐发炎，在给宝宝洗澡后要用消毒液对肚脐消毒后晾干。在肚脐自然脱落前不要用纱布盖住或包住肚脐，要使其保持干燥的状态。肚脐脱落后也可能会流脓或出血，因此要注意消毒。对于轻微的炎症可以涂抹抗生素软膏。

呕吐

新生儿由于胃功能发育不成熟，所以会经常吐奶。大多数宝宝在吃得过多时，或由于吃奶吸入过多空气时，以及热伤风感冒时都会呕吐。

若宝宝经常呕吐，则要检查喂奶的姿势是否正确、是否喂奶过多，并且在喂奶后一定要轻轻地给宝宝拍嗝。当宝宝呕吐时，要让宝宝坐着或侧躺，防止呕吐物进入到气管中。

如果经过精心护理，宝宝呕吐仍在

持续，则要到医院就医，判断是否为肠梗阻或幽门狭窄。若宝宝发热时呕吐，或肚子膨胀，或呕吐物呈绿色或红色，则要立刻到医院就医。

鹅口疮

当新生儿的舌头或上颚、脸颊内侧有白点，出现类似牛奶渣块一样的物质，且不能正确吸乳时，要怀疑患了鹅口疮。

鹅口疮主要是因为喂养器具未做好清洁，或因新生儿在经过产道时感染了念珠霉菌。健康的新生儿有时也会出现鹅口疮。严重时要到医院接受治疗。

新生儿结膜炎

新生儿感染结膜炎的案例较为常见。多因出生时感染产道内的细菌而患病，早产儿也易被感染。当宝宝眼睛里经常有眼屎、出现眼睛发红充血的症状时，就要怀疑是结膜炎。可用生理盐水对眼睛消毒或给宝宝滴眼药水。抚摸宝宝时要将手洗干净，这样才能预防二次感染。

咽喉炎

咽喉炎在夏季到秋季时较常出现，感染后发热可达38~40℃，咽喉红肿疼痛，眼睛也充血发红。由于咽喉疼痛，宝宝会变得不喜欢喝奶、喝水，因此有时也会引起脱水症状，打不起精神。在宝宝想要吃东西的时候一定要及时喂食，同时也要注意补充水分。

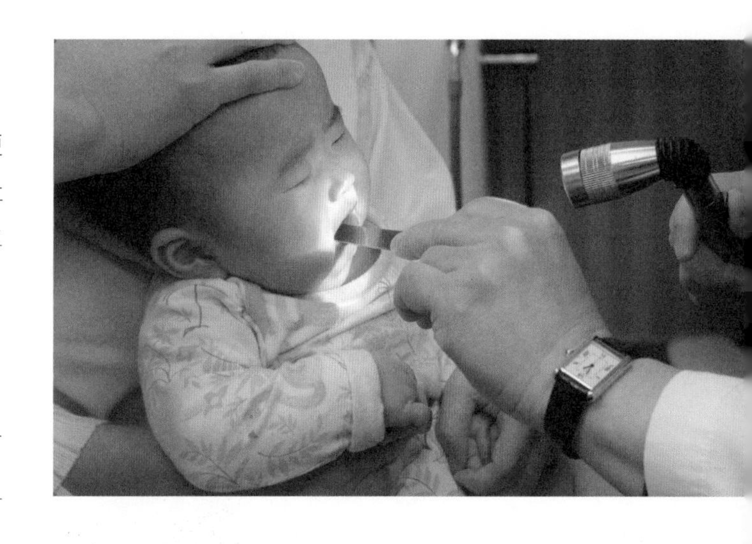

腹股沟疝气（小肠串气）

宝宝的肚子和阴囊是连接在一起的，偶尔会发生腹腔脏器向阴囊一侧突出的情况，这就是所谓的腹股沟疝气。此时若宝宝因哭泣而用力的话，腹股沟就会肿胀，而阴囊也会严重水肿。相对于正常的新生儿来说，早产儿较常出现腹股沟疝气，男宝宝则比女宝宝更容易出现腹股沟疝气。

脏器露在外面后无法恢复成原状的情况，被称为疝气嵌顿。突出的脏器若停留在腹股沟处，还会引起肠闭塞。疝气嵌顿常见于6个月以内的宝宝，出现疝气嵌顿时要将宝宝带到医院进行手术。

错误知识
在脐带脱落之前，洗澡后要给宝宝的肚脐消毒，擦干，并用纱布盖好。

流行性感冒

感染感冒病毒后，会出现流鼻涕、发烧、咳嗽或者呕吐、腹泻的症状。宝宝患上感冒后，会哭闹不安或变得没精神。感冒还有可能造成气管炎或肺炎、中耳炎等并发症，因此需要格外注意。首先是要注意监测体温，也要注意补水。对于容易出现高热惊厥的宝宝，要提前用退热药，避免惊厥发生。症状严重时要到医院治疗。

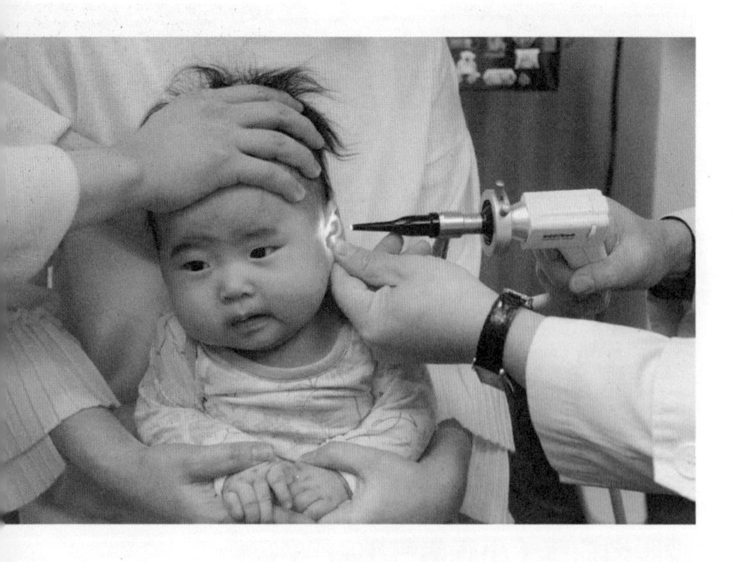

疱疹性咽峡炎

疱疹性咽峡炎的症状是宝宝突然高热至39℃，嗓子痛、无法吞咽，严重哭闹。这是因为宝宝的上颚或小舌上面起了小水疱，在受到刺激后非常疼痛。由于是病毒引起的疾病，因此并没有什么特效药，可以让医生开具镇痛剂或退热药喂给宝宝吃，能够缓解症状。

大部分宝宝的体温会在一天后下降，水疱也会在5～6天后好转。和感冒时的护理一样，最好喂宝宝吃容易吞咽的食物，并补充足够的水分。

错误知识
有痱子时要多给宝宝涂抹婴儿爽身粉。

毛细支气管炎

毛细支气管炎是小儿常见的一种急性下呼吸道感染，主要发生在肺部的细小支气管，也就是毛细支气管。

患毛细支气管炎的宝宝，刚开始时会出现低热、流鼻涕、咳嗽等症状，2～3天后咳嗽加重、呼吸急促，且呼吸时非常费力，出现呼吸困难。毛细支气管炎常发生在2岁以下的宝宝身上，尤其是6个月以下的宝宝发病较重。1岁以内的宝宝若出现3次以上毛细支气管炎症状，则要怀疑哮喘的可能。

毛细支气管炎通常是由普通感冒、流行性感冒等病毒性感染引起的并发症，预防的最好方法就是避免宝宝与感冒患者接触，平时要让室内保持合适的温湿度。

特应性皮炎

特应性皮炎有时会在宝宝出生后马上发病，但大部分是在婴儿出生后3～6个月后开始出现。特应性皮炎受家族病史及遗传因素影响较大，常会根据年龄的不同而出现在特定的部位上。其症状主要表现为脸部出现湿疹一样的红色斑疹，并流脓或出现结痂等。宝宝患病后会因瘙痒而无法入睡，并经常哭闹，严重时会变成鳞状皮肤或皮肤上出现白色角质。

如果宝宝被诊断为婴儿期特应性皮炎而非暂时性新生儿胎热，需尽快找到病因并准确治疗。宝宝瘙痒非常严重时，也可以涂抹专业医生开具的类固醇软膏。

痱子

痱子是身体的汗液未能及时蒸发，积聚在皮肤内或汗腺周围导致的炎症性皮肤病。新生儿很容易流汗，但体温调节功能尚未发育成熟，因此容易长痱子。

痱子刚开始是小米一样的透明水疱，待水疱破裂后，细菌会进入汗腺，导致流脓。对于流脓肿胀的突出部位，要用消毒后的镊子弄破，再用药棉将脓液擦去并涂

怎样预防长痱子

医生指导

有很多妈妈在给宝宝洗完澡后，身上还没完全擦干就涂上了一层婴儿爽身粉。尤其是长痱子的宝宝会被抹上好几层，其实这样做并不能快速使皮肤转好。婴儿爽身粉的微细粉末反而会堵塞毛孔，同时爽身粉中的化学物质也可能会刺激宝宝娇嫩的皮肤。

最好的方法是，宝宝洗完澡后，保持良好通风。与此同时，调节好室内温度，因为无论洗得再怎么干净，若室内温度很高，宝宝就会再次流汗。

抹抗生素软膏。长痱子的宝宝要保持皮肤的干净、干燥，及时擦除身上的水分。

脂溢性皮炎

脂溢性皮炎表现为皮肤渗出带有黄色油状物质的脓液，好发于面部、头部、腋窝等部位，常见于出生后1～2个月的宝宝。平时要给宝宝做好清洁护理工作，在洗澡时用肥皂把宝宝的头发洗干净，能起到一定的缓解作用。溢出的皮质氧化后会形成黄色结痂，如果不及时清理，会导致结痂堆积。在给宝宝洗头后要完全吹干头发，让结痂脱落，结痂严重时可以用婴儿油等使其软化，然后用化妆刷将其去除。

尿布性皮炎（尿布疹）

如果宝宝的尿布长时间没更换，就会令臀部处于潮湿的状态，从而导致臀部出现红色的丘疹或疱疹，患处会非常痒，这就是尿布性皮炎，又称尿布疹。为了预防尿布性皮炎，妈妈要经常摸摸宝宝的尿布，判断是否潮湿，以便及时更换尿布。

换尿布时要将宝宝的臀部擦拭干净后晾干，然后再换上新尿布，使宝宝的臀部保持干爽。尿布性皮炎严重时要咨询医生，并涂抹无刺激的软膏，每天3～4次。

皮肤念珠菌病

皮肤念珠菌病的症状与尿布性皮炎类似，但此病是因念珠菌感染造成的。当宝宝臀部出现小米状红色丘疹，而且作为尿布性皮炎护理后没有好转时，要及时就医检查是否为皮肤念珠菌病，并接受相关治疗。

患皮肤念珠菌病后，最好也要及时将宝宝皮肤擦干，保持干燥。在换尿布时，不要立即将新尿布换上去，而是等臀部干燥后再换，尿布还要在阳光下晾干杀菌。必要时涂抹抗真菌类药膏。

脓痂疹

脓痂疹是一种常见的细菌感染疾病，常被称为疔疮。宝宝长出红色斑丘疹后，身体多个部位会出现透明水疱，变成脓疱破裂，结成干痂。脓疱破裂后很容易感染，因此一定要尽快用干燥的纱布擦拭脓疱，之后消毒并涂抹抗生素软膏。涂抹软膏1～2天后，若症状仍未好转，要到医院接受治疗，医生一般会开口服抗生素或抗生素软膏。

第
5
章

了解宝宝哭闹的原因

刚出生的宝宝还不会说话，只会通过哭闹来表达。这种哭闹可以被看成是宝宝的语言。然而，初为人母，很多妈妈在听到宝宝哭声后会慌了手脚，急急忙忙去哄宝宝，可宝宝却经常哭得更厉害了。所以，对于妈妈而言，只有准确理解了宝宝的哭声，才能顺利地照看宝宝。

哭闹是新生儿表达意见的独特方式

新生儿一整天都只在睡觉，并且不分时间地哭闹。肚子疼、犯困、生病、尿布被浸湿，只要宝宝稍微有一点不适，就会通过哭闹来表达，可以说哭泣是宝宝唯一的表达方式。

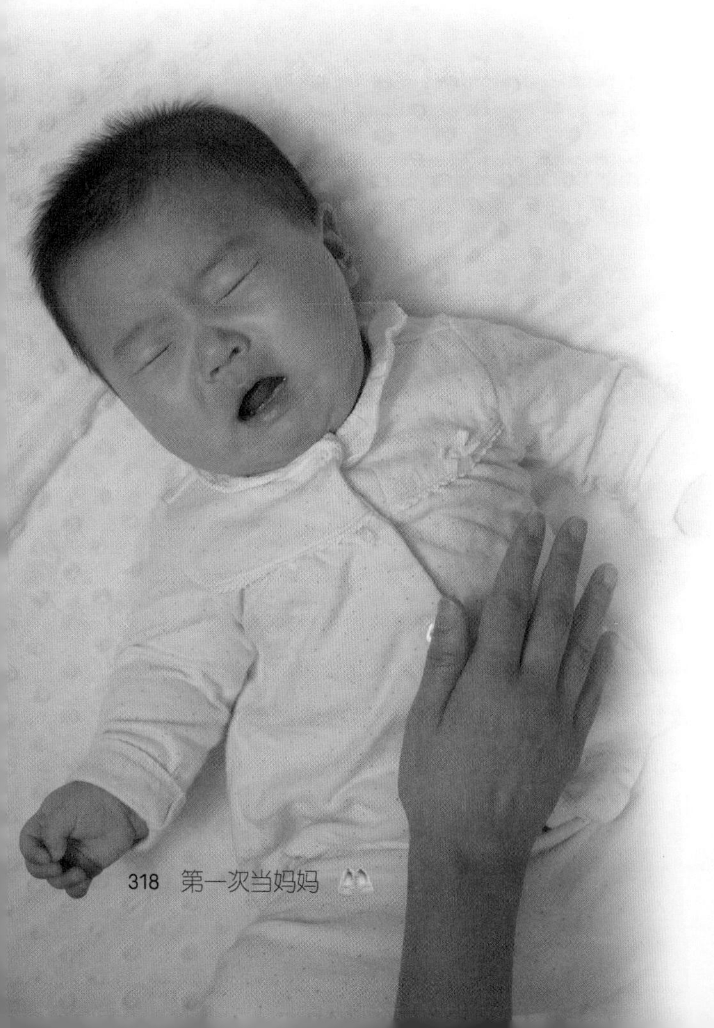

宝宝哭闹时，妈妈需要迅速弄明白宝宝为什么哭，并及时做出应对。那些有育儿经验的妈妈能够马上就理解宝宝哭闹的原因，而初为人母的新手妈妈则会感到慌张，只会着急去哄宝宝，可宝宝有时反倒哭得更厉害了。若误以为宝宝哭闹的原因是只是肚子饿而急忙喂宝宝吃奶，也可能会导致宝宝呕吐。

宝宝从来不会无缘无故地哭闹，只要妈妈静静地观察宝宝，就可以找到原因。当宝宝哭闹时，妈妈首先要观察是不是该换尿布了；如果不是则要确认是不是该喂奶了；如果宝宝已经吃饱并且也没有其他问题，但仍然继续哭闹，就要注意宝宝是不是生病了。

宝宝哭闹时要设法让他平静下来

若宝宝没有生病，也不是肚子饿，但仍然继续哭闹，那很可能就是希望妈妈能和自己玩耍。此时妈妈即使手中正在做别的事情，最好也要停下来，抱起宝宝或将宝宝放在摇床中摇晃，并观察宝宝的反应。

也有人说，如果每次宝宝哭闹时就

把宝宝抱起来哄的话会使宝宝养成坏习惯。这种想法是错误的，宝宝希望用自己的哭声来吸引妈妈的注意力，如果宝宝哭闹时妈妈毫不关心，则可能会使宝宝养成继续哭闹的神经质性格。

总之，宝宝哭闹后，最好的方法就是好好哄一哄，找出宝宝哭闹的原因并及时解决，让宝宝恢复平静。

新手妈妈只要稍稍观察就能了解宝宝哭闹的原因，这样当宝宝哭闹时，自己就不会手足无措了。

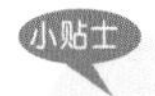

让无原因哭闹的宝宝恢复平静的方法

对于肚子不饿、只是无理由哭闹的宝宝来说，含安抚奶嘴是一个不错的方法。因为当哭闹的宝宝吮吸着某种东西时会恢复平静。当然，安抚奶嘴并不能够替代妈妈的关心，它只能在宝宝感受到压力以及睡觉前使用。此外，还可以给哭闹的宝宝拿一些玩具，或者准备能分散宝宝注意力的摇铃等，也可以让宝宝停止哭闹。

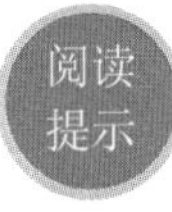

宝宝哭声代表的含义

饿了　越小的宝宝，越无法忍受饥饿。当宝宝因饥饿而啼哭时，会大口呼吸后稍稍停止，保持一定的节律。此时若立刻给宝宝喂奶，宝宝就会停止哭闹。当妈妈紧紧抱着宝宝喂奶时，宝宝原本烦躁不安的状态也会恢复平静。

困了　当犯困却不能睡觉时，宝宝就会哭闹，出现像生气一样的哭声。这是在发送让妈妈哄自己睡觉的信号。此时最好抱起宝宝轻轻晃动，也可以给宝宝唱催眠曲或给宝宝听安静的音乐。待宝宝安静后让宝宝躺下，抚摸或轻拍宝宝的背部，宝宝就会很快进入梦乡。

病了　宝宝在生病或受到严重惊吓时的哭声，很容易与其他情况下的哭声区分开。哭声大且尖锐，像呼吸停止了一般刺耳。此时最好温柔地抱起宝宝，让宝宝恢复平静，不能放任不管。若宝宝大声啼哭30分钟以上，很可能是生病了，最好带宝宝到医院检查。

生气了　当宝宝因肚子饿而哭泣但却没有人理睬时，就会变得烦躁。此时，宝宝的哭声很大，感觉就像在发脾气一样。因生气而哭闹的宝宝哄起来很累，只有被长时间抱着或自己情绪稳定后，才能停止哭闹。如果因为肚子饿而生气的话，则要温柔地抱起宝宝来哄，并喂宝宝吃奶。

尿湿了　宝宝尿布湿了感到不舒服时也会啼哭。此时的特征是睡得好好的，突然大哭起来，好像很委屈。这时只要马上给宝宝换上干净的尿布，宝宝就会停止哭闹，并且会开心地笑。如果此时已到了喂奶的话，也要换好尿布以后再喂。

想要抱抱　宝宝有时在没有生病、没有肚子饿、没有尿湿的情况下，也会没有理由地哭闹。此时多数是在向妈妈表达想要抱抱的意思，只要妈妈温柔地抱起宝宝，和宝宝说话，并抚摸宝宝，宝宝就会像什么都没发生一样变得开心起来。

第6章

了解宝宝的睡眠

刚出生没多久的新生儿几乎一整天都在断断续续地睡觉。除了肚子饿会大哭以及努力吃奶的时间以外，大部分时间都用来了睡觉。但是到了晚上，新生儿睡得时间却不长，会多次醒来，这会让妈妈变得很辛苦。不过，当宝宝出生3个月左右时，睡眠上就会出现一定的节奏，此时带孩子就不再那么辛苦了。

新生儿睡眠都很浅

可以毫不夸张地说，新生儿时期的宝宝除了吃奶和哭闹的时间以外一整天都在睡觉。尤其是出生后1周的宝宝，好像除了吃奶的时间以外都在睡觉。虽然整体的睡眠时间很长，但每次的睡眠周期却很短，只有40～60分钟。

错误知识
越是新生儿，睡眠时间越长，睡得越深。

新生儿时期的睡眠，50%～70%都是被称为异相睡眠的浅睡眠，而且会深睡眠、浅睡眠重复进行。与25%的睡眠时间为异相睡眠状态的成人睡眠相比，婴儿的睡眠状态就更不稳定。在异相睡眠的状态下，虽然身体在睡觉，但大脑仍处于清醒的状态，因此即使是受到轻微的外界刺激，宝宝也会轻易地醒来哭闹。宝宝在睡觉时啼哭或轻轻活动也都是异相睡眠表现出来的状态。

这个时期，最让妈妈感到辛苦的事情之一就是宝宝不规律的睡眠习惯。越是刚出生的宝宝，喂奶的间隔越短，即使在夜里，宝宝也经常因饥饿而醒来。不过，随着宝宝的迅速成长，睡眠时间会慢慢减少，异相睡眠所占比重也随之降低，逐渐出现规律的睡眠。

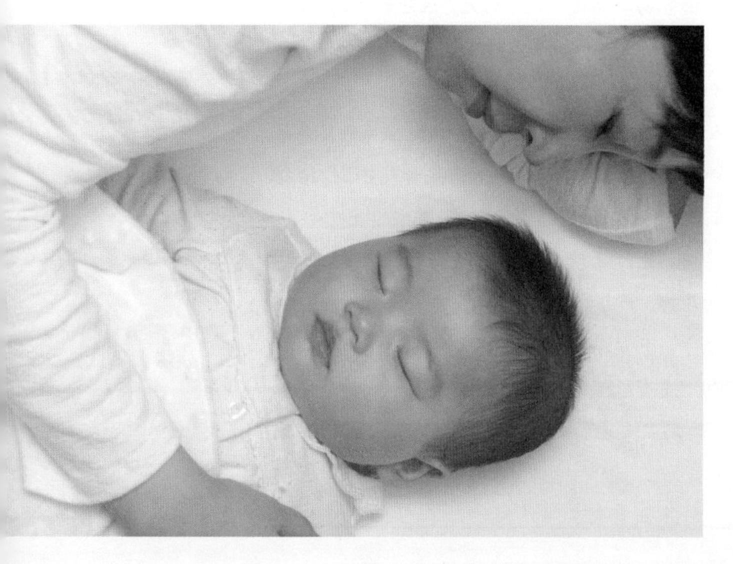

出生后1个月，宝宝出现睡眠节律

出生后1个月以内，新生儿每天的平均睡眠时间为16～20小时。刚出生的宝宝不分白天黑夜，每天70%以上的时间都是在睡眠中度过的。但从1个月左右开始，睡眠时间会逐渐减少，不再只是因为尿湿或饥饿而醒来，并且很多情况下醒来后会保持30分钟以上的清醒状态。同时，喂奶的时间间隔也变长，夜里妈妈给宝宝喂奶的次数也慢慢减少。

出生后3个月左右，宝宝会在夜里安

安稳稳地熟睡，同时白天的睡觉时间也变短，出现白天和黑夜的睡眠差异。从这一阶段开始，若宝宝在睡前吃饱了，那么一直到清晨都不会再醒来，妈妈也无须辛苦地在夜里醒来喂宝宝吃奶了。但偶尔也有妈妈不小心让宝宝养成了错误的睡觉习惯，从而导致宝宝的睡眠黑白颠倒。此时可以让宝宝在白天尽情玩耍，并哄着宝宝睡一会午觉，夜里睡觉前再给宝宝洗个热水澡，并保持环境的安静。

妈妈不要拿宝宝的睡眠时间跟别的孩子比。和成人一样，宝宝的睡眠时间也是存在个人差异的。无论宝宝的睡眠时间是多是少，只要宝宝能吃、能玩、能正常成长，就没有必要强制增加或减少宝宝的睡眠时间。

如何让宝宝安稳地熟睡

妈妈的怀抱是宝宝最喜欢的地方。妈妈可以舒适地抱着宝宝，把宝宝的头部朝向左侧，使宝宝能够听到妈妈的心跳声，与此同时轻轻地摇晃宝宝，这样宝宝就能很快入睡。给宝宝听胎教时经常听的和缓的音乐或催眠曲，也能让宝宝很快入睡。但要注意，如果宝宝被抱的时间过长或妈妈常用摇篮摇晃宝宝，也容易使宝宝产生依赖，以后入睡都要这样。

宝宝睡觉的时候妈妈也要休息。尤其是在产后身体仍未完全恢复时，妈妈最好在宝宝睡午觉时抓紧时间补充睡眠。而且宝宝睡觉时，如果妈妈不在宝宝身边，会使宝宝容易醒来，变得不安。

宝宝睡觉时，妈妈即使不想睡觉，也

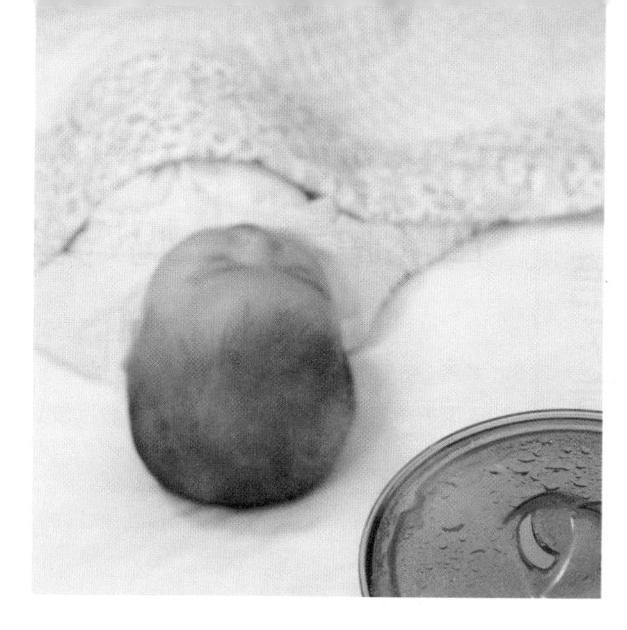

可以做一些能够在宝宝身边做的事情。

新生儿时期的睡觉姿势也很重要，此时的宝宝还不会抬头，如果让宝宝趴着哄宝宝睡觉，很容易使宝宝的嘴和鼻子被枕头或褥子堵塞，造成呼吸困难。若喂奶后立即让宝宝平躺哄宝宝睡觉，也有可能使宝宝在突然呕吐或溢奶时造成气管堵塞，出现窒息的危险，因此也要十分注意。

为宝宝创造舒适的睡眠环境

如果想让宝宝舒适地睡觉，就要给宝宝创造愉快的睡眠环境。室内温度要保持在22~23℃，湿度在50%左右。太亮或过于嘈杂的环境会妨碍宝宝的睡眠，要尽量让光线柔和暗淡，保持一定的安静。不过，睡眠环境也不要过于安静，否则会使宝宝很容易在受到一点声音刺激时就醒来。可以给宝宝听舒缓温柔的音乐，声音调小点。

睡觉时给宝宝唱催眠曲或轻拍宝宝，能帮助宝宝舒适地入睡。如果妈妈在宝宝睡觉时不得不做家务，最好把宝宝睡觉的房门打开，以便宝宝醒来时妈妈可以马上跑过来，使宝宝感觉到身边有人陪伴。

第7章

母乳喂养——妈妈省心，宝宝健康

所有妈妈都希望能喂自己的宝宝吃母乳，然而经常有妈妈因为多种原因不得不放弃母乳喂养。母乳喂养的成功在于妈妈的信念与努力，以及对宝宝的训练。下面让我们来了解一下母乳喂养的好处、哺乳的姿势、母乳喂养的成功条件和失败因素等内容。

错误知识

分娩后，为了喂宝宝吃母乳一定要喝海带汤。

母乳中含有宝宝出生后6个月内成长所需的所有营养物质，并含有增强宝宝免疫体系的抗体，对新生儿的健康大有裨益。母乳可以在宝宝需要时马上喂给宝宝吃，还可以保持适当的温度，所以很方便。不仅如此，母乳喂养还能增进宝宝和妈妈之间的亲密感。

与喂宝宝吃奶粉的妈妈相比，喂母乳的妈妈能更块地恢复到原来的身材。这是因为用于激活母乳分泌的激素也参与到子宫收缩中，通过母乳喂养可以协助产后松弛的腹部恢复如初。

妈妈一定要首选母乳喂养

对宝宝好

胎教固然重要，但母乳喂养更重要。母乳中富含各种免疫成分，吃母乳的宝宝患肺炎、中耳炎、感冒、肠炎等疾病的概率小，而且也不容易出现过敏性皮炎。同时，母乳中含有大量ω-3脂肪酸成分，可促进宝宝的大脑发育，因此喂宝宝吃母乳也可以增加宝宝的智商。

吃奶粉的宝宝很容易发胖。因为奶瓶上的人工奶嘴容易吮吸，所以宝宝自然而然地就会吃得很多，而且很多妈妈也会经常强制喂宝宝吃完。因此，与母乳喂养的宝宝相比，奶粉喂养的宝宝更容易患上小儿肥胖或小儿糖尿病。

与母乳相比，奶粉中的蛋白质含量较多。宝宝的胃要比我们想象的小很多，刚出生的宝宝，其胃脏只有珠子大小，随着时间的推移慢慢会变成乒乓球大小，所以对于新生儿而言，最初在医院喂的20毫升奶粉已经是相当多的量了。尤其是新生儿的心脏和肝脏还未发育成熟，吃含有大量蛋白质的奶粉会给宝宝身体造成负担。

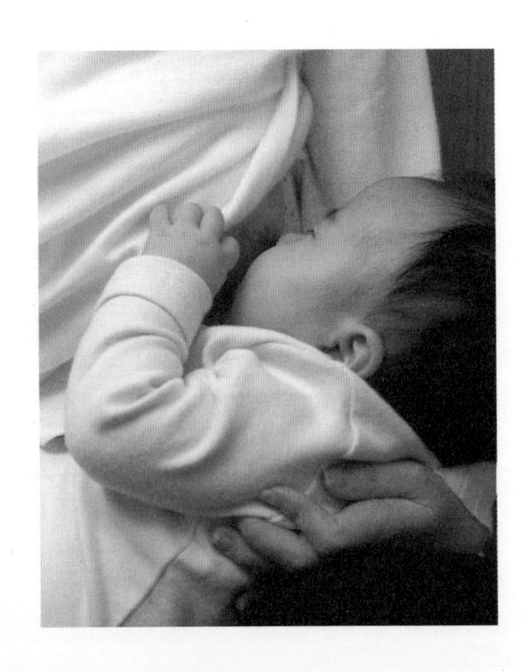

对妈妈好

喂母乳可促进子宫收缩，有助于产后体形恢复。持续的母乳喂养还可减少怀孕的可能性，这是由于排卵和月经会随之自然推迟，在一定程度上可起到避孕作用。

喂母乳还可预防产妇出现疾病。有研究显示，出生后母乳喂养至宝宝出生后20个月，可使乳腺癌发病率降低50%；母乳喂养至24个月，乳腺癌发病率会更低。也有研究结果显示，即使是短短1个月的母乳喂养，也可降低乳腺癌的发病率。

保护地球环境

母乳喂养也是一种绿色环保的行为。为了生产奶粉，人们需要养牛，而这就需要砍掉森林树木，开垦牧场。同时牛的体内排出的气体中含有沼气，这也是地球变暖的主要原因之一。而且生产奶粉还需要大量的费用，如奶粉罐的制造、处置，奶瓶与奶嘴的制造费用，奶粉运输过程中的物流费用，等等。而母乳喂养则省去了这一切消耗，从而保护了环境。

如何成功开启母乳喂养

母乳喂养失败的最常见原因，就是妈妈在产前没有认真学习母乳喂养知识。或者即使接受了相关知识的学习，但学习的时间不够多，内容也不够深。乳房疼痛及伤害到乳房的错误喂养方法，也让母乳喂养难以坚持下去。此外，母乳不足时马上用奶粉来代替，轻易就喂宝宝吃奶粉，也很容易造成母乳喂养的失败。

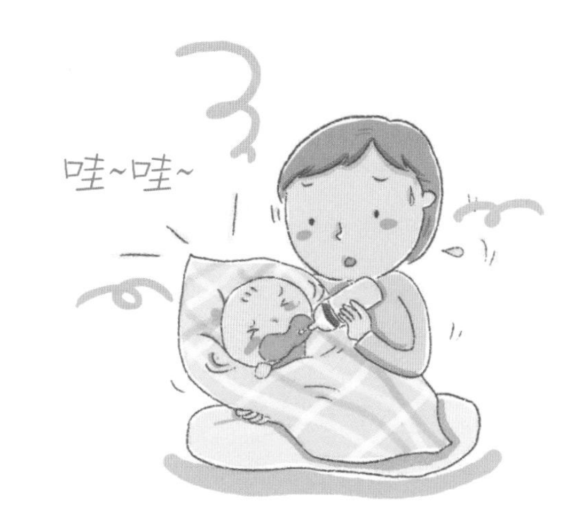

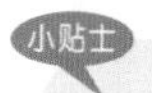

喂母乳会使胸部下垂吗

很多妈妈认为哺乳会使胸部下垂，为此就给宝宝喂奶粉吃。其实胸部下垂是由于因怀孕而增大的乳房在产后重新恢复原状而造成的，并不是因为哺乳。

母乳的分泌量会慢慢增加

很少有产妇因母乳不足而造成母乳喂养失败。即使刚开始母乳很少，但只要努力坚持哺乳，母乳量都可以得到充分增加。增加母乳量的基本方法就是经常哺喂宝宝，并在喂母乳后用吸奶器将乳房中多余的乳汁挤出来。

周边的人也可能会妨碍母乳喂养。比如很多产妇的妈妈因害怕女儿遭罪而建议给宝宝吃奶粉；而婆婆则可能因担心母乳不足会让宝宝挨饿而要求给宝宝吃奶粉。如此频繁地喂奶粉给宝宝吃，会使母乳的分泌减少，最终导致母乳停止分泌。

其实，即使母乳分泌较少，产妇也没有必要吃牛蹄汤或其他补养的食物。因为妈妈的饮食量与母乳量并无关系。

错误知识

母乳不足时，要好好补养身体。

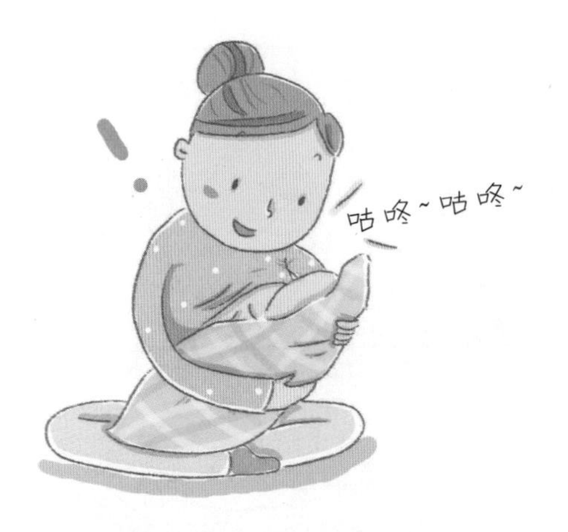

坚持住，让宝宝一直吸

母乳不足的另一个原因就是喂奶的时间不够。喂宝宝母乳时，妈妈要坚持住，让宝宝一直吸吮乳头，这样才会分泌出足够的母乳。

最初的1个月里，母乳喂养并不顺利。宝宝的哭闹、母乳不足、挤奶挤得手腕疼等原因，都会令妈妈出现放弃的想法。但只要能坚持住，妈妈和宝宝不久就都会感觉到母乳喂养的舒适。不管妈妈的乳头是太小还是太大，宝宝在吃奶时都会使着劲儿，不必过于担心。大部分妈妈的乳头都是易于宝宝吸吮的，刚开始时可能会感到有些费力，但很快就会适应。

错误知识

剖宫产妈妈要在身体恢复后再喂母乳。

剖宫产后如何喂母乳

很多剖宫产的妈妈认为，既然自己没能成功地进行自然分娩，那么母乳喂养可能也会失败。其实这是没道理的，剖宫产妈妈只是在手术后需要一些恢复时间，因此有时会使喂母乳的时间向后推迟。但若产妇手术后意识清醒，可以抱孩子，也可以喂母乳。与全身麻醉相比，椎管内麻醉的产妇能较早地开始喂母乳。

尽早开始喂母乳

即便是剖宫产，最好也要尽快开始给宝宝喂母乳，这样才能成功实现母乳喂养。母乳喂养不仅可以帮助妈妈与宝宝形成亲密感，而且还有助于分泌催产素，促进子宫收缩。在给宝宝哺乳时，妈妈会忘记疼痛，反而感觉到舒适。理论上来说，从手术当天起就可以哺乳，但剖宫产后乳房很容易充血，因此刚开始最好不要经常哺乳。

手术后吃的药不会给宝宝带来影响

很多剖宫产的产妇担心手术后服用的药会影响母乳喂养。例如，药物会导致母乳减少，药物成分会渗透到母乳中给宝宝带来影响，等等。

一般来说，手术后使用的镇痛剂或抗生素不会有太大的问题。只有很少的成分进入到母乳中，不过分娩后流出的初乳量很少，因此宝宝吃到肚子里的药是非常少的。而且，等母乳增多时妈妈已不再需要用药，因此无须担心术后用药对母乳的影响。

剖宫产妈妈的母乳喂养姿势

剖宫产妈妈在喂母乳时要防止宝宝碰到手术部位。

卧姿 侧卧的状态下，在背部放一个枕头，保持最为舒适的姿势，然后让宝宝面朝着自己侧卧，给宝宝喂奶。

橄榄球式 橄榄球式的哺乳姿势会让剖宫产的妈妈感到非常舒适。这种姿势就像用胳膊夹一个橄榄球似的，将宝宝置于自己的手臂下，避免了宝宝碰到剖宫产的伤口

医生指导

哺乳时要将一侧乳房中的乳汁完全排空

哺乳时，要让宝宝吃完一侧乳房中的乳汁。宝宝最初喝到的是前奶，里面脂肪含量较少，随着宝宝的吸吮，逐渐会喝到脂肪含量多的乳白色后奶。如果想要母乳喂养成功，就要让宝宝充分吃完乳房中的乳汁，乳汁排空后会刺激乳房重新分泌新的乳汁。

部位。具体步骤为：首先在自己的肋下放一两个枕头，垫着自己的手臂和宝宝的身体；然后就像用胳膊夹橄榄球一样，用手掌支撑着宝宝的头部和脖子，用胳膊夹持宝宝的身体，使宝宝朝向自己的肋下，然后就可开始哺乳。出院后也可以在家用带扶手的椅子喂奶。橄榄球式哺乳很自由，还可以用手将乳头放到宝宝的嘴里，十分方便。

母乳喂养成功的几个关键

妈妈要理解宝宝的饥饿信号，在宝宝想要吃奶的时候能立刻哺乳。宝宝的哭闹其实是在表达让妈妈喂自己吃奶，但真等到此时再喂奶就已经晚了。因为宝宝啼哭时再哺乳，不仅宝宝吃得少，而且也无法安静地入睡。

理解宝宝饥饿的信号

- 嘴巴一张一合。
- 舔嘴唇。
- 吮吸手指或将手指放到嘴里。
- 用乳头或手指触碰宝宝时，宝宝会把嘴张开或转向相应的一侧。
- 除了妈妈以外的其他人抱宝宝时，宝宝也会急着找乳头。
- 手脚不停地活动，发出沙沙的声响。

遵守喂奶时间

每侧乳房各15分钟，共喂30分钟

新生儿的喂奶原则是，每侧乳房各15分钟，共喂30分钟，每天8～12次。若母乳喂得过少，则有可能使母乳无法增多。对于一吃母乳就立即睡觉的宝宝，妈妈可以抚摸宝宝的耳垂，边哄宝宝睡觉边喂宝宝。过去人们都说宝宝吃奶时要抚摸宝宝的耳朵，这样能让宝宝耷拉的耳朵伸展开来，其实这同时也是叫醒正在睡觉的宝宝继续吃奶的窍门。

每2～3小时喂一次

对于白天一直睡觉的宝宝而言，妈妈要叫醒他喂奶时，最好先给他换上新的尿布，并通过轻轻抚摸他身体的方法来叫醒。如果宝宝仍然不醒，可以直接把乳头放到宝宝的嘴边，挤出乳汁喂给宝宝，此时宝宝就会张开小嘴吮吸乳头。

宝宝想吃就要立即喂

当宝宝因肚子饿而啼哭的时候，妈妈也没有必要非得等到下次喂奶时间到了再喂奶，而应按需哺乳。母乳比奶粉更容易消化，因此也有妈妈以1～1.5小时为间隔哺乳。每次宝宝想要吃奶时，最好让宝宝一次吃饱。

采取多种喂养姿势

采取多种喂养姿势，可以均匀排空乳管，预防乳房疾病的发生。哺乳时，身体不要太向后靠，而要支撑着宝宝的头部与脖子，抱着宝宝，并使宝宝的耳朵、肩膀、臀部呈一条直线。这样可以使宝宝的鼻子和下巴触碰到乳房，让宝宝的脸颊变得丰满。

- 抱着宝宝喂奶的摇篮式姿势。
- 将宝宝侧夹着喂奶的橄榄球式姿势。
- 躺着喂奶的侧卧姿势。

让宝宝正确含接乳头

- 将宝宝的嘴唇完全张开，成K字形，让宝宝深深地含着乳头。
- 乳晕也要被含住。宝宝吃奶时要含住乳晕而不只是吮吸乳头，所以乳头小或乳头下陷的妈妈也可以喂母乳。
- 将母乳挤出来喂会失去母乳喂养的优势，因此最好直接让宝宝吮吸乳头。

防止乳头混淆

奶瓶的奶嘴与妈妈的乳头在形状、味道、感觉、吮吸的方式等方面均不相同，然而95%的宝宝却都会出现乳头混淆的情况，经常发生在出生后3～4周以前。要想母乳喂养成功，防止乳头混淆也很重要。

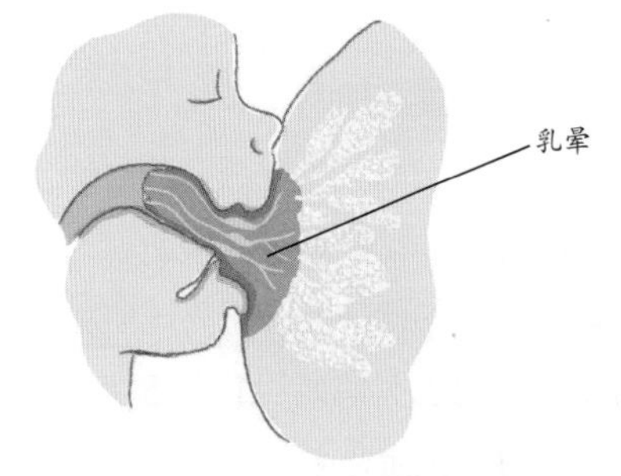

使宝宝的嘴呈“K”字形，让宝宝深深地含着乳头

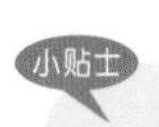

乳房底部按摩

双手拖起乳房，使血液能够顺畅地从腋下流向乳房。因为乳汁是由血液制成的，所以只有乳房内部血液循环顺畅，妈妈才能有充足的乳汁。也可采用一种简单的方法，即上下左右晃动乳房即可。

宝宝的吮吸本能在出生后1小时之内状态最佳，过了这一时间，宝宝甚至会忘记吮吸。因此从出生后就要训练宝宝吸吮妈妈的乳头。此外，还要注意以下两点。

- 出生后1个月内不要用奶瓶喂奶。
- 如需喂奶粉，要用汤匙、杯子代替奶瓶。

让宝宝平静的方法

当宝宝因没能及时吃奶而大哭时，或者因为乳头混淆而不想吸吮乳头只是一味哭闹时，不要勉强喂宝宝吃奶。此时妈妈也不要慌张，可以将嘴唇贴到宝宝的耳朵上，发出“嘘”的声音，等宝宝平静后再试着喂奶。据说“嘘”的声音与婴儿在子宫中听到的声音类似。吹风机或除尘器的声音也有点像，因此也可以把吹风机离远一些打开，待宝宝平静后再重新哺乳。

精心护理乳房

当乳头上有伤口时，可用医生开具的药膏涂抹。但要在宝宝不吃奶时涂抹，喂宝宝吃奶前要将药膏彻底擦掉。

每次哺乳时不用擦拭乳头或乳晕，也不用挤掉一些乳汁，直接喂奶即可。因为母乳中本身就含有抑菌成分，宝宝在吮吸时，适当吃到妈妈乳头及乳头周围皮肤上和乳管内的细菌，也有利于婴儿肠道菌群的建立和肠道健康。不要经常用香皂擦洗乳房，否则会让皮肤保护膜和抗菌物质消失，反而更容易导致乳房疾病。日常护理中，每天用温水轻轻擦拭一遍就可以了。

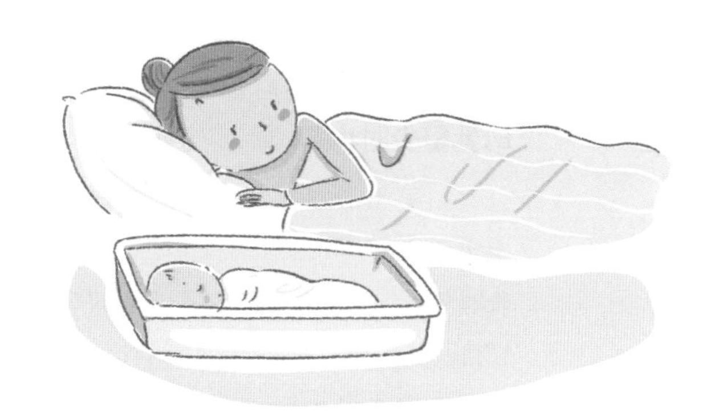

选择“爱婴医院”

分娩后，自然分娩的产妇需要住院2～3天，剖宫产产妇需要住院5～6天。这一时期对母乳喂养是相当重要的。因为在这短短的几天内，如果未能顺利喂宝宝吃上母乳，就有可能造成母乳喂养失败。

联合国儿童基金会评选出了最好的母乳喂养医院，并赋予其“爱婴医院”的称号，以此来鼓励女性喂母乳。目前有很多医院获得了“爱婴医院”的称号。即使当初没有选择爱婴医院，也要选择那些可以在分娩后母婴同室的医院。分娩后30分钟内喂宝宝母乳是母乳喂养成功的关键。下定决心喂母乳的妈妈在刚开始选择医院时，就要确认医院是否开设了母乳喂养讲座，这一点尤为重要。因为越是这样的医院，其积极促进母乳喂养的可能性越大。

和宝宝住在同一房间

很多新妈妈都说，养育孩子要比分娩辛苦得多，尤其是母乳喂养最为艰难。当宝宝从子宫中出来含住妈妈的乳头时，妈妈会感到乳汁像马上就要流出来了一样，但最终却根本没流出来，这让妈妈费尽辛苦。

完全母乳喂养是指出生后6个月的时间内完全不喂宝宝吃奶粉、辅食等食物，也不喂其喝水，只让宝宝吃母乳。不过，现实中大部分妈妈由于乳汁量少，都是用吸奶器挤出乳汁后放到奶瓶里再喂给宝宝吃，这就容易造成母乳不足，最终导致采用奶粉和母乳同时喂养的混合喂养。

母婴同室时的母乳喂养，成功率为90%

混合喂养的原因在于喂养的第一步就走错了。如果产后让宝宝和妈妈在同一间病房，那么母乳喂养的成功率可高达90%。与此相反，若将宝宝放在新生儿室，每次收到通知时才去喂奶，这种情况下的母乳喂养成功率会低于50%。

如果确实很难在24小时内一直与宝宝待在一起，则可在早晨将宝宝从新生儿室接过来，到了晚上10点左右再将宝宝送回去。

在母婴同室的病房中可以避免不必要的奶粉喂养，妈妈还可以随时观察宝宝是不是饿了，以便及时给宝宝喂奶。

很多设有母婴同室病房的医院会有母乳喂养专家常驻，可以协助妈妈母乳喂养。所以一开始选对医院也是非常重要的。

母乳量少时也不能喂宝宝奶粉

如果想成功喂养母乳，在初期即使宝宝哭闹也绝对不要喂宝宝吃奶粉。因为吮吸奶嘴所花费的力气还不到吮吸乳头的1/30。

宝宝如果一开始就吮吸奶嘴来喝奶的话，以后就会对吮吸妈妈的乳头失去兴趣，造成乳头混淆。

刚开始喂母乳时，每侧乳房各15分钟，共30分钟，每天喂8～12次，这样才能让乳房流出充足的母乳。如果将宝宝放在新生儿室，那么是无法喂给宝宝这么多母乳的。因为宝宝不能经常吸吮乳房，母乳的分泌量就会不足，而宝宝吃不到奶会哭闹，这又会让妈妈想要给宝宝喂奶粉。如此一来，母乳量就会逐渐减少，最终导致母乳喂养失败。

错误知识
产妇营养不足，会造成水奶（乳汁营养量不足）出现。

产后坚持几天，母乳喂养就成功了

现在的妈妈与过去相比营养状态好了很多，还可以到专业机构进行产后调理，但母乳喂养的成功率却还不到50%，这是为什么呢？妈妈们经常说的原因就是母乳量少，或是宝宝不爱吃奶。果真如此吗？

那些母乳喂养失败的妈妈，会认为自己之所以难以给宝宝喂奶，是因为会阴缝合处的疼痛，需要进行一定时间的产后调理才能喂奶。然而，母乳喂养与产后调理并不冲突，只要喂养姿势正确，就不会出现产后关节痛等问题。妈妈在产后只要坚持一下，出院后就可以在家成功喂宝宝吃母乳了。相反，如果产后几天只是一味地休息，那么回家后的母乳喂养就会变得非常艰难，宝宝或许就再也吃不上母乳了。

妈妈营养好，宝宝更健康

多摄取营养而不是热量

孕期体重约增加12千克，其中胎儿、羊水、孕期增加的血液量、变大的乳房和子宫等约占9千克。剩下的3千克是为了产后的母乳喂养而囤积的能量。

产后喂宝宝吃母乳的妈妈，理论上来说要比一般人多摄取500千卡热量。这些热量相当于1碗饭（300千卡）、1碗海带汤（95千卡）、1个鸡蛋（80千卡）、半个橘子（25千卡）。但若想减去孕期增加的体重，食量应该保持孕前的水平。

现在很多产妇在分娩后会去月子中心。在月子中心时，活动量少，每天吃5顿饭，这会使孕期增加的体重很难恢复到原来的状态。因此，一定要抛弃因为母乳喂养而必须要多吃的想法，像孕前一样在肚子饿的时候吃点零食即可。对于容易缺乏的营养素，可以通过营养剂来补充。喂母乳时容易缺乏的有钙、锌、维生素B_6、

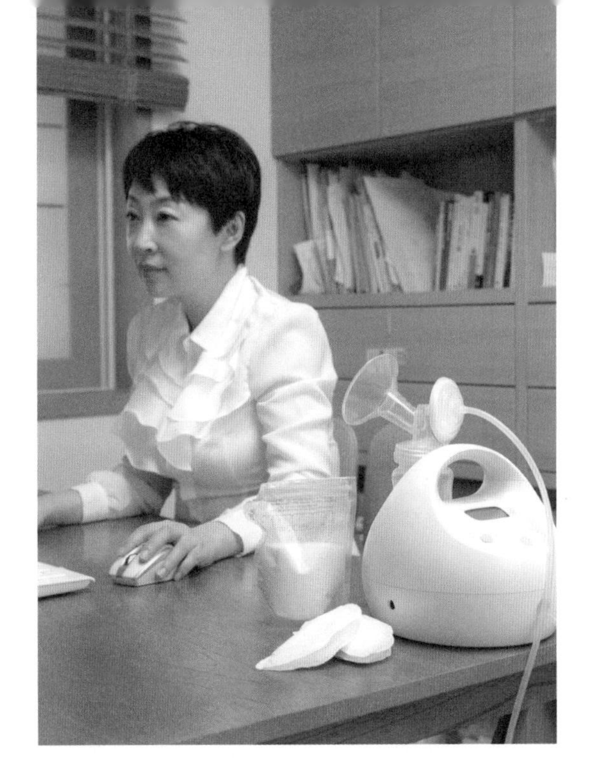

叶酸等。

有些妈妈担心，如果产后自己食欲不好会导致乳汁变成水奶（乳汁的营养量不足）。但事实并非如此，由于哺乳消耗的是妈妈体内的脂肪，因此哺乳妈妈正常的营养摄入并不会影响乳汁浓度，反而还可以看到自己体重会有所减轻。有的妈妈母乳量不多，误以为是因为自己缺乏营养而努力多吃，其实母乳量少的原因主要还是没掌握哺乳技巧，比如没有及时排空乳汁等，而并非缺乏营养。

妈妈的饮食也会影响宝宝

妈妈的饮食会通过母乳影响到宝宝，因此母乳喂养的妈妈要特别注意自己的饮食。比如咖啡中含有咖啡因，妈妈要尽量避免饮用，如果真的想喝，每天要尽量控制在一两杯，并且要在喂奶之后再喝。喝完咖啡后，应过2小时左右再喂宝宝吃母乳。当妈妈摄取过多的咖啡因时，吃母乳的宝宝会出现哭闹或不睡觉等现象。

职场妈妈怎样坚持母乳喂养

职场妈妈在休完产假后，会犹豫是否继续母乳喂养。虽然她们知道母乳喂养的好处，但在上班时继续给宝宝喂奶却不是一件容易的事情。所以从刚开始给喂宝宝吃母乳时，就要考虑到自己以后回归职场时的生活，要制定长期的母乳喂养计划。

母乳喂养至少要进行6个月

即使是产后回归职场，也没有理由因为上班就中断母乳喂养。母乳喂养最好坚持6个月以上。

寻求家人和同事的帮助

上班后如果想继续喂宝宝吃母乳，要将这一想法告诉给家人或单位领导、同事等。从宝宝出生前就要做好规划，提前寻求他们的帮助。最重要的是，因母乳喂养可能有些事情要优先考虑，夫妻之间要商量后再做决定。

上班前、下班后喂宝宝吃奶

妈妈在家时，可以让宝宝直接吮吸乳头。上班后，妈妈可以在感到乳房充满乳汁时用吸奶器吸出并保存好带回家，次日上班期间让家人喂给宝宝吃。

一般来说，可以早晨起床后喂宝宝吃一遍，等临出门上班之前再喂一遍，下班后回到家也要立刻喂宝宝吃奶，并和宝宝一起玩。如果在上班期间喂宝宝吃奶粉，会导致母乳分泌量减少，因此不提倡。

小贴士

吸奶器的使用方法

手动吸奶器 把乳房放在吸奶器中央，然后用力按压，防止吸盘和胸部之间进入空气，之后按压手柄，吸出乳汁。

电动吸奶器 调到中等强度，固定乳头，使乳头和吸奶器上的小孔在一条直线上，然后按开始按钮即可。

用吸奶器吸出乳汁

在公司挤母乳时，需要具备可以吸奶的场地及可以冷藏储存乳汁的设备。可以每3～4小时挤1次，每次都要将两侧乳房中的乳汁全部挤出。现在很多妈妈都使用电动吸奶器，可以自己买来用，也可以借别人的用。

挤母乳时不要影响工作，要制定好计划，并提前告诉上级与同事自己不在岗位上的原因，这样才能安心地挤母乳。

喂母乳的步骤和姿势

母乳在宝宝想吃的时候可以马上喂，还可以保持适当的温度，因此十分便利。刚开始哺乳时姿势不熟练，在喂母乳时会感到不适，待逐渐适应后就会感觉没有什么比喂母乳更轻松的了。掌握一些喂母乳的姿势，能让哺乳更顺利、更轻松，也能预防乳房疼痛等问题。

喂母乳的步骤

1. 让宝宝闻乳头的味道

温柔地抱着宝宝，将宝宝的嘴靠近妈妈的乳头，让宝宝闻乳头的味道。

喂母乳的方法

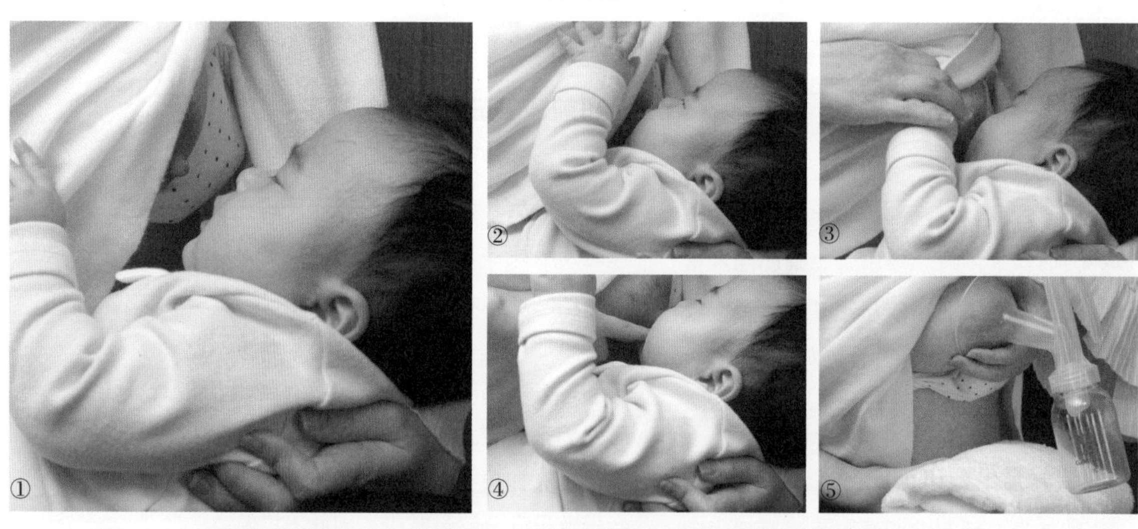

①宝宝闻乳头的味道。 ②喂宝宝吃母乳。 ③检查宝宝的舌头和上颚是否紧贴在一起。
④宝宝吃饱后让宝宝离开乳头 。 ⑤挤出剩余的乳汁。

喂母乳的姿势

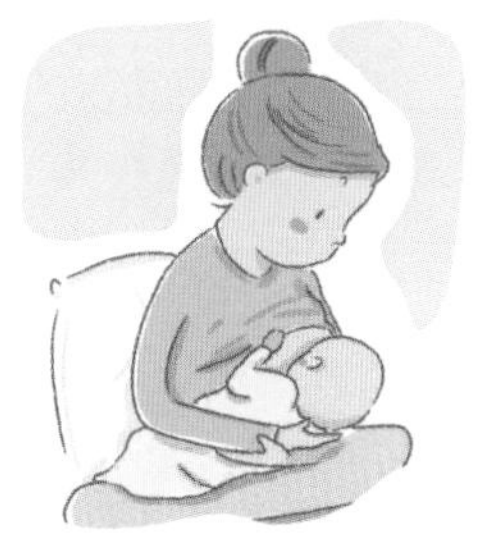
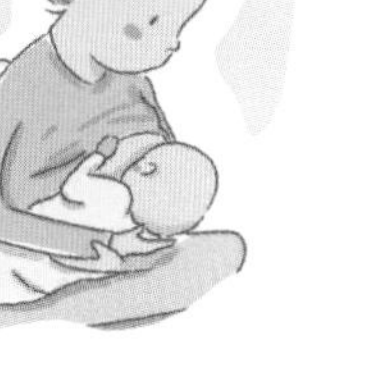

摇篮式

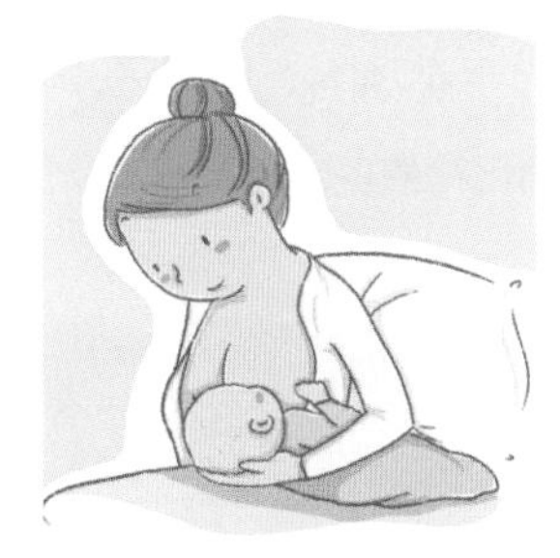

橄榄球式

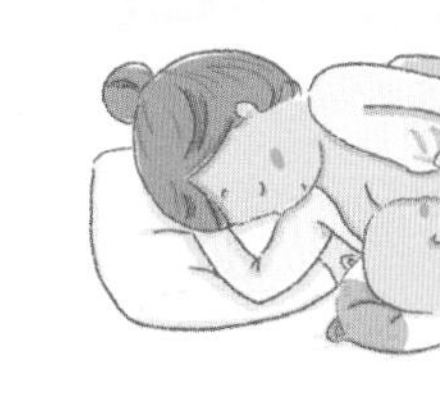

侧卧式

2. 喂宝宝吃母乳

让宝宝的嘴含住大部分乳晕，喂宝宝吃母乳。

3.检查宝宝的舌头和上颚是否紧贴在一起

检查宝宝的舌头是否朝上颚的方向压着乳头。确保宝宝是用舌头和上颚吮吸乳头。

4.宝宝吃饱后让宝宝离开乳头

宝宝吃饱后，若不再继续流出乳汁，则将小指轻轻地放在宝宝的嘴边，让宝宝停止吮吸乳头。如果一侧未能吃饱，则用另一侧乳房继续喂。

5.挤出剩余的乳汁

宝宝吃完后，若感觉还有乳汁，则需要将剩余乳汁全部挤出。因为剩余的乳汁会令新产生的母乳量减少。不仅如此，若剩余的乳汁积累在乳房中，还有可能造成乳腺炎。

喂母乳的姿势

喂宝宝吃母乳时，很多妈妈会端端正正地坐在较低的椅子上，有时在坐着时则会靠在椅背、沙发上，有时又会根据情况躺着喂奶。哺乳的姿势没必要执着于一种，可以采用多种姿势。一方面可以防止宝宝长期用某一固定的喂姿吃奶，影响身体发育，另一方面也可以让自己更舒服，并能预防乳房问题。

摇篮式

这是坐着给宝宝喂奶的基本姿势。具体姿势是：横抱着宝宝，使宝宝与妈妈的胸部平行，同时用手支撑着宝宝的头部和腰部。

橄榄球式

这个姿势喂奶可以让剖宫产的妈妈感到更舒适。将宝宝放在一侧手臂下，把宝宝的腿部固定在妈妈的背后，用另一只手支撑着宝宝的头部。

侧卧式

这个姿势可以让产后没有恢复好的妈妈一边休息一边喂奶，也适合在睡觉的时候喂奶。具体姿势是：妈妈侧卧，让宝宝的背部靠在与妈妈乳房同侧的手臂上，喂宝宝吃奶。

第8章

亲密的奶粉喂养

喂奶粉时，宝宝的眼睛和妈妈对视，可以得到情绪上的安宁。喂奶的间隔可根据宝宝的食欲来调整，但要考虑到奶粉会比母乳消化得慢些。

让宝宝感到满足的奶粉喂养法

有的妈妈觉得与母乳喂养相比，奶粉喂养会降低自己与宝宝之间的亲密感。其实，给宝宝喂奶粉时，妈妈也可以和宝宝对视，这样能使宝宝感到充分的满足。在喂宝宝吃奶粉时，妈妈可少穿些上衣，这样宝宝就可以闻到妈妈的味道，感受到肌肤的接触。通常新生儿时期每2小时喂一次，出生后1个月每3小时喂一次，出生后2～3个月每4小时喂一次。

奶水的温度多少合适呢

奶水的温度只要不凉即可。事实上，即使奶水的温度不那么热，宝宝也不会注意到。如果感觉到奶水稍微有些烫手，就要查看一下温度，可在手腕内侧倒几滴奶水，感觉一下温度。最适宜的奶水温度为36～37℃，也就是滴在手腕上没有明显的温度感觉。

喂奶粉的方法

1.抚摸宝宝的脸颊

抚摸宝宝脸颊，宝宝会张开嘴并将

奶粉喂养的方法

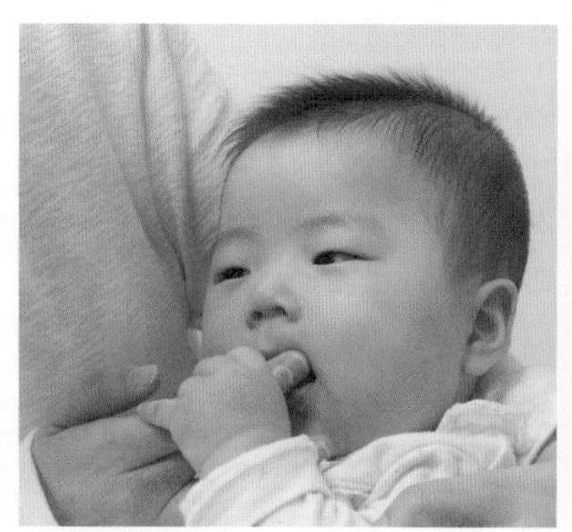
① 抚摸宝宝的脸颊

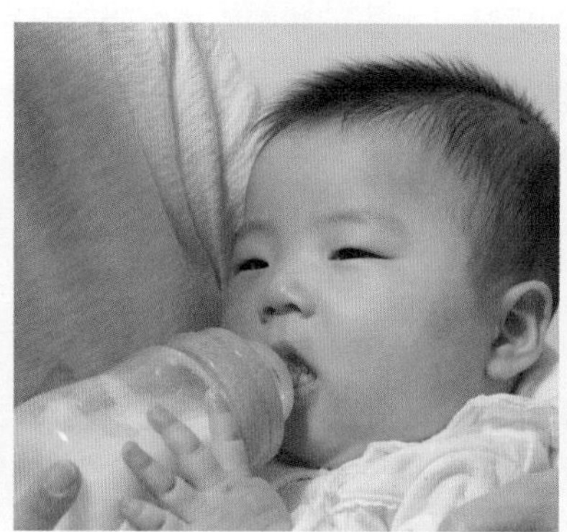
② 让宝宝吸吮奶瓶的奶嘴

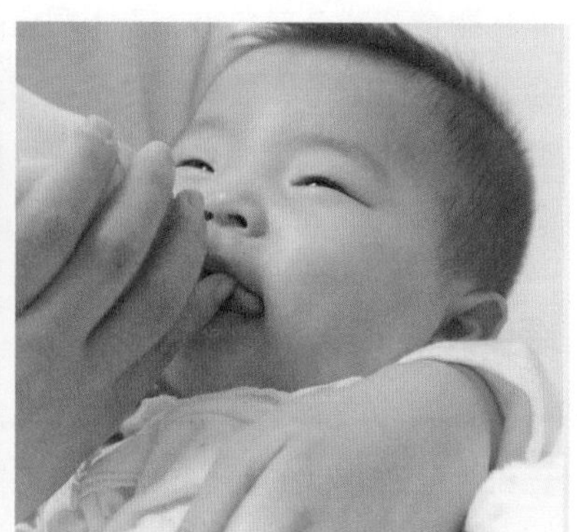
③拿走奶瓶

头转向妈妈。

2.让宝宝吸吮奶瓶的奶嘴

把奶瓶奶嘴放到宝宝的嘴边，并将奶瓶倾斜45度。奶瓶入口处应充满奶水，防止宝宝空吸。在宝宝吃奶时也要不断调节角度，确保奶嘴中有充足的奶水。

3.拿走奶瓶

拿走奶瓶前，妈妈可以轻轻地将自己的小指放到宝宝的嘴边，使宝宝停止吸吮，然后再拿走奶瓶。

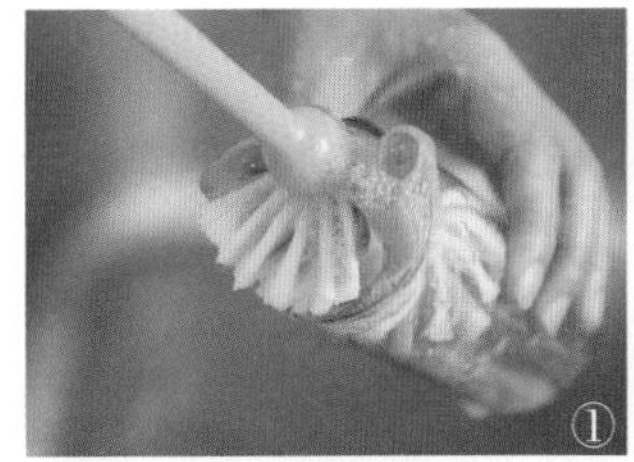

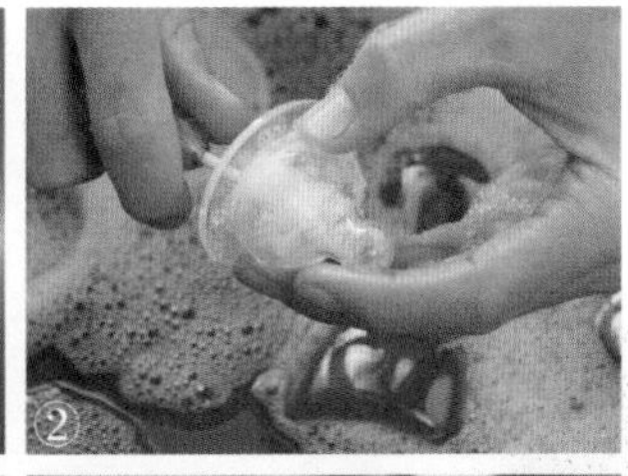

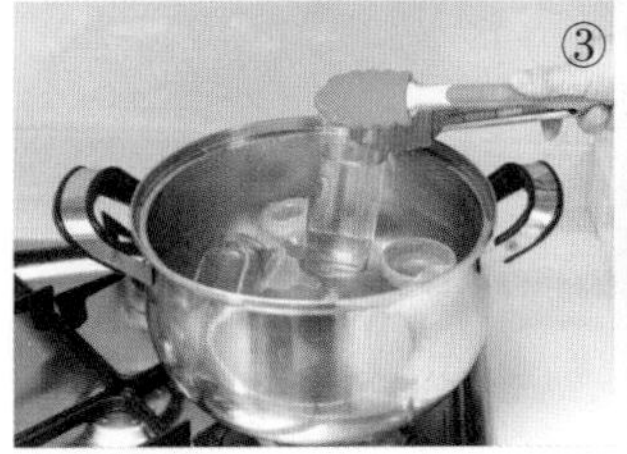

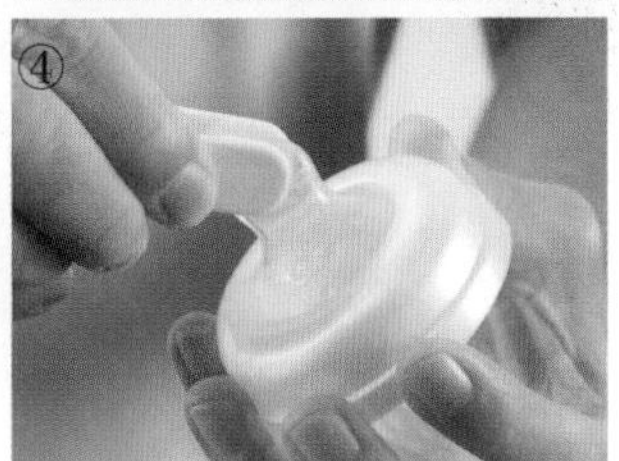

①清洗奶瓶　②清洗奶嘴　③在沸水中煮　④套入奶嘴

如何给奶瓶消毒

奶粉喂养时要尤为注意卫生。因为奶粉和奶瓶很容易滋生细菌，如果不注意就有可能导致宝宝出现各种健康问题。奶瓶、奶嘴、奶瓶盖等都要时刻保持清洁。奶瓶用完后要用专用洗剂清洗，之后在热水中消毒后晾干。

新生儿每2小时吃一次奶粉，所以需要准备8个以上的奶瓶。宝宝长大后，随着每天吃的奶粉量逐渐增多，每天使用的奶瓶个数会逐渐减少，但也要继续对全部用品进行消毒管理。

奶瓶的消毒方法

1.清洗奶瓶和旋盖

将奶瓶和奶嘴浸泡在放有专用洗剂的热水中。用奶瓶刷认真擦洗奶瓶底部、入口部和旋盖。

2. 清洗奶嘴

先用洗剂清洗奶嘴的外部，之后将奶嘴完全翻过来再清洗奶嘴的内部。多冲洗几遍，防止奶嘴上留下洗剂的气味。

3. 在沸水中煮

在锅中倒入充足的水，待水沸腾后放入奶瓶、旋盖、奶瓶盖煮5分钟，奶嘴煮2～3分钟。也可使用奶瓶消毒器。

4. 套入奶嘴

用消好毒的夹子夹起奶嘴套入旋盖的凹槽中，使其紧紧贴合。

如何冲泡奶粉

虽然市场上也有液体奶粉，但大部分妈妈还是使用粉末状的奶粉喂养。买奶粉时一定要查看保质期，也要观察奶粉罐是否变形。

在冲泡奶粉之前，应先将双手清洗干净，并做好所有工具的清洁工作。根据宝宝的月龄选择要冲泡的奶粉量。奶粉冲得过浓有可能使宝宝产生脱水现象，而过稀又有可能导致无法摄入充足的营养。若宝宝喝剩下的奶粉已放置30分钟以上，就要

冲泡奶粉的方法

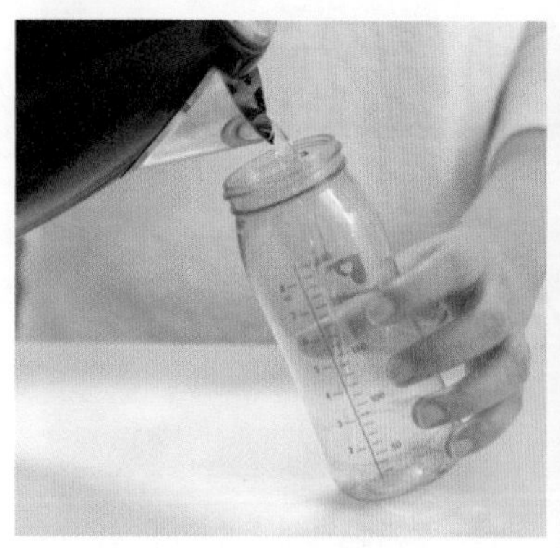

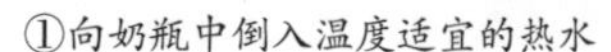

①向奶瓶中倒入温度适宜的热水

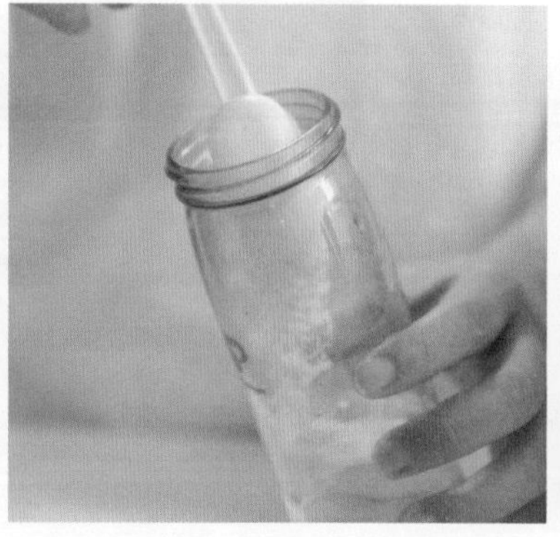

②计算好奶粉量后放入奶瓶中

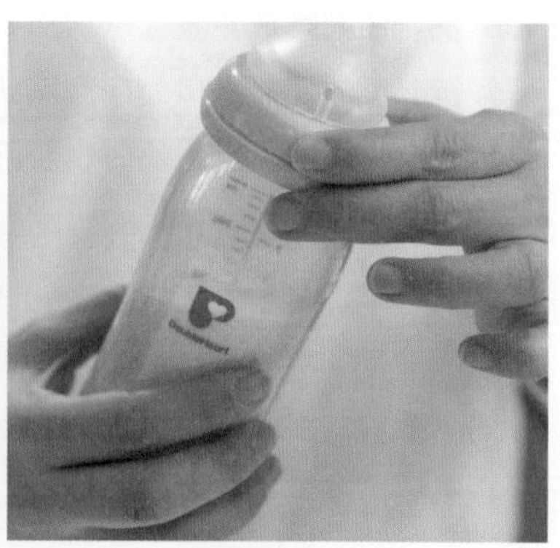

③拧上盖子，摇晃奶瓶

扔掉，因为放置时间过长可能会造成细菌繁殖。奶匙有大容量、小容量之分，购买时要注意。

冲泡奶粉的方法

1.向奶瓶中倒入温度适宜的热水

将净水器的水或纯净水煮沸，放凉至人体体温的温度，根据奶瓶上的刻度倒入适量的水。

2.计算好奶粉量后放入奶瓶中

用奶粉罐中的量勺盛取奶粉。勺中的奶粉不要堆高，如有堆高则要刮平，然后放入奶瓶中。

3. 拧上奶嘴，摇晃奶瓶

拿住旋盖套入奶嘴，扣好并拧紧，然后盖好奶瓶盖，用力左右摇晃奶瓶，使奶粉完全溶解。

给宝宝拍嗝的方法

吃奶的同时宝宝也会吞进空气，吞进去的空气在肚子中会形成气泡，使宝宝的肚子鼓起来，也会使宝宝产生饱腹感。为了防至这种情况，在喂宝宝吃完奶后一定要给宝宝拍嗝。

打嗝时宝宝会吐出少许奶，这是由于宝宝的食道末端和胃的入口离得非常近。宝宝吐奶是一种正常的现象，妈妈无须过于担心。

给宝宝拍嗝的方法

让宝宝趴在妈妈的肩上打嗝

抱起宝宝，让宝宝的头部搭在妈妈的肩上，使宝宝向妈妈的背后看。一手托住宝宝的臀部，另一只手轻拍宝宝的背部。

让宝宝打嗝的方法

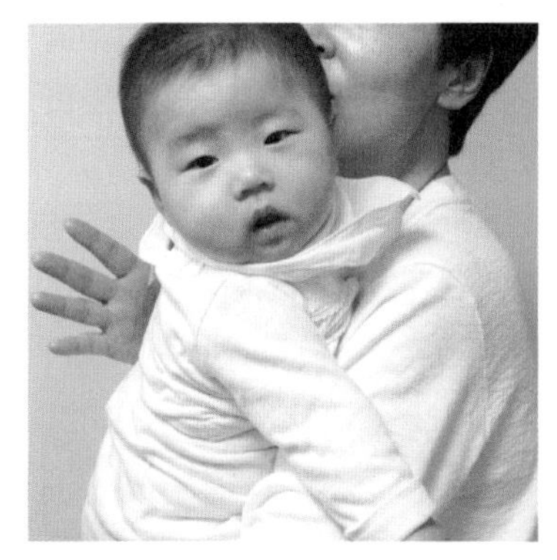

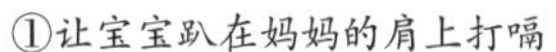
①让宝宝趴在妈妈的肩上打嗝

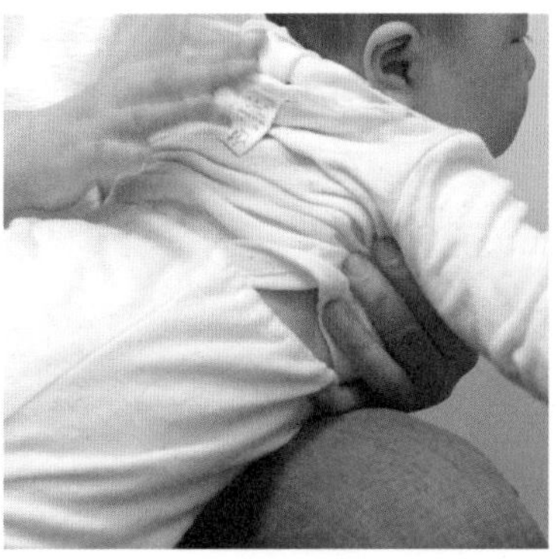

②让宝宝趴在妈妈的膝盖上打嗝

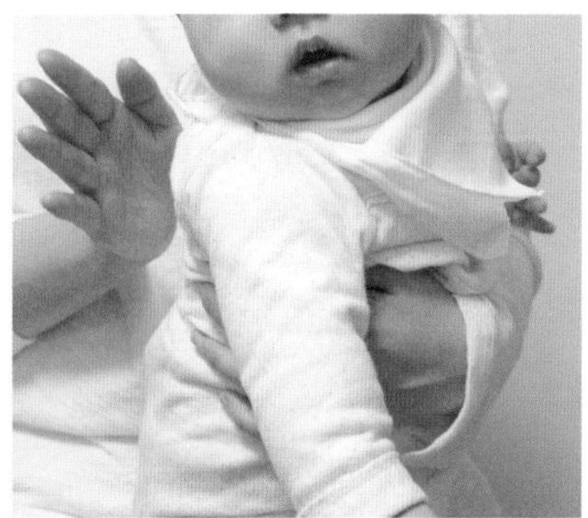

③让宝宝直坐着打嗝

让宝宝趴在妈妈的膝盖上打嗝

让宝宝的肚子贴在妈妈的膝盖上趴着，妈妈的一只手支撑着宝宝的胸部，别让宝宝低头，另一只手轻拍宝宝的背部。

让宝宝直坐着打嗝

让宝宝直坐在妈妈的膝盖上，妈妈用一只手支撑着宝宝的胸部和头部，另一只手轻拍宝宝的背部。

医生指导

什么时候开始喂宝宝吃辅食

宝宝出生后6个月之前，最好不要喂他吃固体食物。然而在此之前，如果有必要的话，可以在征求医生的意见后开始喂宝宝辅食。宝宝开始吃辅食后，生长发育会更快。

在喂辅食的初期，每隔3～4天就给宝宝吃一两种新食物，观察宝宝的反应。若宝宝喜欢吃，也可以改喂其他食物，或与其他食物混合起来喂。对于宝宝不喜欢吃的食物，不要勉强喂，等过1～2周后再试着喂。刚开始接触的辅食最好是米粥，其次是蔬菜泥或水果泥等食物。但蔬菜或水果的热量较少，因此宝宝所必需的营养物质仍然要从母乳或配方奶中获取。随着时间的流逝，宝宝会逐渐开始吃其他辅食，从奶粉中获取的营养物质就逐渐减少。

喂辅食时可以让宝宝坐到妈妈的膝盖上，脖子还不能挺起来的宝宝也可以坐在婴儿椅上。在喂辅食之前，要给宝宝围上围嘴，以保护宝宝的衣服。然后用长把的软汤匙盛取一点点辅食放到宝宝的嘴边。由于宝宝还不习惯用汤匙吃东西，因此刚开始吃辅食时，食物可能会从宝宝的口中流出来。

喂宝宝吃辅食时，可以让宝宝用手抓，以感觉一下食物的温度和触感。虽然会弄得乱七八糟，但对增进宝宝手眼协调能力很有好处。

第9章 安全抱宝宝的技巧

照顾宝宝的时候要温柔，防止宝宝受到惊吓，这是最基本的原则。宝宝出生后，在很多情况下妈妈都需要托着或抱着宝宝。然而，有不少新手妈妈因担心宝宝受伤会对抱宝宝产生畏惧心理。其实，只要了解了抱宝宝的姿势、技巧及基本常识，就可以游刃有余地照顾宝宝了。

对于新手爸妈来说，在抱宝宝或背宝宝时都会感到生疏，所以动作看起来会特别地不自然。若托着或抱着宝宝时动作过于僵硬，会导致肌肉疼痛，进而会让新手爸妈将育儿看作是一件痛苦的事。下面就让我们来熟悉一下托宝宝、抱宝宝、背宝宝等照顾宝宝的基本技巧吧。

抱起平躺中的宝宝

1. 托起宝宝的颈部和臀部

将身体靠近宝宝后，一只手托住宝宝的脖子，另一只手托住宝宝的臀部。用双手去支撑宝宝的体重，慢慢抬起。如果此时宝宝从睡梦中醒来，可以低声和宝宝说话，让宝宝感到安心。

2.小心抬起宝宝

由于此时宝宝的身体是倾斜的，所以要检查宝宝的头部是否已经被稳定地托起。然后慢慢地抬起宝宝，但要注意的是宝宝的头部要稍高于宝宝的身体。如果此时宝宝从睡梦中醒来，最好和宝宝说话，并和宝宝对视。

3.向妈妈的臂肘内侧贴紧

将宝宝挪到自己的胸前，之前托着

抱起平躺中的宝宝

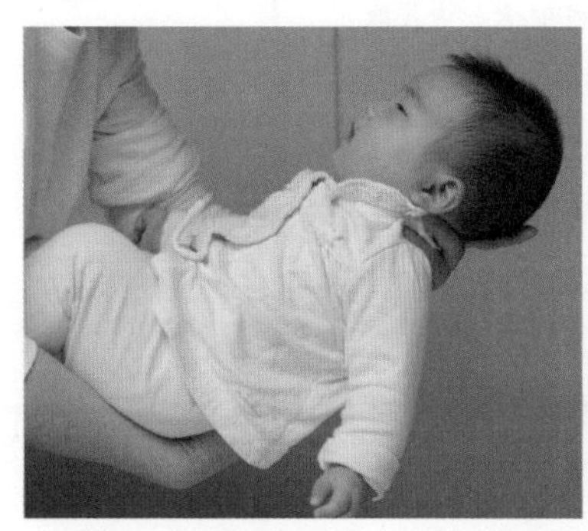

① 托起宝宝的颈部和臀部

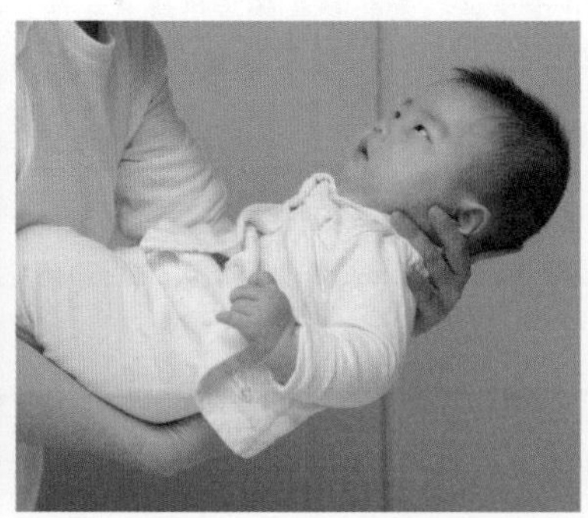

② 小心抬起宝宝

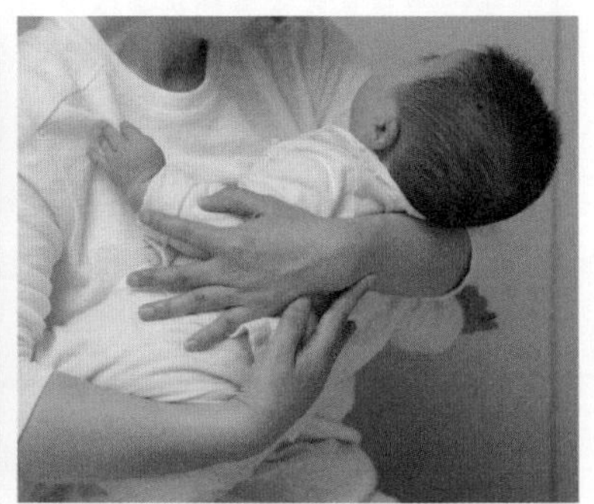

③ 向妈妈的臂肘内侧贴紧

抱宝宝的方法

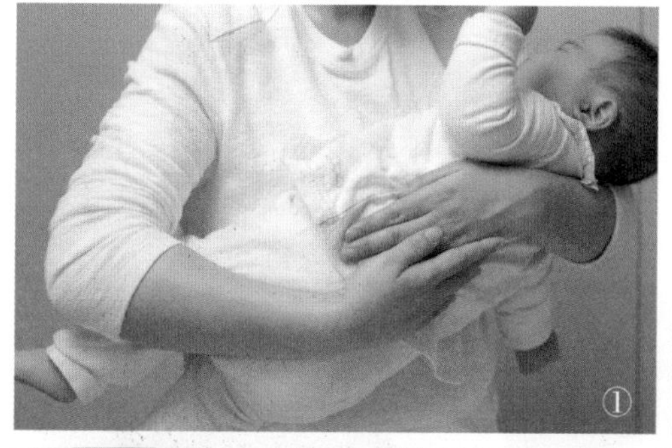

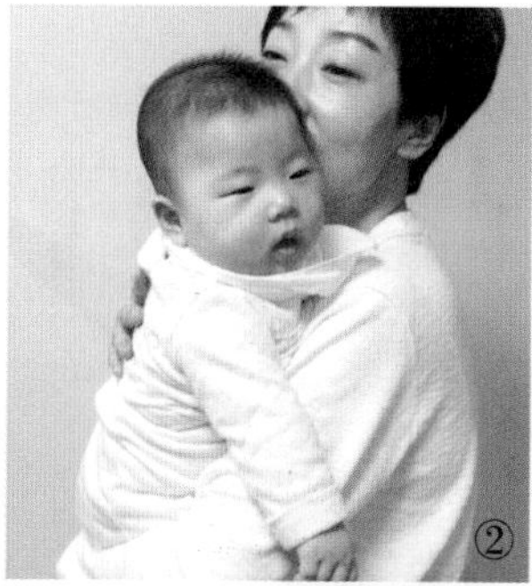

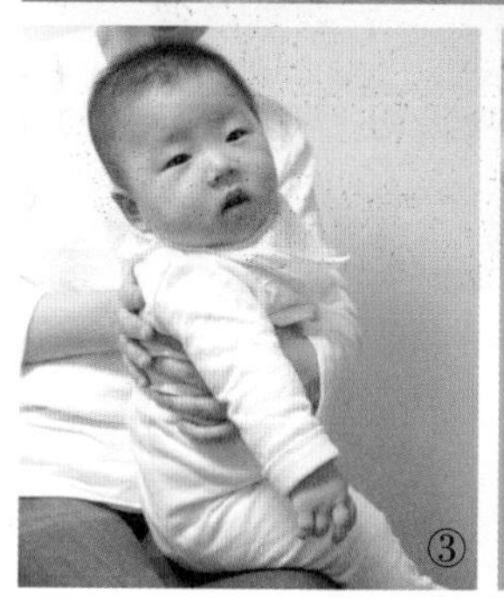

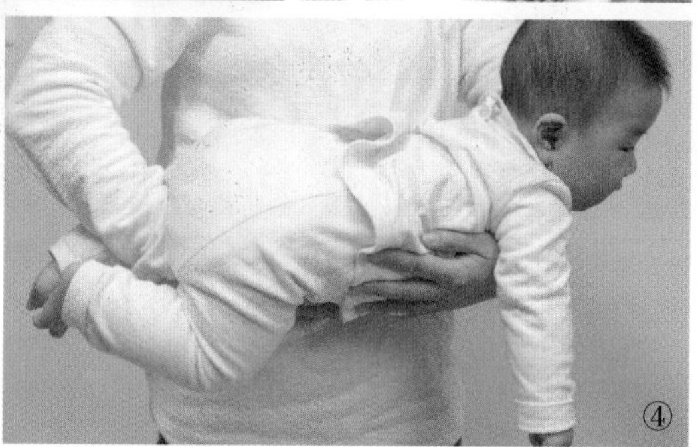

①让宝宝看着上方

②让宝宝靠在妈妈的肩膀上

③让宝宝看着前方

④让宝宝看着下方

的手改为搂住宝宝的背部，另一侧的胳膊则搂住宝宝的身体，使宝宝的头部紧贴着妈妈的臂肘内侧。

放下宝宝

放下宝宝时也是平稳地搂住宝宝的颈部和臀部，让宝宝感觉到妈妈的温柔。然后按照与①和②相反的步骤操作即可。

如何抱宝宝

刚出生的宝宝在被妈妈抱着并且胳膊腿紧贴着妈妈身体时，会感觉到安全和舒适。大部分宝宝都喜欢皮肤接触，因此抱宝宝时，最好要向宝宝充分地传达妈妈的疼爱与安全感。在宝宝脖子能自己挺起来之前，一定要非常轻柔地搂宝宝的脖子，这一点要格外注意。

抱宝宝的方法

让宝宝看着上方

让宝宝的背部贴近妈妈臂肘内侧，另一只手搂住宝宝的臀部。最好用双手抱住宝宝，而不是单手，这样才能更稳定地抱住宝宝。此方法尤其适合抱新生儿。

让宝宝靠在妈妈的肩膀上

一手支撑宝宝的臀部，另一只手支撑

婴儿背带的使用方法

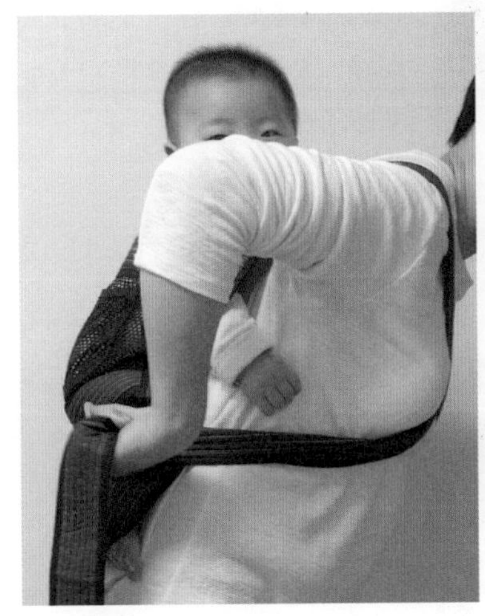

① 宝宝放到妈妈的背上，放上婴儿背带，将两侧的带子在自己的胸前交叉成“X”形，然后向后绕

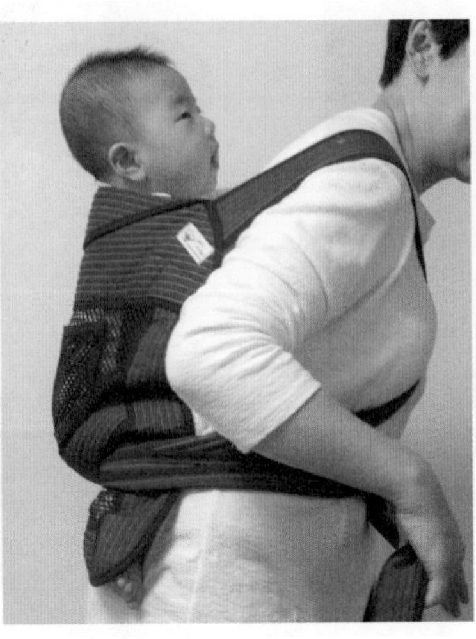

② 把两根带子在宝宝的臀部交叉成“X”形，然后向前伸，紧紧地绑在自己的腰上

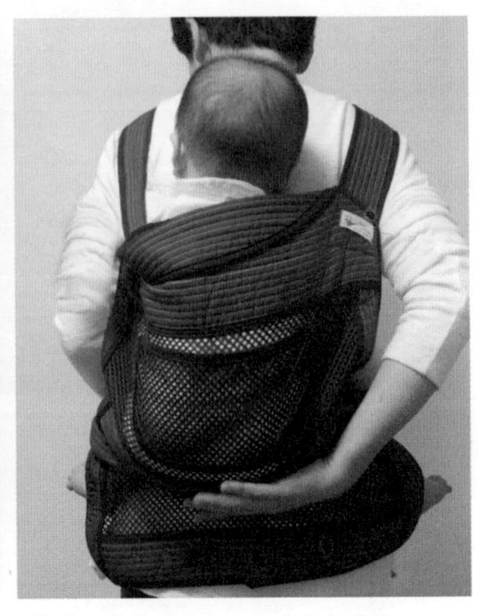

③ 整理背带的上部，防止宝宝掉落

宝宝的背部和颈部，让宝宝的头部靠在妈妈的肩膀上。

让宝宝看着前方

在宝宝脖子挺起来之前，可以让宝宝背对着妈妈来抱着宝宝。一手扶着宝宝的脖子，另一只手放在宝宝的胳膊下方，抱住宝宝的胸部。

让宝宝看着下方

一手支撑着宝宝的头部，使其头部处于妈妈的臂肘内侧，并用小臂支撑宝宝的胸部。另一手放在宝宝的双腿之间，使宝宝的肚子靠在妈妈的手上。

如何背宝宝

用婴儿背带背宝宝，会使宝宝感觉到温暖和舒适，也能让宝宝感受到妈妈的爱，所以，婴儿背带也是宝宝和妈妈的情感纽带。相比于抱着宝宝，使用婴儿背带后，妈妈的日常活动会变得十分便利。

等宝宝稍大一些后，为了减轻腰部负担，要使用前置背带（抱袋）。前置背带可以使宝宝看向前方或面向妈妈。用婴儿背带或抱袋背宝宝时，要不时地观察宝宝的呼吸、体温及宝宝的表情。

婴儿背带的使用方法

1. 将宝宝放到背部，然后在宝宝身上放上婴儿背带。
2. 将婴儿背带两侧的带子交叉绕到自己的胸部成X形，然后绕到后面。
3. 将两个带子重新在宝宝的臀部交叉成

“X”形，然后伸到前面，紧紧地绑在自己的腰上。

4. 整理婴儿背带上部，防止宝宝掉落。

前置背带的使用方法

1. 将前置背带围在自己的腰上，让宝宝坐在里面。
2. 把宝宝放在背带里固定好，并让宝宝的手臂搭在妈妈的手臂上。
3. 调节背带和带扣，使宝宝坐得舒适。
4. 托起宝宝，确认是否平衡，背带的长度也要进行适当调整。

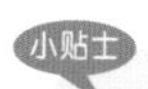

如何安全使用前置背带

使用前置背带时，要注意安全。在让宝宝坐进去之前，妈妈要先把背带戴好，并确认背带已调紧、固定。同样，在摘下前置背带前也要先将宝宝移动到安全的地方。

注意事项

- 使用厚重而又宽大的前置背带时，宝宝可能会感到热，要检查宝宝是否有流汗或不舒服。
- 将宝宝置于前置背带中时，要特别注意安全问题。
- 不要在戴着前置背带的情况下开车。
- 向前方或侧方弯曲身体时，要保护好宝宝的脖子。

前置背带的使用方法

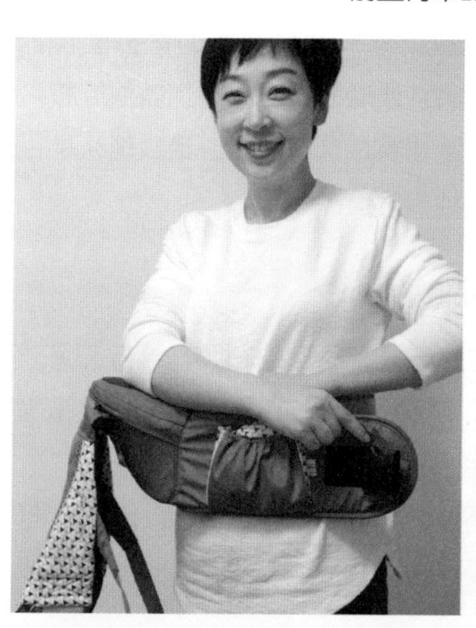

① 将前置背带围在自己的腰上，让宝宝坐在里面

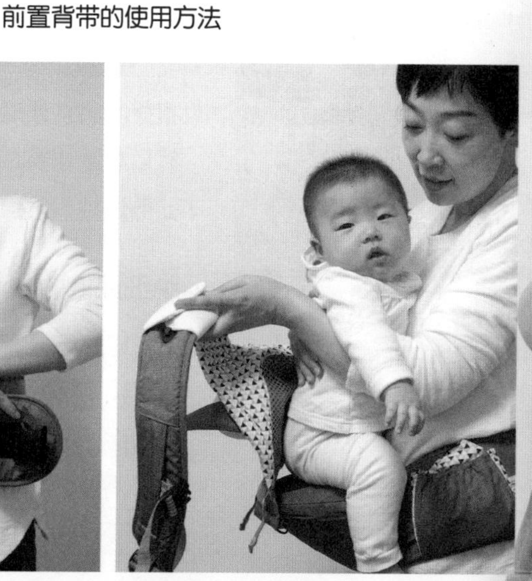

② 把宝宝放在背带里固定好，并让宝宝的手臂搭在妈妈的手臂上

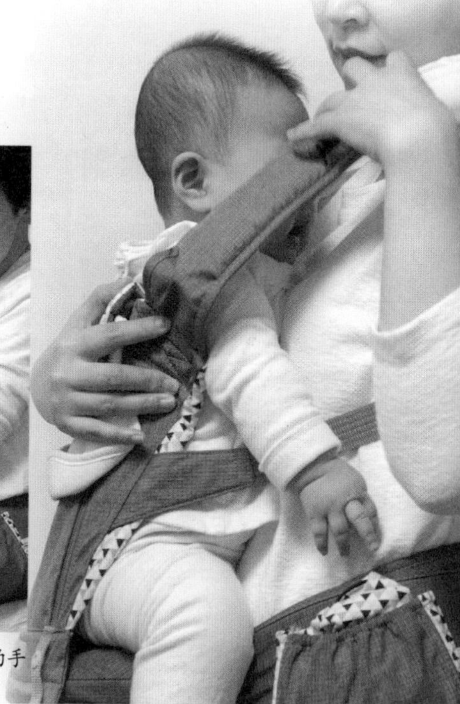

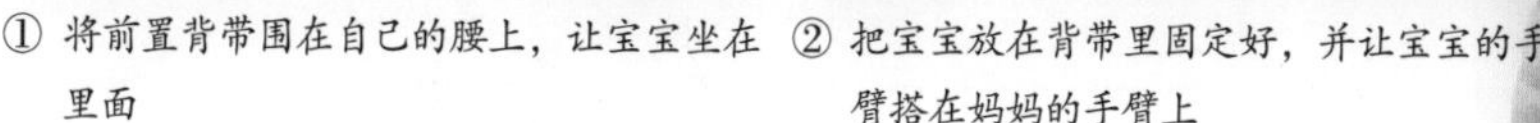

第10章

为宝宝换尿布

刚出生的宝宝每天的小便次数在20次以上，所以妈妈会在给宝宝换尿布上花费大量的时间。换尿布时要准备新尿布、湿巾、乳霜，若是在高处给宝宝换尿布，还要格外小心宝宝滚落下来。

更换纸尿裤

现在大部分家庭都使用纸尿裤。纸尿裤携带方便，无须清洗，所以十分便利。然而纸尿裤对环境的影响较大，而且价格也贵，所以若感到经济上有负担的话，可以与棉质尿布一起使用。尿布应选用与宝宝的大腿围相符的尺寸。腰部大小以在宝宝的肚子和尿布之间能伸进去一个手指为好。

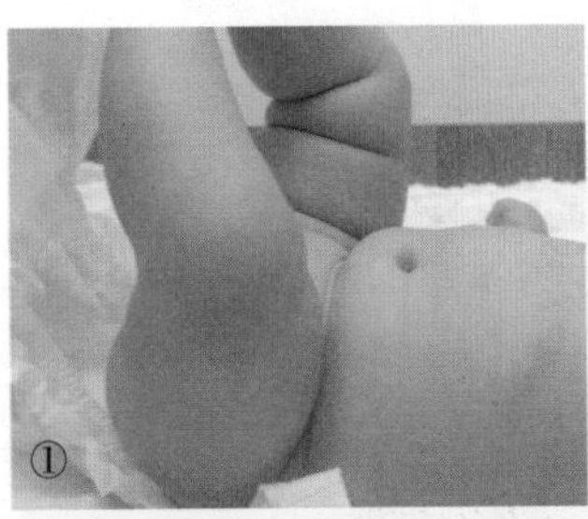

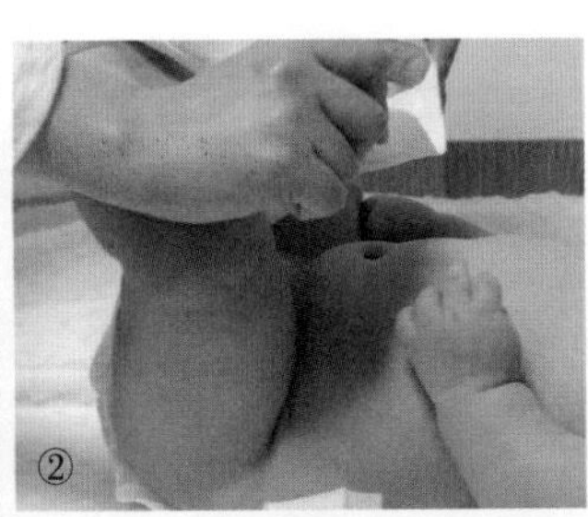

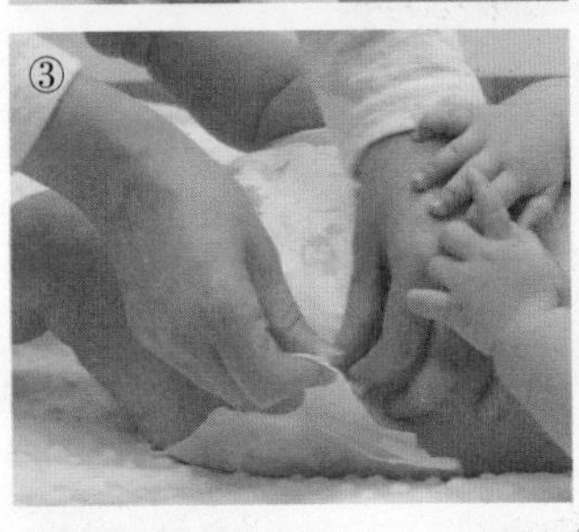

①打开尿布垫在宝宝的臀部下方
②提起尿布的正面
③扣上尿布的侧扣

穿纸尿裤的方法

1.将纸尿裤垫在宝宝的臀部下方

让宝宝平躺，一只手握住宝宝的两个脚踝，将宝宝的腿抬起，然后将纸尿裤铺开垫在宝宝的臀部下方。

2.提起纸尿裤的正面

轻轻放下宝宝的脚踝，将纸尿裤的正面提到宝宝的肚子上。对于男婴，要将其生殖器朝下，以防在小便时尿液喷向腰部方向。

3.扣上纸尿裤的粘扣

撕掉纸尿裤两侧粘胶的保护塑料，扣好。将前面轻轻折起，防止盖住肚脐，然后将纸尿裤的边缘理顺，最后确认是否已舒适地扣好。

脱纸尿裤的方法

1.先打开纸尿裤一侧的粘胶，再打开另一侧，将纸尿裤的正面从宝宝的双腿之间脱下。

2.纸尿裤的前面是很干净的，因此可用纸尿裤的前面擦拭宝宝臀部上的排泄物，轻轻将宝宝的双腿抬起，温柔地擦拭。

3.慢慢卷起纸尿裤，从宝宝的臀部拿走。将两侧粘胶左右粘贴好后扔进垃圾桶。

更换棉尿布

棉尿布也是不错的选择，使用棉尿布可预防宝宝出现尿布疹，还可以保护环境。棉尿布与纸尿裤相比，空气循环性好，对宝宝皮肤的刺激性也更小。不过，由于棉尿布为纯棉材质，并不防水，所以需要配套使用尿布兜。

婴儿用品店中有出售各种各样的尿布兜，它们均采用子母扣或魔术贴的设计，穿脱方便，妈妈可以根据宝宝的不同发育状态选择购买。

垫棉尿布的方法

1.将尿布放在尿布兜上

在地板上铺好尿布兜，将棉尿布放在尿布兜上。

2.垫尿布

让宝宝平躺在垫好的尿布上，握住宝宝的两个脚踝轻轻向上提。把尿布的正面盖好后再依次扣好侧面。

3.扣好尿布兜

在尿布上扣好尿布兜后，确认宝宝是否舒适。

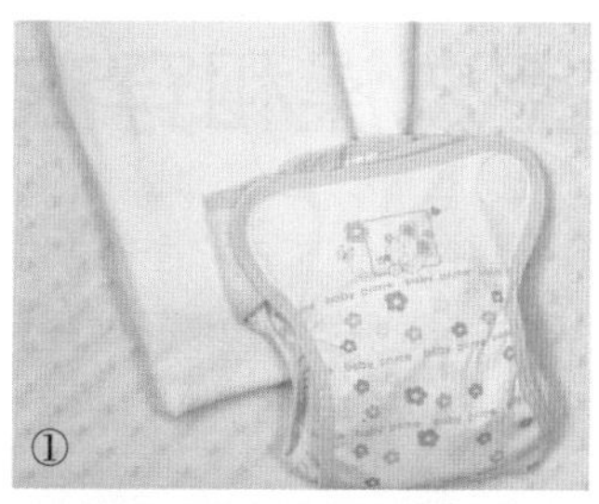
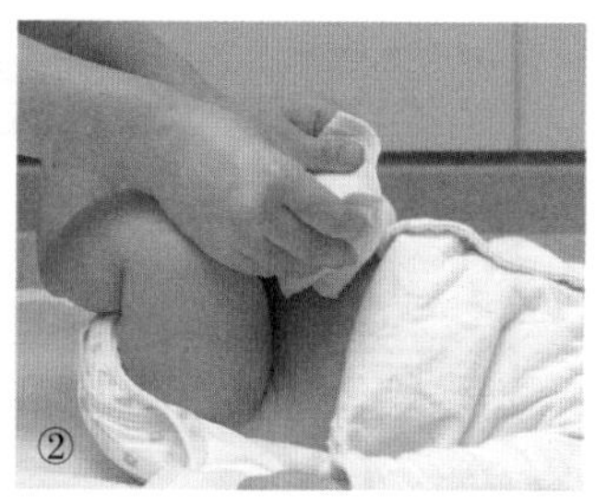
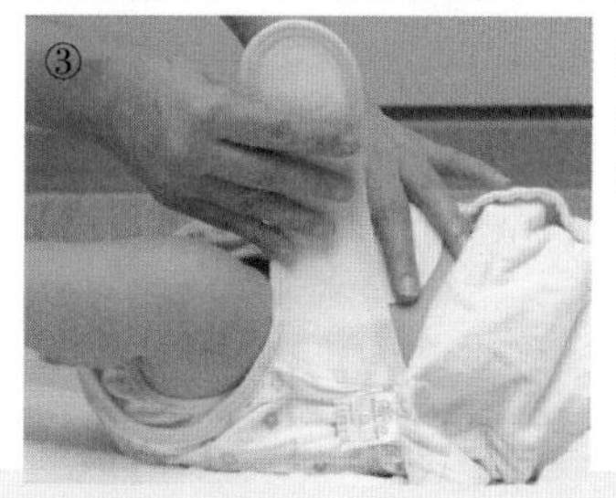

①将尿布放在尿布兜上
②垫尿布
③扣上尿布兜

脱棉尿布时按照脱纸尿裤的方法操作即可。先脱尿布兜，再打开尿布，然后提起宝宝的双腿，用尿布干净的部分擦拭身上的排泄物。折起尿布的侧面后拿走，清除排泄物后清洗。

清洗棉尿布

尿布上很容易残留细菌，因此要在60℃以上的热水中清洗，并在锅中煮10分钟以上来消毒。如果处理不当，就会使氨类物质和细菌在尿布上残留，容易刺激宝宝皮肤引起斑点状疹子。煮洗好的尿布要多涮洗几次，完全去除洗剂的味道。

沾有宝宝大便的尿布在煮洗前要先粗略地清洗一遍。其步骤是：将排泄物尽量全部抖落到便池中，然后用水冲洗干净后拧干水分。清洗后的尿布最好放在阳光充足的地方晾晒，进行日光消毒。冬季也可在室内晾干。

第11章

给宝宝洗澡和穿衣服

勤洗澡不仅可以使宝宝保持干净，而且还能促进新陈代谢，有助于宝宝的成长。但洗澡时稍有不慎，就可能使宝宝感冒或不耐烦，因此洗澡的时间最好控制在10分钟以内。而脱衣服、穿衣服也要尽快完成。

洗澡的准备工作

在给宝宝洗澡之前，先调高房间的温度，并事先准备好洗澡水和冲洗水、毛巾、衣物、尿布等物品，防止宝宝在洗澡时或洗澡后体温下降。绝对不能在洗澡的过程中为了找洗澡用品而让宝宝独处。洗澡水要用温水，只要不烫手即可，可以先接好凉水，然后再加入热水中调节水温。

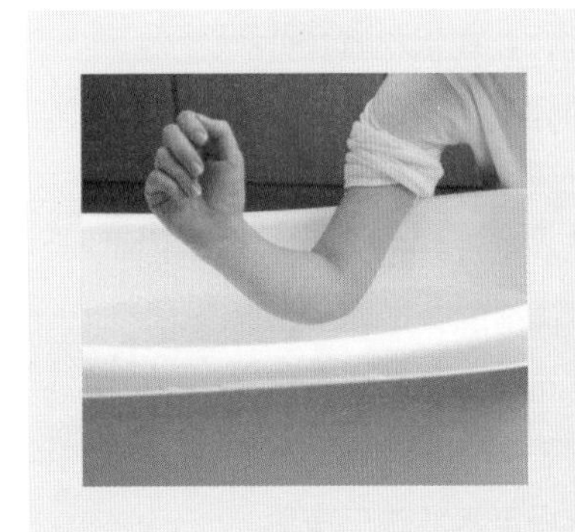

确认洗澡水的温度
水温用胳膊肘测量，将胳膊肘伸进水中，以感到舒适温暖为宜。也可以用温度计来代替臂肘测量温度，以36℃为宜。

洗头

刚出生的宝宝很不喜欢自己的头发被弄湿，所以，洗头时若宝宝非常不喜欢，最好不要强制给宝宝洗。刚开始可以用柔软的毛巾擦拭宝宝的头发，大约2周左右后就可试着用水给宝宝洗头。在宝宝头发开始生长以前，不要使用洗发水，直接用温水清洗即可。

给宝宝洗头发的方法

1. 从脸部开始洗

在洗头发前先轻轻地清洗整个脸部。对于刚出生的婴儿，要用脱脂棉蘸上煮沸后晾凉的水，擦拭宝宝的眼睛和嘴部周围。出生后4个月的婴儿则可直接用温水清洗。

2. 用洗澡水沾湿头发

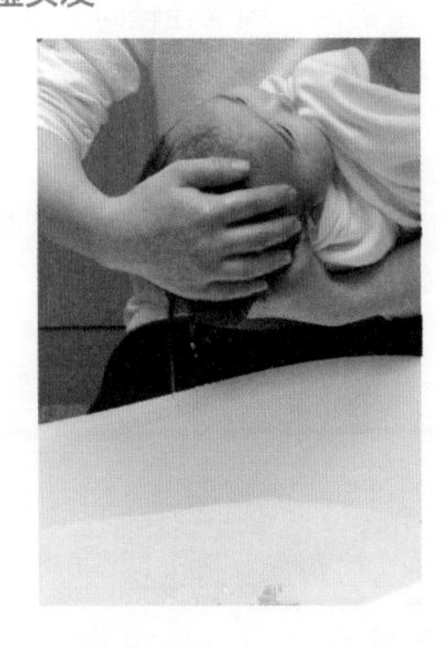

确认好水温后，用手抱起宝宝，并用胳膊固定好，防止宝宝掉落，然后用另一只手蘸水将宝宝的头发浸湿。必要时可

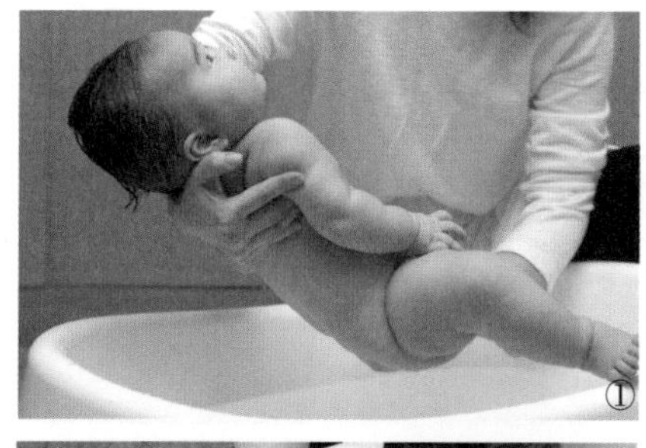

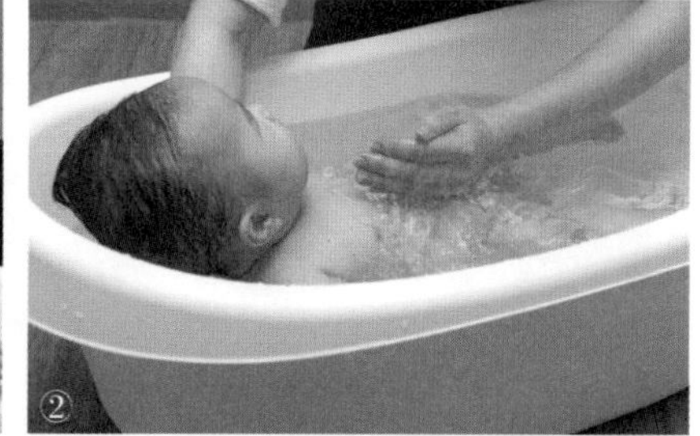

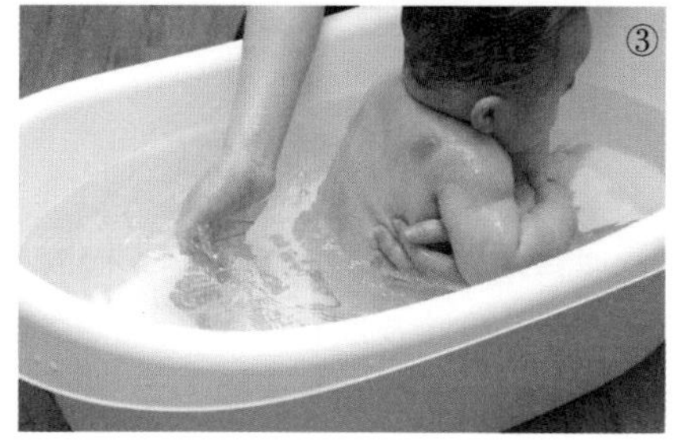

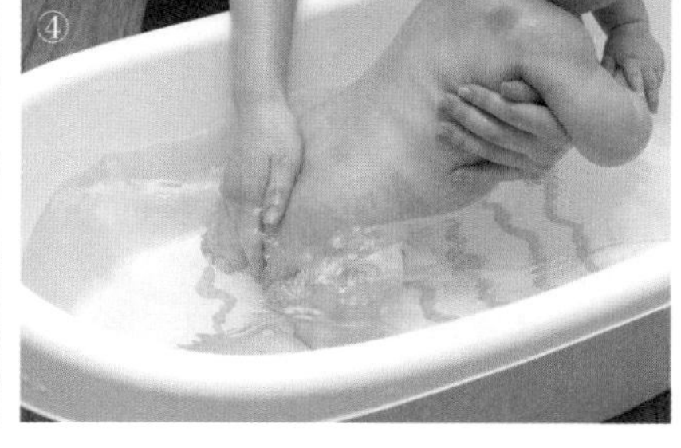

给宝宝洗澡的方法

① 将宝宝放在水中
② 清洗全身
③ 擦拭背部和颈部
④ 清洗臀部

以使用婴儿专用洗发液，但一定要注意用水冲洗干净。

3. 用毛巾擦干头发

用柔软的毛巾轻压宝宝的头发，而不是揉擦。

洗澡

宝宝除了呕吐及沾有排泄物外，一般情况下都不会太脏，因此无须天天洗澡，两天洗一次就可以了。

在宝宝脖子挺起来之前给宝宝洗澡时，要一直用手支撑着宝宝的背部和肩部。而且在洗澡的时候要和宝宝温柔地说话，使宝宝喜欢上洗澡。洗澡的时间对宝宝来说也是一段珍贵的瞬间，因此最好营造愉悦的气氛。洗澡时最好从干净的部位开始清洗，然后再洗不干净的部位，这样可以减少感染的可能性。

给宝宝洗澡的方法

1.将宝宝放在水中

脱去宝宝的衣服和尿布后，用一只手托起宝宝的臀部，另一只手支撑住宝宝的肩部和头部，防止宝宝掉落，然后把宝宝的臀部泡在水中。

2.清洗全身

一只手一直支撑着宝宝的肩部和背部，另一只手轻轻地清洗宝宝的胸部和肚子，并注意避免水溅到宝宝的脸上。妈妈要看着宝宝，并和宝宝说话，让宝宝感觉到开心。

3.擦拭背部和颈部

让宝宝坐下，妈妈用手扶着宝宝的胸部和肋下，另一只手轻轻地清洗宝宝的背部和颈部。

给宝宝穿内衣的方法

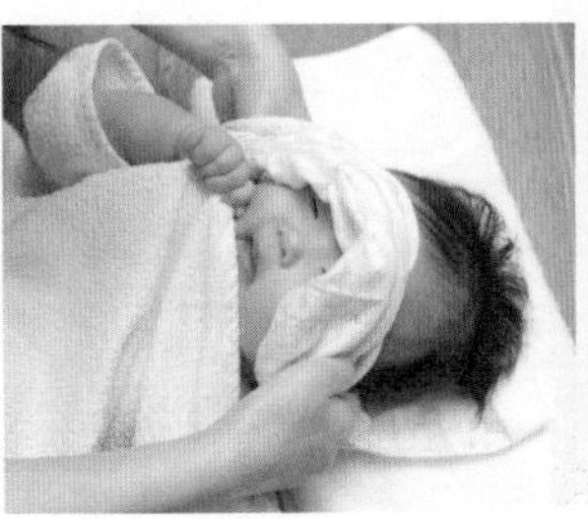
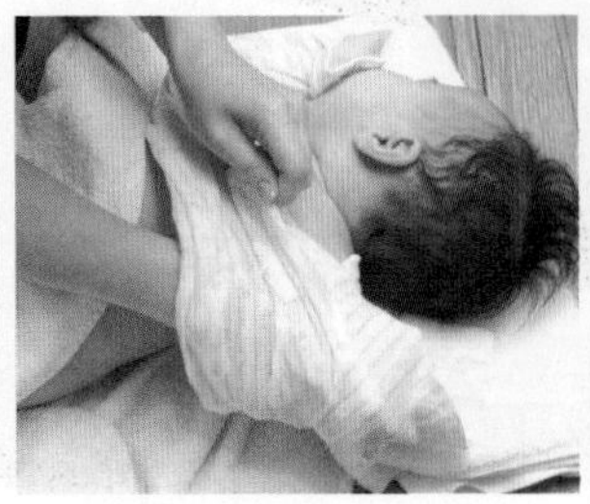
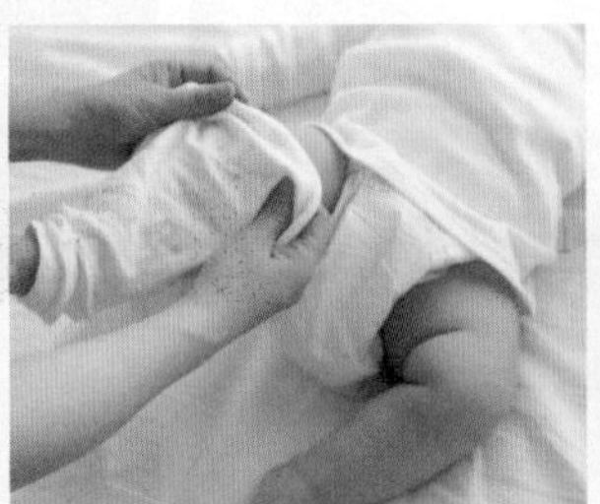
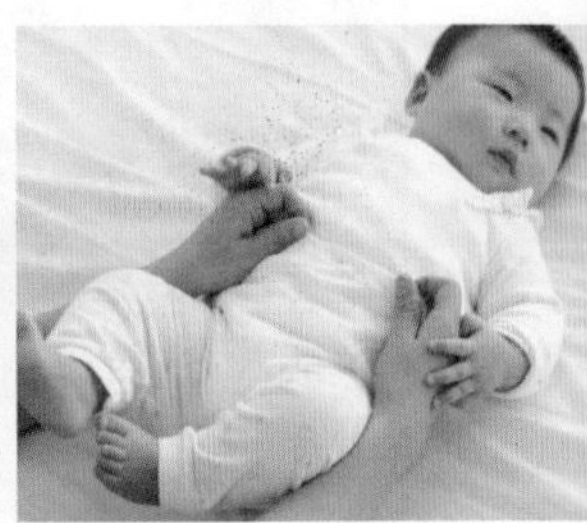

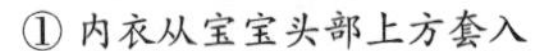
① 内衣从宝宝头部上方套入　② 将宝宝的胳膊伸进袖子里　③腿伸进裤子里　④ 提起裤子

4.清洗臀部

手和胳膊继续支撑着宝宝的胸部，将宝宝的身体向前倾，用双腿来支撑自己，然后清洗宝宝的臀部。

从浴盆中出来

将宝宝再次向后倾，让宝宝坐下，臀部接触到浴盆盆底，用胳膊垫着宝宝的头部和肩膀，搂住宝宝的腋下。另一只手搂住宝宝的臀部，小心地把宝宝从浴盆里抱出来。

擦干

给宝宝洗完澡后立即用毛巾裹住宝宝擦去水分。不要揉搓毛巾，轻轻拍打即可。最好对着洗完澡的宝宝说话或唱歌，观察宝宝的反应。因为洗澡后的皮肤接触会给让宝宝感到安全舒适。

穿婴儿上衣

婴儿上衣多是带有系带的和尚服形式的衣服，穿脱简单，新生儿穿起来也非常合适。新生宝宝皮肤较脆弱，因此要选用柔软舒适的纯棉材质的衣服。同时最好选择白色的，这样可以避免煮洗时掉色。

穿内衣

宝宝在最初的几个月由于体温调节能力无法正常工作，因此很容易感觉到热或感觉到冷，所以这段时期内最好给宝宝穿上内衣。若天气特别热，也可仅穿着内衣和尿布。

大部分宝宝内衣的颈围都很大，由于宝宝的头部相对于身体所占比例很大，因此领部宽松的话，就可以在不刮碰到宝宝脸部的情况下把衣服给宝宝穿上。给宝宝穿衣服时，要托好宝宝的脖子和臀部，使宝宝感觉到舒适。

给宝宝穿内衣的方法

1.将内衣从上方套进宝宝的头部

双手将衣服领口部位打开，使其能轻轻地套进宝宝的头部。扶着宝宝的脖子，慢慢地拽下衣服。

2.将宝宝的胳膊伸进袖子里

把袖子打开，握着宝宝的胳膊轻轻地放到袖子中。另一只胳膊也以相同的方式放入。

3.整理衣服

将衣服整理好，特别注意拉平背部的衣服，以免躺着时硌着宝宝。

4.将腿伸进裤子里

把裤子翻过来，套在妈妈的胳膊上，握着宝宝的脚，慢慢提起裤子，翻过来给宝宝穿上。

5.提起裤子

将裤子提到腰部后，整理好松紧绳，确认宝宝是否已经穿好。臀部和腿部也整理一下，检查是否有褶皱的部分。

穿连体衣

连体衣是新生儿经常穿的衣服，穿脱方便，还能包裹住宝宝全身，不需要穿袜子。在需要换尿布的时候，只要将腿部打开更换即可。

连体衣也要选择柔软的纯棉材质，并且要宽松一些，这样能让宝宝感到舒适，尤其是脖子部分要更加宽松。

给宝宝穿连体衣的方法

1.套入脚和腿

将连体衣铺平，按照衣服的样子让宝宝平躺。握着宝宝的一只脚，将腿伸进去穿好。另一侧也按相同的方式进行。

2.将宝宝的胳膊套入袖子中

握着宝宝的手腕，轻轻地套入袖子中。同时要注意防止宝宝的指甲或手指刮碰到衣服。若袖子太长可挽起来，让宝宝的手露在外边。

3.整理衣服，系上扣子

整理好连体衣的左右两侧，使其对称，然后从腿部开始系扣子。要注意防止两侧扣子扣错。扣完扣子后整理一下，让宝宝肩部、臀部、腿部感到舒服。

给宝宝穿连体衣的方法

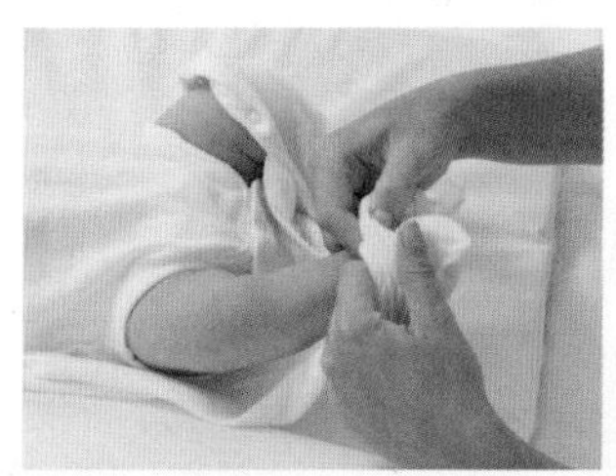

① 套入脚和腿

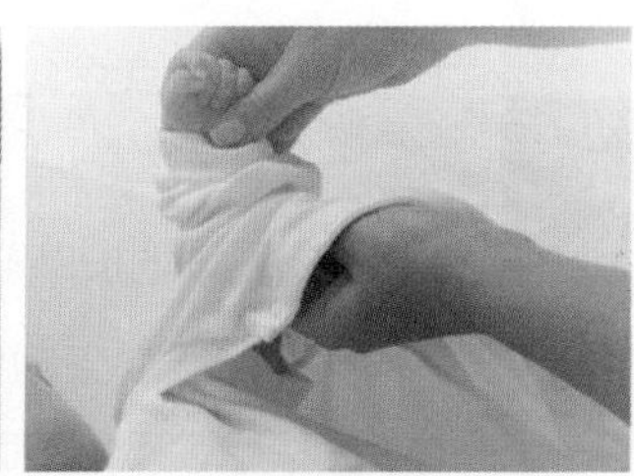

② 将宝宝的胳膊套入袖子中

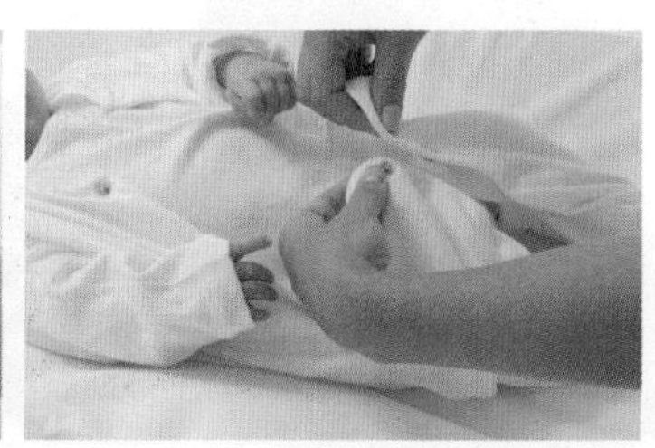

③ 整理衣服，系上扣子

第12章 给宝宝做按摩

刚出生的婴儿非常喜欢和妈妈有皮肤接触，因此妈妈要经常给宝宝按摩。给宝宝按摩，可以使妈妈和宝宝之间的情感纽带更加坚固。随着这种纽带的加强，宝宝会逐渐了解妈妈，对妈妈更加信赖，而妈妈也会对照顾宝宝产生更多的自信。

温柔地触摸

刚出生的婴儿和妈妈之间需要通过亲密的皮肤接触来感受彼此的爱。妈妈在分娩后就可以抱着宝宝，使宝宝接触到妈妈的皮肤，熟悉妈妈的味道。此时可以用轻柔的声音来哄宝宝，和宝宝说话。当然，给宝宝做按摩也是一个不错的方法。

温柔接触宝宝的方法

妈妈一只手支撑着自己的身体侧躺，并让宝宝也朝着妈妈方向侧躺。另一只手则开始轻轻抚摸宝宝的头部、颈部、背部，从上到下慢慢反复。

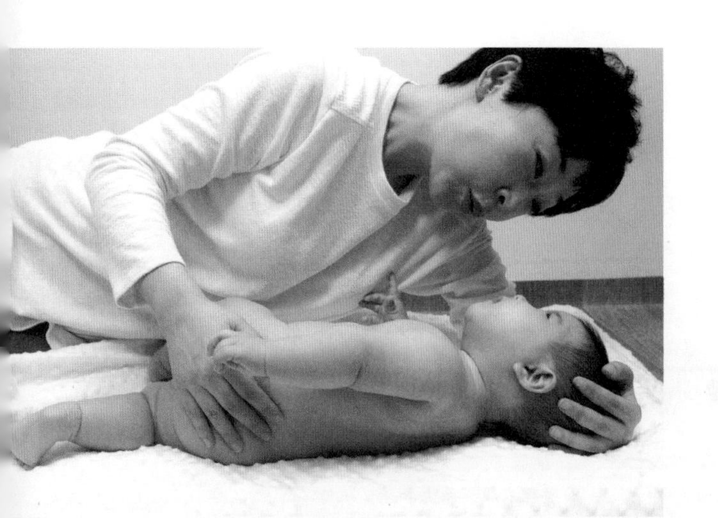

按摩

宝宝出生后6～8周就进入稳定期，此时是正式开始给宝宝做按摩的最佳时期。按摩不但有利于宝宝的消化，还可以缓解宝宝的紧张感，让宝宝感到舒适和安全。最好在安静温暖的地方按摩。首先，妈妈要摘去戒指和手镯，将手洗干净；然后，让宝宝躺在柔软的毛巾上；最后，妈妈揉搓自己的双手，使手变暖，一边和宝宝温柔地说话，一边慢慢脱去宝宝的衣服。在按摩期间内要和宝宝对视，让宝宝感受到妈妈的爱。

按摩的方法

1.从脖子开始，按摩到脊椎

让宝宝趴在柔软的毯子上，从脖子开始一点点向下按摩，直到脊椎，按摩1分钟左右。

2.温柔地按摩背部

从宝宝的背部上方开始向脊椎下方按摩，反复画圆，按摩1分钟左右。

3.按摩一侧胳膊

从肩部开始沿着胳膊慢慢按摩到宝宝的手，按摩1分钟左右。

4.按摩腿部

从臀部开始沿着腿部轻轻按摩到脚部，1分钟后将宝宝翻到另一侧，反复按摩宝宝的胳膊和腿。

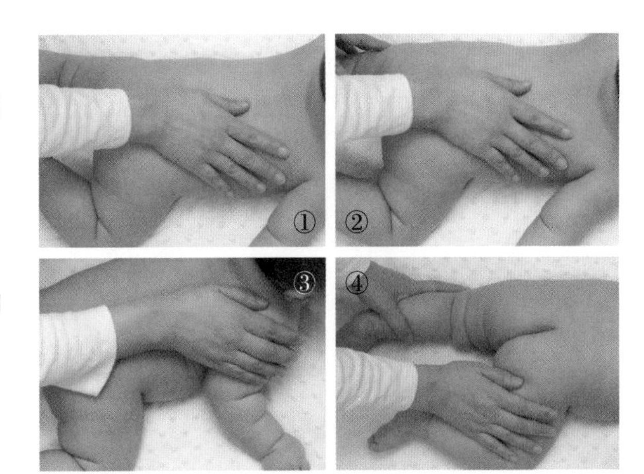

按摩的方法

①从脖子开始，按摩到脊椎　②温柔地按摩背部

③按摩一侧胳膊　④按摩腿部

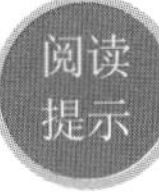

阅读提示

给宝宝做按摩，好处多多

让宝宝变得结实的按摩

该按摩可提升循环功能，并能强化呼吸功能。

妈妈将双手放在宝宝的肋下，从胸前开始向上画圆按摩。反复5次，休息一下后再重复做一遍。

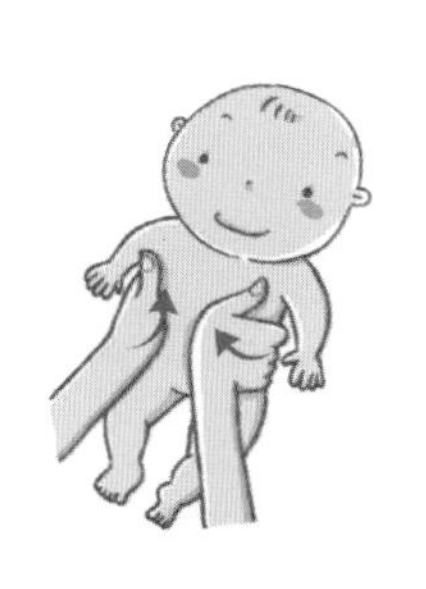

让宝宝恢复平静的按摩

该按摩可以缓解宝宝的精神紧张，适合敏感而经常生气哭闹的宝宝。

让宝宝趴着，然后用食指和中指沿着脊柱两侧，从头顶按摩到臀部。

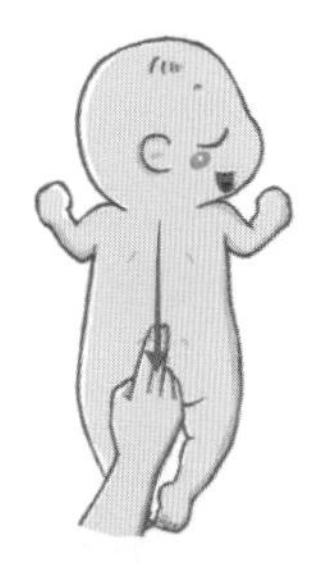

让宝宝更好消化的按摩

该按摩可缓解肠胃紧张，喂奶前30分钟进行。

妈妈将手掌轻轻地放在宝宝的肚脐上方，然后按照顺时针方向温柔地推拿皮肤。反复5次，休息一下后再重复做一遍。

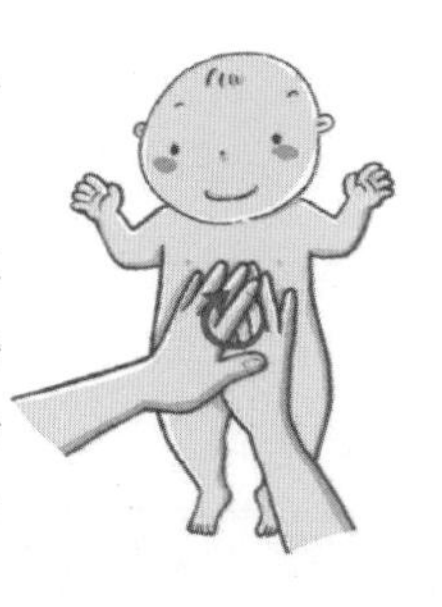

让宝宝长个子的按摩

该按摩有助于宝宝的身体发育。

宝宝平躺，将宝宝的双臂放在脸部上方，用手在宝宝两侧腋窝下轻轻拉拽上半身，左右有节奏地轻轻摇晃上身20分钟。

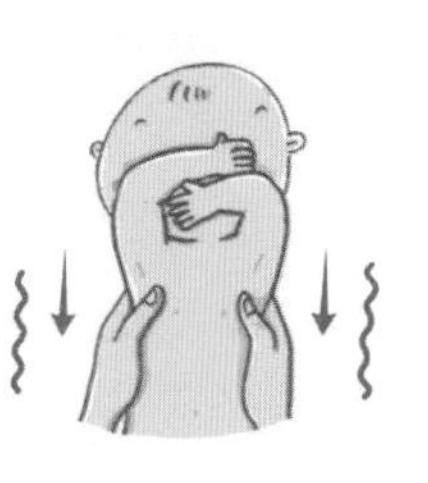

请一定要记住

照顾0～12个月的宝宝 **概要一览**

保管好婴儿手册，制定就医计划

宝宝出生后，要在分娩的医院或家附近的儿科医院给宝宝体检。同时要保管好分娩后医院给的预防接种证，并查看预防接种时间。

按时接种疫苗

新生儿从妈妈那里获取到的免疫抗体在出生后6个月左右几乎消失殆尽，因此需要按时接种疫苗，并且不能遗漏。预防接种的种类及接种时间可参考从医疗保健机构中领的预防接种证。当宝宝状态不好或因其他个人原因而无法按时接种时，要向医院或保健所等进行咨询。接种时间稍晚或接种间隔延长并不会对疫苗的效果带来太大的影响。

注意预防疾病

刚出生后暴露在全新环境中的婴儿，由于所有功能尚未发育成熟，对病菌的抵抗力弱，因此容易患病。包括夏天或冬天易患的感冒以及特应性皮炎等。若能事先了解这些疾病的原因、症状，以及治疗方法等相关知识，就能趁早发现疾病，并做好预防。此时的宝宝还无法用言语表达，因此妈妈更要精心照顾和观察。

理解了宝宝的哭声和睡眠，就能更好地照顾宝宝

新生儿除了哭闹和努力吃奶的时间以外，大部分时间都在睡觉。只要宝宝稍微有一点不适，就会哭闹，而这会让初为人母的新手妈妈感到慌张。但若妈妈能理解宝宝的哭声，就可以更加顺利地照看宝宝了。

在宝宝哭闹时，妈妈要静静地观察，找出原因。宝宝哭闹时，首先要想是不是该换尿布了，如果不是则要确认是不是该喂奶了，如果宝宝已经吃饱并且也没有其他问题但仍然继续哭闹，就要注意是不是生病了。

新生宝宝在夜里睡得时间不长，会醒来多次，这让妈妈很辛苦。然而到了出生后3个月左右时，宝宝会出现一定程度的睡眠规律，此时妈妈照顾起宝宝就会更加得心应手。

我们已经在本章中学习了新生儿健康及发育上的特征、照顾宝宝和喂宝宝吃奶的技巧等相关知识，下面让我们再来确认一下那些一定要记住的内容。

为成功母乳喂养而努力

大部分妈妈都说喂母乳比分娩还要辛苦，然而若能了解以下几点原则，并稍做些努力的话，母乳喂养成功并不是件难事。

- **孕期学习喂母乳** 在孕期就要学习母乳喂养的方法，而不是在分娩后才开始。喂母乳不是天生就会的，重要的是学习，要认真听医院的孕妇课程并阅读相关书籍。
- **选择母婴同室** 产后调理期间若能母婴同室，母乳喂养的成功率可达90%；相反，将宝宝放到新生儿室，很有可能造成母乳喂养失败。
- **不放弃母乳喂养** 刚开始母乳量少，但不能因此就放弃母乳喂养。若因此而给宝宝喂奶粉，那母乳量会变得越来越少，最终造成母乳喂养失败。
- **了解增加母乳量的方法** 喂母乳的时间为每侧乳房各15分钟，共30分钟，每天喂8~12次。喂母乳后若还有乳汁，要用吸奶器吸出来。经常把乳汁完全排空，可使乳汁分泌更旺盛。

熟悉照顾宝宝的技巧

照顾宝宝的时候，要温柔地对待宝宝，防止宝宝受到惊吓，这是最基本的原则。只要充分了解抱宝宝及换尿布的方法和技巧，就可以安心地照顾宝宝了。

通过洗澡和按摩促进宝宝成长、增进母子感情

洗澡不仅可以使宝宝保持干净，而且还能促进新陈代谢，有助于宝宝的成长。洗澡每周2~3次，每次10分钟以内为宜。洗澡时室内温度保持在24~26℃，水温可用胳膊肘感觉，若用水温计测量则以36℃左右为宜。事先准备好要换的衣服，并按顺序放好，洗澡后要喂宝宝喝热水或吃奶。

刚出生的宝宝非常喜欢和妈妈有皮肤接触，所以要经常给宝宝按摩，加强皮肤接触，这可以使妈妈和宝宝之间的情感纽带感更加坚固，也能促进宝宝的身体发育。